Sexueller Missbrauch an Kindern

Gabriele Amann

Sexueller Missbrauch an Kindern

Grundlagen, Therapie und Prävention

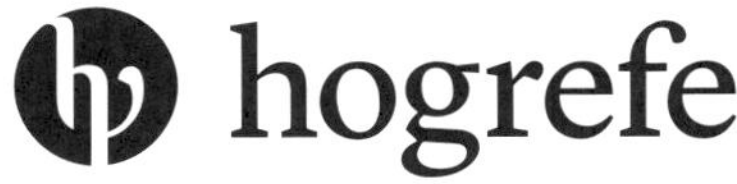

Ao. Univ. Prof[in]. Dr[in]. Gabriele Amann, geb. 1960. 1978–1984 Studium der Psychologie in Salzburg. 1984 Promotion. 1983–1999 Assistentin am Institut für Psychologie, Abteilung für Klinische Psychologie, Gesundheitspsychologie und Psychotherapie an der Paris Lodron Universität Salzburg (PLUS). 1999 Habilitation an der Universität Dortmund. Seit 1992 eingetragene Klinische und Gesundheitspsychologin sowie Psychotherapeutin. Seit 1999 Professorin am Fachbereich Psychologie der PLUS, Leitung der Arbeitsgruppe Forensische und Klinische Psychologie des Kindes und Jugendalters. 2009–2020 eingetragene Gerichtssachverständige.

Bibliografische Information der Deutschen Nationalbibliothek
Die Deutsche Nationalbibliothek verzeichnet diese Publikation in der Deutschen Nationalbibliografie; detaillierte bibliografische Daten sind im Internet über http://dnb.dnb.de abrufbar.

Hogrefe Verlag GmbH & Co. KG
Merkelstraße 3
37085 Göttingen
Deutschland
Tel. +49 551 999 50 0
Fax +49 551 999 50 111
info@hogrefe.de
www.hogrefe.de

Umschlagabbildung: © shutterstock.com/PolitePie
Satz: Matthias Lenke, Weimar
Druck: mediaprint solutions GmbH, Paderborn
Printed in Germany
Auf säurefreiem Papier gedruckt

1. Auflage 2023

(E-Book-ISBN [PDF] 978-3-8409-3022-5; E-Book-ISBN [EPUB] 978-3-8444-3022-6)
ISBN 978-3-8017-3022-2
https://doi.org/10.1026/03022-000

Vorwort

Seit den 1990er Jahren ist „sexueller Missbrauch" einer meiner zentralen Arbeitsschwerpunkte – sowohl in meiner wissenschaftlichen Forschung als auch in meiner psychotherapeutischen, klinisch-psychologischen und forensischen Praxis. Bis dahin war dieses Thema für mich nur peripher bedeutsam. Erst als im Rahmen einer paartherapeutischen Behandlung ein Klient seinen sexuellen Missbrauch offengelegt hatte, begann ich mich intensiver mit sexuellem Missbrauch auseinanderzusetzen, und sukzessive wurde mir die gesellschaftliche Tragweite dieses Problems und dessen Relevanz für die Entwicklung vieler Kinder bewusst. In dieser Zeit sah ich mich häufig mit deutlichen Vorbehalten konfrontiert, mit denen viele Teile unserer Gesellschaft und auch die wissenschaftliche Community diesem Thema gegenübertraten. Von Wissenschaftlern wurde das Thema häufig als „zu politisch" abgelehnt, und auch in der universitären Lehre mussten deutliche Widerstände überwunden werden, um den Studierenden eine fundierte Auseinandersetzung mit diesem Thema zu ermöglichen. Auch heute noch fühlen sich viele Menschen durch dieses Thema in unterschiedlicher und oft widersprüchlicher Weise emotional angesprochen, doch ist inzwischen eine deutlich sachlichere und fundiertere Diskussion möglich.

In den letzten Jahren wurde ich vielfach von Kolleg:innen angesprochen, wann es eine überarbeitete Auflage des mit meinem Kollegen Rudolf Wipplinger herausgegebenen Buches *Sexueller Missbrauch. Überblick zu Forschung, Beratung und Therapie. Ein Handbuch* geben würde. Immer wenn ein neuer systematischer sexueller Missbrauch entdeckt und auf breiter Ebene öffentlich diskutiert wurde, häuften sich diese Anfragen – und dies kam seit Erscheinen der letzten Auflage des Buches im Jahr 2005 häufig vor. Das angesprochene Buch war in die Jahre gekommen und aktuelle Entwicklungen und neuere empirische Evidenz waren darin nicht mehr abgebildet. Eine vierte Neuauflage erschien uns aber nicht zielführend und sinnvoll. So reifte die Entscheidung, in einer Monografie den Themenkomplex deutlich kompakter darzustellen und zu diskutieren als im doch sehr umfangreichen Herausgeberwerk. Auf der Grundlage der im Herausgeberbuch dargestellten Erkenntnisse sollte in dieser Monografie die Weiterentwicklung der empirischen Evidenz in allen wesentlichen Bereichen komprimiert erörtert werden. Neben aktuellen Erkenntnissen und Entwicklungen sollten daher auch bewährte Konzepte als Basis dieser Entwicklungen dargestellt und diskutiert werden.

Das Ziel des nun vorliegenden Buches ist, einen zusammenfassenden Überblick zu Themenstellungen und Konzepten zu liefern, die ein fundiertes Verständnis des Problembereiches „sexueller Missbrauch an Kindern" aufbauen und fördern. Die Arbeit an diesem Buch war vom Bemühen getragen, neben der Darstellung der empirischen Evidenz in relevanten Bereichen immer auch die Praxisrelevanz der Forschungsergebnisse zu thematisieren und aus den vorliegenden Erkenntnissen abzuleiten. Bei der Arbeit am Buch hatte ich sowohl Forscher:innen als auch Praktiker:innen unterschiedlicher wissenschaftlicher Disziplinen im Auge. Neben Psycholog:innen, Pädagog:innen, Psychotherapeut:innen und Mediziner:innen sollte das Buch auch für Personen anderer Berufsgruppen interessant sein.

Eingangs setzt sich das Buch mit grundlegenden Fragen zum Thema „sexueller Missbrauch" auseinander, welche die Arbeit in diesem Themenfeld sowohl in der Forschung als auch in der Praxis begleiten. Die dargestellten internationalen Daten zur Verbreitung von sexuellem Missbrauch unterstreichen sowohl die weltweite Verbreitung als auch die hohe gesellschaftliche Bedeutung von sexuellem Missbrauch. In Kapitel 2 (Entstehungsfaktoren) geht es um die Frage, wie es zu einem sexuellen Missbrauch kommt, welche Bedingungen für dessen Vorkommen verantwortlich zu machen sind und welche Faktoren das Risiko für einen sexuellen Missbrauch erhöhen. In diesem Zusammenhang werden unterschiedliche Theorien und vielfältige Erkenntnisse dargestellt und diskutiert. Ziel war, die große Fülle an vorliegenden Daten und Erkenntnissen in einem bewährten Modell systematisierend zu integrieren. Einen breiten Raum im Buch nehmen Folgen ein (Kapitel 3), die ein sexueller Missbrauch nach sich ziehen kann. Die Entstehung der großen Vielfalt an Initialeffekten und Langzeitfolgen, die oft in komplexer Weise funktional miteinander verknüpft sind, wird anhand unterschiedlicher psychologischer und neurokognitiver Modelle erklärt, und es werden Daten zu spezifischen Risikofaktoren und deren Vorkommen beschrieben. Modelle zur Entstehung von Folgen sind untrennbar mit der Frage verbunden, wie Opfer eines sexuellen Missbrauchs das Erlebte bewältigen. Daher wird in Kapitel 4.2 die Bandbreite an Strategien dargestellt, die Opfer einsetzen, und diese werden hinsichtlich ihrer Funktionalität kritisch diskutiert. Erkenntnisse der Bewältigungsforschung wiederum bilden eine wichtige Grundlage für die Entwicklung psychotherapeutischer und präventiver Strategien. Das Kapitel 5 (Psychotherapie der Opfer) soll einen Überblick geben, welche spezifischen psychotherapeutischen Strategien und Methoden sowohl für kindliche als auch für erwachsene Opfer entwickelt wurden. Anhand der zentralen Erkenntnisse der Psychotherapieforschung in diesem Bereich wird die Wirksamkeit der unterschiedlichen Strategien kritisch diskutiert und die Empfehlungen wichtiger Fachgesellschaften werden zusammenfassend dargestellt. Die Ausführungen sollen Praktiker:innen bei einer fundierten und differenzierten Indikationsstellung unterstützen. Im abschließenden Kapitel 6 werden unterschiedliche Strategien der Prävention von sexuellem Missbrauch, die im Verlauf der Zeit entwickelt wurden, im Überblick dargestellt und hinsichtlich ihrer unterschiedlichen Zielsetzungen und ihrer empirischen Evidenz kritisch diskutiert. Dabei werden Möglichkeiten aufgezeigt, die Effektivität dieses sehr wichtigen Bereiches zu erhöhen.

Ich möchte mich an dieser Stelle bei den Studierenden, die ich im Verlauf der Jahre kennenlernen durfte, für die vielen anregenden Diskussionen bedanken. Diese erbrachten wertvolle Impulse für meine Arbeit. Dank gilt auch meinen Klient:innen, deren psychotherapeutische Behandlungen oft mit großen Herausforderungen verbunden war, die aber auch die Chance boten, zu lernen und in wichtigen Bereichen meine Kompetenzen zu erweitern. Mein besonderer Dank gebührt jedoch meinem Kollegen und Partner Rudolf Wipplinger, ohne dessen immer verlässliche und wertvolle Unterstützung vieles nicht möglich gewesen wäre. Mit seiner großen Bereitschaft zum kritischen Diskurs und zum Hinterfragen bestehender Denkansätze und Strategien hat er wesentlich zur Erweiterung meiner Expertise und meines Erfolges beigetragen.

Salzburg, im Juni 2022 *Gabriele Amann*

Inhaltsverzeichnis

Vorwort **5**

1 Grundlagen **13**
1.1 Sexueller Missbrauch – Entwicklungen und Abgrenzung 13
1.1.1 Historische Entwicklung sexueller Kontakte zwischen Erwachsenen und Kindern 13
1.1.2 Sexueller Missbrauch – eine Begriffsklärung 15
1.1.3 Möglichkeiten einer Definition – Definitionskriterien 17
1.1.4 Definitionen – inhaltliche Schwerpunkte 22
1.1.5 Definition von sexuellem Missbrauch – ein Beispiel 24
1.1.6 Resümee 25
1.2 Häufigkeit von sexuellem Missbrauch – internationale Daten im Vergleich 26
1.2.1 Datenquellen – epidemiologische Studien vs. behördliche Statistiken 26
1.2.2 Internationale Daten zur Verbreitung von sexuellem Missbrauch 29
1.2.3 Große Varianz der Prävalenzen – Ursachen 34
1.2.3.1 Soziale und kulturelle Faktoren 34
1.2.3.2 Faktoren der Untersuchungsmethodik 36
1.2.4 Opfercharakteristika 40
1.2.5 Tätercharakteristika 43
1.2.6 Tatcharakteristika 44
1.2.7 Spezialbereich: Konsumenten von Kinderpornografie 46
1.2.8 Resümee 48

2 Entstehungsfaktoren **49**
2.1 Motivation des Täters 51
2.1.1 Emotionale Kongruenz mit Kindern 51
2.1.2 Mängel in der Bedürfnisbefriedigung 52
2.1.3 Sexuelles Arousal – Pädophilie 53
2.1.4 Emotionsfokussiertes Coping 58
2.1.5 Psychische und psychopathologische Auffälligkeit 59
2.1.6 Opfer-Täter-Entwicklung 64

2.1.7 Jugendliche Sexualstraftäter ... 69
2.1.8 Integratives Modell ... 72
2.2 Innere Hemmnisse ... 74
2.2.1 Verzerrte kognitive Denkmuster ... 75
2.2.2 Persönlichkeitsvariablen ... 79
2.2.3 Alkohol- und Drogenmissbrauch ... 80
2.3 Äußere Hemmnisse ... 81
2.3.1 Mythen über sexuellen Missbrauch ... 81
2.3.2 Strafdrohung – strafrechtliche Verfolgung ... 84
2.4 Widerstand des Opfers ... 90
2.4.1 Relevante Faktoren ... 90
2.4.2 Täterstrategien – „Grooming" ... 92
2.5 Resümee ... 94

3 Folgen ... 96
3.1 Ätiologische Modelle ... 97
3.1.1 Bindungsrelevante Faktoren – Bindungsdynamik ... 98
3.1.2 Modell der traumatogenen Dynamiken ... 101
3.1.3 Neurokognitives Modell von Traumatisierungen ... 104
3.1.4 Kognitiv-emotionales Modell von Traumatisierungen ... 110
3.2 Methodische Aspekte ... 112
3.3 Initialeffekte ... 114
3.3.1 Ergebnisse von Metaanalysen ... 114
3.3.2 Spezifische Fragestellungen und Störungsbereiche ... 123
3.3.2.1 Folgen unterschiedlicher Traumata in der Kindheit ... 123
3.3.2.2 Intervenierende Variablen ... 125
3.3.2.3 Geschlechtsspezifische Effekte ... 129
3.3.2.4 Kleinkinder ... 130
3.3.2.5 Posttraumatische Belastungsstörung – Trauma-Entwicklungsstörung – komplexe Posttraumatische Belastungsstörung ... 131
3.3.2.6 Sexualisiertes Verhalten ... 133
3.3.2.7 Bindungsverhalten ... 134
3.3.2.8 Somatische Beschwerden ... 135
3.3.2.9 Akzeleration ... 136
3.3.2.10 Aggressive Verhaltensstörungen ... 136
3.3.2.11 Psychosen ... 137
3.3.2.12 Neurokognitive Effekte ... 138
3.3.2.13 Eltern – familiäres System ... 139
3.4 Langzeitfolgen ... 139
3.4.1 Empirische Evidenz ... 139
3.4.2 Ergebnisse von Metaanalysen ... 143
3.4.3 Spezifische Fragestellungen und Störungsbereiche ... 146

3.4.3.1 Folgen unterschiedlicher Traumata ... 146
3.4.3.2 Geschlechtsspezifische Effekte ... 148
3.4.3.3 Schuld, Scham und Ekel ... 148
3.4.3.4 Depression ... 150
3.4.3.5 Somatische Beschwerden und Probleme ... 152
3.4.3.6 Angst ... 153
3.4.3.7 Posttraumatische Belastungsstörung ... 154
3.4.3.8 Dissoziative Störungen ... 155
3.4.3.9 Borderline-Persönlichkeitsstörung ... 158
3.4.3.10 Selbstverletzendes Verhalten ... 159
3.4.3.11 Psychosen ... 159
3.4.3.12 Aufmerksamkeitsdefizit-/Hyperaktivitätsstörung (ADHS) ... 161
3.4.3.13 Substanzmissbrauch ... 161
3.4.3.14 Delinquenz ... 162
3.4.3.15 Sexualverhalten ... 162
3.4.3.16 Reviktimisierung ... 168
3.4.3.17 Partnerschaft ... 171
3.4.3.18 Anpassung ... 173
3.5 Resümee ... 174

4 Bewältigung ... 176
4.1 Bewertung des sexuellen Missbrauchs und dessen Folgen ... 179
4.1.1 Dysfunktionale Bewertungen ... 180
4.1.2 Protektive Bewertungen – Resilienzfaktoren ... 182
4.2 Strategien der Bewältigung ... 184
4.2.1 Vermeidendes Coping ... 184
4.2.2 Widerstand gegen den Missbrauch ... 187
4.2.3 Offenlegung – Suche nach Unterstützung ... 187
4.2.4 Konfrontation – kognitive Umstrukturierung ... 196
4.3 Prozesse und Reaktionen im Umfeld des Opfers ... 199
4.3.1 Soziale Unterstützung durch Eltern ... 199
4.3.2 Soziale Unterstützung durch Familie und Freundeskreis ... 204
4.3.3 Professionelle Unterstützung ... 205
4.4 Resümee ... 207

5 Psychotherapie der Opfer ... 209
5.1 Allgemeine Hinweise ... 209
5.2 Therapeutische Beziehung ... 212
5.3 Psychotherapeutische Prinzipien ... 216
5.3.1 Empfehlungen internationaler Gesellschaften ... 216
5.3.2 Ansätze, Elemente und Strukturen in der Psychotherapie von Missbrauchsopfern ... 219

5.4 Empirische Evidenz ... 225
5.4.1 Psychotherapie mit kindlichen Opfern ... 228
5.4.2 Psychotherapie mit erwachsenen Opfern ... 229
5.5 Spezifische psychotherapeutische Strategien – ausgewählte Beispiele ... 230
5.5.1 Kognitiv-emotionale Verarbeitung – Veränderung der inneren Repräsentationen ... 230
5.5.2 Ängste ... 234
5.5.3 Dissoziative Störungen ... 235
5.5.4 Sexualisiertes Verhalten – Sexualisierung ... 237
5.5.5 Partnerschaft – Sexualität ... 237
5.5.6 Empowerment ... 240
5.5.7 Gruppentherapie ... 241
5.6 Psychotherapie mit kindlichen Opfern eines sexuellen Missbrauchs ... 241
5.7 Resümee ... 245

6 Prävention von sexuellem Missbrauch ... 247
6.1 Entwicklung von Maßnahmen zur Prävention von sexuellem Missbrauch ... 247
6.2 Formen von Prävention ... 250
6.3 Prävention durch Öffentlichkeitsarbeit ... 253
6.3.1 Ziele und mögliche Inhalte von Öffentlichkeitsarbeit ... 253
6.3.2 Kampagnen gegen sexuellen Missbrauch ... 254
6.4 Prävention durch politische Initiativen ... 256
6.4.1 Legislative und Judikative ... 257
6.4.2 Prävention durch Beratung und Therapie ... 262
6.4.3 Prävention in Institutionen ... 264
6.5 Prävention durch Eltern, in der Schule und im Kindergarten ... 267
6.6 Präventionsprogramme für Kinder ... 272
6.6.1 Wirksamkeitsstudien – methodische Aspekte ... 277
6.6.2 Empirische Evidenz ... 281
6.6.3 Kritik an den Präventionsprogrammen ... 289
6.7 Prävention durch Maßnahmen für (potenzielle) Täter und Tätertherapie ... 294
6.7.1 Erziehung und Schule ... 295
6.7.2 Risikogruppen ... 297
6.7.3 Psychotherapie der Täter ... 301
6.8 Resümee ... 308

Literaturverzeichnis ... 311

1 Grundlagen

1.1 Sexueller Missbrauch – Entwicklungen und Abgrenzung

1.1.1 Historische Entwicklung sexueller Kontakte zwischen Erwachsenen und Kindern

In der Geschichte der Menschheit sind sexuelle Kontakte zwischen Erwachsenen und Kindern vielfach belegt. Selbst sexuelle Kontakte zwischen erwachsenen Männern und sehr kleinen Mädchen waren in der Antike keine Seltenheit und wurden durch Schriften wie die Bibel und den Talmud sogar begünstigt. In dieser Zeit konnte ein Mädchen ab dem Alter von 3 Jahren und einem Tag durch Beischlaf verlobt werden. Wenn der Vater des Mädchens zustimmte, war dies legitim (Rush, Bartoszko & Miller, 1991). Es mussten noch viele Jahrhunderte vergehen, bis einem Kind das Recht auf Selbstbestimmung zuerkannt wurde. Ein Kind war Eigentum des Vaters, der in jeder Hinsicht das Verfügungsrecht über seine Kinder besaß. In der Antike war es nicht nur erlaubt, sondern sogar ehrenwert, wenn ein Vater seine Tochter zur Prostitution „verlieh". Zur Schande wurde es nur, wenn dies ein Mädchen ohne die Zustimmung des Vaters tat. Kinder wurden als Sachwert angesehen, und wurden diese von jemand anderem „beschädigt", beispielsweise, indem ihnen ohne Zustimmung des Vaters die Unschuld genommen wurde, so stand dem Vater ein angemessener Schadensersatz zu (Trube-Becker, 2005).

Von frühen sexuellen Kontakten waren jedoch nicht nur Mädchen betroffen, sondern auch Jungen. Ein von der intellektuellen Oberschicht im antiken Griechenland vertretenes pädagogisches Konzept sah die „Knabenliebe" als normale und übliche Interaktion zwischen Lehrern und Schülern vor. Übergab ein Vater seinen Sohn einem Lehrer zur Ausbildung, so übertrug er ihm damit auch die Verfügungsgewalt über diesen, und der Junge hatte dem Lehrer zu dienen – auch in sexueller Hinsicht (DeMause, 1980/2007; Trube-Becker, 2005).

Erst ab dem Spätmittelalter, mit der Verbreitung der christlichen Verhaltensvorschriften, kam es zur Verurteilung von sexuellen Kontakten zwischen Erwachsenen und Kindern. Obwohl das kanonische Recht die Kinderehe verbot, war sie dennoch auch in dieser Zeit weit verbreitet. Zum einen wurde das Alter von 7 Jahren als gesetzliches Mindestalter für eine Verlobung bzw. Heirat eines Mädchens angesehen, zum anderen wurde nach Kirchenmeinung ein Mädchen durch vaginale Penetration reif für die Ehe (Trube-Becker, 2005). In diesem Zusammenhang ist hervorzuheben, dass die Verurteilung von sexuellen Kontakten zwischen Erwachsenen und Kindern in erster Linie das Fehlverhalten der Erwachsenen fokussierte und die potenzielle Schädigung der betroffenen Kinder dabei keine Rolle spielte. Erst im Zuge der Aufklärung wurde die Kindheit als wichtige Entwicklungsphase erkannt, die durch derartige Übergriffe gefährdet würde (Cunningham & Ehrhardt, 2006). So wurden dem Wohl der Kinder und den Rahmenbedingungen für eine gedeihliche Entwicklung zunehmend Beachtung geschenkt und zu Beginn des 19. Jahrhunderts erste Kinderschutzeinrichtungen gegründet. Hier standen jedoch in erster Linie körperliche Misshandlungen und die Vernachlässigung von Kindern im Vordergrund. Die Thematisierung von sexuellen Übergriffen war demgegenüber noch bis zum Ende des 20. Jahrhunderts weitgehend ein Tabu.

Auch die Arbeiten von Sigmund Freud dürften hier ihren Beitrag geleistet haben. Betrachten wir die Werke von Freud in ihrer Gesamtheit, so fällt auf, dass Freud in seinen Theorien und Konzepten zu sexuellen Kontakten zwischen Erwachsenen und Kindern im Verlauf der Jahre einen deutlichen Wandel vollzogen hat. In seiner Verführungstheorie, dem Kernstück seiner frühen Arbeiten zur Hysterie, führt Freud die Symptomatik seiner Patientinnen auf frühe sexuelle Traumata zurück. Seine Ausführungen aus dieser Zeit stellen außer Zweifel, dass er die Schilderungen seiner Patientinnen von sexuellem Missbrauch in der Kindheit auf realer Grundlage fußend und erlebnisfundiert einschätzt und zugleich die Verantwortung für die Übergriffe den erwachsenen Personen – zumeist Familienmitgliedern – zuschreibt (Freud, 1991). Diese Konzeption gibt er in seinen späteren Arbeiten zum Ödipuskomplex jedoch auf. Hier rückt Freud den Kastrationskomplex ins Zentrum seiner Theorien, den er für das Entstehen von inzestuösen Wünschen und Fantasien bei Mädchen verantwortlich sieht (Freud, 1996). Damit rückt er von der eindeutigen Verantwortungszuschreibung an die Erwachsenen ab, die er noch im Rahmen seiner Verführungstheorie vertreten hatte, und befeuert auf diese Weise wesentlich die allgemein oft vertretene Auffassung des „verführenden Kindes". Auch seine Annahme, dass hier Fantasie und Wirklichkeit oft verschwimmen würden, dient in der Folge als wissenschaftlicher Beleg für die weit verbreitete Ansicht, dass Schilderungen von Kindern über derartige Erlebnisse dem Bereich der Fantasie zuzuordnen wären.

Die zunehmende Thematisierung der Problemfelder der häuslichen und sexuellen Gewalt gegen Frauen und Kinder ist dem Feminismus zu verdanken, der sich in den 1970er Jahren zunehmend verbreitete. Die gleichzeitig stattfindende sexuelle Revolution und Liberalisierung konterkarierte aber aus heutiger Sicht manche der im Verlauf stattfindenden Bestrebungen um den Kinderschutz. Unter dem Deckmantel einer freien und liberalen Sexualität wurde versucht, sexuelle Kontakte zwischen Erwachsenen und Kindern zu enttabuisieren und zu legalisieren. Diese Auffassung wird bis heute noch von manchen Gruppierungen vertreten (Kerscher, 1973; Potrykus & Wöbcke, 1974). Die Vereinigung der Sexualwissenschaft veranstaltete im Mai 1983 in Utrecht ein Symposium mit dem Titel „Inzest – Gewagte Beziehung oder Ausbeutung?", in welchem die Diffamierung der Väter angeprangert wurde (Rijnaarts, 1991). Aus Berichten direkt Betroffener wissen wir heute, dass in manchen der sich in dieser Zeit etablierenden neuen Lebensformen – den Kommunen – die freie und offene Sexualität nicht nur zwischen den erwachsenen Mitgliedern gelebt wurde, sondern auch Kinder involviert waren. Das Verbot sexueller Kontakte zwischen Kindern und Erwachsenen wurde als Beschränkung der sexuellen Entwicklungsmöglichkeiten des Kindes gesehen, und der Kampf gegen autoritäre Strukturen, überkommene Ideologien und Beschränkungen der persönlichen Freiheit schloss auch diesen Bereich mit ein. Diesem gut gemeinten Ansatz liegt jedoch ein grundlegender Fehler zugrunde. Die Funktionen und Strukturen einer erwachsenen Sexualität werden auf Kinder übertragen und dabei wird außer Acht gelassen, dass die Sexualität der Kinder anderen Prinzipien folgt (Quindeau & Brumlik, 2012). Kindliche Sexualität und sexuelle Bedürfnisse von Kindern unterscheiden sich grundlegend von jenen der Erwachsenen. Die Überlegenheit von Erwachsenen in Autorität, Macht und Wissen führt zwangsläufig dazu, dass diese sich an ihren eigenen Bedürfnissen orientieren. Bereits Ferenzci (1933) wies auf die Gefahr hin, dass Erwachsene eigene Wünsche und Vorstellungen als die des Kindes interpretieren.

In gleicher Weise wie in Politik und Gesellschaft gewann das Thema „sexueller Missbrauch" gegen Ende des 20. Jahrhunderts auch in der wissenschaftlichen Forschung zunehmend an Bedeutung. Wies die deutschsprachige Datenbank „Psyndex" im Jahr 1987 15 Publikationen und die englischsprachige Datenbank „Psychlit" 72 Publikationen zu diesem Thema auf, so ist im Jahr 1995 mit 113 bzw. 723 ein enormer Zuwachs einschlägiger Veröffentlichungen festzustellen. Für das Jahr 2018 verzeichnet das weltweite und internationale wissenschaftliche Literatursuchsystem „LibWeb" (www.lib-web.org) 1638 Einträge zum Thema „sexual abuse".

1.1.2 Sexueller Missbrauch – eine Begriffsklärung

Der Begriff sexueller Missbrauch wird nicht nur im wissenschaftlichen Kontext, sondern auch in der Alltagssprache breit verwendet und ist allgemein verständlich, dennoch werden in diesem Zusammenhang auch andere Begriffe und Bezeichnungen gebraucht. Deshalb erscheint eine Begriffsklärung angezeigt, um den Bedeutungshintergrund und Bedeutungsumfang des Begriffes „sexueller Missbrauch" zu klären und festzulegen und somit einen eindeutigen und präzisen Gebrauch des Begriffes sicherzustellen. Dies soll Missverständnissen vorbeugen.

Waren früher Begriffe wie „Unzucht", „Notzucht", „Blutschande" oder „Beziehungsschande" bzw. „sodomy" und „incest" in Verwendung, um das Phänomen der sexuellen Kontakte zwischen Erwachsenen und Kindern zu beschreiben, so hat sich ab den 1990er Jahren zunehmend der Begriff „sexueller Missbrauch" und „sexual abuse" durchgesetzt. Diese Entwicklung gründet sich im Wesentlichen auf eine sich zunehmend veränderte Sichtweise und Einschätzung dieses Phänomens. Als begonnen wurde, sich von wissenschaftlicher Seite ernsthaft mit diesem Phänomen auseinanderzusetzen, geschah dies in erster Linie unter dem Fokus des „Triebverbrechens" von psychisch kranken und amoralischen Einzeltätern[1] (z. B. Krafft-Ebing, 1912/1984). Durch die gesellschaftlichen Entwicklungen rückte jedoch zunehmend das Konzept des „Machtmissbrauchs" in den Fokus der wissenschaftlichen Auseinandersetzung und der Erklärung dieses Phänomens (z. B. Brockhaus & Kolshorn, 1993). Dies schlug sich entsprechend auch in der Terminologie und den gesellschaftlichen und politischen Diskussionen nieder.

Hinter der Begriffswahl von Autor:innen steht zumeist die Motivation, einen Schwerpunkt in der Auseinandersetzung mit dem Phänomen zu setzen und diesen auch den Rezipient:innen gegenüber zu verdeutlichen. Wird bei „Inzest" bzw. „incest" (z. B. Joyal, Carpentier & Martin, 2016) der enge Verwandtschaftsaspekt in den Vordergrund gerückt, werden bei der Verwendung von Begriffen wie „sexuelle Gewalt" (z. B. Kavemann & Lohstöter, 1993), „sexuelle Misshandlung" (z. B. Glöer & Schmiedeskamp-Böhler, 1993), „sexual maltreatment" (z. B. Armiento, Hamza, Stewart & Leschied, 2016) oder „sexuelle Verletzung" (z. B. Breitenbach, 1994) eher körperliche Aspekte oder Aspekte der Schädigung betont. Die Verwendung des Begriffs „sexueller Übergriff" (z. B. Conen, 2005) unterstreicht den Aspekt der Grenzverletzung, während Begriffe wie „sexuelle Ausbeutung" (z. B. Gloor & Pfister, 1996), „sexual exploitation" (z. B. Mitchell et al., 2017) oder „sexueller Missbrauch" (z. B. Fegert, Hoffmann, König, Niehues & Liebhardt, 2015) die Ausnutzung eines Machtverhältnisses kennzeichnen. Die Verwendung von Begriffen wie „sexuelle Belästigung" bzw. „sexual molestation" (z. B. Gönültaş & Sahin, 2018; Staudinger, 1998) will möglicherweise den Einschluss von leichteren Formen wie Nichtkontakthandlungen betonen.

In diesem Buch soll einheitlich ab hier der Begriff „sexueller Missbrauch" verwendet werden. Zum einen, weil er sich gegenüber der Vielzahl anderer verwendeter Begriffe zunehmend durchgesetzt hat, um sexuelle Kontakte zwischen Erwachsenen und Kindern zu benennen. Zum anderen, weil der Bedeutungshintergrund dieses Begriffes am „wertneutralsten" einzuordnen ist. Weder impliziert er eine Verharmlosung, die mit Begriffen wie „Belästigung" oder „Übergriff" möglicher-

1 Da ein hoher Prozentsatz der Täter männlich ist und sich Studien zu dieser Personengruppe fast ausschließlich auf männliche Probanden beschränken, wird bei dieser Personengruppe in der Regel das generische Maskulinum verwendet. Ausnahmen bilden lediglich Aussagen, die sich ausschließlich auf weibliche Täter beziehen. Diese sind an der weiblichen Form erkennbar.

weise verbunden werden, noch schließt er Aspekte wie Gewalt, Verletzung oder Schädigung explizit mit ein, die Begriffe wie „sexuelle Gewalt" oder „sexuelle Misshandlung" nahelegen. Auf den Zusatz „Kind" wird bewusst verzichtet, um den Begriff „sexueller Missbrauch" ausschließlich auf sexuelle Kontakte zwischen Erwachsenen und Kindern sowie kognitiv beeinträchtigten Personen einzuschränken. Diese klare begriffliche Trennung erscheint wichtig, weil ungewollten sexuellen Kontakten zwischen erwachsenen Personen eine andere Qualität zukommt. In der Regel ist das Gefälle von Autorität, Macht und Wissen zwischen Erwachsenen und Kindern deutlich größer und die kindliche Psyche fragiler – mit entsprechend schwerwiegenderen Konsequenzen im Hinblick auf Folgen.

1.1.3 Möglichkeiten einer Definition – Definitionskriterien

Oftmals ist es erstaunlich, welch unterschiedliche und manchmal auch widersprüchliche Ergebnisse die wissenschaftliche Forschung erbringt. Diese Divergenzen sind häufig darauf zurückzuführen, dass in der Beschreibung des Untersuchungsgegenstandes zwar derselbe Begriff verwendet wird, eine genauere Betrachtung jedoch verdeutlicht, dass in den Studien tatsächlich deutlich voneinander abweichende Aspekte des Untersuchungsgegenstandes untersucht wurden. In diesem Zusammenhang ist interessant, dass eine weltweite Befragung von Expert:innen, was als sexueller Missbrauch gesehen wird, auf deutliche Unterschiede in der Bedeutungszuschreibung hinweist. Besteht hinsichtlich des Verhaltens von Personen, die dem Opfer nahestehen, noch eine hohe Übereinstimmung, unterscheiden sich die Einschätzungen in anderen Kontexten, wie der Missbrauchshandlung, deutlich (Dubowitz, 2017). Daher ist für eine unmissverständliche und klare Kommunikation eine präzise und eindeutige Definition jenes Gegenstandes, über den kommuniziert werden soll, von zentraler Bedeutung. Dies ist eine wichtige Voraussetzung, um eindeutige wissenschaftliche Aussagen zu treffen. Wissenschaftliche Erkenntnisse und Aussagen zu den Entstehungsbedingungen und den Folgen von einem sexuellen Missbrauch werden erst verständlich, wenn wir wissen, auf welchen Gegenstandsbereich genau sich diese Aussagen beziehen, d.h. wie in diesem konkreten Fall sexueller Missbrauch definiert wurde. In der epidemiologischen Forschung, bei der Erhebung von Prävalenzraten zum sexuellen Missbrauch, kommt der Definition eine zentrale Bedeutung zu und sie erklärt die hohe Varianz der gefundenen Raten. Auch für die Entwicklung präventiver Strategien und den Vergleich ihrer Effektivität ist eine einheitliche Definition von sexuellem Missbrauch entscheidend (Mathews & Collin-Vézina, 2019). In Kapitel 1.1.4 wird dies noch expliziter behandelt werden.

Eine Definition ist eine Festsetzung, die einen zumeist neuen oder unbekannten Begriff durch bekannte Begriffe erklärt. In einer Definition werden somit Wörter und deren Bedeutungen gleichgesetzt – auf der einen Seite steht der zu definierende Begriff, auf der anderen Seite die definierenden Begriffe (Bunge, 1967). Eine sinnvolle und brauchbare Definition ist nur dann gegeben, wenn diese Definition vollständig jene Merkmale enthält, welche für die Definition signifikant sind. Zudem sollten diese Merkmale operationalisierbar, d. h. überprüfbar sein. Darüber hinaus darf eine Definition nicht zirkulär erfolgen, d. h. ein Begriff darf nicht unter Verwendung desselben Begriffs erklärt werden.

Eine Analyse der Veröffentlichungen zum Thema „sexueller Missbrauch" ergibt eine hohe Zahl von unterschiedlichsten Definitionen des Gegenstandsbereiches. Man ist sogar versucht zu sagen, dass beinahe so viele Definitionen wie Autor:innen in diesem Bereich existieren. Eine ausführlichere und detaillierter Analyse kann bei Wipplinger und Amann (2005) nachgelesen werden. Auf der Grundlage dieser Analyse ist es möglich, Merkmale bzw. Definitionskriterien zu isolieren, die von den jeweiligen Autor:innen herangezogen werden, um „sexuellen Missbrauch" zu definieren. Betrachten wir die gängigen Definitionskriterien unter dem Blickwinkel ihrer Operationalisierbarkeit, lassen sich zentrale Kriterien von weiteren Kriterien unterscheiden (siehe Tabelle 1.1). Es fällt auf, dass sich neuere Definitionen zumeist auf zentrale Kriterien beschränken, und weitere Kriterien gehäuft in älteren Definitionen zu finden sind. Hier dürfte die Erkenntnis um die Notwendigkeit von brauchbaren, d. h. eindeutigen Definitionskriterien ihren Niederschlag gefunden haben.

Tabelle 1.1: Definitionskriterien für „sexuellen Missbrauch"

Zentrale Kriterien	Weitere Kriterien
• Alter des Opfers • Altersdifferenz zwischen Opfer und Täter • Art der sexuellen Handlung (Ausmaß, Dauer)	• Absicht des Täters • fehlendes Einverständnis des Opfers • Missachtung des Willens des Opfers • mangelnde Empathie für das Opfer • Sich-missbraucht-Fühlen beim Opfer • Folgen für das Opfer • Ausübung von Zwang und Gewalt durch den Täter • Zwang zur Geheimhaltung • kulturelle Hintergründe • Art der Beziehung zwischen Opfer und Täter

Das *Alter des Opfers* stellt ein wesentliches Definitionskriterium dar und wird in nahezu allen Definitionen berücksichtigt. Wir finden jedoch eine große Schwankungsbreite, die im Wesentlichen von 12 (z. B. Dos Santos Silva & de Oliveira Barroso-Júnior, 2016; Miron & Orcutt, 2014) bis 18 Jahre (z. B. Choudhry et al., 2018) reicht. Auch eine *Altersdifferenz zwischen Opfer und Täter* fließt mit einer gewissen

Schwankungsbreite in viele Definitionen ein. Bei Elliger und Schötensack (1991) liegt die Altersdifferenz bei +/– 2 Jahre, bei Huang, Zhang, Momartin, Huang und Zhao (2008) oder Aakvaag et al. (2016) muss der Täter 5 Jahre älter sein als das Opfer. Das Kriterium der Altersdifferenz zwischen Opfer und Täter wurde eingeführt, um sexuelle Kontakte zwischen Gleichaltrigen, die im Rahmen der sexuellen Entwicklung von Kindern durchaus üblich sind, als sexuellen Missbrauch auszuschließen. Dennoch ist es fraglich, ob derartige, zwischen Kindern einer vergleichbaren Altersstufe stattfindende Kontakte tatsächlich von beiden Seiten gewollt und damit nicht doch als sexueller Missbrauch zu qualifizieren sind. Bereits Brockhaus und Kolshorn (1993) haben hierzu kritisch ausgeführt, dass sich Gleichaltrige unterschiedlich entwickeln können und es somit möglich ist, dass einer der Beteiligten seinen Wissens- oder Kompetenzvorsprung ausnutzt, um dem anderen Handlungen zur Verwirklichung eigener Ziele aufzuzwingen.

Auch im Hinblick der *Art der sexuellen Handlung* finden wir eine große Bandbreite. Prinzipiell wird hier zwischen Kontakthandlungen und Nichtkontakthandlungen unterschieden. Manche Definitionen beschränken sich auf Kontakthandlungen (z. B. Afifi et al., 2016), andere setzen sogar Penetration voraus, was man allerdings vorwiegend in älteren Studien findet (z. B. Choquet, Darves-Bornoz, Ledoux, Manfredi & Hassler, 1997). So fordert Bagley (1995), sexuellen Missbrauch möglichst auf Kontakthandlungen zu beschränken, da diese mit hoher Wahrscheinlichkeit zu einer Schädigung und psychischen Beeinträchtigungen des Opfers führen. Demgegenüber folgen viele Autor:innen der sehr frühen Empfehlung von Finkelhor und Hotaling (1984) und schließen auch Nichtkontakthandlungen in ihre Definition von sexuellem Missbrauch ein, um das Problemfeld des sexuellen Missbrauchs in seinen unterschiedlichsten Facetten abzubilden (z. B. Pereda, Abad & Guilera, 2016).

Eine Broschüre des CDC (Centers of Disease Control and Prevention) in den USA (Leeb, Paulozzi, Melanson, Simon & Arias, 2008) liefert im Zuge ihrer Definition von sexuellem Missbrauch eine sehr umfassende Auflistung entsprechender Handlungen. In dieser Definition wird zwischen drei Arten von sexuellen Handlungen unterschieden: Kontakthandlungen mit Penetration, Kontakthandlungen ohne Penetration und Nichtkontakthandlungen. Im Bereich der Kontakthandlungen mit Penetration werden Genital-Genital-Penetrationen, Mund-Genital-Penetrationen und genitale Penetrationen durch das Einführen von Hand, Finger oder Gegenständen aufgelistet, wobei der genitale Bereich den Penis, die Vulva und den Anus umfasst. Die Penetration kann auch geringfügig sein und zudem können dabei auch dritte Personen involviert sein. Kontakthandlungen ohne Penetration umfassen ein intentionales Berühren von Genitalien, Anus, Leistengegend, Brüsten, Innenseiten der Oberschenkel und Gesäß, sowohl nackt als auch bekleidet. Darunter fallen sowohl Berührungen des Kindes als auch Berührungen durch das Kind, auch an dritten Personen. Als Nichtkontakthandlungen werden genannt: Das Kind mit sexuellen Aktivitäten zu konfrontieren (beispielsweise durch Pornografie, Exhibitionismus oder Voyeurismus), Aufnahmen des Kindes in sexuellen Posen oder bei sexuellen Handlungen anzufertigen, sexuelle Belästigungen des Kindes, das Kind der Prostitution zuführen oder diese zu unterstützen.

Das Kriterium der *Absicht des Täters* umfasst im Wesentlichen den Umstand, dass Täter ihre Opfer zur Befriedung ihrer eigenen Bedürfnisse benutzen, wobei neben sexuellen Bedürfnissen auch weitere Bedürfnisse, wie das Bedürfnis nach Machtausübung oder nach Nähe, zu berücksichtigen sind (z. B. Gloor & Pfister, 1996).

Das *fehlende Einverständnis des Opfers* wird in vielen Definitionen angesprochen (z. B. World Health Organization [WHO], 2006). Hier handelt es sich dennoch um ein problematisches und entsprechend auch sehr umstrittenes Kriterium. Um sein Einverständnis geben zu können, müssen einige Voraussetzungen erfüllt sein. Das Kind muss über entsprechendes Wissen und eine entsprechende Urteilskompetenz verfügen und sein Einverständnis eigenständig und freiwillig treffen können. Es muss die von ihm gewünschte Handlung als sexuelle Handlung einordnen können, über ein ausreichendes, diesen Bereich betreffendes Wissen verfügen und auch abschätzen können, welche kurz- und langfristigen Konsequenzen diese Handlung nach sich ziehen kann. Nur unter diesen Voraussetzungen ist eine informierte Zustimmung des Kindes möglich. Zudem müsste das Kind seine Entscheidung ohne Zwang oder Druck frei treffen und seine Zustimmung jederzeit widerrufen können. Es kann ausgeschlossen werden, dass dieser komplexe Zusammenhang von Ressourcen, Möglichkeiten und Rahmenbedingungen bei Kindern tatsächlich vorliegt. Dennoch wird von Laien und in manchen wissenschaftlichen Ansätzen die These vertreten, dass Kinder sexuellen Handlungen mit Erwachsenen zustimmen können (Baurmann, 1991; Ondersma et al., 2001; Rind, Tromovitch & Bauserman, 1998).

In vielen Definitionen wird auch die *Missachtung des Willens des Opfers* angesprochen. „Gegen den Willen des Kindes“ ist eine häufig verwendete Formulierung (z. B. Hébert, Amédée, Blais & Gauthier-Duchesne, 2019). Dieses Kriterium setzt jedoch voraus, dass Kinder hinsichtlich der Handlungen, die von ihnen gewünscht werden, zu einer Willensbildung fähig sind. Vergleichbar mit der informierten Zustimmung fußen auch die Willensbildung und Willensäußerung auf ähnlichen Voraussetzungen und kommen auf der Basis eines vergleichbar komplexen Prozesses zustande. Daher ist auch dieses Kriterium trotz seiner breiten Akzeptanz als problematisch einzustufen (siehe auch Bange, 1994).

Als weiteres Definitionskriterium ist die *mangelnde Empathie für das Opfer* zu nennen. Manche Autor:innen führen die mangelnde Einfühlung des Täters hinsichtlich des Erlebens seines Opfers als einen ergänzenden Aspekt in die Definition von sexuellem Missbrauch ein (z. B. Richter-Appelt, 1995). Dieses Kriterium ist quasi als Bindeglied zu sehen zwischen der Absicht des Täters, seine eigenen Bedürfnisse zu befriedigen, dabei die Gefühle und das Erleben des Opfers nicht zu beachten und letztlich gegen den Willen des Kindes zu handeln.

Hinter dem Kriterium des *Sich-missbraucht-Fühlens* steht der Versuch, das Erleben des Opfers heranzuziehen, um einen sexuellen Missbrauch von anderen Handlungen abzugrenzen (z. B. Gaenslen-Jordan, Appelt & Osterroht, 1990). Doch das Erleben der Opfer ist so vielfältig und weist so viele Facetten auf, dass nicht alle Opfer das Gefühl haben, missbraucht zu werden bzw. missbraucht worden zu sein. Aufgrund dieser Divergenz zwischen subjektivem Erleben und objektivem Geschehen ist auch dieses Kriterium hinsichtlich seiner Brauchbarkeit kritisch zu hinterfragen. Ein derartiges Erleben wird vielmehr von den Rahmenbedingungen des Missbrauchs, dem Selbstbild des Opfers und den gesellschaftlichen Normen und Werten abhängen (Finkelhor, 1979/2014).

Als weiteres, das Opfer betreffende Kriterium werden häufig *Folgen für das Opfer* in die Definition von sexuellem Missbrauch integriert. Zumeist erfolgt ein Hinweis auf das mit dem Missbrauch verbundene Trauma und auf kurz- oder langfristige Folgen (z. B. Bagley & King, 1991). Auch bei diesem Definitionskriterium besteht das Problem, dass nicht alle Opfer von sexuellem Missbrauch Traumafolgestörungen entwickeln (z. B. Kendall-Tackett, Meyer Williams & Finkelhor, 2005), wodurch die Brauchbarkeit dieses Kriteriums ebenfalls infrage zu stellen ist.

Um den Hintergrund bzw. die Rahmenbedingungen von sexuellem Missbrauch näher darzustellen, lassen manche Autor:innen Strategien von Tätern in ihre Definitionen einfließen. Hinweise auf die Ausübung von *Zwang und Gewalt durch den Täter* oder den *Zwang zur Geheimhaltung* sind häufig zu finden (z. B. Bange & Deegener, 1996). Wie bei den anderen „weiteren Definitionskriterien“ gilt auch für diese Kriterien, dass sie als Definitionsmerkmale wenig brauchbar sind, weil nicht alle Täter diese Strategien einsetzen. Eine Aufnahme dieser Kriterien in die Definition hätte zur Folge, dass viele Fälle von sexuellem Missbrauch nicht als sexueller Missbrauch zu klassifizieren wären (Bange, 1994). Viele Täter setzen ihre Missbrauchshandlungen ohne den Gebrauch von körperlicher Gewalt um. Zwar nutzen sie das bestehende Machtverhältnis und ihre Überlegenheit, eine nicht zu vernachlässigende Zahl der Täter verzichtet jedoch auf den Einsatz von direktem Zwang, indem sie beispielsweise negative Konsequenzen oder Gewalt nur androht. Eine etwas spezifischere Strategie in diesem Zusammenhang ist der *Zwang zur Geheimhaltung*. Hier droht der Täter den Opfern für den Fall, dass sie den Missbrauch offenlegen, mit negativen und z. T. schwerwiegenden Konsequenzen für sie selbst oder deren Angehörigen. So wird beispielsweise damit gedroht, dass die Mutter oder der Vater das Kind nicht mehr lieb hätten, das Kind in ein Heim käme oder den Liebsten etwas Schlimmes passieren würde.

Die Abgrenzung von sexuellem Missbrauch und „normalen“ zwischenmenschlichen Interaktionen ist nicht immer einfach. Dies gelingt oft nur über eine genauere Spezifikation des Kontextes und der Rahmenbedingungen der Missbrauchshandlungen. Um diesem Gesichtspunkt Rechnung zu tragen, werden von manchen

Autor:innen Aspekte integriert, die sich unter dem Kriterium der *kulturellen Hintergründe* zusammenfassen lassen (z.B. Kempe & Kempe, 1984). So existieren große kulturelle Unterschiede dahingehend, welche Interaktionen zwischen Personen bzw. zwischen den Geschlechtern und Generationen aufgrund bestehender kultureller Normen toleriert werden. Dies schließt auch den Umgang mit Nacktheit, den Umgang mit dem eigenen Körper oder dem Körper anderer ein. Diese Unterschiede reichen bis in Subkulturen einer Gesellschaft, selbst Familien unterscheiden sich hinsichtlich ihrer Tabus, die sich aber abhängig vom Alter der Kinder und dem Situationskontext auch wieder ändern.

Wenn Autor:innen sich in ihren Ausführungen auf bestimmte Formen von sexuellem Missbrauch beziehen, wie den Inzest oder den intrafamiliären Missbrauch, so schlägt sich dies entsprechend in der Definition nieder, indem die *Art der Beziehung zwischen Opfer und Täter* genauer spezifiziert wird. Deshalb ist auch dieses Kriterium in manchen Definitionen von sexuellem Missbrauch zu finden (z.B. Hirsch, 2013; Trepper & Barrett, 1991).

1.1.4 Definitionen – inhaltliche Schwerpunkte

Um sich einen Überblick zu den vielfältigen Definitionsversuchen zu verschaffen, ist es neben der Analyse der Definitionskriterien möglich, Definitionen hinsichtlich ihrer inhaltlichen Schwerpunktsetzung zu ordnen und entsprechend zu klassifizieren, wobei innerhalb einer Definition durchaus mehrere inhaltliche Schwerpunkte vorkommen können.

Die in Fachkreisen am häufigsten getroffene Unterscheidung von Definitionen bezieht sich auf die Weite bzw. Enge einer Definition. *Enge Definitionen* sind präzise formuliert und versuchen durch die Anwendung von zentralen und gut operationalisierbaren Kriterien einen sexuellen Missbrauch gegenüber anderen Handlungen klar abzugrenzen. Entsprechend beschränken diese Definitionen die sexuellen Handlungen auf Kontakthandlungen, in vielen Fällen sogar ausschließlich auf Kontakthandlungen mit Penetration. Zudem werden bei engen Definitionen zumeist niedrigere Altersgrenzen vorgegeben, um tatsächlich nur kindliche Opfer zu erfassen. Der Vorteil von engen Definitionen ist, dass sie eine möglichst homogene und trennscharfe Stichprobe garantieren. Der Nachteil besteht darin, dass sexueller Missbrauch nicht in all seinen Facetten abgebildet wird und damit die Generalisierbarkeit der gewonnen Daten und Erkenntnisse nur bedingt gegeben ist.

Demgegenüber schließen *weite Definitionen* die unterschiedlichsten Formen von sexuellem Missbrauch, d.h. auch Nichtkontakthandlungen, mit ein und erfassen zumeist auch ein breiteres Altersspektrum, das manchmal bis zum Erwachsenenalter des Opfers reichen kann. Weite Definitionen zielen darauf ab, sexuellen Missbrauch in seiner gesamten Bandbreite zu erfassen. Dies bringt jedoch mit sich, dass möglicherweise auch Fälle eingeschlossen werden, die keinen sexuellen Missbrauch im eigentlichen Sinn darstellen, und somit auf dieser Grundlage gewonnene Erkenntnisse bzw. Ergebnisse nicht mehr eindeutig zu interpretieren sind.

Neben der Klassifikation von engen und weiten Definitionen, die als Kontinuum zu verstehen ist, lassen sich noch weitere Schwerpunktsetzungen finden. Definitionen lassen sich in gesellschaftliche, feministische, entwicklungspsychologische, klinische und juristische Definitionen einteilen.

Gesellschaftliche Definitionen weisen in besonderem Maß auf die in unserer Gesellschaft verankerten Autoritäts- und Gewaltstrukturen hin, von welchen die Interaktionen zwischen Erwachsenen und Kindern wesentlich bestimmt werden. Sie betonen, dass Erwachsene und Kinder über ein unterschiedliches Ausmaß an Ressourcen verfügen und dies zu einem deutlichen Machtgefälle zwischen Erwachsenen und Kindern führt. Aufgrund dieses Machtgefälles ist es erwachsenen oder jugendlichen Tätern möglich, ihre Bedürfnisse und Interessen jüngeren Kindern gegenüber durchzusetzen.

Feministische Definitionen sind gesellschaftlichen Definitionen ähnlich, treffen jedoch im Hinblick auf das Geschlecht des Opfers und Täters eine eindeutige Festsetzung. So wird sexueller Missbrauch als die Ausnutzung der männlichen Macht- und Autoritätsverhältnisse gegenüber weiblichen Opfern verstanden, als sexualisierte Gewaltanwendung, die ihre Wurzeln in den patriarchalen Gesellschaftsstrukturen hat. Selbst unter Berücksichtigung der Tatsache, dass weibliche Opfer und männliche Täter deutlich überwiegen (Kendall-Tackett, Williams & Finkelhor, 1993), ist diese Geschlechterfestsetzung problematisch, da ein sexueller Missbrauch von männlichen Opfern und Täterinnen damit ausgeschlossen wird.

Demgegenüber werden von *entwicklungspsychologischen Definitionen* Aspekte der kindlichen Entwicklung betont. Entwicklungspsychologische Definitionen weisen auf den Entwicklungsstand des Kindes hin und die damit verbundenen Mängel an physischen, psychischen und kognitiven Fähigkeiten und Ressourcen, die dafür verantwortlich sind, dass Kinder und Jugendliche die gesamte Tragweite von sexuellen Handlungen nicht einschätzen können und es ihnen somit auch nicht möglich ist, derartigen Handlungen zuzustimmen.

Der Schwerpunkt *klinischer Definitionen* liegt in der Betonung des Traumas, das einem sexuellen Missbrauch innewohnt, und den Störungen und Problemen, die ein sexueller Missbrauch nach sich ziehen kann. An klinischen Definitionen ist problematisch, dass nicht in allen Fällen eine Traumatisierung stattfindet und kein eindeutiger Zusammenhang zwischen sexuellem Missbrauch und bestimmten Folgestörungen besteht. Vielmehr können beinahe alle psychischen Störungen und Auffälligkeiten als Folge von sexuellem Missbrauch auftreten und zudem kann

– wie bereits erwähnt – auch ein gewisser Anteil der Opfer von sexuellem Missbrauch symptomfrei bleiben (siehe dazu auch Kapitel 3). Unter konsequenter Anwendung klinischer Definitionen würden wir diesen Personen absprechen, sexuell missbraucht worden zu sein, denn diese Definition setzt fest, dass nur jene Personen missbraucht worden sind, die ein Trauma erlebt und Folgestörungen entwickelt haben. Eine klinische Definition wäre nur sinnvoll und brauchbar, wenn es zwischen diesen Variablen spezifische und eindeutige Zusammenhänge geben würde.

Juristische Definitionen – auch normative Definitionen genannt (Bange, 2004) – finden wir in den Gesetzestexten zum Sexualstrafrecht. Als Grundlage für die Rechtsprechung zielen sie darauf ab, einen sexuellen Missbrauch eindeutig von anderen Handlungen abzugrenzen und damit falsch-positive Urteile zu vermeiden. Ein wesentliches Merkmal juristischer Definitionen sind ihre möglichst eindeutigen und überprüfbaren Kriterien. Im österreichischen Strafgesetzbuch finden wir sie im 10. Abschnitt, „Strafbare Handlungen gegen die sexuelle Integrität und Selbstbestimmung“, wobei der sexuelle Missbrauch an Kindern spezifisch in den §§ 206 und 207 erfasst ist (Rechtsinformationssystem des Bundes, 2018a, 2018b). Im Deutschen Strafgesetzbuch sind die juristischen Definitionen zum sexuellen Missbrauch im Wesentlichen im 13. Abschnitt, „Straftaten gegen die sexuelle Selbstbestimmung“, zusammengefasst. Sexueller Missbrauch an Kindern wird durch die §§ 176, 176a und 176b erfasst. Inzest wird im 12. Abschnitt, „Straftaten gegen den Personenstand, die Ehe und die Familie“, unter § 173 beschrieben (dejure.org Rechtsinformationssysteme). Im Schweizer Strafgesetzbuch finden wir die entsprechenden Gesetzesnormen im Zweiten Buch, 5. Titel, „Strafbare Handlungen gegen die sexuelle Integrität“, und im 6. Titel, „Verbrechen und Vergehen gegen die Familie“ (Art. 213), (Schweizerische Eidgenossenschaft, 1991a, 1991b). Es fällt auf, dass im Schweizer Strafgesetzbuch der Terminus „sexueller Missbrauch“ nicht aufscheint, die einschlägigen Artikel tragen den Titel „sexuelle Handlungen“ (Art. 187, 188).

1.1.5 Definition von sexuellem Missbrauch – ein Beispiel

Im Jahr 1999 organisierte die WHO eine Tagung internationaler Expert:innen, um das Problemfeld des sexuellen Missbrauchs zu diskutieren und konkrete Initiativen zu implementieren. Im Rahmen dieser Tagung einigten sich die Teilnehmenden auf folgende Definition von sexuellem Missbrauch, die bis heute allen einschlägigen Publikationen der WHO zugrunde liegt.

> Child sexual abuse is the involvement of a child in sexual activity that he or she does not fully comprehend, is unable to give informed consent to, or for which the child is not developmentally prepared and cannot give consent, or that violate the laws or social taboos of society. Child sexual abuse is evidenced by this activity between a child and

> an adult or another child who by age or development is in a relationship of responsibility, trust or power, the activity being intended to gratify or satisfy the needs of the other person. This may include but is not limited to:
> - The inducement or coercion of a child to engage in any unlawful sexual activity.
> - The exploitative use of child in prostitution or other unlawful sexual practices.
> - The exploitative use of children in pornographic performances and materials (WHO, 1999, pp. 15 f.).

Diese Definition schließt mehrere der oben genannten Kriterien mit ein. Das *Alter des Opfers* wird mit der Lebensspanne der Kindheit festgesetzt, jedoch ohne eine konkrete Altersgrenze vorzugeben. Auch hinsichtlich der *Altersdifferenz zwischen Täter und Opfer* wird auf eine konkrete Altersspanne verzichtet, es wird nur auf einen Alters- oder Entwicklungsvorsprung des Täters hingewiesen. Die *Art der sexuellen Handlung* wird nicht näher spezifiziert, sie wird lediglich als sexuelle Aktivität bezeichnet, die das Opfer nicht zur Gänze versteht, die nicht seinem Entwicklungsstand entspricht oder die gegen gesetzliche Vorschriften bzw. gesellschaftliche Tabus verstößt. Der Definition angeschlossen werden einige Beispiele mit dem expliziten Hinweis auf deren Unvollständigkeit. Im Hinblick auf die *Absicht des Täters* wird ausgeführt, dass diese der Befriedigung seiner Bedürfnisse diene. Auch auf das Kriterium des *Einverständnisses des Opfers* wird Bezug genommen. So wäre das Opfer aufgrund seiner Entwicklung nicht fähig, dieses Einverständnis zu erteilen. Als Hinweis auf *kulturspezifische Aspekte* ist die Nennung von kulturellen Tabus zu werten. Die *Art der Beziehung zwischen Opfer und Täter* wird als Verantwortungs-, Vertrauens- oder Machtverhältnis charakterisiert. Soll eine inhaltliche Einordnung dieser Definition versucht werden, ist sie eindeutig der Klasse der entwicklungspsychologischen Definitionen zuzuordnen, auch wenn ergänzend gesellschaftliche Aspekte angesprochen werden. Insgesamt betrachtet ist diese Definition als weite Definition zu klassifizieren, denn die Festsetzungen in allen drei zentralen Kriterien sind wenig präzise und lassen viel Interpretationsspielraum offen.

1.1.6 Resümee

Zusammenfassend kann festgestellt werden, dass eine große Fülle an Definitionen von sexuellem Missbrauch existiert, die sich inhaltlich in vielen Bereichen zum Teil deutlich voneinander unterscheiden. Definitionen sind natürlich nicht unabhängig vom Kontext zu sehen, für den sie formuliert werden. Abhängig von den Zielen, die eine Definition zu erfüllen hat – ob sie der Gesetzgebung dient, einer wissenschaftlichen Studie zugrunde liegt oder in die Öffentlichkeitsarbeit einfließt –, wird jeweils eine andere inhaltliche Schwerpunktsetzung erfolgen und die verschiedenen Definitionskriterien unterschiedlich ausformuliert und präzisiert werden. Im Zentrum hat immer die Frage zu stehen, ob die Art und Weise, wie sexueller Missbrauch definiert wird, brauchbar und zielführend für den jeweiligen Anwendungskontext ist. Weitere wichtige Fragen wären, ob der für sexuellen Missbrauch festgesetzte Bedeutungsumfang angemessen verdeutlicht wird und die Definition die Missbrauchshandlungen hinreichend von anderen Handlungen in diesem Kontext abgrenzt. Gerade im Rahmen wissenschaftlicher Forschung wurde erkannt, dass die Definitionen, die den jeweiligen Forschungsvorhaben zugrunde gelegt werden, zwingend vereinheitlicht werden müssen. Nur dann sind die auf internationaler Ebene erhobenen Daten auch tatsächlich miteinander vergleichbar (Veenema, Thornton & Corley, 2015).

1.2 Häufigkeit von sexuellem Missbrauch – internationale Daten im Vergleich

Sexueller Missbrauch ist ein weltweites, in allen Kulturen, Gesellschaften und sozialen Schichten vorkommendes Problem. Die Studien in diesem Bereich sind vielfältig und methodologisch uneinheitlich. Entsprechend ist die Datenlage zur Verbreitung von sexuellem Missbrauch insgesamt oft widersprüchlich, was es teilweise erschwert, eindeutige und verlässliche Schlussfolgerungen abzuleiten.

1.2.1 Datenquellen – epidemiologische Studien vs. behördliche Statistiken

Auf der Suche nach Daten zur Verbreitung von sexuellem Missbrauch stützt sich die Literatur im Wesentlichen auf zwei Quellen: einerseits epidemiologische Studien, andererseits Daten aus Statistiken von Polizei, Gerichten, Jugendhilfe-, Beratungs- oder Behandlungseinrichtungen.

In den behördlichen Statistiken und in Statistiken von Einrichtungen werden Fälle von sexuellem Missbrauch aufgelistet, die in irgendeiner Form aktenkundig geworden sind. Hier kann es sich um Anzeigen oder gerichtliche Verurteilungen, aber auch um Falldaten von Jugendämtern, Beratungsstellen o. Ä. handeln, wo ein sexueller Missbrauch offengelegt wurde. Diese Statistiken geben Aufschluss über die *Inzidenz* von sexuellem Missbrauch, weil hier ausschließlich neue Fälle von sexuellem Missbrauch aufgelistet werden. Das Unwissen oder die fehlenden Möglichkeiten betroffener Kinder, sich mitzuteilen, Gefühle wie Scham, Angst vor Stigmatisierung oder anderen negativen Folgen für die Betroffenen selbst oder deren Familien, aber auch der Wunsch oder der Zwang nach Geheimhaltung sind zentrale Faktoren, die Opfer davon abhalten, einen sexuellen Missbrauch offenzulegen. Daher lässt sich über diese Statistiken nur ein geringer Teil der neuen Fälle von sexuellem Missbrauch erfassen (Gilbert, Kemp et al., 2009). Sie bilden nur einen mehr oder minder kleinen Ausschnitt der „wahren“ Inzidenz von sexuellem Missbrauch. Diesen aktenkundigen Fällen steht eine Vielzahl an Fällen gegenüber, die weder offengelegt noch angezeigt werden, die Rate der verurteilten Fälle ist insgesamt noch geringer (WHO, 2006). Dem sog. „Hellfeld“ steht somit ein „Dunkelfeld“ gegenüber, dessen Ausmaß lediglich geschätzt werden kann.

Dunkelzifferschätzungen stützen sich auf die Erkenntnis, dass eher schwere Fälle von sexuellem Missbrauch oder eher Fälle mit einem Täter, der nicht dem persönlichen Nahbereich des Opfers entstammt, offengelegt oder angezeigt werden. Auf der Grundlage der geschätzten Dunkelziffern in den einzelnen fallspezifischen Bereichen wird die Dunkelziffer dann für den gesamten Bereich des sexuellen Missbrauchs hochgerechnet. Oftmals sind diese Berechnungsprozesse jedoch nicht nachvollziehbar (z.B. Bauhofer, 1991) oder auch fehlerhaft (z.B. Baurmann, 1991). Dies verdeutlicht die Schwierigkeit und Komplexität derartiger Schätzungen sowie die Problematik der Interpretation, mit welcher diese Zahlen behaftet sind. Deshalb müssen die Verlässlichkeit und Brauchbarkeit derartiger Daten zumeist in Zweifel gezogen werden. Entsprechend wird in neueren wissenschaftlichen Publikationen auf Angaben von Dunkelziffern und Daten zur Inzidenz gänzlich verzichtet (z.B. WHO, 2006). Auch Ernst (2005) hat auf diese Problematik hingewiesen und die ausschließliche Verwendung von Prävalenzdaten aus repräsentativen Erhebungen gefordert.

Ein Großteil der vorliegenden Daten zur *Prävalenz* von sexuellem Missbrauch wurde aus *retrospektiven Kohortenstudien* gewonnen. Dazu wird eine möglichst repräsentative Stichprobe von Personen aus der Bevölkerung nachträglich befragt, ob sie in ihrer Kindheit missbraucht wurde. Diese Studien unterscheiden sich zum Teil deutlich hinsichtlich der Repräsentativität der Stichprobe, der Basis der Stichprobengewinnung oder der Altersspanne der befragten Personen. Eine Stichprobe kann sich beispielsweise aus Freiwilligen zusammensetzen, die sich auf einen Aufruf hin melden, oder es kann eine Untersuchung an ausgewählten Schulen eines Landes durchgeführt werden. Es kann aber auch eine auf eine bestimmte Altersspanne bezogene repräsentative Stichprobe aus dem Melderegister eines Landes untersucht werden.

In manchen Fällen werden auch Daten aus *Fall-Kontroll-Studien* von klinischen Stichproben vorgelegt. Hier werden zumeist klinische Populationen nach Missbrauchserlebnissen befragt, um sie mit Raten von nicht missbrauchten Personen in klinischen Gruppen oder nicht klinischen Gruppen vergleichen zu können. Diese Fall-Kontroll-Studien geben in erster Linie Aufschluss über die Bedeutung von sexuellem Missbrauch als Risikofaktor für die Entwicklung von Störungen und Krankheiten. Schlüsse über die Verbreitung von sexuellem Missbrauch in der Gesamtbevölkerung lassen sich daraus jedoch keine ziehen. Einschränkend gilt hier zusätzlich, dass diese Studien eigentlich nicht klinische Stichproben untersuchen, sondern Inanspruchnahmestichproben, denn nicht alle Personen mit psychischen Störungen nehmen tatsächlich eine Behandlung oder Beratung in Anspruch (Ernst, 2005). Echte epidemiologische Fall-Kontroll-Studien, in welchen Stichproben klinischer und nicht klinischer Fälle aus einer Bevölkerungsstichprobe miteinander verglichen werden, sind ausgesprochen selten (z.B. Welch & Fairburn, 1994, 1996).

Neben der Art der Stichprobe ist die im Rahmen der Studie erzielte Ausschöpfungsquote ein weiterer zentraler Aspekt für die Interpretation und Brauchbarkeit der gewonnenen Daten. Während bei repräsentativen Konvenienzstichproben, wie bei Untersuchungen in Schulen oder Universitäten, mit einer Rücklaufquote von 90 % zu rechnen ist, reduziert sich bei Bevölkerungsstichproben die Quote auf 40 % bis 70 %, wobei die Grenze einer akzeptablen Ausschöpfungsquote bei 60 % bis 70 % anzusiedeln ist (Ernst, 2005). Es hat sich gezeigt, dass die Ausschöpfungsquote die ermittelten Prävalenzen beeinflussen dürfte, selbst wenn die Ergebnisse in diesem Punkt durchaus widersprüchlich sind. So finden sich im Review von Gorey und Leslie (1997) niedrigere Prävalenzen bei hoher Ausschöpfung, in der Metaanalyse von Ma (2018) zeigte sich der gegenteilige Effekt, und Stoltenborgh, van IJzendoorn, Euser und Bakermans-Kranenburg (2011) fanden die höchsten Prävalenzen bei mittlerer Ausschöpfung. Für eine schlüssige Interpretation der erhobenen Daten sind daher immer ergänzende Informationen zu den Studienverweiger:innen wie Geschlecht, Alter oder Bildungsgrad wichtig.

Die Art der Stichprobe und die Ausschöpfungsquote bestimmt, wie allgemeingültig die Ergebnisse sind. So muss bei einer Konvenienzstichprobe, die aus Studierenden besteht, bedacht werden, dass es sich hier um eine spezifische Population handelt, die aus besser gebildeten jungen Menschen aus zumeist besseren sozialen Verhältnissen besteht und somit streng genommen nicht repräsentativ für die Bevölkerung eines Landes einzuschätzen ist. Selbst bei Schüler:innen stellt sich die Frage der Generalisierbarkeit der Ergebnisse. So konnten Edgardh und Ormstad (2000) zeigen, dass bei Schulabbrecher:innen 2.5-fach höhere Prävalenzen zu finden sind als in einer Schulpopulation.

Abschließend sei darauf hingewiesen, dass keine epidemiologische Studie die „wahre Prävalenz" ermitteln kann – selbst dann nicht, wenn sie unter idealen methodischen Bedingungen und mit einer optimalen Ausschöpfungsquote durchgeführt wurde. Es wird nie gelingen, alle positiven Fälle zu identifizieren, die Befragten können Vorfälle vergessen haben oder diese nicht als sexuellen Missbrauch qualifizieren. Den Befragten kann es unangenehm sein oder sie wollen aus Scham nicht darüber nachdenken bzw. Informationen darüber preisgeben. Abhängig von der individuellen Einstellung, aber auch von den kulturspezifischen Besonderheiten im Umgang mit sexuellen Themen kann die Bereitschaft, über sexuellen Missbrauch zu reden, höchst unterschiedlich sein (Runyan, 1998). So kann der gesellschaftliche Druck auf Mädchen, ihre Jungfräulichkeit zu bewahren, oder bei

Jungen das Tabu gegenüber homosexuellen Erfahrungen diese Bereitschaft wesentlich beeinflussen. Darüber hinaus wird jede Stichprobe auch falsch-positiv identifizierte Fälle enthalten, wo sexuelle Erlebnisse fälschlicherweise als sexueller Missbrauch eingestuft werden oder auf der Grundlage unterschiedlichster Motivationen ein sexueller Missbrauch bejaht wird, ohne dass ein realer Hintergrund existiert.

1.2.2 Internationale Daten zur Verbreitung von sexuellem Missbrauch

Studien zur Prävalenz von sexuellem Missbrauch haben in den 1970er Jahren in den USA ihren Anfang genommen. Dem Ziel, konkrete Daten zur Verbreitung von sexuellem Missbrauch vorzulegen, folgten sukzessive weitere Länder – anfangs vor allem Länder aus dem westlichen Kulturkreis. Heute liegen uns weltweit Daten aus allen Kontinenten vor, und es existieren kaum noch Regionen, wo bisher noch keine Erhebungen durchgeführt wurden. Obwohl alle diese Studien dasselbe Ziel verfolgen – die Verbreitung von sexuellem Missbrauch zu erheben –, existieren manchmal grundlegende Unterschiede in der Untersuchungsmethodik. Die Erhebungen unterscheiden sich in der untersuchten Stichprobe, in der Stichprobengewinnung und in der Definition von sexuellem Missbrauch, d.h. welche Handlungen erhoben werden, wo die Grenze für das Alter des Opfers festgesetzt wird und ob auch das Alter des Täters berücksichtigt wird. Zudem werden unterschiedliche Erhebungsmethoden eingesetzt, beispielsweise wird ein Interview durchgeführt oder ein Fragebogen vorgelegt. Große Unterschiede gibt es auch in der Detailliertheit der Erhebungen, beispielsweise mit wie vielen Fragen der sexuelle Missbrauch erfasst wird.

Internationale länderspezifische Daten zur Verbreitung von sexuellem Missbrauch sind in Tabelle 1.2 aufgelistet. Diese Tabelle ermöglicht sowohl einen länderübergreifenden Vergleich als auch eine Gegenüberstellung der Daten über die Jahre hinweg. Es werden die Daten der Metaanalyse von Finkelhor (1994) präsentiert, der ersten Metaanalyse über Studien, die weltweit zu diesem Thema bis zum Jahr 1993 durchgeführt wurden. Verglichen werden diese Daten mit den Ergebnissen der Metaanalyse von Pereda, Guilera, Forns und Gómez-Benito (2009a, 2009b), eine Analyse der weltweit bis 2007 veröffentlichten Studien. Hier handelt es sich um eine neuere Metaanalyse, die einen länderspezifischen Vergleich ermöglicht. Tabelle 1.2 führt jeweils die ermittelten Raten für weibliche und männliche Opfer an. Nur die Studie aus der Dominikanischen Republik (Ruiz, Valdez des Nova & Gacia, 1986; zit. nach Finkelhor, 1994) gibt keine geschlechtsspezifischen Raten an. Die Lücken in der Tabelle ergeben sich aus dem Fehlen von Daten im jeweils analysierten Zeitraum – sowohl bezogen auf das jeweilige Land als auch auf das jeweilige Geschlecht.

Tabelle 1.2: Internationale Prävalenzdaten im Vergleich (Angaben in %)

Erhebungsland	Finkelhor (1994)		Pereda et al. (2009a, 2009b)[a]	
	weiblich[b]	männlich[b]	weiblich[b]	männlich[b]
Australien	28	9	42	19
Belgien	19	–	–	
China	–		8	5
Costa Rica	32	13	–	
Dänemark	14	7	–	
Deutschland	10	4	–	
Dominikanische Republik	33		–	
El Salvador	–		17	–
Finnland	7	4	–	0.5
Frankreich	8	5	0.9	0.6
Griechenland	16	6	–	
Großbritannien	12	8	17	11
Irland	7	5	–	
Israel	–		31	16
Jordanien	–		–	27
Kanada	18	8	13	4
Malaysia	–		8	2
Marokko	–		9	–
Neuseeland	32	–	17	3
Niederlande	33	–	–	
Norwegen	19	9	19	4
Österreich	36	19	–	
Portugal	–		3	3
Schweden	9	3	13	3
Schweiz	11	3	31	11
Singapur	–		16	–
Spanien	23	15	10	15
Südafrika	34	29	44	60
Tansania	–		31	25
Türkei	–		–	28
USA	27	16	33	9

Anmerkung: [a] gerundeter Mittelwert aus den analysierten Studien des jeweiligen Landes; [b] Angaben in %

Beim Vergleich der Daten fällt vor allem eine sehr hohe Varianz auf. Sie reicht bei männlichen Opfern von 0.5 % in Finnland bis 60 % in Südafrika. Auch innerhalb der Länder besteht eine hohe Schwankungsbreite, so findet sich in Australien von 1994 bis 2009 eine Zunahme der Raten bei den Mädchen von 28 % auf 42 % und bei den Jungen von 9 % auf 19 %. In Frankreich hingegen ist Abnahme von 8 % auf 0.9 % bei den Mädchen bzw. 5 % auf 0.5 % bei den Jungen zu verzeichnen. Die Gründe für diese hohe Variation der Daten, ob diese beispielsweise durch methodische Variablen bedingt werden oder kulturelle bzw. soziale Besonderheiten der jeweiligen Stichprobe dafür verantwortlich sind, werden in Kapitel 1.2.3 diskutiert.

An dieser Stelle werden die Daten unter Vernachlässigung dieser insgesamt gesehen großen Schwankungsbreite zusammengefasst und verglichen. So lässt sich schließen, dass die Raten über die Jahre hinweg relativ stabil geblieben sind. Die Raten jener Länder, aus welchen in beiden Zeiträumen Daten vorgelegt wurden, bleiben im Großen und Ganzen auf vergleichbarem Niveau bestehen. In Südafrika, den USA oder Australien bleiben die Raten relativ hoch, in Frankreich oder Schweden relativ gering. Zudem veranschaulicht Tabelle 1.2, dass zunehmend auch aus asiatischen oder afrikanischen Ländern Prävalenzdaten vorgelegt wurden. Betrachten wir die Datenlage insgesamt, so weisen nahezu alle Ergebnisse auf eine weite Verbreitung dieses Phänomens hin – sowohl bei Mädchen als auch bei Jungen.

Im konkreten Ländervergleich ergeben sich bei den Daten von Pereda et al. (2009a, 2009b) geschlechtsübergreifend die höchsten Raten in Südafrika, Tansania und Australien, die mit Abstand geringsten Raten weist Frankreich auf. Insgesamt gesehen sind die Raten der weiblichen Opfer in Australien, Costa Rica, Israel, Neuseeland, den Niederlanden, Österreich, Südafrika, Tansania und den USA zwischen 20 % und 30 % oder darüber anzusiedeln. Raten von unter 10 % ergeben sich in China, Finnland, Frankreich, Malaysia, Marokko und Portugal. Alle anderen Länder liegen zwischen 10 % und 20 %. Bei den männlichen Opfern finden sich in Jordanien, Südafrika, Tansania und der Türkei Raten zwischen 20 % und 30 % oder darüber, in Australien, Costa Rica, Israel, Österreich, Spanien und den USA zwischen 10 % und 20 %, in den anderen Ländern darunter.

Über Pereda et al. (2009a) hinausgehend wurden in den letzten Jahren noch weitere nationale und auch internationale Metaanalysen und Reviews durchgeführt. Tabelle 1.3 liefert einen vergleichenden Überblick wichtiger weiterführender Analysen – auch aus Ländern wie Japan oder Indien, zu welchen bei Finkelhor (1994) und Pereda et al. (2009a) noch keine Daten vorgelegen haben. Die Tabelle gibt neben den Definitionskriterien auch Aufschluss über den analysierten Zeitraum und die Breite der Datenbasis der jeweiligen Analysen. Bei den Analysen aus Indien, Japan und der Schweiz handelt es sich um keine Metaanalysen im eigentlichen Sinn, sondern um eine Zusammenfassung der Daten der im jeweiligen Zeitraum durchgeführten Studien. Dies erklärt das Fehlen von kumulierten und gemittelten Prävalenzen und auch die große Spannweite der Daten.

Tabelle 1.3: Nationale und internationale Metaanalysen und Reviews zur Prävalenz von sexuellem Missbrauch

	Zeitraum der Studien	Anzahl der Studien	Altersgrenze	Definition	Weiblich[b]	Männlich[b]
International (Pereda et al., 2009b)	bis 2007	100	17	Kontakt- und Nichtkontakthandlungen	19.7	7.9
International (Stoltenborgh et al., 2011)	1980–2008	331	18	Kontakt- und Nichtkontakthandlungen	18	7.6
International (Barth, Bermetz, Heim, Trelle & Tonia, 2013)	2002–2009	55	18	Kontakthandlungen mit Penetration	9	3
				Kontakthandlungen ohne Penetration	13	6
				Kontakt- und Nichtkontakthandlungen	31	17
Australien (Moore et al., 2015)	bis 2014	23	18	Kontakt- und Nichtkontakthandlungen[a]	11.6	4.5
				Kontakthandlungen mit Penetration	6.9	5.2
				Kontakthandlungen ohne Penetration[a]	26.8	10.4
China (Ji, Finkelhor & Dunne, 2013)	bis 2012	27	18	Kontakthandlungen mit Penetration	1.0	0.9
				Kontakthandlungen	9.5	8.0
				Kontakt- und Nichtkontakthandlungen	15.3	13.8
China (Ma, 2018)	1980–2016	125	18	Kontakt- und Nichtkontakthandlungen	8.9	9.1
Indien (Choudhry et al., 2018)	2006–2016	51	18	Kontakt- und Nichtkontakthandlungen	4–41	5–57
Japan (Tanaka, Suzuki, Aoyama, Takaoka & MacMillan, 2017)	bis 2013	8	18	Kontakt- und Nichtkontakthandlungen	1.0–64.3	0–60.7
Schweiz (Schönbucher et al., 2011)	1993–2010	15	18	Kontakthandlungen mit Penetration	1.0–5.6	0.8–1.2
				Kontakthandlungen	4.8–37.0	1.7–22.0
				Nichtkontakthandlungen	0.6–34.0	1.1–15.0

Anmerkung: [a] Ergebnisse beruhen auf unterschiedlicher Datenbasis; [b] Angaben in %

Abschließend sollen noch neuere Prävalenzraten für den deutschsprachigen Raum ergänzt werden. Die größte in den letzten Jahren vorgelegte Einzelstudie untersuchte eine repräsentative Stichprobe in Deutschland im Umfang von 11428 Personen im Alter von 18 bis 40 Jahren. Die Befragung dieser Personen erbrachte Prävalenzraten für Kontakthandlungen bis zu einer Altersgrenze von 16 Jahren für weibliche Opfer in Höhe von 7.4% und für männliche Opfer in Höhe von 1.5% (Stadler, Bieneck & Pfeiffer, 2012).

Zusammenfassend ergibt sich auf der Grundlage der vorliegenden weltweiten Prävalenzdaten bei Mädchen eine durchschnittliche Prävalenz von 18% bis 20% und bei Jungen eine Rate von 8%. Trotz der großen Heterogenität der Daten und mancher Studien, die von diesen Werten deutlich abweichen, ist von einer Verbreitung von sexuellem Missbrauch in diesem Umfang auszugehen. Auch die Daten von Einzelstudien weisen auf Raten hin, die sich in diesem Rahmen einordnen lassen (z.B. Hébert et al., 2019). Auch wenn einzelne Befunde auf eine Reduktion der Prävalenzen in den letzten Jahren hinweisen (z.B. Finkelhor, Turner, Ormrod & Hamby, 2010; Stadler et al., 2012), scheinen insgesamt die Raten über die Jahre hinweg relativ stabil zu bleiben. Bereits Ernst (1997) ging aufgrund der zu dieser Zeit vorliegenden epidemiologischen Studien aus Europa und den USA von 10% bis 15% betroffener Mädchen und 5% betroffener Jungen aus, wobei sie die Altersgrenze mit 16 Jahren festsetzte. In neueren Studien beträgt die Altersgrenze demgegenüber fast durchgängig 18 Jahre (siehe Tabelle 1.3).

Die vorliegenden Daten sprechen insgesamt gesehen für eine Geschlechterverteilung von 2.5:1 bis 3:1. Auch an diesem Verhältnis scheint sich im Verlauf nichts geändert zu haben, wenn wir diese Verteilung mit den Daten von Finkelhor (1994) vergleichen. Jedoch weisen nicht alle Länder bzw. Regionen dieses Geschlechterverhältnis auf. Bereits bei Finkelhor (1994) weisen die Raten von Südafrika eine vergleichbare Höhe der Prävalenzen bei Mädchen und Jungen auf und widersprechen dem allgemeinen Trend. Im Verlauf der Jahre wurden nun vermehrt Daten aus weiteren Ländern wie China, Indien oder Japan vorgelegt (siehe Tabelle 1.3), die in den 1980er oder 1990er Jahren noch fehlten. Hier finden sich ebenso entgegen dem internationalen Trend vergleichbare Raten bei Jungen und Mädchen. Bestätigt wird dieser Befund auch von Stoltenborgh et al. (2011), die sowohl für Afrika als auch für Südamerika vergleichbare Raten für Mädchen und Jungen nachweisen (siehe Tabelle 1.4, Seite 35).

Insgesamt belegen die Prävalenzdaten, dass sexueller Missbrauch weltweit ein ernstzunehmendes Problem ist, das nicht nur zu einer erheblichen Schädigung der Opfer führen kann, wie später noch ausgeführt wird, sondern auch mit einem erheblichen Schaden für die Gesellschaft verbunden ist. Fast alle Studien konnten mehr oder minder hohe Raten von sexuellem Missbrauch finden. Nur in jeweils einer chinesischen und japanischen Studie wurde eine Missbrauchsrate von 0% ermittelt (Ross et al., 2005; Tsuboi et al., 2015). Die insgesamt robuste und stabile empirische Evidenz wurde in der Folge auch von den politischen Entscheidungsträger:innen wahrgenommen und akzeptiert. Besonders in den westlichen Ländern, aber auch international, wurden zahlreiche Initiativen ins Leben gerufen, die sich um die Prävention von sexuellem Missbrauch bemühen und versuchen, adäquate Unterstützungssysteme für Betroffene sowie Behandlungsmöglichkeiten zu etablieren (z. B. WHO, 2003, 2006).

1.2.3 Große Varianz der Prävalenzen – Ursachen

Prinzipiell stellt sich die Frage, welche Faktoren für die große Varianz in den weltweiten Prävalenzzahlen verantwortlich sind. Hier sollten zwei Bereiche genauer betrachtet und diese in ihrer Auswirkung auf Prävalenzen eingehender diskutiert werden. Einerseits können tatsächliche regionale Unterschiede bzw. dahinterstehende soziale oder kulturelle Faktoren zu diesen Divergenzen führen, andererseits können aber auch Faktoren der Untersuchungsmethodik diese Unterschiede bedingen.

1.2.3.1 Soziale und kulturelle Faktoren

Hinsichtlich der Frage, ob weltweit bestimmte Regionen existieren, in welchen die Verbreitung von sexuellem Missbrauch höher ist, ergeben sich relativ konsistente Befunde für Afrika. Dieser Kontinent weist über viele Studien hinweg übereinstimmend die höchsten Prävalenzzahlen auf (siehe Tabelle 1.4). Nach Lalor (2004) sind dafür unterschiedliche Faktoren verantwortlich. Einerseits existiert in Afrika, wo Infektionen mit sexuell übertragbaren Krankheiten wie HIV relativ häufig sind, der Mythos, dass sexuelle Kontakte mit Jungfrauen oder sehr jungen Mädchen helfen, diese Erkrankungen zu heilen. Auch wird bei kindlichen Sexualpartner:innen die Gefahr einer HIV-Infektion als geringer eingestuft. Andererseits sind in Afrika traditionelle Strukturen und Werte vielerorts verloren gegangen, viele Menschen sind entwurzelt und kämpfen mit großer Armut, und auch Kinder tragen u. a. durch Prostitution zum Überleben ihrer Familien bei.

Detaillierte Ergebnisse über die Prävalenzraten in den unterschiedlichen Regionen bzw. Kontinenten der Welt sind in Tabelle 1.4 zusammengefasst. In der Metaanalyse von Pereda et al. (2009b) weist Afrika mit Abstand die höchsten Prävalenzen auf, gefolgt von Ozeanien, an weiterer Stelle Amerika und mit geringerem Abstand Asien und Europa. Bei Stoltenborgh et al. (2011), die im Gegensatz zu Pereda et al. die Daten geschlechtsspezifisch auswerten, rangiert bei den männlichen Opfern Afrika an erster Stelle. Bei den weiblichen Opfern ist dies hingegen Australien. Allerdings sind bei den Mädchen die Differenzen z. T. relativ gering, sodass Australien, Afrika und Nordamerika der Kategorie mit höheren Prävalenzen (20 % bis 22 %) zuzuordnen sind, Südamerika, Europa und Asien hingegen niedrigere Prävalenzen (11 % bis 14 %) aufweisen. Bei den männlichen Opfern bilden

Afrika und Südamerika die obere Kategorie (13 % bis 20 %) gefolgt von Nordamerika, Australien, Europa und Asien (4 % bis 8 %). Insgesamt sollten diese Daten aber aufgrund ihrer Heterogenität mit einer gewissen Vorsicht interpretiert werden.

Tabelle 1.4: Prävalenzraten in unterschiedlichen Regionen

Pereda et al. (2009b)		Stoltenborgh et al. (2011)		
Region	**Gesamt**	**Region**	**Weiblich**	**Männlich**
Afrika	34.4	Afrika	20.2	19.3
Amerika	15.8	USA/Kanada	20.1	8.0
		Südamerika	13.4	13.8
Asien	10.1	Asien	11.3	4.1
Europa	9.2	Europa	13.5	5.6
Ozeanien	23.9	Australien	21.5	7.5

In diesem Zusammenhang wird auch diskutiert, ob der Entwicklungsstand einer Region als entscheidender Faktor für die regionalen Unterschiede in den Prävalenzen zu sehen ist. Veenema et al. (2015) vermuten, dass niedrige Prävalenzraten in wenig entwickelten Ländern letztlich auf die fehlenden Ressourcen für die Forschung und das öffentliche Gesundheitswesen zurückzuführen sind. Dieser Mangel führe in der Folge zu deutlichen Wissensdefiziten über sexuellen Missbrauch sowohl auf professioneller Seite als auch in der Bevölkerung. Allerdings sind hier die Ergebnisse nicht einheitlich. Stoltenborgh et al. (2011) konnten nachweisen, dass sich bei Jungen in geringer entwickelten Regionen höhere Prävalenzen finden lassen als in höher entwickelten Regionen. Demgegenüber zeigt sich bei Barth et al. (2013) nur bei den Mädchen ein Zusammenhang. Es waren in hoch und niedrig entwickelten Regionen die höchsten Prävalenzzahlen bei Mädchen zu finden, deutlich höher als in Regionen mit moderater Entwicklung.

Interessante Daten zu regionalen Unterschieden innerhalb eines Landes liefert auch die deutsche Studie von Stadler et al. (2012). Während sich die alten und neuen Bundesländer nicht unterscheiden, zeigten Personen aus einem städtischen Einzugsgebiet deutlich höhere Raten als Personen aus ländlichen Regionen.

Eine Analyse der Daten aus den epidemiologischen Studien unter dem Blickwinkel des zeitlichen Verlaufs legt nahe, dass möglicherweise ein Wandel in relevanten kulturellen Faktoren stattgefunden hat. Auch wenn Stoltenborgh et al. (2011) in ihren weltweiten Daten keine Reduktion in den Prävalenzen feststellen konnten, verdichten sich Hinweise, dass es im Verlauf der letzten Jahrzehnte zu einer kontinuierlichen Abnahme der Prävalenzen von sexuellem Missbrauch gekommen sein könnte (z. B. Gilbert, Widom et al., 2009). Besonders interessant in diesem Zusammenhang ist die Gegenüberstellung von Daten aus vergleichbaren, breit angelegten epidemiologischen Studien, die mit zeitlichem Abstand sowohl in den USA als auch in Deutschland durchgeführt wurden. Finkelhor et al. (2010) legen Daten zweier beinahe identischer Studien aus den USA vor, die zwischen den Jahren 2003 und 2008 auf eine zum Teil deutliche Reduktion der Raten von sexuellem Missbrauch hinweisen. Auch der Vergleich der Ergebnisse zweier deutscher Studien spricht für eine Abnahme der Häufigkeit von sexuellem Missbrauch (Stadler et al., 2012; Wetzels, 1997). Diese Abnahme zeigt sich besonders unter Berücksichtigung der unterschiedlichen Alterskohorten. Bei Stadler et al. (2012) zeigt die Kohorte der 31- bis 40-Jährigen im Vergleich zur jüngsten Alterskohorte ein dreifach erhöhtes Risiko, bei den 21- bis 30-Jährigen war das Risiko für einen sexuellen Missbrauch noch immer doppelt so hoch. Interessant an diesem Befund ist, dass der Rückgang der Raten zu einem hohen Anteil auf den Rückgang im Bereich des innerfamiliären sexuellen Missbrauchs zurückzuführen ist, während der Anteil der Täter, die dem sozialen Umfeld entstammen, und der Anteil der unbekannten Täter relativ stabil geblieben ist.

Seit den 1990er Jahren hat es besonders in westlichen Regionen viele Initiativen zur Prävention von sexuellem Missbrauch gegeben. Diese reichen von Maßnahmen in Kindergärten und Schulen über allgemeine Aufklärungsstrategien bis hin zu politischen Initiativen. Dieses Bündel an Maßnahmen könnte tatsächlich zu einer Veränderung des Bewusstseins gegenüber sexuellem Missbrauch und dem Schutzbedarf von Kindern in unseren Gesellschaften geführt und in der Folge die Raten von sexuellem Missbrauch effektiv reduziert haben. Gestützt wird diese Annahme durch die Erkenntnis, dass sich die Reduktion in den Prävalenzdaten nicht nur in Befragungen von Verantwortlichen, sondern auch direkt bei Umfragen bei Kindern und Jugendlichen zeigt und sich nicht auf den Problembereich des sexuellen Missbrauchs beschränkt, sondern auch in anderen Bereichen, wie körperlichen Misshandlungen, zu finden ist (Finkelhor et al., 2010; Jones, Finkelhor & Kopiec, 2001). Dennoch werden die Hinweise auf eine Reduktion der Raten auch kontrovers diskutiert. So beziehen sich ältere, in den 1990er Jahren veröffentlichte Beiträge zumeist auf eine deutlich größere Zeitspanne und schließen auch Daten aus Befragungen von Erwachsenen mit ein, während neuere Studien vorwiegend Erhebungen an Kindern und Jugendlichen durchführen. Aufgrund der Divergenzen in den zugrunde liegenden Stichproben können somit auch spezifische Erhebungsverzerrungen zum Tragen kommen, welche möglicherweise die geringeren Raten neuerer Studien erklären (Barth et al., 2013).

1.2.3.2 Faktoren der Untersuchungsmethodik

Die große Vielzahl der im Verlauf der Jahre durchgeführten Studien zur Prävalenz von sexuellem Missbrauch unterscheidet sich zum Teil grundlegend in ihrer Untersuchungsmethodik. So stützen sich die Untersuchungen auf unterschiedlichste

Definitionen von sexuellem Missbrauch. Es gibt Unterschiede in den Handlungen, die als sexueller Missbrauch qualifiziert werden, in der Altersgrenze für das Opfer und in der Festlegung, welche Personengruppe als Täter infrage kommt. Die Studien unterscheiden sich in der Größe und der Zusammensetzung ihrer Stichproben, in der Methode, mit der diese Stichproben gewonnen wurden, und auch hinsichtlich des Kontextes, in dem die Erhebungen durchgeführt wurden. Wesentliche Unterschiede existieren zudem in den Methoden, die zur Erhebung der Daten herangezogen wurden. Unter diesen Prämissen ist es nachvollziehbar, dass auch die erzielten Ergebnisse zum Teil deutlich voneinander abweichen können. Betrachten wir im Vergleich Studien, die sich auf dieselbe Untersuchungsmethodik stützen, so führen diese auch zu ähnlichen Prävalenzzahlen. Dies ist bei Russell (1999) aus den USA und Draijer (1990) aus den Niederlanden der Fall, was die Annahme unterstützt, dass die Untersuchungsmethodik das erzielte Ergebnis wesentlich beeinflusst.

Von entscheidender Bedeutung für die erheblichen Varianzen in den weltweiten Prävalenzzahlen ist die zugrunde liegende *Definition des sexuellen Missbrauchs*. Es ist schlüssig, dass eine sehr enge Definition, die sexuellen Missbrauch auf Kontakthandlungen mit Penetration und auf eine Altersgrenze des Kindes bis 12 Jahre beschränkt, weniger Fälle ergeben wird als eine weite Definition, die Kontakthandlungen mit oder ohne Penetration und auch Nichtkontakthandlungen bei Kindern und Jugendlichen bis 18 Jahre einschließt. In der Metaanalyse von Stoltenborgh et al. (2011) konnte die Definition von sexuellem Missbrauch als signifikanter Moderator isoliert werden. Die Metaanalyse von Barth et al. (2013) zeigt den Zusammenhang sehr eindrücklich am deutlichen Anstieg der Prävalenzen, abhängig davon, ob den Studien eine enge Definition (Beschränkung auf Kontakthandlungen mit Penetration) oder eine weite Definition (Einschluss von Kontakt- und Nichtkontakthandlungen) zugrunde gelegt wird. Auch bei Moore et al. (2015) finden wir diesen Zusammenhang (siehe Tabelle 1.3, Seite 32). Demgegenüber konnten Pereda et al. (2009b) in ihrer Moderatorenanalyse diesen Zusammenhang nicht bestätigen. Betrachten wir jedoch die Definitionen der Studien aus Frankreich und Finnland, welche in dieser Metaanalyse die geringsten Prävalenzraten aufweisen, wird deutlich, dass es sich jeweils um sehr spezifische Festschreibungen handelt. So beschränkt sich die Studie aus Finnland (Sariola & Uutela, 1996) auf Erhebungen von Vater-Tochter-Inzest. Die Erhebung in der aus Frankreich stammenden Studie (Choquet et al., 1997) findet über eine einzige Frage statt, die ausschließlich nach Erlebnissen einer Vergewaltigung fragt, ohne spezifizierende Kriterien anzuführen. Studien, in welchen die Befragten eine verhaltensnahe Beschreibung der zu erhebenden Handlungen oder Interaktionen erhalten, ergeben deutlich höhere Prävalenzen als bei einer bloßen und eher abstrakten Bezeichnung. Die bloße Bezeichnung der Handlung überlässt es den Befragten, den Bedeutungshintergrund selbst festzulegen. Den Befragten steht somit ein breiter Interpretationsspielraum zur Verfügung, und die Gefahr falsch-negativer und falsch-positiver Angaben wird dadurch erhöht. Aufgrund der Tatsache, dass sich bei einer präzisierenden und verhaltensnahen Beschreibung höhere Raten ergeben, kann geschlossen werden, dass falsch-positive Fälle hier eher keine Rolle spielen (Ji et al., 2013; Veenema et al., 2015).

In diesem Zusammenhang ist auch interessant, dass sich bei Jungen unter Verwendung einer engen Definition von sexuellem Missbrauch in Relation höhere Prävalenzzahlen ergeben als bei weiten Definitionen. Hier wird vermutet, dass Jungen aufgrund ihres Rollenverständnisses, im Gegensatz zu Mädchen, manche Erlebnisse nicht als sexuellen Missbrauch qualifizieren, besonders wenn nach „Handlungen von sexueller Natur" oder „Handlungen unter Zwang" gefragt wird (Dhaliwal, Gauzas, Antonowicz & Ross, 1996).

Auch die Altersgrenze des Opfers bestimmt als zentraler Bestandteil einer Definition deren Bedeutungsumfang. Finkelhor, Shattuck, Turner und Hamby (2014) belegen dies sehr eindrücklich. In dieser Studie werden drei Alterskohorten (15-, 16- und 17-Jährige) nach sexuellen Missbrauchserlebnissen auf der Grundlage einer weiten Definition befragt. Es wurde eine kontinuierliche Zunahme der Prävalenzen bei den Mädchen von 16.8 % auf 26.6 % und bei den Jungen von 4.3 % auf 5.1 % festgestellt. Interessant ist, dass die Zunahme bei den Jungen weniger deutlich ausfällt.

Die Prävalenzen dürften auch von der *Art der Stichprobengewinnung* und dem *Befragungskontext* beeinflusst sein. Während manche Autor:innen nachweisen, dass Zufallsstichproben zu niedrigeren Prävalenzen führen (z. B. Barth et al., 2013; Stoltenborgh et al., 2011), sehen andere diesen Zusammenhang nicht (z. B. Pereda et al., 2009b). Auch Bevölkerungsstichproben scheinen niedrigere Prävalenzen zu ergeben als Stichproben, die aus spezifischen Populationen, wie Schulen, gezogen werden (z. B. Barth et al., 2013; Pereda et al., 2009b). Zudem dürfte die *Stichprobengröße* relevant für das Ergebnis sein. Nach Stoltenborgh et al. (2011) reduzieren sich die Prävalenzen mit zunehmendem Umfang der Stichprobe. Zudem kann ein Einfluss vermutet werden, abhängig davon, ob im Rahmen einer größeren Befragung zu unterschiedlichen Themen auch Daten zu sexuellem Missbrauch erhoben werden oder eine explizite Untersuchung zu diesem Thema durchgeführt und dies entsprechend auch angekündigt wird. Dies wird Proband:innen in ihrer Teilnahmebereitschaft und auch in ihrem Antwortverhalten beeinflussen. Zudem zeigte sich, dass höhere Prävalenzen mit einem Befragungskontext zusammenhängen, der Sicherheit, Verlässlichkeit und Vertraulichkeit vermittelt (Veenema et al., 2015).

Auch die Ergebnisse zum Einfluss der *Datenerhebungsmethode* sind nicht einheitlich. Es ist davon auszugehen, dass eine Erhebung über eine Reihe detaillierter Screeningfragen und eine einfühlsame Interviewführung höhere Prävalenzraten ergeben wird als eine einzige vage formulierte Frage (Finkelhor, 2005). Entsprechend belegen manche Studien, dass Face-to-face-Interviews höhere Raten ergeben als der Einsatz von Fragebögen (Finkelhor, 1986b). Dies scheint besonders bei Erhebungen von Kontakthandlungen mit Penetration der Fall zu sein (Barth et al., 2013). Andere Studien finden jedoch den gegenteiligen Effekt (z. B. Bagley & King, 1991; Ji et al., 2013; Stoltenborgh et al., 2011), wieder andere finden keinen Zusammenhang (z. B. Pereda et al., 2009a; Xu & Zheng, 2015). Auch die Anzahl der Fragen erweist sich als bedeutsam. So können Schönbucher et al. (2011) aufzeigen, dass mehrere Fragen zu höheren Raten führen als eine einzige Screeningfrage. Bei Stoltenborgh et al. (2011) zeigt sich dieser Effekt ausschließlich bei Mädchen. Auch das Geschlecht der befragenden Person kann die Bereitschaft, Informationen über einschlägige Erlebnisse preiszugeben, hemmen oder fördern bzw. generell das Antwortverhalten beeinflussen.

Zudem gibt es Hinweise, dass das *Alter der Befragten* die ermittelten Prävalenzen beeinflussen könnte, wobei auch hier die Ergebnisse widersprüchlich sind. Manche finden niedrigere Zahlen bei älteren Befragten (z. B. Ma, 2018; Winfield, George, Swartz & Blazer, 1990), andere wiederum höhere Zahlen (z. B. Stadler et al., 2012); Pereda et al. (2009b) und Ji et al. (2013) können keinen generellen Einfluss nachweisen. Bei Stoltenborgh et al. (2011) zeigt sich ein interessanter geschlechtsspezifischer Effekt. Während bei weiblichen Befragten das Alter keinen Einfluss hat, ergeben sich bei erwachsenen Männern höhere Prävalenzen als bei Jungen. Neben tatsächlichen Veränderungen in der Prävalenz von sexuellem Missbrauch können auch Gedächtniseffekte, eine unterschiedliche Sensibilisierung gegenüber diesem Thema oder Unterschiede in der Bereitschaft, über sexuellen Missbrauch zu sprechen, für die gefundenen Alterseffekte verantwortlich sein.

Insgesamt betrachtet sind die widersprüchlichen Ergebnisse sehr verwirrend und bringen wenig Klarheit, welche Variable nun tatsächlich in welcher Form einen Einfluss auf die Höhe der ermittelten Prävalenz hat. Tatsache ist, dass der Effekt aller dieser Variablen immer einzeln überprüft wurde, aber die einzelnen Variablen wahrscheinlich nicht isoliert voneinander betrachtet werden können. Wenn Ma (2018) beispielsweise feststellt, dass Studien mit hoher Ausschöpfungsquote, Studien mit kleiner Stichprobengröße und Studien mit lokalen Stichproben im Vergleich zu nationalen Stichproben höhere Prävalenzen erbringen, so ist anzunehmen, dass diese Variablen zusammenhängen dürften. Denn bei kleineren, lokalen Studien wird es eher gelingen, die Ausschöpfungsquote zu erhöhen als bei breit angelegten, landesweiten und umfangreichen Studien. Auch Stoltenborgh et al. (2011) konnten Studien, die eine Altersgrenze zwischen Opfer und Täter vorgeben, mit höheren Prävalenzen in Zusammenhang bringen. Detailliertere Informationen können jedoch nur über komplexere Erhebungen und umfangreichere Fragen erhoben werden, was wiederum an höhere Prävalenzen geknüpft ist. Damit stellt sich die Frage: Welche dieser Variablen beeinflusst nun tatsächlich die Höhe der ermittelten Prävalenz und welche der anderen Variablen läuft quasi ohne eigenen Effekt mit? Diese Frage kann derzeit noch nicht schlüssig beantwortet werden.

Im Zusammenhang mit epidemiologischen Studien wird die Frage aufgeworfen, ob es überhaupt ethisch vertretbar ist, derartige Studien durchzuführen, ob Fragen zum Bereich Sexualität, Gewalt und einem möglicherweise erlebten Missbrauch Proband:innen nicht mit hochbelastenden Themen konfrontieren, die sie möglicherweise nicht sinnvoll verarbeiten können, was sogar zu Traumatisierungen führen kann. Diese Gefahr wird als besonders groß eingeschätzt, wenn es sich um Proband:innen handelt, die tatsächlich einen sexuellen Missbrauch erlebt haben, aber auch, wenn es sich um Befragungen von sexuell unerfahrenen Kindern und Jugendlichen handelt. Andere wiederum vertreten die Ansicht, dass es unethisch wäre, derartige Studien nicht durchzuführen, weil nur eine Forschung zu diesem Bereich fundierte Erkenntnisse liefern kann, um effektive präventive und therapeutische Strategien entwickeln zu können. Priebe, Bäckström und Ainsaar (2010) gingen der Frage von möglichen negativen Effekten derartiger Erhebungen nach und konnten feststellen, dass ein Großteil der befragten Jugendlichen sich bei Fragen nach ihren sexuellen Erfahrungen und nach einem möglicherweise erlebten sexuellen Missbrauch nicht unbehaglich fühlen. Sogar bei Opfern eines schweren, mit Penetration verbundenen sexuellen Missbrauchs war kein erhöhtes Unbehagen zu finden. Ein erhöhtes Unbehagen zeigten lediglich sexuell unerfahrene Jugendliche sowie Jugendliche, die in einem hohen Ausmaß Vergewaltigungsmythen vertraten (z. B. „Viele Jungen finden Sex erregender, wenn ein Mädchen dabei Widerstand leistet“).

1.2.4 Opfercharakteristika

Beinahe jede Studie zur Verbreitung von sexuellem Missbrauch erhebt das *Geschlecht der Opfer*. Weitere Variablen, die herangezogen werden können, um die Gruppe der Opfer näher zu beschreiben, werden deutlich seltener untersucht und bringen auch bei Weitem nicht so einheitliche Ergebnisse. Die Rate der weiblichen Opfer ist weltweit deutlich höher als die der männlichen Opfer. Dies wurde bereits ausführlich dargestellt. Es existieren nur wenige Ausnahmen, die höhere Prävalenzen für Jungen nachweisen (z. B. Madu & Peltzer, 2001). Doch zeigen sich mit Blick auf das Geschlechterverhältnis deutliche regionale Unterschiede. Das weibliche Geschlecht ist insgesamt gesehen ein deutlicher Risikofaktor, einen sexuellen Missbrauch zu erleben (Assink et al., 2019).

Betrachten wir das Geschlechterverhältnis im Bereich von Beratungseinrichtungen oder bzgl. behördlicher Meldungen bzw. Anzeigen, so bildet sich eine Reduktion des Abstandes zwischen Mädchen und Jungen ab. Cockbain, Ashby und Brayley (2017) konnten in ihrer Fall-Kontroll-Studie an einer landesweiten Beratungseinrichtung für Opfer sexueller Übergriffe in Großbritannien feststellen, dass von den Kindern, die im Alter von 8 bis 17 Jahren die Beratungseinrichtung erstmals aufsuchten, ein Drittel männlich war. Auch Mathews, Bromfield,

Walsh, Cheng und Norman (2017) fanden deutlich erhöhte Raten von Jungen in Australien. Sie werteten die Meldedaten des Victorian Government Department of Health and Human Service für die Jahre 1993 bis 2012 aus und stellten für das Jahr 2012 ein beinahe gleiches Verhältnis von weiblichen zu männlichen Opfern fest (1.14 ♀ : 1 ♂). Die Daten zeigen auch, dass seit 1993 insgesamt deutlich mehr Fälle gemeldet wurden. Bei den Jungen haben sich die Zahlen mit einem Wert von 2.9 fast verdreifacht, demgegenüber war bei den Mädchen die Zunahme um das 1.5-fache fast halb so groß. Die Autor:innen führen die Zunahmen auf eine verstärkte Sensibilisierung gegenüber sexuellem Missbrauch besonders im Hinblick auf männliche Opfer zurück, die auf institutioneller Ebene, vor allem aber im Rahmen polizeilicher Ermittlungen stattgefunden hat.

Über das unterschiedliche Geschlechterverhältnis hinaus konnten einige *geschlechtsspezifische Unterschiede* nachgewiesen werden. So sind männliche Opfer zumeist jünger als weibliche Opfer, wobei bei Cockbain et al. (2017) ab einem Alter von 12 Jahren ähnlich viele Mädchen wie Jungen vorstellig wurden. Diesen Alterstrend finden wir auch in anderen Studien (Finkelhor et al., 2014; Fischer & McDonald, 1998; Stadler et al., 2012). Während es bei Mädchen mit zunehmendem Alter zu einer deutlichen Erhöhung der Prävalenzzahlen kommt, finden wir bei Jungen diese Zunahme nicht in diesem Ausmaß. Bei Cockbain et al. (2017) erwiesen sich die Fälle mit männlichen Opfern zudem als schwerer. Dieser Zusammenhang wurde auch in anderen Studien nachgewiesen (z. B. Kendall-Tackett & Simon, 1992) und ist möglicherweise darauf zurückzuführen, dass Jungen nur gravierende Handlungen als sexuellen Missbrauch qualifizieren, wie oben bereits ausgeführt wurde. Auch für Kinder mit Beeinträchtigungen konnten Cockbain et al. (2017) einen geschlechtsspezifischen Effekt nachweisen. Während in der untersuchten Beratungseinrichtung nur 12 % der Mädchen eine psychische oder körperliche Beeinträchtigung aufwiesen, betrug die Rate bei den Jungen 35 %. Geschlechtsübergreifend waren Verhaltens- und Lernstörungen sowie Autismus am häufigsten.

Obwohl in epidemiologischen Studien üblicherweise die *ethnische Zugehörigkeit* unberücksichtigt bleibt, gibt es Hinweise, dass in bestimmten ethnischen Gruppen ein erhöhtes Risiko für sexuellen Missbrauch besteht. Die in Großbritannien durchgeführte Studie von Cockbain et al. (2017) zeigte unter Berücksichtigung der Basisrate zwar keine Häufung einer bestimmten Ethnie, für Nordamerika fanden Stoltenborgh et al. (2011) jedoch höhere Prävalenzen in der afroamerikanischen Bevölkerungsgruppe als in der kaukasischen – dies allerdings nur bei Jungen und nicht bei Mädchen. Auch Ullman und Filipas (2005a) konnten bei afroamerikanischen Student:innen ein erhöhtes Risiko nachweisen. Diese Studienergebnisse aus Nordamerika sind zwar wegen deutlicher Unterschiede in der Einwanderungsgeschichte und den gesellschaftlichen Strukturen nur bedingt auf andere Kontinente wie Europa übertragbar, doch auch für Europa konnten differenzielle Effekte bestimmter Herkunftsethnien nachgewiesen werden. In einer niederländischen Studie (Okur, van der Knaap & Bogaerts, 2015) wies eine Untergruppe mit marokkanischer Herkunft insgesamt ein deutlich geringeres Risiko für sexuellen Missbrauch auf als Personen mit niederländischer oder türkischer Herkunft oder Personen von den Niederländischen Antillen bzw. Suriname. Besonders interessant sind hier die geschlechtsspezifischen Effekte. Während in der gesamten Stichprobe entsprechend dem allgemeinen Trend deutlich mehr Mädchen Opfer eines sexuellen Missbrauchs waren, zeigte sich bei Personen mit marokkanischer oder türkischer Herkunft kein geschlechtsspezifischer Unterschied in den Raten. Auch in einer deutschen Studie wurden bei türkischstämmigen Personen deutlich geringere Raten von sexuellem Missbrauch gefunden als bei deutschstämmigen. Diese Unterschiede sind in erster Linie auf die geringeren Raten weiblicher Opfer bei den türkischstämmigen Personen zurückzuführen (Stadler et al., 2012). Ob nun die geringere Bereitschaft der türkischstämmigen weiblichen Personen, derartige Erlebnisse anzugeben, zu diesen Unterschieden führt oder die in traditionellen türkischstämmigen Familien anderen Rahmenbedingungen für Sozialisation und Erziehung dafür verantwortlich sind, bleibt offen. Hinweise, dass bei türkischstämmigen Mädchen der sexuelle Missbrauch häufiger innerhalb des engen Familienkreises (Vater, Stiefvater, Onkel) stattfindet (Soylu et al., 2016; Stadler et al., 2012), unterstützen jedoch die Annahme, dass den Lebensbedingungen ein differenzieller Effekt zukommen dürfte.

In breit angelegten epidemiologischen Studien bleibt die Frage einer möglichen *Behinderung der Opfer* durchgehend unberücksichtigt. Insgesamt ist die Datenlage zum Risiko behinderter Kinder dürftig. Es gibt jedoch Hinweise, dass Kinder mit Behinderung unter einem deutlich erhöhten Risiko stehen, Gewalt zu erleben (Assink et al., 2019; Jones, Bellis et al., 2012). Besonders bei kognitiv beeinträchtigten Personen scheint das Risiko für einen sexuellen Missbrauch deutlich erhöht zu sein, wobei kognitiv beeinträchtigte Mädchen noch unter einem zusätzlich höheren Risiko stehen, Opfer zu werden (Balogh et al., 2001; Mansell, Sobsey & Moskal, 1998). Es sind Prävalenzraten bis zu 65 % zu finden, und es wird ein bis zu 4-fach erhöhtes Risiko vermutet. Zudem dürften Kinder mit kognitiven Beeinträchtigungen einem schwereren und länger andauernden Missbrauch ausgesetzt sein (Wissink, van Vugt, Smits, Moonen & Stams, 2018). In einer Studie an Kindern, die in staatlichen Einrichtungen betreut wurden, konnten Wissink et al. (2018) aufzeigen, dass in beinahe 80 % der Fälle ein sexueller Missbrauch mit Kontakthandlungen stattfand und in beinahe der Hälfte der Fälle auch eine Penetration vollzogen wurde. Die Übergriffe ließen sich in zwei Kategorien einteilen: einerseits sexueller Missbrauch durch Gleichaltrige, der innerhalb der Betreuungseinrichtung stattfand, zumeist im Rahmen eines einmaligen Vorfalles; andererseits sexueller Missbrauch durch Erwachsene, der wiederholte Male außerhalb der Einrichtung stattfand. Über die Hälfte der registrierten Übergriffe wurden von Gleichaltrigen verübt, von denen über ein Drittel bereits vorher wegen sexueller Übergriffe auffällig geworden war.

Als Ursache für diese erhöhten Raten bei kognitiv beeinträchtigten Kindern kommen unterschiedliche Faktoren infrage. Einerseits weisen diese Kinder Defizite im Wissen und in ihren Kompetenzen dahingehend auf, welches Verhalten allgemein als sexuell akzeptables Verhalten anzusehen ist. Kinder mit kognitiven Beeinträchtigungen suchen häufig körperliche Nähe, um Zuneigung oder andere emotionale Zustände auszudrücken, wodurch sie grenzüberschreitendes Verhalten wahrscheinlich mit größerer Verzögerung einordnen können als nicht beeinträchtigte Kinder. Aufgrund ihrer stärkeren Abhängigkeit folgen sie Betreuungspersonen eher, wenn sie aufgefordert werden etwas zu tun. Auch durch ihren ausgeprägten Wunsch dazuzugehören, können sie leichter dazu verleitet werden, etwas zu tun, was sie eigentlich nicht wollen (Akbaş et al., 2009). Aufgrund ihrer kognitiven Beeinträchtigung sind diese Kinder jedoch nicht nur willfährige Opfer, sondern Täter fühlen sich wahrscheinlich sicherer, weil sie davon überzeugt sind, dass diesen Kindern nicht geglaubt wird.

1.2.5 Tätercharakteristika

Das Geschlecht des Täters und sein Verhältnis zum Opfer sind weitgehend die einzigen Tätervariablen, die im Rahmen von epidemiologischen Untersuchungen erhoben wurden.

Die Ergebnisse zum *Geschlecht der Täter* sind eindeutig und sehr robust. Sie besagen, dass der Großteil der Täter männlich ist, insgesamt wird eine Rate von über 90 % männlichen Tätern angenommen (Finkelhor, 2005). In der Studie von Hassan, Gary, Killion, Lewin und Totten (2015) beträgt der Anteil der männlichen Täter 96.8 %, und auf der Basis von Kriminalstatistiken in den USA und Kanada kann ein Anteil von 1 % bis 3 % Täterinnen berechnet werden. Erkenntnisse der Jugendhilfeeinrichtungen legen jedoch deutlich höhere Raten nahe (Weinsheimer, Woiwod, Coburn, Chong & Connolly, 2017), und es gibt Hinweise auf eine Häufung von Täterinnen bei männlichen Opfern (Dhaliwal et al., 1996). Konkret bestätigt wurde dies in der Studie von Stadler et al. (2012). Sie fanden mit einem Anteil von 15.3 % deutlich mehr Täterinnen bei männlichen Opfern, bei weiblichen Opfern betrug demgegenüber der Anteil nur 1.5 %.

Auch im Hinblick auf die *Beziehung zwischen Täter und Opfer* sind die Ergebnisse über alle Studien hinweg sehr konsistent. Es zeigt sich, dass ein deutlich höherer Anteil der Täter dem persönlichen Nahbereich der Opfer entstammt und unbekannte Täter seltener zu finden sind – auch wenn sich die jeweiligen Raten studienübergreifend doch unterscheiden. Die Metaanalyse von Finkelhor (1994) erbrachte bei weiblichen Opfern mit einem Drittel bis zur Hälfte der Fälle höhere Raten von intrafamiliärem Missbrauch als bei männlichen Opfern, die einen Anteil von 0 % bis 25 % aufweisen. Neuere Daten sprechen für einen Anteil von bis zu 30 %, der in den meisten Fällen Väter oder Stiefväter betrifft (Seto, Babchishin,

Pullman & McPhail, 2015). Betrachten wir in diesem Zusammenhang die Altersstruktur der Opfer, so kommen besonders bei jüngeren Kinder die Täter aus dem familiären Umfeld (Fischer & McDonald, 1998; Hassan et al., 2015). Bei Stadler et al. (2012) wird sexueller Missbrauch mit Körperkontakt in beinahe der Hälfte der Fälle von männlichen Familienangehörigen verübt, wobei Onkel, Stiefvater und Vater am häufigsten genannt werden. Während bei weiblichen Opfern an zweiter Stelle Täter aus dem Bekanntenkreis folgen, sind es bei männlichen Opfern unbekannte Täter. Auch bei López, Carpintero, Hernández, Martín und Fuertes (1995) weisen männliche Opfer höhere Raten von unbekannten Tätern auf. Im Hinblick auf die Gruppe der bekannten Täter scheint von Personen aus der Nachbarschaft das größte Risiko auszugehen, und exhibitionistische Handlungen scheinen am häufigsten von unbekannten Tätern verübt zu werden (Stadler et al., 2012).

Zum *Alter der Täter* existieren kaum verlässliche Daten. Hassan et al. (2015) konnten anhand einer Stichprobe von Kindern, die nach einem sexuellen Missbrauch eine Notfallambulanz aufsuchten, ein Durchschnittsalter bei den Tätern von 23.8 Jahren nachweisen. Interessante Ergebnisse hinsichtlich jugendlicher Täter erbringt die Kohortenstudie von Finkelhor et al. (2014). In der Gruppe der 17-jährigen Opfer beträgt der Anteil an jugendlichen Tätern sowohl bei Mädchen als auch bei Jungen ca. 50 %. Dies bedeutet, dass jugendliche Opfer sehr häufig von jugendlichen Tätern missbraucht werden. Zudem konnte nachgewiesen werden, dass es bei Mädchen mit zunehmendem Alter zu einer kontinuierlichen Häufung von sexuellem Missbrauch durch jugendliche Täter kommt. Bei Jungen findet sich diese Häufung hingegen nicht. Beier et al. (2016) weisen auf einen hohen Anteil von minderjährigen Tätern hin. So findet sich in der deutschen Kriminalstatistik aus dem Jahr 2013 bei den Tatverdächtigen in Fällen von sexuellem Missbrauch ein Anteil von 7.9 % an unmündigen Tätern (unter 14 Jahren) und von 18.2 % an Tätern zwischen 14 und 18 Jahren. Ein Viertel aller Tatverdächtigen war somit minderjährig.

1.2.6 Tatcharakteristika

Nur wenige epidemiologische Studien untersuchen systematisch Daten zum Tathergang oder zu anderen Tatcharakteristika. Weitgehend gesichert ist jedoch, dass nur ein geringer Prozentsatz der Tathandlungen unter *Einsatz von Gewalt oder Drohungen* gesetzt wird. So konnten Stadler et al. (2012) zeigen, dass dies geschlechtsübergreifend nur auf ein Fünftel der Fälle zutrifft. Interessante geschlechtsspezifische Unterschiede ergaben sich aus den näheren Beschreibungen der Opfer, wie vom Täter die Tat angebahnt wurde. Weibliche Opfer gaben in höherem Ausmaß als männliche Opfer an, dass der Täter es einfach getan habe, männliche Opfer gaben öfter an, zur sexuellen Handlung verleitet worden zu sein.

Diese Unterschiede in der Wahrnehmung der Opfer stehen möglicherweise auch im Zusammenhang mit dem deutlich höheren Anteil von Täterinnen bei männlichen Opfern. Darüber hinaus scheinen Mädchen häufiger einen sexuellen Missbrauch zu erleben, der Penetration einschließt (z. B. Maikovich-Fong & Jaffee, 2010).

Ein interessantes Ergebnis zum bevorzugten *Tatzeitpunkt* erbringt eine Untersuchung von Kindern, die eine Notfallambulanz aufsuchten (Hassan et al., 2015). Hier zeigte sich, dass die Vorfälle bei fast drei Viertel der Kinder an den Wochenenden und hier bevorzugt in der Nacht stattfanden. Die bevorzugten *Tatorte* unterscheiden sich abhängig von der jeweils gesetzten Tathandlung. Während ein sexueller Missbrauch mit Körperkontakt bevorzugt in der eigenen Wohnung oder der Wohnung des Täters stattfindet, werden beispielweise exhibitionistische Handlungen in erster Linie im Freien gesetzt. Das Auto als möglicher Tatort scheint ausschließlich für weibliche Opfer relevant zu sein (Stadler et al., 2012). Demgegenüber dürfte bei Jungen das Risiko für einen sexuellen Missbrauch in religiösen Institutionen oder Sporteinrichtungen größer sein (z. B. Parent & Bannon, 2012; Stadler et al., 2012).

Unabhängig von der Häufigkeit bestimmter Tatcharakteristika stellt sich die Frage, ob bestimmte Aspekte der Tat miteinander verknüpft sind, d. h. ob sich aufgrund ihres häufigeren gemeinsamen Auftretens bestimmte *Tatcluster* isolieren lassen. Ventus, Antfolk und Salo (2017) konnten in einer umfangreichen Metaanalyse diesbezüglich interessante Zusammenhänge feststellen. So lassen sich durch die Interkorrelationen der Tatmerkmale insgesamt zwei Tatcluster unterscheiden. Bei einem jungen Opfer, d. h. wenn der sexuelle Missbrauch in jungen Jahren beginnt, findet der Missbrauch häufiger statt und es kommt häufiger zu Kontakthandlungen. Dieses Tatcluster findet deutlich häufiger im Rahmen von intrafamiliärem Missbrauch statt. Bei extrafamiliärem Missbrauch sind die Opfer bei Beginn älter, die Häufigkeit ist geringer und der Umfang von Kontakthandlungen im Vergleich zu Nichtkontakthandlungen ist gleichfalls geringer. Diese Tatcluster werden auch von anderen Studien bestätigt (Fischer & McDonald, 1998; Magalhães et al., 2009). Während die Metaanalyse von Ventus et al. (2017) aufzeigt, dass beide Cluster sich nicht im Ausmaß an Zwang und Gewalt, die vom Täter eingesetzt werden, unterscheiden, konnten Fischer und McDonald (1998) ein höheres Ausmaß von Zwang und Gewalt bei extrafamiliären Tathandlungen nachweisen. Die differenziertere Analyse von Magalhães et al. (2009) zeigt, dass bei intrafamiliärem Missbrauch zwar weniger körperliche, dafür aber mehr psychische Gewalt vom Täter eingesetzt wird. Ventus et al. (2017) weisen demgegenüber einen Zusammenhang zwischen der Häufigkeit des Missbrauchs, dem Ausmaß an Kontakthandlungen und dem Ausmaß an Zwang und Gewalt nach. Dieser Studie zufolge wird bei häufigerem Missbrauch und mehr Kontakthandlungen vom Täter auch mehr Zwang und Gewalt eingesetzt.

Die Verfügbarkeit von jungen Kindern wird als wesentliche Bedingung für die angesprochenen Cluster gesehen. So haben Familienmitglieder zu jüngeren Kindern einen deutlich besseren Zugang als fremde Personen. Dies hat zur Folge, dass intrafamiliärer Missbrauch früher beginnt, häufiger stattfindet und länger andauern kann. Auch der Zusammenhang zwischen Häufigkeit, Kontakthandlungen sowie Zwang und Gewalt ist nachvollziehbar. So dürfte ein Missbrauch mit zunehmender Dauer auch zunehmend intrusivere Handlungen beinhalten und hier auch ein höheres Ausmaß an Zwang oder Gewalt eingesetzt werden, um diese Handlungen gegenüber dem Opfer durchzusetzen. Auch Fischer und McDonald (1998) konnten bei jüngeren Kindern häufigere physische Verletzungen nachweisen.

Ein interessanter Unterschied zwischen intra- und extrafamiliärem Missbrauch zeigte sich zudem in den Strategien, mit welchen die Täter eine Offenlegung des Missbrauchs verhindern wollen. Bei extrafamiliärem Missbrauch werden häufiger Geschenke, wie Geld oder Süßigkeiten, eingesetzt, während bei intrafamiliärem Missbrauch das Opfer häufiger durch Drohungen abgehalten wird, etwas zu erzählen (Fischer & McDonald, 1998).

1.2.7 Spezialbereich: Konsumenten von Kinderpornografie

Das Internet eröffnet heute einen deutlich erleichterten Zugriff auf pornografisches Material. Auch die Möglichkeiten, kinderpornografisches Material zu erhalten, zu konsumieren oder einem breiten Interessenskreis zur Verfügung zu stellen, haben sich deutlich vereinfacht. Henshaw, Ogloff und Clough (2017) berichten von einem Beispiel aus dem Jahr 2007, in dem eine gehackte Webseite mit 99 geposteten Missbrauchsdarstellungen innerhalb von 3 Tagen 12 Millionen Mal aufgerufen worden war. Analysen haben ergeben, dass die Aufrufe von 144 000 unterschiedlichen IP-Adressen aus 170 Ländern erfolgten. Dies verdeutlicht das weltweite und massive Interesse an Kinderpornografie und die Erleichterung der Kommunikation und Distribution in unserer digitalisierten Welt.

Im Zuge dieser Entwicklung stellt sich die Frage, ob der zunehmende Konsum von Kinderpornografie auch einen Einfluss auf die Zahlen von sexuellem Missbrauch in direktem Kontakt hat. Manche nehmen an, dass es durch den Konsum zu einer Koppelung von sexueller Erregung und sexuellen Handlungen an Kindern kommt und auch missbrauchsförderliche Einstellungen unterstützt werden. Andere vermuten, dass der Konsum von Kinderpornografie als Ersatzhandlung fungiert, um deviante Fantasien ohne direkten oder körperlichen Kontakt mit Kindern ausleben und befriedigen zu können. Andere wiederum sehen in sexuellem Missbrauch durch direkten Kontakt und über den Konsum von Kinderpornografie zwei unabhängige, sich nicht beeinflussende Bereiche. Auch gibt es Diskussionen darüber, ob der Konsum von Kinderpornografie sexuellem Missbrauch durch direkten Kontakt vorausgeht; andere vermuten, dass Missbrauchstäter erst nachdem sie Taten in direktem Kontakt gesetzt haben, auf Pornografie ausweichen (Hamilton, 2011; Henshaw et al., 2017; Seto et al., 2011).

Insgesamt stellt sich die Frage, ob sich anhand der Variable „Konsum von Kinderpornografie" unterschiedliche Tätergruppen differenzieren und abgrenzen lassen, d. h. ob es Täter gibt, deren Tathandlungen ausschließlich im Konsum von Missbrauchsdarstellungen bestehen, ohne jemals sexuellen Missbrauch in direktem Kontakt zu begehen. Briggs, Simon und Simonsen (2011) haben entsprechend eine Differenzierung in fantasiemotivierte und kontaktmotivierte Täter vorgeschlagen. Obwohl Briggs et al. (2011) zwei klar abgrenzbare Tätergruppen vermuten und bei Online-Tätern nur ein geringes Risiko für sexuelle Übergriffe durch direkten Kontakt angenommen wird (Seto, Hanson & Babchishin, 2011), sprechen die Daten neuerer Studien eher dafür, dass sich die beiden Gruppen nicht in ihren Verhaltensmustern unterscheiden. Beide Gruppen suchen Befriedigung im Konsum von Kinderpornografie, was in beiden Gruppen zu Kontakthandlungen führen kann (Broome, Izura & Lorenzo-Dus, 2018). Tatsächlich konnten Eke, Seto und Williams (2011) nachweisen, dass ungefähr ein Drittel der verurteilten Pornografiekonsumenten auch wegen Kontakthandlungen auffällig wurde und ein Kinderpornografiekonsum einem sexuellen Missbrauch durch direkten Kontakt sowohl vorausgehen als auch nachfolgen kann. Daten sprechen sogar eher für Letzteres (z. B. McCarthy, 2010). Da die meisten Studien jedoch polizeiliche oder Gerichtsstatistiken heranziehen und gerade bei kinderpornografischen Delikten von einer hohen Dunkelziffer auszugehen ist, kann eine noch größere Schnittmenge vermutet werden. Diese Annahme wird durch die Metaanalyse von Seto et al. (2011) bestätigt. Hier lag bei offiziellen Daten der Anteil der Kinderpornografiekonsumenten, die auch sexuellen Missbrauch durch direkten Kontakt begangen haben, bei 12.2 %, bei Selbstreportdaten hingegen bei 55.1 %.

Möglicherweise lässt sich in diesem Bereich noch eine weitere Tätergruppe abgrenzen: Täter, die im Rahmen von Chats und sozialen Medien Kinder sexuell belästigen und diese zu sexuellen Handlungen verführen. Auch hier findet der sexuelle Missbrauch online statt, jedoch kommt den Tätern eine deutlich aktivere Rolle zu als bei den Konsumenten von Kinderpornografie. So konnten Seto, Wood, Babchishin und Flynn (2012) feststellen, dass sowohl Konsumenten von Kinderpornografie als auch diese Gruppe der „online-solicitation-offenders" besser ausgebildet sind als Kontakt-Täter. Die „online-solicitation-offenders" weisen jedoch im Vergleich zu den Pornografie-Tätern und auch Kontakt-Tätern instabilere Beziehungen, eine geringer ausgeprägte Fokussierung auf sexuelle Themen und eine geringer ausgeprägte sexuelle Devianz auf. Die beiden Online-Tätergruppen weisen eine weitere Gemeinsamkeit auf. Der Konsum von Missbrauchsdarstellungen liegt in beiden Gruppen deutlich höher als bei den Kontakt-Tätern.

Eine Differenzierung der Tätergruppen anhand relevanter psychischer Faktoren ergibt, dass Konsumenten von Kinderpornografie zumeist männlich sind, im Alter zwischen Ende 30 bis Mitte 40, gut ausgebildet, sie gehen einer stabilen Berufstätigkeit nach, haben selten Probleme mit Alkohol oder Drogen, häufiger soziale Defizite und Selbstwertdefizite, ein gering ausgeprägtes antisoziales Verhalten, zeigen in geringerem Ausmaß missbrauchsförderliche Einstellungen, werden seltener straffällig und auch die Rückfallraten sind geringer. Zudem waren sie in ihrer Kindheit weniger häufig sexuellem Missbrauch oder körperlichen Misshandlungen ausgesetzt. Dies sind die zentralen Unterschiede zwischen Pornografiekonsumenten und Kontakt-Tätern (Faust, Bickart, Renaud & Camp, 2015; Henshaw et al., 2017; Neutze, Grundmann, Scherner & Beier, 2012). Täter, die sexuellen Missbrauch sowohl in direktem Kontakt mit Kindern als auch durch Konsum von Missbrauchsdarstellungen begehen, zeigen im Vergleich zu Tätern, die sich auf eine Form beschränken, ein ausgeprägteres sexuelles Interesse an Kindern, ausgeprägtere missbrauchsförderliche Einstellungen und ein höheres Ausmaß an antisozialem Verhalten. Es wird vermutet, dass gerade die ausgeprägtere Antisozialität den Ausschlag gibt, dass es zu diesem dualen sexuellen Missbrauch kommt (Babchishin, Hanson & VanZuylen, 2015; Lee, Li, Lamade, Schuler & Prentky, 2012).

1.2.8 Resümee

Sexueller Missbrauch ist weltweit in allen Kulturen und gesellschaftlichen Schichten zu finden. Aufgrund der vorliegenden weltweiten Studien kann bei Mädchen eine durchschnittliche Prävalenz von 18 % bis 20 %, bei Jungen eine Häufigkeit von 8 % angenommen werden. Trotz der insgesamt uneinheitlichen und auch widersprüchlichen Daten liefern epidemiologische Studien wichtige Erkenntnisse, nicht nur zur allgemeinen Verbreitung von sexuellem Missbrauch, sondern auch über relevante soziale bzw. kulturelle Hintergründe oder Besonderheiten von Tatabläufen. Die Daten lassen zudem Schlüsse zu, ob es bestimmte Gruppen von Kindern oder Jugendlichen gibt, die unter einem erhöhten Risiko stehen, sexuell missbraucht zu werden, und ob bestimmte Lebensumstände oder Lebensvollzüge das Risiko für Kinder und Jugendliche erhöhen. All diese Erkenntnisse sind von zentraler Bedeutung für die Prävention von sexuellem Missbrauch. Auf der Grundlage dieser Erkenntnisse lassen sich spezifische, an bestimmte Zielgruppen oder relevante Problembereiche angepasste präventive Strategien entwickeln. Es besteht berechtigte Hoffnung, dass diese evidenzbasierte Anpassung zu einer Steigerung der Effizienz und Effektivität der präventiven Strategien beitragen wird.

2 Entstehungsfaktoren

Die weite und in alle gesellschaftlichen Schichten reichende Verbreitung von sexuellem Missbrauch lässt vermuten, dass dieses Problem durch einen komplexen Prozess vielfältiger Faktoren verursacht wird. Die für diesen Prozess verantwortlichen Bedingungen werden nicht nur auf der individuellen Ebene zu suchen sein, vielmehr kann davon ausgegangen werden, dass sexueller Missbrauch auf ein vielschichtiges System individueller, familiärer, sozialer und kultureller Faktoren zurückzuführen ist.

Das Modell der vier Voraussetzungen von Finkelhor (Four Preconditions Model) (Finkelhor, 1984; Finkelhor, Cuevas & Drawbridge, 2016) bietet einen sehr brauchbaren Rahmen, jene komplexen und vielschichtigen Faktoren zu strukturieren und zu systematisieren, die für das Entstehen von sexuellem Missbrauch relevant sind. Finkelhor beschreibt in diesem Modell vier Bereiche, die als Voraussetzung dafür gelten, ob ein sexueller Missbrauch stattfindet: die Motivation des Täters, innere und äußere Hemmnisse sowie der Widerstand des Opfers (siehe Abbildung 2.1).

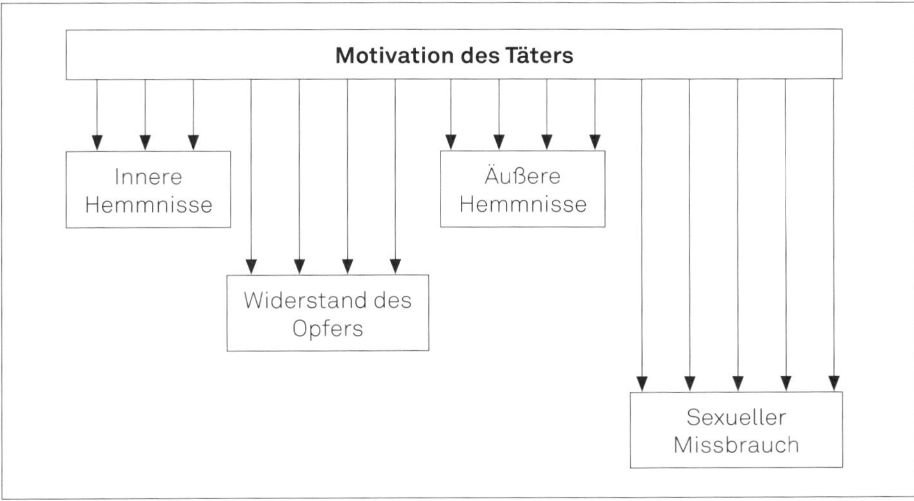

Abbildung 2.1: Modell der vier Voraussetzungen nach Finkelhor

Ausgangspunkt für diesen Prozess bildet die Motivation des Täters, die sich auf verschiedene innerpsychische Variablen der Person gründet. Dieser Motivation stehen unterschiedliche Faktoren gegenüber, welche die Motivation des Täters herabsetzen können und letztlich darüber entscheiden, ob es zu einem sexuellen Missbrauch kommt. Diese Faktoren lassen sich inneren Hemmnissen (d.h. innerpsychischen Faktoren des Täters), äußeren Hemmnissen (d.h. sozialen oder kulturellen Faktoren) und dem Widerstand des Opfers (d.h. Verhaltensweisen und Eigenschaften des Opfers) zuordnen. In seinen Überlegungen, Planungen und Verhaltensinitiativen analysiert und wägt der Täter mehr oder weniger bewusst ab, welche Voraussetzungen im vorliegenden Fall gegeben sind bzw. welche Faktoren er erwarten kann. Vom Täter wird jeweils ausgelotet, welche Hemmnisse seiner Motivation entgegenstehen und in welchem Ausmaß er mit einem Widerstand des Opfers rechnen kann. Das Ergebnis dieses Prozesses des Analysierens und Abwägens bestimmt, ob der Täter aktiv wird und erste Initiativen setzt. Vom Ausgang dieser ersten Initiativen wird es abhängen, ob er seine Strategien fortsetzt oder diese abbricht. Der Täter wird dann seine Initiativen beenden, wenn Hemmnisse oder der Widerstand des Opfers seine Motivation so weit herabsetzen, dass er von seinem ursprünglichen Ziel, das Kind zu missbrauchen, ablässt. Wenn seine Motivation hingegen stark genug ausgeprägt bleibt, bestehende Hemmnisse oder Widerstände des Opfers zu überwinden, so wird er sein Ziel weiterverfolgen.

Ob diese Prozesse des Auslotens oder Abwägens explizit oder implizit erfolgen, vom Täter bewusst gesetzt werden oder unbewusst ablaufen, wird von den jeweils gegebenen Konstellationen des Einzelfalles abhängen. Auf der Suche nach den Entstehungsbedingungen von sexuellem Missbrauch ist die Frage der Bewusstheit dieser Prozesse letztlich irrelevant. Eine Klärung der Frage nach den Entstehungsbedingungen von sexuellem Missbrauch erfordert, die genannten Bereiche zu analysieren und jene Faktoren zu isolieren, die für den Prozess der Entstehung von sexuellem Missbrauch tatsächlich relevant sind – unabhängig davon, ob dieser Prozess bewusst oder unbewusst geschieht.

Dieses Modell der vier Voraussetzungen darf jedoch nicht als allgemeingültige Theorie missverstanden werden, die geeignet ist, die Gesamtheit der beschriebenen Faktoren auf alle Tathandlungen anzuwenden, um in jedem Einzelfall erklären zu können, warum es zum sexuellen Missbrauch gekommen ist. Bei jedem Fall wird es unterschiedliche Schwerpunkte geben, manche der Faktoren werden relevant sein und andere Faktoren hingegen keine oder nur eine untergeordnete Rolle spielen. Auch wenn dieses Modell nicht als Theorie zu sehen ist, so hilft es doch, das Spektrum der prinzipiell relevanten Faktoren zu strukturieren und mögliche Zusammenhänge aufzuzeigen.

2.1 Motivation des Täters

2.1.1 Emotionale Kongruenz mit Kindern

Finkelhor (Finkelhor, 1984; Finkelhor et al., 2016) beschreibt die emotionale Kongruenz als einen zentralen Faktor für die Motivation des Täters. Sich zu Kindern und ihrer Welt hingezogen zu fühlen, dem Denken und Fühlen von Kindern näher zu sein als dem Denken und Fühlen von Erwachsenen, ist häufig in Schilderungen von Pädophilen zu finden (Berner, 2005). Bereits Krafft-Ebing (1912/1984) beschreibt dieses Erleben von emotionaler Kongruenz mit Kindern im Zusammenhang mit Pädophilie. Daten belegen, dass ein Gefühl der emotionalen Kongruenz mit Kindern bei bestehendem sexuellen Interesse an Kindern nicht nur das Risiko erhöht, einen sexuellen Missbrauch zu begehen (Hermann, McPhail, Helmus & Hanson, 2017; Konrad, Kuhle, Amelung & Beier, 2018; McPhail, Hermann & Nunes, 2013), sondern dass dieses Kongruenzgefühl auch das Rückfallrisiko erhöht (Hanson & Morton-Bourgon, 2005; McPhail et al., 2018). Für dieses Gefühl können unterschiedliche Faktoren verantwortlich sein.

So können Täter in ihrem *emotionalen Entwicklungsstand* Kindern ähneln. Erlebnisse in der Kindheit, beispielsweise eigene traumatische Erfahrungen, können eine emotionale Reifung verhindern und dazu führen, dass Personen sich nicht über eine frühe Stufe der emotionalen Reife hinaus weiterentwickeln und daher Beziehungen zu Kindern jenen zu Erwachsenen vorziehen. Interessant in diesem Zusammenhang sind Befunde, dass Pädophile im Vergleich zu Personen, die sich sexuell zu Erwachsenen hingezogen fühlen, eine signifikant geringere Beinlänge aufweisen (z. B. Fazio, Dyshniku, Lykins & Cantor, 2017). Eine reduzierte Beinlänge gilt als valider Marker für dysfunktionale Entwicklungsbedingungen, die prä- oder perinatal bzw. in der frühen Kindheit auftreten und die sich neben der körperlichen Entwicklung entsprechend auch auf die emotionale und psychische Entwicklung auswirken können.

Defizite in der emotionalen Entwicklung können darüber hinaus auch zu einer ausgeprägten Identifizierung mit Kindern führen. Selbst wenn die empirische Evidenz nicht dafür spricht, dass eine Überidentifikation mit Kindern bei allen Missbrauchstätern zu finden ist, scheint dieser Faktor vor allem bei extrafamiliären Missbrauchstätern und bei Tätern, die im Rahmen ihrer beruflichen Tätigkeit Kinder missbrauchen, relevant zu sein (Fisher, Beech & Browne, 1999; McPhail et al., 2018; Sullivan, Beech, Craig & Gannon, 2011).

Neben den angesprochenen Aspekten scheint bei einer Gruppe von Tätern auch das Vorhandensein eigener *Traumata aus der Kindheit* und möglicherweise deren Bewältigung ein wichtiges Motiv zu sein, den Kontakt mit Kindern zu suchen. Ein eigener sexueller Missbrauch wird als zentraler Risikofaktor gesehen, selbst zum Täter zu werden. Den psychischen Mechanismen, die an diesem Prozess der Opfer-Täter-Entwicklung beteiligt sind, wird ein eigener Abschnitt gewidmet (siehe Kapitel 2.1.6), in dem neben der empirischen Evidenz zu diesem Bereich die Bedeutung jener Faktoren diskutiert wird, die für diesen auf den ersten Blick nur schwer nachvollziehbaren Zusammenhang verantwortlich sind, der Opfer letztlich dazu bringt, ihre eigenen traumatisierenden Erfahrungen später selbst, durch eigene Handlungen, Kindern zuzufügen.

2.1.2 Mängel in der Bedürfnisbefriedigung

Studien zeigen, dass sexuelle Missbrauchstäter häufig einen *unsicheren Bindungsstil* aufweisen. Zwar sind alle Sexualstraftäter eher unsicher gebunden, doch finden wir den unsicheren Bindungsstil deutlich häufiger bei Tätern mit kindlichen Opfern als bei Tätern mit erwachsenen Opfern (z. B. Lyn & Burton, 2004). Dennoch konnte kein direkter Zusammenhang zwischen Bindungsstil und Sexualstraftaten nachgewiesen werden (z. B. Seto & Lalumière, 2010). Die Auswirkungen des Bindungsstils zeigen sich vielmehr indirekt, über weitere Variablen. Ein unsicherer Bindungsstil ist häufig assoziiert mit Selbstwertproblemen, Gefühlen der Unzulänglichkeit und sozialen Kompetenzdefiziten. Entsprechend belegen viele Studien, dass Missbrauchstäter in diesen Bereichen deutliche Auffälligkeiten zeigen (Cohen et al., 2002; Marshall, Cripps, Anderson & Cortoni, 1999; Ward, Hudson & France, 1993; Whitaker et al., 2008). Bei einer derartigen psychischen Konstellation lösen Kontakte mit Gleichaltrigen bzw. Erwachsenen verstärkt negative Gefühle wie Angst und Unterlegenheit aus. Betroffene fühlen sich von Erwachsenen oder Gleichaltrigen abgewiesen und missachtet. Sie haben generell Probleme, anderen Personen nahe zu kommen. Auch Erkenntnisse der Arbeitsgruppe von Miner (Miner et al., 2010; Miner, Swinburne Romine, Robinson, Berg & Knight, 2016) bestätigen diese Zusammenhänge. So konnte in der Gruppe der Missbrauchstäter zwar kein direkter Effekt von unsicherem Bindungsstil gefunden werden, über die Mediatoren soziale Isolation und soziale Kompetenzdefizite zeigte sich jedoch ein indirekter Effekt. Im Zusammenhang mit der sozialen Isolation ergab sich ein weiterer interessanter Befund. Je weniger sich die Betroffenen als männlich adäquat im Sinne eines traditionellen Geschlechtsrollenverständnisses erlebten, umso ausgeprägter erwies sich ihre soziale Isolation.

Unter einer derartigen Konstellation sind befriedigende *emotionale Beziehungen* zu Gleichaltrigen deutlich erschwert. Doch gerade bei unsicher gebundenen Personen ist das Bedürfnis nach Anerkennung groß. Daten belegen, dass Missbrauchstäter während ihrer Adoleszenz kaum Freundschaften zu Gleichaltrigen haben, sie erhebliche Beziehungsdefizite aufweisen und in sozialen Kontakten viel Angst, Wut, Unvermögen und Hilflosigkeit erleben (z. B. Barnard, Fuller, Robbins & Shaw,

1989; Marshall & Marshall, 2010; Marshall, 2010). Daher suchen diese Personen eher den Kontakt zu Kindern. Einerseits hoffen sie, in diesen Beziehungen weniger Zurückweisung und im Gegenzug mehr Anerkennung und Zuneigung als im Kontakt mit Erwachsenen zu erfahren. Andererseits erwarten sie, dass Beziehungen zu Kindern weniger fordernd sind als jene zu Erwachsenen, weil Interaktionen mit Kindern aufgrund deren geistiger, erfahrungsbedingter und auch physischer Unterlegenheit einfacher zu gestalten sind. Sie erleben Kinder generell als weniger anspruchsvoll und erwarten, in diesen Beziehungen eher ihre Bedürfnisse nach Kontrolle, Dominanz und Stärke befriedigen zu können (Sullivan & Sheehan, 2016). So fühlen sich Missbrauchstäter besonders von der Unterwürfigkeit, die Kinder zeigen, sexuell angezogen (Kanters et al., 2016). Für diese Annahmen spricht auch die Erkenntnis, dass besonders bei intrafamiliärem Missbrauch den Missbrauchstaten im Vorfeld häufig eheliche Konflikte und Probleme mit einem entsprechenden Frustrationspotenzial vorausgehen und daher die Missbrauchstaten die Funktion erfüllen könnten, bestehende Frustrationen und Selbstwerteinbußen abzubauen und Bedürfnisse, auch nach Zuneigung und Nähe, zu befriedigen (Stroebel et al., 2012; Wakeling, Webster, Moulden & Marshall, 2007).

2.1.3 Sexuelles Arousal – Pädophilie

Die Befriedigung sexueller Bedürfnisse ist ein zentraler Faktor im Hinblick auf die Motivation des Täters, und jeder sexuelle Missbrauch ist von einem sexuellen Interesse an Kindern motiviert. Einschränkend muss jedoch ergänzt werden, dass nicht immer und ausschließlich sexuelle Bedürfnisse zu diesen Handlungen motivieren und neben dem sexuellen Interesse auch andere Interessen bestehen können. So haben Daten gezeigt, dass bei Tätern von intrafamiliärem Missbrauch die sexuelle Präferenz für Kinder deutlich geringer ausgeprägt ist als bei extrafamiliären Missbrauchstätern, hier somit andere Motive im Vordergrund stehen dürften (Chaplin, Rice & Harris, 1995; Seto et al., 2015).

Gerade *feministische Theorien* zum sexuellen Missbrauch, die ab den 1980er Jahren entwickelt wurden, legen ihr besonderes Augenmerk auf die Analyse und Erklärung von intrafamiliärem Missbrauch. Eine zentrale These dieses Ansatzes ist, dass es sich bei sexuellem Missbrauch nicht um gewalttätige Sexualität, sondern um sexualisierte Gewalt handelt. Diese These gründet sich auf die Annahme, dass sexueller Missbrauch nicht primär der Befriedigung sexueller Bedürfnisse dient, sondern die Befriedigung des Wunsches nach Machtausübung und nach dem Erleben von Überlegenheit, Stärke und Kontrolle im Vordergrund steht. Feministischen Theorien zufolge besteht das zentrale Motiv des Täters darin, sich überlegen zu fühlen, über das Opfer Macht auszuüben und dieses zu demütigen. Um diese Ziele zu erreichen, wählt der Täter bevorzugt den Bereich der Sexualität, weil hier Menschen in besonderem Maß verletzlich bzw. ungeschützt sind und das Demütigungspotenzial in diesem Bereich besonders hoch ist. Studienergebnisse bestätigen diese These. So zeigt sich, dass in Bevölkerungsschichten mit einem traditionellen, patriarchalen Rollenverständnis erhöhte Raten von sexuellem Missbrauch zu finden sind (Unger, Norton & de Luca, 2009). Feministische Theorien sehen in sexuellem Missbrauch somit primär ein Machtphänomen, wobei der Akt der Dominierung und Demütigung wesentlich zur sexuellen Erregung beiträgt (Brockhaus & Kolshorn, 1993; Scott, 2001; Seymour, 1998).

Ungeachtet dessen, welches Motiv primär hinter den Missbrauchshandlungen steht, setzen die sexuellen Handlungen ein sexuelles Arousal voraus. Doch wir wissen, dass in der Gruppe der Missbrauchstäter das sexuelle Interesse unterschiedlich ausgeprägt und differenziert sein kann. So finden wir in dieser Gruppe eine große Bandbreite von sexuellen Präferenzen. Neben Personen, deren sexuelle Präferenz sich ausschließlich auf präpubertäre Kinder bezieht, gibt es Personen, deren Präferenz auch Jugendliche oder Erwachsene miteinschließt bzw. diese Altersgruppen sogar präferiert werden (Barbaree & Marshall, 1989). In phallometrischen Studien an Missbrauchstätern konnten beispielsweise Cohen et al. (2002) eine deutlich erhöhte Erregung auf Bildmaterial von präpubertären Kindern nachweisen. Darüber hinaus zeigte sich jedoch auch ein erhöhtes Ansprechen auf anderes, nicht auf Kinder bezogenes Stimulusmaterial. Dies lässt darauf schließen, dass bei Missbrauchstätern neben einer Präferenz für Kinder auch ein generelles sexuelles Hyperarousal vorliegen dürfte.

Die erotische Hingezogenheit zu Kindern wurde erstmals 1898 von Krafft-Ebing als „Pädophilia erotica“ bezeichnet. Bereits Krafft-Ebing differenzierte die *Pädophilie* von der „normalen“ Unzucht mit Kindern, die bei hirnorganisch Geschädigten vorkommen kann oder bei Personen, wenn diese über keinen erwachsenen Sexualpartner verfügen. Heute wird diese Gruppe, die gemäß Krafft-Ebing eine „normale“ Unzucht begeht, als Surrogat-Täter bezeichnet.

Die *Pädophilie* hat als Krankheitsbild in die heutigen Diagnosesysteme Eingang gefunden. Neben Fetischismus, Voyeurismus und Exhibitionismus sowie anderen Phänomenen finden wir die Pädophilie sowohl in der *Internationalen Klassifikation der Krankheiten* (ICD-11) (WHO, 2019) mit der Kodierung 6D32 als auch im *Diagnostischen und Statistischen Manual Psychischer Störungen* (DSM-5) (American Psychiatric Association [APA]/Falkai et al., 2018) den Paraphilen Störungen zugeordnet. Die Pädophilie als Störung ist, wie andere psychische Störungen auch, an bestimmte Kriterien geknüpft (siehe Kasten).

Symptomatik der Pädophilen Störung nach DSM-5[2]

A. Über einen Zeitraum von mindestens 6 Monaten wiederkehrende intensive sexuell erregende Fantasien, sexuell dranghafte Bedürfnisse oder Verhaltensweisen, die sexuelle Handlungen mit einem präpubertären Kind oder Kindern (in der Regel 13 Jahre oder jünger) beinhalten.

B. Die Person hat die sexuell dranghaften Bedürfnisse ausgelebt, oder die sexuell dranghaften Bedürfnisse oder Fantasien verursachen deutliches Leiden oder zwischenmenschliche Schwierigkeiten.

C. Die Person ist mindestens 16 Jahre alt und mindestens 5 Jahre älter als das Kind oder die Kinder nach Kriterium A.

Bei einer Pädophilen Störung kann sich das sexuelle Verhalten der betroffenen Person ausschließlich an Kindern orientieren, es können aber auch andere Altersgruppen involviert werden. Zudem kann die sexuelle Orientierung auf ein bestimmtes Geschlecht beschränkt sein oder auch beide Geschlechter einschließen. Unter dem Blickwinkel der großen Heterogenität in der Gruppe der Missbrauchstäter werden sicherlich nicht alle Täter diese Kriterien erfüllen und somit als pädophil zu diagnostizieren sein. Darüber hinaus verdeutlichen die genannten Diagnosekriterien, dass sich pädophile Personen nicht unbedingt ihren Bedürfnissen entsprechend verhalten müssen, sondern sich das Ausleben ihrer dranghaften Bedürfnisse auch auf ein Durchleben einschlägiger Situationen in der Fantasie beschränken kann.

Sexuelle Fantasien sind in der gesamten Bevölkerung weit verbreitet, wir finden sie nicht nur bei Personen mit paraphilen Störungen. Fantasien werden häufig als Masturbationspraktik eingesetzt, zumeist um sexuelle Erregung hervorzurufen oder diese zu intensivieren. Sexuelle Fantasien sind häufig geprägt von sexuell abweichendem oder gewalttätigem Verhalten, wobei die betreffenden Personen in der Regel nicht das Bedürfnis haben, die fantasierten Szenen auch in der Realität umzusetzen (Leitenberg & Henning, 1995). Bei manchen Personen existiert diese Hemmschwelle jedoch nicht, was zu einer mehr oder minder großen Motivation führt, das Fantasierte real erleben zu wollen. Diese Erkenntnis führte zu einem Versuch einer Einteilung von Sexualstraftätern: Jene, die sexuelle Befriedigung ausschließlich im Rahmen von Online-Kontakten suchen, und jene, die für ihre sexuelle Befriedigung den persönlichen Kontakt bevorzugen. In einem Literaturreview konnte diese Typologie jedoch nicht bestätigt werden. Vielmehr werden beide Quellen – online und offline – genutzt (Broome et al., 2018). Ein Vergleich

2 Abdruck erfolgt mit Genehmigung aus der deutschen Ausgabe des Diagnostic und Statistical Manual of Mental Disorders, Fifth Edition © 2013, Dt. Ausgabe, 2. Aufl.: © 2018, American Psychiatric Association. Alle Rechte vorbehalten.

von Sexualstraftätern mit anderen Straftätern und auch nicht delinquenten Personen zeigt, dass bei Sexualstraftätern deutlich häufiger sexuell deviante Fantasien zu finden sind. Dieser Befund zeigt sich sowohl bei jugendlichen Sexualstraftätern als auch bei Missbrauchstätern (Seto & Lalumière, 2010; Whitaker et al., 2008). Sexuelle Fantasien gelten daher als bedeutsamer Risikofaktor für die Entstehung von sexuellen Übergriffen. In der Behandlung von Sexualstraftätern kommt diesem Bereich entsprechend eine hohe Relevanz zu.

Die Erkenntnisse über die Bedeutung und Entwicklung sexueller Fantasien bei Sexualstraftätern haben dazu geführt, Missbrauchstäter in bestimmte Untergruppen einzuteilen – eine Einteilung, die nicht nur für deren Behandlung, sondern auch für die Entwicklung präventiver Strategien von hoher Bedeutung ist. Eine dieser Untergruppen umfasst Täter, bei denen der Wunsch nach einem sexuellen Kontakt mit Kindern auf die Fantasie beschränkt bleibt. Diese Personen fühlen sich mit ihren Fantasien zwar unwohl, haben aber keine Angst, diese in die Tat umzusetzen. Manche können ihre sexuelle Vorliebe für Kinder sogar ihr Leben lang beherrschen. Begünstigende Situationen – wie veränderte Lebensumstände, wenn beispielsweise beruflich viel Zeit mit Kindern verbracht wird, oder destabilisierende Lebensereignisse, wie eine Scheidung oder der Tod einer nahestehenden Person – können aber dazu führen, dass die Person die Kontrolle über ihre Bedürfnisse und Vorlieben verliert. Diesen Prozess finden wir bei Tätern der zweiten Untergruppe. Hier befriedigen die Fantasien alleine nicht mehr die vorherrschenden Bedürfnisse, und die Betroffenen haben Angst, dass sie früher oder später die Fantasien in Handlungen umsetzen werden. Bei der dritten Gruppe ist dieser Prozess bereits vollzogen. Es handelt es sich um Personen, die ihre Fantasien bereits in Handlungen umgesetzt haben und nun Angst haben, erneut Taten zu begehen (Beier, Ahlers et al., 2009).

Die bisherigen Ausführungen führen uns zu der Frage des Zusammenhangs zwischen Pädophilie und sexuellem Missbrauch. Es fällt auf, dass diese beiden Begriffe auch in der Fachliteratur sehr unscharf verwendet werden. Beschreiben sexueller Missbrauch und Pädophilie nun ein und dasselbe Phänomen oder gründen sie sich auf unterschiedliche Phänomene? Gibt es eine gemeinsame Schnittmenge und wo lässt sich eine Trennlinie ziehen? Jedenfalls sind sexueller Missbrauch und Pädophilie nicht gleichzusetzen. Zum einen, weil es sich bei sexuellem Missbrauch streng genommen um einen juristischen Begriff handelt, der ein bestimmtes Tatereignis beschreibt, und Pädophilie demgegenüber eine Krankheit bezeichnet. Zum anderen sind nicht alle Personen, die einen sexuellen Missbrauch begehen, pädophil, weil nicht alle Täter – auch wenn sie ein sexuelles Interesse an Kindern haben – die erforderlichen Diagnosekriterien erfüllen und nicht alle Pädophilen ihre Wünsche oder Bedürfnisse in Handlungen umsetzen. Zwischen Pädophilie und sexuellem Missbrauch existiert somit eine Schnittmenge. Diese Schnittmenge umfasst pädophile Missbrauchstäter, d. h. Pädophile, die ihre sexuell dranghaften Bedürfnisse über konkrete Interaktionen mit Kindern ausleben.

Zur Erklärung, wie es zur sexuellen Präferenz von Kindern kommt, stehen unterschiedliche psychologische Modelle zur Verfügung. Diese Präferenz kann sich über Konditionierungsprozesse oder Modelllernen ausbilden, die im Zuge von frühen sexuellen Kontakten mit anderen gleichaltrigen Kindern stattfinden. Durch fortgesetzte Lernprozesse kann es in der Folge zu einer Stabilisierung kommen, sodass Kinder auch noch im Erwachsenenalter als sexuell erregend empfunden werden. Aus konkreten Schilderungen pädophiler Täter wissen wir, dass diese sehr häufig und intensiv auf Kinder bezogene Fantasien als Masturbationspraktik einsetzen, häufig auch unter Zuhilfenahme von kinderpornografischem Material (Berner, 2005). Dies kann zu einer Stabilisierung einschlägiger Lernerfahrungen beitragen. Für diese frühen Lernprozesse und Prägungen kommen jedoch nicht nur sexuelle Kontakte mit Gleichaltrigen infrage, vielmehr können diese auch im Zuge von sexuellen Übergriffen durch Jugendliche oder Erwachsene stattfinden. Eigene Missbrauchserlebnisse können dazu führen, dass Kinder, der kindliche Körper oder sexuelle Kontakte mit Kindern als erregend erlebt werden. Die hinter dem Opfer-zu-Täter-Zusammenhang stehenden psychischen Prozesse werden ausführlich in Kapitel 2.1.6 behandelt.

Modelle zu Entstehungsbedingungen von Sexualstraftaten beinhalten neben einer devianten sexuellen Präferenz der Täter häufig auch die Variable *Hypersexualität*. Auf diesen Zusammenhang wurde bereits oben verwiesen (Cohen et al., 2002). Die Relevanz dieser Variable wird durch die Metaanalyse von Seto und Lalumière (2010) bestätigt. Hier konnten Hypersexualität, das ständige Beschäftigtsein mit sexuellen Themen, und die mangelnde Kontrolle über das eigene sexuelle Verhalten als zentrale Bedingungsfaktoren bei jugendlichen Sexualstraftätern nachgewiesen werden. Auch Miner und Kolleg:innen gehen in ihren Studien der Frage nach, welche Bedeutung diesem allgemeinen mit sexuellem Arousal in Zusammenhang stehenden Faktor zukommt (Miner et al., 2010, 2016). Ihr Studienansatz erbringt etwas differenziertere Ergebnisse. So konnten sie nachweisen, dass bei jugendlichen Missbrauchstätern Hypersexualität als allgemeine sexuelle Variable ihre Wirkung nur dann entfaltet, wenn soziale Kompetenzdefizite und Defizite im Hinblick auf das Erfüllen einer männlichen Rolle hinzukommen. Interessant ist, dass dieser Effekt nur bei Missbrauchstätern und nicht bei jugendlichen Sexualstraftätern mit gleichaltrigen und erwachsenen Opfern gefunden werden konnte. In dieser Gruppe erwiesen sich vorhandene Kompetenzdefizite als irrelevant. Zudem scheint bei Tätern mit nicht kindlichen Opfern der Faktor Hypersexualität nur eine untergeordnete Rolle zu spielen, als entscheidender Faktor in dieser Gruppe erwies sich die mangelnde Kontrolle über das eigene sexuelle Verhalten. Aufgrund dieser Ergebnisse kann vermutet werden, dass es kein allgemeingültiges Modell gibt, das erklärt, welche Faktoren in der Entstehung von Sexualstraftaten relevant sind. Die Erkenntnisse legen vielmehr nahe, dass die Gruppe der Sexualstraftäter zu heterogen ist, um ein singuläres Ätiologiemodell ableiten zu können. Auf der Grundlage von weitergehenden Analysen bietet sich eine Differenzierung von Subgruppen an, für welche dann die jeweils ätiologisch relevanten Faktoren isoliert werden sollten. Vertiefende Informationen zu diesem Aspekt finden sich in Kapitel 2.1.7.

2.1.4 Emotionsfokussiertes Coping

Es gibt Hinweise darauf, dass sexuelle Missbrauchstäter häufiger ineffektive emotionsfokussierte Copingstrategien einsetzen, um Belastungen, wie negative Ereignisse, Konflikte oder negative Gefühlszustände, zu bewältigen (z. B. Margari et al., 2015; Marshall et al., 1999; McCoy & Fremouw, 2010). Möglicherweise ist diese Form der Belastungsbewältigung auf eigene Missbrauchserlebnisse oder traumatische Erfahrungen in der Kindheit zurückzuführen (Marshall & Marshall, 2000). Personen mit einem geringen Selbstwert, Ängsten und Unsicherheiten reagieren auf Konflikte und Belastungen generell eher emotionsfokussiert als problemorientiert – unabhängig von möglicherweise bestehenden traumatischen Erlebnissen in der Kindheit. Diese psychische Konstellation ist auch häufig bei Missbrauchstätern zu finden.

Manche Autor:innen, beispielsweise Maniglio (2011), sehen die sexuellen Missbrauchshandlungen und die damit in Zusammenhang stehenden devianten Fantasien selbst als Copingstrategie. Sie postulieren, dass die sexuellen Fantasien dazu dienen, sich in eine innere Welt zu flüchten, in der sich der Betroffene als stark, dominant, erfolgreich und mächtig erlebt. Im Gegensatz zur realen Welt gelingt es dem Betroffenen in dieser Welt, seine Bedürfnisse zu befriedigen – auch jene nach Zuneigung und Liebe. Aufgrund ihrer Entlastungs- und Belohnungsfunktion werden die Missbrauchshandlungen vom Täter auch eingesetzt, um sich besser zu fühlen und bestehende negative Gefühle wie depressive Verstimmungen, Ärger, Schuld oder Ängste zu reduzieren. In Ermangelung adäquater Strategien und anderer Möglichkeiten würden deviante Fantasien und sexuelle Missbrauchshandlungen den Täter in seiner Selbstregulationsfähigkeit unterstützen und ihm helfen, mit Konflikten und Belastungen besser zurechtzukommen.

Die empirischen Befunde hierzu sind jedoch nicht einheitlich. Neben Belegen, die dieses Konzept stützen (z. B. Feelgood, Cortoni & Thompson, 2005), gibt es auch widersprechende Befunde (z. B. Pagé, Tourigny & Renaud, 2010). Jedenfalls konnte nachgewiesen werden, dass Sexualstraftäter nach Konflikten, Zurückweisungen und Demütigungen oder Situationen, in welchen sie sich einsam, deprimiert, ängstlich oder ärgerlich gefühlt haben, verstärkt deviante Fantasien und Masturbationshandlungen zeigen (z. B. DiGiorgio-Miller, 2007).

Es ist interessant, die hier skizzierten Aspekte gemeinsam mit einer weiteren Abweichung zu betrachten, die bei Sexualstraftätern häufig zu finden ist: dem ständigen Beschäftigtsein mit sexuellen Themen. Möglicherweise lässt sich zwischen den sexuellen Fantasien in ihrer Funktion als Copingstrategie und der kognitiven Fixierung auf sexuelle Themen ein Bedingungszusammenhang herstellen. Somit würde sich alles zu einem konsistenten und nachvollziehbaren Bild kognitiver Abläufe zusammenfügen und erklären, warum sexuelle Fantasien und das ständige Beschäftigtsein mit sexuellen Themen als Risikofaktor für sexuelle Übergriffe fungieren.

2.1.5 Psychische und psychopathologische Auffälligkeit

In diesem Kapitel wurde bereits vielfach auf psychische Auffälligkeiten verwiesen, die bei Missbrauchstätern zu finden sind. Die ätiologische Bedeutung von unsicherem Bindungsstil und die damit verbundenen Auffälligkeiten in der Persönlichkeit, wie Selbstwertprobleme, Gefühle der Unzulänglichkeit und soziale Kompetenzdefizite, wurde ausführlich in Kapitel 2.1.2 dargestellt. Insgesamt betrachtet lassen sich bei Missbrauchstätern in vielen Bereichen ihres psychischen Erlebens Auffälligkeiten und Abweichungen finden. So konnte beispielsweise die Metaanalyse von Whitaker et al. (2008), in welcher relativ breit unterschiedlichste Bereiche psychischer Störungen analysiert werden, bei Missbrauchstätern fast auf allen Ebenen deutliche Abweichungen nachweisen. Die Abweichungen zeigen sich sowohl im Hinblick auf internalisierende und externalisierende Auffälligkeiten als auch in unterschiedlichen Bereichen der Persönlichkeit. Sie reichen von erhöhter Aggressivität, Feindseligkeit und Impulsivität über Drogen- und Alkoholmissbrauch bis zu Ängsten, Depression oder Somatisierungen. Darüber hinausgehende Daten zur Frage konkreter psychischer Störungen, die sich spezifisch bei Missbrauchstätern finden lassen, fehlen leider weitgehend. Zwar existieren viele Studien zur Gesamtgruppe der Sexualstraftäter, doch nur selten wurden Subgruppen unterschieden und miteinander verglichen.

Es gibt Hinweise darauf, dass Sexualstraftäter mit kindlichen Opfern im Vergleich zu jenen mit erwachsenen Opfern in einem höheren Ausmaß internalisierende Störungen sowie umfangreichere soziale Kompetenzdefizite und soziale Isolation aufweisen (z. B. Hunter, Figueredo, Malamuth & Becker, 2003). Doch insgesamt scheinen sich die unterschiedlichen Gruppen von Sexualstraftätern in ihrem Störungsspektrum kaum zu unterscheiden (z. B. Whitaker et al., 2008). Deshalb werden im Folgenden die Ergebnisse von Studien zur Gesamtgruppe der Sexualstraftäter zusammengefasst. In Ermangelung differenzieller Ergebnisse und auf der Grundlage des heutigen Erkenntnisstandes erscheint es zulässig, diese Gesamtergebnisse auch auf die Gruppe der Missbrauchstäter zu übertragen.

In einer Studie an jugendlichen Sexualstraftätern weisen 59 % der untersuchten Missbrauchstäter eine Achse-I- und fast ein Viertel eine Achse-II-Diagnose auf (van Wijk, Blokland, Duits, Vermeiren & Harkink, 2007). Fazel, Sjöstedt, Långström und Grann (2007) ermittelten durch Auswertung des Bevölkerungsregisters in Schweden bei Sexualstraftätern eine 6.3-fach höhere Rate von stationären Aufnahmen in der Psychiatrie als in der Bevölkerung, wobei die Raten für Schizophrenie das 4.8-fache, für andere Psychosen das 5.2-fache und für bipolaren Störungen das 3.4-fache betrugen. Detaillierte Daten zu spezifischen Störungen bzw. Störungsgruppen sind in Tabelle 2.1 zusammengefasst.

Bei Betrachtung von Tabelle 2.1 fällt die große Bandbreite der präsentierten Daten auf. So reichen beispielsweise die ermittelten Raten bei affektiven Störungen von 3 % bis 95 %. Diese breite Streuung über die unterschiedlichen Studien hinweg ist großteils auf die jeweils untersuchten Stichproben zurückzuführen. So ist es nachvollziehbar, dass sich die ermittelten Häufigkeiten unterscheiden, abhängig davon, ob die untersuchte Stichprobe aus jugendlichen Ersttätern, inhaftierten Tätern oder eingewiesenen und in psychiatrischer Behandlung befindlichen Tätern besteht. Werden Täter einer psychiatrischen Behandlung zugewiesen, kann von einer sehr hohen Rate ausgegangen werden.

Insgesamt gesehen ergeben sich bei Sexualstraftätern die höchsten Raten im Bereich der affektiven Störungen, des Substanzmissbrauchs und der antisozialen Persönlichkeitsstörung. Unter Berücksichtigung der aufgrund der allgemeinen Prävalenzdaten zu erwartenden Basisraten zeigen sich zudem deutlich erhöhte Raten bei psychotischen Störungen, Störungen der Impulskontrolle, ADHS und Persönlichkeitsstörungen, wobei hier besonders im Cluster B und im Bereich der anderen Persönlichkeitsstörungen Auffälligkeiten zu finden sind.

Der Bereich des *antisozialen Verhaltens* ist bei Sexualstraftätern, wie generell bei Straftätern, der wohl am besten untersuchte Bereich. Hier liegen umfangreiche Befunde vor. Antisoziales Verhalten umfasst eine ausgeprägte Impulsivität und Risikobereitschaft, instabiles und rücksichtsloses Verhalten sowie eine ausgeprägte Gefühlskälte und Gleichgültigkeit gegenüber anderen Menschen und gilt als genereller Risikofaktor für wiederholt auftretendes delinquentes Verhalten. Zahlreiche Studien konnten bei sexuellen Missbrauchstätern eine deutlich höhere Ausprägung von antisozialem Verhalten feststellen, obgleich bei Straftätern generell und auch bei Sexualstraftätern mit erwachsenen Opfern noch höhere Ausprägungen von antisozialem Verhalten als bei Missbrauchstätern nachgewiesen werden konnten (Seto & Lalumière, 2010). Ein interessanter Nebenbefund ist, dass auch in dieser Variable Täter von intrafamiliärem Missbrauch weniger auffällig sind als Täter von extrafamiliärem Missbrauch (Cohen et al., 2002; Klein, Schmidt, Turner & Briken, 2015; Seto et al., 2015).

Tabelle 2.1: Häufigkeit von psychischen Störungen bei Sexualstraftätern (erweitert nach Marshall, 2007)

Störung	Anteil in %	Studie
Achse-I-Störungen		
Affektive Störungen	3.0	Seghorn, Prentky und Boucher (1987)*
	5.0	Cochrane, Grisso und Frederick (2001)*
	5.9	Chen, Chen und Hung (2016)
	16.3	Jackson und Richards (2007)
	23.3	Eher et al. (2001)*
	61.0	McElroy et al. (1999)
	67.0	Raymond, Coleman, Ohlerking, Christenson und Miner (1999)*
	95.0	Kafka und Prentky (1992)*
Psychosen	1.7	Långström, Sjöstedt und Grann (2004)*
	6.0	Fazel, Hope, O'Donnell und Jacoby (2002)*
	6.8	Jackson und Richards (2007)
	16.0	Cochrane et al. (2001)*
Angststörungen	2.9	Firestone, Bradford, Greenberg und Larose (1998)*
	3.6	Jackson und Richards (2007)
	5.9	Chen et al. (2016)
	10.0	Eher et al. (2001)*
	36.0	McElroy et al. (1999)
	38.6	Kafka und Hennen (2002)*
Schlafstörungen	1.5	Chen et al., 2016
Substanzmissbrauch	7.8	Långström et al. (2004)*
	43.2	Jackson und Richards (2007)
	46.7	Eher et al. (2001)*
	47.1	Chen et al. (2016)
	60.0	Raymond et al. (1999)*
	83.0	McElroy et al. (1999)

Tabelle 2.1: Fortsetzung

Störung	Anteil in %	Studie
Achse-I-Störungen		
Störungen der Impulskontrolle	16.2	Chen et al. (2016)
	39.0	McElroy et al. (1999)
Essstörungen	17.0	McElroy et al. (1999)
Sexuelle Störungen	5.9	Chen et al. (2016)
Aufmerksamkeitsdefizit-/ Hyperaktivitätsstörungen (ADHS)	5.3	Jackson und Richards (2007)
	35.8	Kafka und Hennen (2002)*
Anpassungsstörungen	1.5	Chen et al. (2016)
Achse-II-Persönlichkeitsstörungen		
Cluster A	14.7	Chen et al. (2016)
Cluster B	58.8	Chen et al. (2016)
Cluster C	29.4	Chen et al. (2016)
Schizoid	0.5	Jackson und Richards (2007)
Schizotypisch	1.6	Jackson und Richards (2007)
Antisozial	29.4	Chen et al. (2016)
	33.0	Fazel et al. (2002)*
	35.0	Firestone et al. (1998)*
	40.0	Motiuk und Porporino (1992)*
	41.1	Jackson und Richards (2007)
	72.0	McElroy et al. (1999)
Borderline	2.6	Jackson und Richards (2007)
Histrionisch	1.1	Jackson und Richards (2007)
Narzisstisch	5.8	Jackson und Richards (2007)
Vermeidend-selbstunsicher	2.1	Jackson und Richards (2007)
Dependent	1.1	Jackson und Richards (2007)
Andere	42.1	Jackson und Richards (2007)
	52.0	Firestone et al. (1998)*
	57.0	Bownes (1992)*

Anmerkung: * Zitiert nach Marshall (2007)

Diesen Befunden folgend, finden wir antisoziales Verhalten häufig in Modellen, die sich mit der Frage der Entstehung von sexuellem Missbrauch auseinandersetzen (z.B. Seto, 2008). Auch die Fähigkeit zur Empathie spielt in diesem Zusammenhang eine zentrale Rolle. Doch sind die Ergebnisse zu Empathiedefiziten bei Sexualstraftätern insgesamt gesehen eher widersprüchlich (Covell & Scalora, 2002; Geer, Estupinan & Manguno-Mire, 2000; Marshall, Hudson, Jones & Fernandez, 1995; Varker, Devilly, Ward & Beech, 2008). Für diese Widersprüche scheinen in erster Linie unterschiedliche Konzeptualisierungen von Empathie verantwortlich zu sein, die den jeweiligen Untersuchungen zugrunde gelegt werden. Bei Empathie handelt es sich um ein komplexes Konstrukt, das sich aus unterschiedlichen Komponenten zusammensetzt, wobei die angesprochenen Studien häufig unterschiedliche Komponenten untersuchen. Eindeutige Nachweise von Empathiedefiziten bei Missbrauchstätern ergeben sich für den Bereich der affektiven Empathie (z.B. Gery, Miljkovitch, Berthoz & Soussignan, 2009) und wenn Empathie spezifisch auf das Opfer bezogen operationalisiert wird. So konnten beispielsweise Gery et al. (2009) nachweisen, dass Missbrauchstäter emotionale Gesichtsausdrücke deutlich schlechter den Grundemotionen zuordnen können als andere Straftäter und auch eine unauffällige Kontrollgruppe. Keine eindeutigen Empathiedefizite sind hingegen im Bereich der kognitiven Empathie zu finden und wenn Empathie unspezifisch, nicht auf bestimmte Personen bezogen gemessen wurde. So konnten Marshall, Hamilton und Fernandez (2001) beispielsweise feststellen, dass Missbrauchstäter sich weniger in ihre Opfer einfühlen können und Schädigungen des Opfers in einem geringeren Ausmaß wahrnehmen.

Da antisoziales Verhalten und Empathiedefizite als zentrale Faktoren in vielen der allgemeinen Modelle zu finden sind, die Delinquenz bzw. Sexualdelinquenz erklären, stellt sich die Frage, ob diese Faktoren für die Entstehung von Delinquenz generell relevant sind oder ihnen bei sexuellen Missbrauchshandlungen eine zusätzliche, spezifische Bedeutung zukommt. Es gibt Hinweise darauf, dass sich der Effekt von antisozialem Verhalten und Empathiedefiziten dann spezifiziert, wenn beim Betroffenen zusätzlich ein sexuelles Interesse an Kindern vorliegt. Während antisoziales Verhalten und Empathiedefizite als generelle Risikofaktoren für delinquentes Verhalten zu sehen sind, erhöht sich bei einer Kombination aus allen drei Variablen (antisoziales Verhalten, Empathiedefizite, sexuelles Interesse an Kindern) spezifisch das Risiko, einen sexuellen Missbrauch zu begehen bzw. diesen wiederholt zu begehen (Hawes, Boccaccini & Murrie, 2013).

Über diese Variablen hinaus konnten bei Missbrauchstätern auch spezifische neuropsychologische Auffälligkeiten nachgewiesen werden. Diese sind besonders interessant, weil sie wahrscheinlich mit einem Teil der gefundenen psychopathologischen Auffälligkeiten in Zusammenhang stehen dürften. Jene Hirnareale, die für die Regulierung der Impulskontrolle und des sexuellen Arousals zuständig sind, weisen bei Missbrauchstätern sowohl strukturelle Veränderungen als auch eine geringere Aktivität auf. Diese Auffälligkeiten zeigen sich im Frontallappen, der zuständig ist für die Verarbeitung von sexuellen Wünschen und die exekutiven Funktionen, d.h. die kognitiven Aspekte der Verhaltenssteuerung, sowie im Temporallappen, wo erotische Stimuli verarbeitet und diskriminiert werden und das Ausmaß an sexueller Erregung reguliert wird (Cohen et al., 2002; Kärgel et al., 2015; Poeppl et al., 2015). Möglicherweise existieren diese Auffälligkeiten nur bei erwachsenen, nicht jedoch bei jugendlichen Missbrauchstätern. Studien konnten diesbezüglich erste Hinweise liefern (Jones, Joyal, Cisler & Bai, 2017; Morais, Joyal, Alexander, Fix & Burkhart, 2016). Interessante Ergebnisse erbrachte die Arbeitsgruppe von Jones. Diese konnte in unterschiedlichen Studien nachweisen, dass jugendliche Sexualstraftäter im Kontrollgruppenvergleich zwar keine Auffälligkeiten im Frontal- und Temporallappen zeigen und diese auch nicht spezifisch bei der Bearbeitung von Empathieaufgabenstellungen zu finden waren, aber Abweichungen in jenen Regionen, die für die kognitive Kontrolle, das Arbeitsgedächtnis und die Emotionsverarbeitung zuständig sind (Jones et al., 2017; Jones, Cisler, Morais & Bai, 2018). Hinsichtlich der neurologischen Auffälligkeiten scheinen somit differenziertere Analysen lohnenswert.

2.1.6 Opfer-Täter-Entwicklung

In Kapitel 2.1.1 wurde bereits ausgeführt, dass traumatische Erfahrungen in der Kindheit dazu führen können, dass Betroffene sich Kindern emotional näher fühlen als Erwachsenen und aus diesem Empfinden heraus den Kontakt und die Nähe von Kindern suchen. Dies schließt auch den sexuellen Bereich mit ein. Selbst Opfer eines sexuellen Missbrauchs geworden zu sein, gilt als einer der zentralen Risikofaktoren, in späteren Jahren selbst zum Sexualstraftäter zu werden. Es existieren zahlreiche Studien, die dieses Phänomen der Opfer-Täter-Entwicklung untersuchen, und die Studienlage weist insgesamt auf sehr komplexe Zusammenhänge hin, an welchen viele Faktoren beteiligt sind (Papalia, Luebbers & Ogloff, 2018).

Die Metaanalyse von Jespersen, Lalumière und Seto (2009) erbrachte für die Gruppe der erwachsenen männlichen Sexualstraftäter Raten von 4 % bis 74 %, die selbst in ihrer Kindheit missbraucht worden waren, wobei in den meisten Studien die Häufigkeit bei über 30 % lag. Bei Cohen et al. (2002) beispielsweise gaben 60 % der untersuchten Missbrauchstäter an, in ihrer Kindheit missbraucht worden zu sein, gegenüber nur 4 % der Kontrollgruppe. Im Schnitt weisen Sexualstraftäter 3.36-mal höhere Raten eines eigenen sexuellen Missbrauchs auf. Bei Tätern mit kindlichen Opfern finden sich nochmals deutlich höhere Raten als bei Tätern mit erwachsenen Opfern. Interessant ist, dass demgegenüber die Raten von körperlichen Misshandlungen in der Kindheit bei Tätern mit erwachsenen Opfern deutlich höher sind als bei Tätern mit kindlichen Opfern. Auch die Gruppe der jugendlichen Sexualstraftäter weist vergleichbare Missbrauchsraten auf. Hunter und Figueredo (2000) sprechen von Raten zwischen 40 % und 80 %. Die Metaanalyse von Seto und Lalumière (2010) erbrachte bei jugendlichen Sexualstraftätern eine um das 5.54-fach erhöhte Rate eigener Missbrauchserlebnisse. Die empirische Evidenz – besonders die Ergebnisse der Metaanalysen von Seto und Kollegen (Jespersen et al., 2009; Seto & Lalumière, 2010) – belegen somit erhöhte Raten eigener Missbrauchserlebnisse bei Sexualstraftätern im Vergleich zu anderen Straftätergruppen – sowohl bei jugendlichen als auch erwachsenen Tätern –, wobei die Raten in der Untergruppe der Täter mit kindlichen Opfern nochmals deutlich höher sind als bei Tätern mit erwachsenen Opfern.

Interessante Ergebnisse in diesem Zusammenhang erbringen Boillat et al. (2017). Diese Studie konnte aufzeigen, dass nicht so sehr die Schwere des erlebten eigenen sexuellen Missbrauchs eine Rolle spielt, ob Opfer eines sexuellen Missbrauchs selbst zum Täter werden, sondern mehr das generelle Ausmaß an erlebter Misshandlung und erlebtem Missbrauch auch auf anderen Ebenen. Zudem zeigte sich, dass dieser Zusammenhang vom Ausmaß an Neurotizismus beeinflusst wird.

Im Gegensatz zu diesen neueren und retrospektiv erhobenen Daten weisen sowohl ältere Studien (z. B. Whitaker et al., 2008) als auch prospektive Studien keinen so eindeutigen Zusammenhang zwischen einer eigenen Viktimisierung in der Kindheit und einem im späteren Leben begangenen sexuellen Missbrauch nach. Während eine sehr breit angelegte Studie in Australien, die Follow-up-Daten über einen Verlauf von 45 Jahren auswertete, den Zusammenhang bestätigt (Ogloff et al., 2012), konnten andere prospektive Studien diesen nicht nachweisen (Leach, Stewart & Smallbone, 2016; Widom & Ames, 1994). Zwar weisen hier Kinder, die in ihrer Kindheit sexuell missbraucht, körperlich misshandelt oder vernachlässigt worden waren, generell erhöhte Delinquenzraten auf, ein spezifischer Zusammenhang zwischen einem eigenen sexuellen Missbrauch und sexuellen Straftaten an Kindern konnte jedoch nicht gefunden werden.

Aufschlussreiche Ergebnisse in diesem Zusammenhang liefert die prospektive Studie von Hershkowitz (2014). Im Gegensatz zu den o. g. Studien wurden hier an einer jüngeren Stichprobe ausschließlich Vorfälle bis zum Alter von 14 Jahren untersucht. Über einen Beobachtungszeitraum von 10 Jahren wurde bei Opfern eines sexuellen Missbrauchs überprüft, ob diese wegen sexueller Übergriffe auffällig wurden. Die Rate der bis zu diesem Alter auffällig gewordenen Jugendlichen ist mit 2 % deutlich geringer als in anderen Studien und liefert eine mögliche Erklärung für die widersprüchlichen Ergebnisse in anderen prospektiven Studien. Möglicherweise zeigen Opfer eines sexuellen Missbrauchs sexuell übergriffiges Verhalten erst mit zunehmendem Alter.

Das Hauptaugenmerk der Studie von Hershkowitz (2014) lag jedoch in der Klärung jener Faktoren, die für die Opfer-Täter-Entwicklung verantwortlich sind. Die erhaltenen Befunde sprechen für ein komplexes Bedingungsgefüge, in welchem sowohl familiäre Faktoren als auch Aspekte des Missbrauchsgeschehens eine zentrale Rolle spielen. Auf familiärer Seite konnten schlechte und instabile familiäre

Verhältnisse isoliert werden, wie ein geringeres Einkommen, alleinerziehende Eltern oder ein Migrationshintergrund. Hier handelt es sich insgesamt gesehen um Faktoren, welche die Rahmenbedingungen für eine förderliche und effektive Erziehung deutlich beeinträchtigen können. Im Hinblick auf die Missbrauchscharakteristika erwies sich ein Gefüge von miteinander in Zusammenhang stehenden Variablen als relevant. Bei den auffällig gewordenen Kindern und Jugendlichen fand der erlebte Missbrauch häufiger statt, er begann früher, die Tathandlungen waren schwerer und die Täter entstammten häufiger dem familiären Umfeld. Gerade intrafamiliärer Missbrauch zeichnet sich ja durch einen früheren Beginn, eine höhere Frequenz und gravierendere Tathandlungen aus. Zudem waren diese Kinder und Jugendlichen aktiver und mit mehr Neugier an den Missbrauchshandlungen beteiligt, auch wenn sich diese Aspekte nicht als signifikante Prädiktoren erwiesen. Selbst nach Kontrolle der familiären Faktoren blieben die beschriebenen Missbrauchscharakteristika als signifikante Prädiktoren bestehen. Aus den Daten von Hershkowitz (2014) lässt sich somit der Schluss ziehen, dass nicht die Tatsache, Opfer eines sexuellen Missbrauchs geworden zu sein, das Risiko zum Täter zu werden erhöht, sondern die entscheidenden Risikofaktoren für eine Opfer-Täter-Entwicklung vor allem in den spezifischen Rahmenbedingungen liegen, unter welchen der Missbrauch stattgefunden hat.

Obwohl diese *Opfer-Täter-Entwicklung* auf den ersten Blick und vor allem für Laien schwer nachvollziehbar ist, stehen dennoch unterschiedliche psychologische Modelle der Erklärung zur Verfügung. Vielfach wird vermutet, dass die Re-Inszenierung eines eigenen Missbrauchs dazu dient, die eigenen Erlebnisse und die in der Folge entstandenen psychischen Beeinträchtigungen über den Mechanismus der symbolischen Kontrolle zu bewältigen und zu überwinden. Indem die früher in der Missbrauchssituation erlebten Gefühle, wie Scham, Angst, Schwäche oder Hilflosigkeit, in anderen hervorgerufen werden und das frühere Opfer dann in diesen Situationen – im Gegensatz zu früher – selbst Macht, Stärke und Kontrolle erlebt, sollen die ursprünglichen Gefühle auf symbolischer Ebene bearbeitet und damit bewältigt werden. Eine besondere Bedeutung könnte dabei dem Gefühl von Scham zukommen. Wenn es einem Opfer von sexuellem Missbrauch nicht gelingt, sein Erleben von Scham in adäquater Weise wahrzunehmen und anzusprechen, so kann dieses Erleben leicht in Ärger und Aggression und in der Folge in gewalttätiges Verhalten umschlagen (Gold, Sullivan & Lewis, 2011).

Auch Lern- und Konditionierungsprozesse können zu Re-Inszenierungen beitragen. So können Betroffene das in der Missbrauchssituation erlebte Täterverhalten imitieren und dieses aufgrund mangelnder weiterer Lernerfahrungen und einem eingeschränkten Verhaltensrepertoire als bevorzugtes sexuelles Verhalten zeigen (Fix, Falligant, Alexander & Burkhart, 2019). Zudem kann eine enge Verknüpfung von bestimmten Hinweisreizen aus der Missbrauchssituation und sexueller Erregung stattfinden. Durch das Inszenieren dieser Hinweisreize können Betroffene in der Folge sexuelle Erregung bei sich hervorrufen, wodurch der Prozess der

Re-Inszenierungen verstärkt und stabilisiert wird. Zudem können die Missbrauchserfahrungen auch dazu führen, dass sexuelle Kontakte zwischen Erwachsenen und Kindern als normal und akzeptabel bewertet werden. Belege für diese Erklärungsansätze finden wir in Studien, die zeigen konnten, dass Täter, die selbst einen Missbrauch erlebt haben, häufiger Jungen missbrauchen, und sowohl die Tathandlungen als auch das Alter des Opfers den eigenen Missbrauchserlebnissen ähneln (Burton, 2003; Morais, Alexander, Fix & Burkhart, 2018; Veneziano, Veneziano & LeGrand, 2000).

Darüber hinaus können an Re-Inszenierungen noch weitere Faktoren beteiligt sein. So konnte nachgewiesen werden, dass Opfer eines sexuellen Missbrauchs sich in ihrer sexuellen Entwicklung von nicht missbrauchten Kindern unterscheiden. Bei Missbrauchsopfern setzt die Pubertät früher ein und sie beginnen früher zu masturbieren (Brown, Cohen, Chen, Smailes & Johnson, 2004; Noll et al., 2017; Smallbone & McCabe, 2003). Diese frühere sexuelle Reife kann das Risiko erhöhen, als Adoleszenter selbst sexuell übergriffiges Verhalten zu zeigen. Mit diesem Risiko in Zusammenhang stehen möglicherweise Befunde, die darauf hinweisen, dass Opfer eines sexuellen Missbrauchs, die später zu Tätern geworden sind, sich von anderen Opfern in einigen relevanten Faktoren unterscheiden. Spätere Täter beschäftigen sich in einem deutlich stärkeren Ausmaß mit sexuellen Themen, weisen ein höheres Ausmaß an Hypersexualität und stärker ausgeprägte deviante sexuelle Fantasien auf, sie zeigen mehr externalisierende und in geringerem Umfang internalisierende Störungen (Morais et al., 2018; Ohlert, Seidler, Rau, Fegert & Allroggen, 2017). Es kann vermutet werden, dass dieser Komplex an Faktoren mitverantwortlich ist für das Zustandekommen von Re-Inszenierungen und das Risiko für eine Opfer-Täter-Entwicklung erhöht.

Auf der Grundlage dieser Erklärungen und Modelle bleibt es jedoch nach wie vor unklar, warum trotz des hohen Anteils an weiblichen Opfern nur ein Bruchteil der Täter weiblich ist. Vereinzelt finden sich zwar Hinweise, dass auch bei den Täterinnen erhöhte Raten von eigenen Missbrauchserlebnissen in der Kindheit zu finden sind, wobei Täterinnen besonders häufig einen länger andauernden Missbrauch erlebt haben (Christopher, Lutz-Zois & Reinhardt, 2007; Krahé & Berger, 2017; van der Put, van Vugt, Stams & Hendriks, 2014). Insgesamt gesehen bleiben jedoch die gravierenden Unterschiede im Geschlechterverhältnis von Opfern und Tätern ungeklärt.

Auf der Grundlage einer umfassenden Literaturanalyse charakterisieren Tsopelas, Tsetsou, Spyridoula, Douzenis und Athanasios (2011) Täterinnen folgendermaßen: Sie sind in der Regel zwischen 20 und 30 Jahre alt und entstammen mit hoher Wahrscheinlichkeit einer dysfunktionalen Familie, die häufig von verbaler, emotionaler, körperlicher und auch sexueller Gewalt geprägt ist. In vielen Fällen haben sie im Verlauf ihrer Kindheit bzw. Jugend oder auch später im Erwachsenenalter einen sexuellen oder emotionalen Missbrauch erlebt oder sind körperlich misshandelt worden. Diese Erlebnisse des Missbrauchs und der Misshandlung fanden zumeist wiederholt statt und waren längerdauernd und schwerwiegend. Täterinnen sind häufig von Depressionen, Suizidalität, geringem Selbstwert und Substanzmissbrauch betroffen. Auch bei Täterinnen finden sich ähnliche Prozesse der Entwicklung eines devianten Arousals, wie es für männliche Täter in Kapitel 2.1.8 beschrieben wird. Die Tathandlungen von Täterinnen werden häufig von kritischen Lebensereignissen ausgelöst, wie beispielsweise die Wiederverheiratung eines Elternteils, der Beginn der Pubertät, eine eigene Schwangerschaft oder die Trennung vom Partner. Täterinnen sind zumeist mit ihren Opfern verwandt oder befreundet und setzen ihre Opfer häufig unter psychologischen Druck oder überreden sie zu den Missbrauchshandlungen. Wie auch männliche Täter betrachten sie ihre Missbrauchshandlungen als normales Zeichen von Zuneigung und minimieren in gleicher Weise die negativen Folgen des Missbrauchs für die Opfer. Dennoch lösen die Missbrauchshandlungen bei den Täterinnen in höherem Maß Gefühle der Schuld und Scham aus. Täterinnen werden auch nicht im gleichen Ausmaß wie Täter strafrechtlich verfolgt.

Interessant in diesem Zusammenhang sind auch die Ergebnisse der repräsentativen Erhebung von Aebi et al. (2015). In dieser Studie erwiesen sich Erlebnisse von sexuellem Missbrauch in der Kindheit bei beiden Geschlechtern gleichermaßen als Risikofaktor für späteres sexuell übergriffiges Verhalten. Bei Mädchen führen jedoch ein gravierender und länger andauernder Missbrauch sowie später auftretende psychische Störungen der Impulskontrolle und der Emotionalität zu einer deutlichen Erhöhung des Risikos. Demgegenüber finden sich diese Zusammenhänge bei den Jungen nicht. Zusätzlich interessant ist der Befund, dass elterliches Erziehungsverhalten das Risiko für sexuell übergriffiges Verhalten beeinflussen kann – und zwar nur bei missbrauchten Mädchen, nicht bei missbrauchten Jungen. Während adäquate disziplinäre Strategien der Eltern bei Mädchen das Risiko herabsetzen, wird demgegenüber das Risiko für übergriffiges sexuelles Verhalten durch den Einsatz von körperlichen Disziplinierungsstrategien erhöht (Latzman & Latzman, 2015).

Trotz dieser Erkenntnisse spricht das deutliche Missverhältnis von weiblichen Opfern zu Täterinnen dafür, dass die beschriebenen psychologischen Prozesse primär auf männliche Opfer anwendbar sind. Die vorliegenden Erkenntnisse legen nahe, dass gerade bei männlichen Opfern noch weitere bedeutsame Faktoren zum Tragen kommen müssen, um ein Opfer dazu zu bringen, selbst zum Täter zu werden. Denkbar wären vor allem geschlechtsspezifische Faktoren, wie die Identifikation mit der männlichen Geschlechterrolle oder die Fähigkeit zur Empathie. Denn die Identifikation mit dem Täter und die mangelnde Einfühlung in das Opfer spielen eine wichtige Rolle in der Entstehung des Opfer-Täter-Zusammenhangs.

2.1.7 Jugendliche Sexualstraftäter

Im Bereich der Sexualstraftaten ist die Gruppe der Jugendlichen besonders relevant – zum einen wegen ihres hohen Anteils in dieser Tätergruppe und an den stattfindenden Übergriffen, zum anderen wegen ihrer Bedeutung in der Behandlung und der Prävention von Sexualdelinquenz. Um langjährige Täterkarrieren und chronische Verläufe zu verhindern, bietet sich gerade die Gruppe der jugendlichen Straftäter als primäre Zielgruppe für Interventionsmaßnahmen an. Daher erscheint es sinnvoll, die spezifischen Erkenntnisse, die diese Tätergruppe betreffen, gesondert zu diskutieren.

Gemäß einer Statistik des US-amerikanischen Justizministeriums beträgt der Anteil von Jugendlichen in der Gruppe der Missbrauchstäter 36 %, bei den Sexualstraftätern im Allgemeinen beläuft sich ihr Anteil auf 26 %. Über diese offizielle Statistik hinaus ist jedoch gerade bei jugendlichen Tätern von einer hohen Rate nicht angezeigter Fälle auszugehen (Leroux, Pullman, Motayne & Seto, 2016). Zudem zeichnet sich die Gruppe der jugendlichen Sexualstraftäter durch eine hohe Rückfallquote aus. So setzen 43 % der bereits auffällig gewordenen jugendlichen Sexualstraftäter im Verlauf ihres Lebens mindestens eine weitere delinquente Handlung, bei Sexualstraftätern insgesamt beträgt die Rückfallquote demgegenüber durchschnittlich nur 11 %. Betrachten wir die monatliche Rückfallquote, ist diese bei jugendlichen Sexualstraftätern 4-mal so hoch wie bei erwachsenen Tätern. Allerdings zeigen neuere Daten, dass sich die Rückfallrate besonders bei jugendlichen Sexualstraftätern seit den 1990er Jahren deutlich reduziert hat. Vor 1990 durchgeführte Studien weisen für einen Zeitraum von 5 Jahren auf eine Rate von 10.3 % hin, bei Studien, die in den Jahren von 2000 bis 2015 durchgeführt wurden, reduzierte sich die Rate auf 2.75 % (Caldwell, 2016). Zudem weisen Verlaufsdaten darauf hin, dass ein großer Teil der jugendlichen Sexualstraftäter mit Übergang in das Erwachsenenalter seine delinquente Karriere beendet und keine strafbaren Handlungen mehr setzt. Dennoch gibt es eine kleine Gruppe erwachsener Sexualstraftäter, die bereits in jungen Jahren ihre durch vielfache Rückfälle geprägten Karrieren begonnen haben und diese über viele Jahre fortsetzen (Caldwell, 2002, 2010). Dies scheinen besonders Täter zu sein, die bereits in der frühen Kindheit, d. h. vor dem 7. Lebensjahr, durch problematisches Sexualverhalten und Übergriffe auffallen. Gerade jugendliche Sexualstraftäter, die früh auffälliges Verhalten zeigen, wachsen häufiger in einem instabilen, misshandelnden und antisozialen Familienumfeld auf (Grossi, Brereton, Lee, Schuler & Prentky, 2017; Pullman, Leroux, Motayne & Seto, 2014).

Für die Entwicklung zielgerichteter und spezifisch auf diese Hochrisikogruppe ausgerichteter Therapiemaßnahmen ist es von zentraler Bedeutung, den Besonderheiten dieser Tätergruppe mit mehrfachen Rückfällen auf den Grund zu gehen und jene Faktoren zu isolieren, die diese Täter auszeichnen. Beispielsweise konnte ein abweichendes sexuelles Interesse – wie ein sexuelles Interesse an präpubertären Kindern oder an gewalttätiger Sexualität – als der stärkste Prädiktor für mehrfache sexuelle Übergriffe isoliert werden (Hanson & Morton-Bourgon, 2005; McCann & Lussier, 2008). Hilfreich für das Feststellen des Prädiktors „Interesse an präpubertären Kindern“ ist, dass sich pädophile Täter sehr früh ihrer pädophilen Neigungen bewusst sind (z.B. Elliott, Browne & Kilcoyne, 1995).

Im Zuge einer übergreifenden Suche nach Faktoren, die für die zum Teil sehr unterschiedlichen Täterkarrieren verantwortlich sind, wurden zwei Erklärungsansätze entwickelt: ein generelles Modell und ein spezielles Modell (Seto & Lalumière, 2010).

Das *generelle Modell* führt die delinquenten Handlungen bei Sexualstraftätern auf Faktoren zurück, die für die Entstehung aller delinquenten Verhaltensweisen verantwortlich sind. Dieses Modell schließt Faktoren ein, wie antisoziales Verhalten, geringes Regelbewusstsein, Substanzmissbrauch oder mangelnde Impulskontrolle. Diese Faktoren sind in höherer Ausprägung bzw. gehäuft bei Straftätern zu finden, die durch unterschiedlichste delinquente Handlungen auffällig werden. Das generelle Modell postuliert somit, dass diese Faktoren für alle Tätergruppen bzw. jede Form der Delinquenz gleichermaßen relevant sind und es keine Faktoren gibt, die ihre Wirkung spezifisch, nur in bestimmten Gruppen, entfalten.

Diesem Ansatz widerspricht das *spezielle Modell*. Im speziellen Modell werden verschiedene Tätergruppen unterschieden, wie beispielsweise gewalttätige oder nicht gewalttätige Täter, Täter mit kindlichen oder gleichaltrigen Opfern. Entsprechend werden diesen unterschiedlichen Formen delinquenter Verhaltensweisen jeweils andere ätiologisch relevante Faktoren zugeschrieben.

Seto und Lalumière (2010) fanden in ihrer Metaanalyse bestätigende Evidenz für beide Modelle. Manche Gruppen von Sexualstraftätern unterscheiden sich nicht in den relevanten Faktoren. Dies spricht dafür, dass für die Erklärung der Entstehung von delinquentem Verhalten in diesen Gruppen ein generelles Modell herangezogen werden kann. Bei anderen Tätergruppen bestätigte sich jedoch die Annahme eines speziellen Ätiologiemodells. So erwies sich die Variable „Alter der Opfer“ als entscheidend für eine Differenzierung unterschiedlicher Tätergruppen. Täter mit kindlichen Opfern unterschieden sich in relevanten Faktoren deutlich von Tätern mit gleichaltrigen und erwachsenen Opfern, was für ein spezifisches Bedingungsgefüge in diesen beiden Tätergruppen spricht.

Jugendliche Sexualstraftäter wachsen deutlich häufiger in einem Umfeld auf, in welchem sie früher und vermehrt mit sexuellen Aktivitäten, sexuell übergriffigem Verhalten und Pornografie konfrontiert werden (z.B. Fix et al., 2019). Diesen Faktoren kommt für die Entstehung von Sexualstraftaten eine generelle Relevanz zu. In der Untergruppe der Täter mit kindlichen Opfern finden wir jedoch eine spezifische Konstellation von weiteren Faktoren. Diese Gruppe wurde deutlich häufiger selbst in ihrer Kindheit missbraucht, es fehlt ihnen an altersentsprechenden sexuellen Erfahrungen, und ihr sexuelles Interesse an präpubertären Kindern ist deutlich ausgeprägter. Es wurde bereits mehrfach darauf hingewiesen, dass Missbrauchstäter umfangreiche Kompetenzdefizite aufweisen und ihnen vielfach die Reife für eine Beziehung mit Gleichaltrigen fehlt. Entsprechend erscheint es naheliegend, dass diese Defizite im Zusammenhang mit den o.g. Faktoren entstanden sind. Interessant in diesem Kontext ist auch ein Befund von van den Berg, Bijleveld und Hendriks (2017). Diese konnten aufzeigen, dass Sexualstraftäter mit kindlichen Opfern im Gegensatz zu anderen Gruppen von Sexualstraftätern früher Kinder bekommen und eine Elternschaft die Wahrscheinlichkeit für weitere Übergriffe erhöht. Betrachten wir den Bereich der psychischen Auffälligkeiten, so finden sich bei Tätern mit kindlichen Opfern häufiger internalisierende Störungen (Ängste, depressive Verstimmungen, soziale Defizite), sie haben einen geringeren Selbstwert, sind sozial isolierter und erleben häufiger Bullying (Seto & Lalumière, 2010; van Wijk et al., 2007). Alle diese Faktoren sind in ein spezielles Ätiologiemodell für Missbrauchstäter zu integrieren, sie haben für diese Tätergruppe eine spezifische ätiologische Bedeutung.

Betrachten wir die Befunde zur Gruppe der jugendlichen Sexualstraftäter mit gleichaltrigen und erwachsenen Opfern, sprechen diese für ein Entstehungsmodell, das sich vom Modell für jugendliche Missbrauchstäter grundlegend unterscheidet. Sexualstraftäter mit gleichaltrigen und erwachsenen Opfern zeigen ein deutlich höheres Ausmaß an antisozialem Verhalten, externalisierenden Störungen und aggressiven Verhaltensauffälligkeiten und darüber hinaus auch eine deutlich geringere Impulskontrolle. Im Zuge ihrer Übergriffe setzen sie mehr Aggressionen und Gewalt ein, ihre Delinquenzrate ist deutlich höher und betrifft in höherem Ausmaß auch nicht sexuelle Straftaten. Zudem begehen sie ihre Straftaten häufiger unter Drogen- oder Alkoholeinfluss (Gunby & Woodhams, 2010; Hunter et al., 2003; Leroux et al., 2016; Seto & Lalumière, 2010).

Die Studie von Spearson Goulet und Tardif (2018) unterstützt die These differenzieller Ätiologiemodelle. Diese Forschergruppe konnte jugendliche Sexualstraftäter anhand ihres sexuellen Verhaltens unter Anwendung einer Clusteranalyse in drei Gruppen aufteilen: Eine diskordante Gruppe, die sich durch eine verzögerte sexuelle Reife auszeichnet, jedoch im Hinblick auf sexuelle Fantasien und Verhalten weitgehend „normalen" Jugendlichen ähnelt. Eine zweite Gruppe ist durch ein eingeschränktes sexuelles Verhalten und eingeschränkte sexuelle Interessen gekennzeichnet. Bei dieser Gruppe ist Sexualität von untergeordneter Bedeutung. Sexuelle Bedürfnisse, sexuelles Verhalten und sexuelle Fantasien sind in nur geringerem Ausmaß vorhanden. Das wesentliche Kennzeichen der dritten Gruppe ist eine überbordende und allgegenwärtige Sexualität. Diese Gruppe ist ständig mit sexuellen Themen beschäftigt, das Bedürfnis nach sexuellen Aktivitäten ist hoch. In dieser Gruppe finden sich deutlich häufiger abweichende sexuelle Interessen und Fantasien. Zudem zeichnet sich diese Gruppe durch ein verfrüht einsetzendes sexuelles Interesse aus. Eigene Missbrauchserfahrungen sind in dieser Gruppe hoch. Jugendliche mit diesem sexuellen Profil unterscheiden sich von den anderen Gruppen durch höhere Delinquenzraten. Sie begehen häufiger sexuelle Straftaten – vorwiegend an gleichaltrigen Opfern –, aber auch häufiger nicht sexuelle Straftaten und weisen einen verstärkten Drogen- und Alkoholmissbrauch auf.

Betrachten wir die Gesamtgruppe der jugendlichen Sexualstraftäter, so scheint besonders die Ausprägung des antisozialen Verhaltens von zentraler Bedeutung für die Häufigkeit und die Schwere von Übergriffen zu sein. In diesem Zusammenhang konnten McCuish, Lussier und Corrado (2015) unterschiedliche Entwicklungspfade von antisozialem Verhalten isolieren, die für die Behandlung von jugendlichen Sexualstraftätern und die Entwicklung von Präventionsmaßnahmen hohe Relevanz besitzen. Bei Jugendlichen, die bereits in jungen Jahren erstmals antisoziales Verhalten zeigten, nahm dieses kontinuierlich zu, und diese höhere Ausprägung von antisozialem Verhalten hing signifikant mit der Häufigkeit von sexuellen Übergriffen zusammen. Diese Jugendlichen mit stärker ausgeprägtem antisozialen Verhalten waren häufiger Opfer von sexuellem Missbrauch oder körperlichen Misshandlungen und sie zeigten mehr Verhaltensauffälligkeiten sowie Alkohol- oder Drogenmissbrauch. Demgegenüber war bei jenen Jugendlichen, die mit Ende der Adoleszenz keine sexuellen Straftaten mehr zeigten, das antisoziale Verhalten deutlich geringer ausgeprägt.

2.1.8 Integratives Modell

In den vorangegangenen Kapiteln wurde ein breites Spektrum an Faktoren beschrieben, die sich als relevant für die Motivation des Täters erwiesen haben. Im Folgenden sollen diese Faktoren nun in einem integrativen Modell zusammengefasst werden (siehe Abbildung 2.2). Grundlage dieses Modells bilden die Arbeiten von Cohen et al. (2002) sowie Ward und Beech (2016). Zwar haben Cohen und Mitarbeiter:innen ihr Modell spezifisch für jene Gruppe von Missbrauchstätern entwickelt, die in ihrer Kindheit selbst missbraucht worden waren, es zeigte sich jedoch im Verlauf, dass die von Cohen und Mitarbeiter:innen beschriebenen Zusammenhänge nicht nur auf diese spezifische Gruppe anwendbar sind, sondern eine derartige Konstellation bei Missbrauchstätern generell zu finden ist. Daraus kann geschlossen werden, dass die bei Missbrauchstätern gefundenen kortikalen Abweichungen, die wesentlich für die Verhaltensauffälligkeiten dieser Tätergruppe verantwortlich zu machen sind, zwar durch eigene Missbrauchserlebnisse bedingt sein können, jedoch auch andere Faktoren als Ursache dafür infrage kommen.

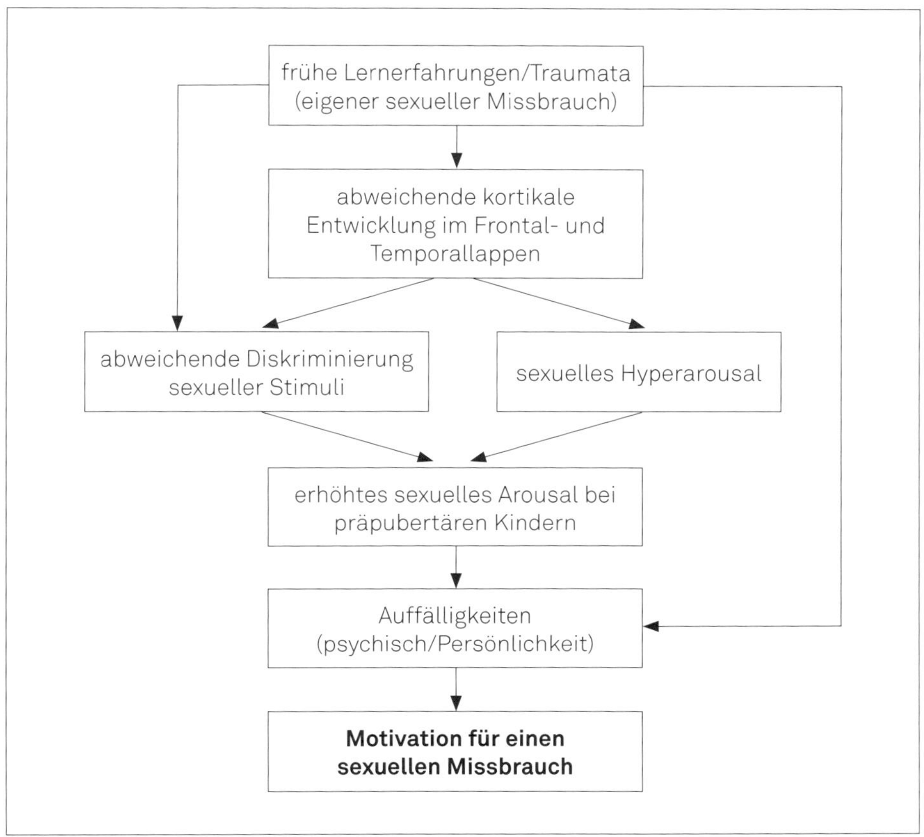

Abbildung 2.2: Modell zur Entwicklung der Motivation des Täters (adaptiert nach Cohen et al., 2002)

Erlebnisse eines sexuellen Missbrauchs oder andere Traumata können die unterschiedlichsten Folgestörungen nach sich ziehen. Es ist gesichert, dass traumatische Erfahrungen sowohl zu Abweichungen in der biologischen Entwicklung als auch zu neuropsychologischen Veränderungen führen können. Dies gilt in gleicher Weise für schwierige Lebensbedingungen oder Vernachlässigungen in der frühen Kindheit. Es gibt eine robuste Evidenz, dass schwierige und dysfunktionale Entwicklungsbedingungen, wie Armut, schlechte soziale Verhältnisse, abwesende oder kranke Eltern, das Erleben von Gewalt oder inadäquates Erziehungsverhalten, die Entwicklung von Kindern auf allen Ebenen beeinträchtigen können. Kinder, die von derartigen dysfunktionalen Lebensbedingungen, Vernachlässigung oder traumatischen Erlebnissen betroffen sind, sind in den meisten Fällen großem und dauerhaftem Stress ausgesetzt, mit entsprechend destruktiven Auswirkungen auf die neurologische Entwicklung. Derartige Prozesse können zu neuropsychologischen Abweichungen im Temporal- und Frontallappen führen, wie sie bei Missbrauchstätern zu finden sind.

Darüber hinaus kann es durch lebensgeschichtlich frühe Lern- und Konditionierungsprozesse zu einer Koppelung von bestimmten Hinweisreizen und sexueller Erregung kommen und damit können spezifische Prägungen hinsichtlich der sexuellen Bedürfnisse ausgebildet werden. Nicht nur eigene Missbrauchserlebnisse, sondern auch das Aufwachsen in einem sexualisierten Umfeld, die frühe Konfrontation mit Pornografie, wie sie bei jugendlichen Sexualstraftätern nachgewiesen wurde, können diese Lern- und Konditionierungsprozesse in Gang setzen und letztlich eine spezifische Erregbarkeit in Bezug auf präpubertäre Kinder zur Folge haben. Ein Zusammenwirken dieser Faktoren mit den beschriebenen kortikalen Veränderungen erklärt auch das generelle, nicht nur auf Kinder bezogene sexuelle Hyperarousal. Wenn auf dieser Grundlage psychische Fehlentwicklungen oder Persönlichkeitsauffälligkeiten, wie Selbstwert-, Kompetenz- oder Empathiedefizite, Ängste oder antisoziale Tendenzen hinzukommen, kann dies die Motivation für einen sexuellen Missbrauch noch zusätzlich verstärken und dazu führen, dass die betroffene Person in noch stärkerem Ausmaß auf die Befriedigung ihrer Bedürfnisse fokussiert ist.

2.2 Innere Hemmnisse

In unseren heutigen Gesellschaften sind sexuelle Kontakte mit Kindern üblicherweise mit einem großen Tabu belegt. Derartige Kontakte widersprechen herrschenden moralischen Einstellungen und Normen. Diese Inakzeptanz aufgrund moralischer Bedenken hat entsprechend in den nationalen Gesetzgebungen ihren Niederschlag gefunden und zur Entwicklung von zahlreichen Gesetzesvorschriften geführt, die sexuelle Kontakte mit Kindern in unterschiedlichsten Formen und Ausprägungen unter Strafe stellen. Besonders der intrafamiliäre Missbrauch ist mit einem großen Tabu belegt, das vor allem biologisch begründet ist. Fast in jeder Kultur wurden Regeln formuliert, die sexuelle Kontakte zwischen Blutsverwandten verbieten. Entsprechend empfinden viele Menschen sexuelle Kontakte zwischen Eltern und Kindern oder Geschwistern als ekelerregend (Antfolk, Karlsson, Bäckström & Santtila, 2012).

Aufgrund der breiten und hohen gesellschaftlichen Akzeptanz dieser Normen ist davon auszugehen, dass diese auch von den Mitgliedern unserer Gesellschaft weitgehend verinnerlicht wurden. Entsprechend werden Personen rund um den Themenkomplex „sexuelle Kontakte mit Kindern“ kognitive Repräsentationen aufgebaut haben, die im Wesentlichen von diesen moralischen und gesetzlichen Normen geprägt sein werden. Diese Repräsentationen stehen einem sexuellen Missbrauch entgegen. Personen, die an sexuellen Kontakten mit Kindern interessiert sind, müssen daher, um ihre Bedürfnisse verwirklichen zu können, Handlungen setzen, die gegen gesellschaftlich hoch akzeptierte moralische und gesetzliche Normen verstoßen. Darüber hinaus werden sie wahrscheinlich auch entgegen eigenen Verhaltensvorschriften handeln müssen. Diesen Handlungen stehen somit umfangreiche innere Hemmnisse entgegen. Betroffene Personen müssen moralische Bedenken und Gefühle von Scham und Schuld überwinden, und sie müssen sich auch damit auseinandersetzen, möglicherweise bestraft oder sozial geächtet zu werden, wenn sie sich ihrer Motivation entsprechend verhalten.

In diesen Prozessen können unterschiedliche Faktoren zum Tragen kommen, die diese inneren Hemmnisse abschwächen oder zur Gänze beseitigen. Die bestehenden kognitiven Dissonanzen können über die Generierung alternativer Denkmuster gelöst werden. Hier handelt es sich um Denkmuster, die sexuelle Kontakte mit Kindern in einen positiven Kontext stellen. Dies ermöglicht den Betroffenen, sexuell übergriffiges Verhalten gegenüber Kindern zu rechtfertigen – sowohl sich selbst gegenüber als auch gegenüber anderen Personen. Auf diese Weise kann der Betroffene sich aufdrängende Bedenken ausräumen, negative Gefühle vermeiden, ein positives Selbstbild und einen positiven Selbstwert aufrechterhalten.

Darüber hinaus können aber auch Besonderheiten in der Persönlichkeitsstruktur oder im psychischen Erleben dazu führen, dass gesellschaftliche und soziale Normen nicht in dem Ausmaß wahrgenommen oder verinnerlicht wurden, wie es für die Ausbildung hinreichend wirksamer innerer Hemmnisse erforderlich wäre. Auch der Missbrauch von Alkohol oder Drogen ist geeignet, innere Hemmnisse so weit außer Kraft zu setzen, dass trotz bestehender moralischer Bedenken oder Ängste die Motivation, einen sexuellen Missbrauch zu begehen, als handlungsleitende Variable bestehen bleibt.

2.2.1 Verzerrte kognitive Denkmuster

Jedes Verhalten – entsprechend auch Missbrauchsverhalten – wird von kognitiven Prozessen gesteuert. Kognitive Prozesse beeinflussen wesentlich die Motivation für eine Handlung. Tatsächlich wurden bei Missbrauchstätern verzerrte und missbrauchsförderliche Einstellungen und Annahmen gefunden, die sich auf Kinder, deren Wünsche und Vorlieben beziehen. Die Entstehung derartiger Einstellungen und Annahmen kann einerseits über die oben beschriebenen Prozesse erklärt werden, die dem Erhalt des positiven Selbstbilds eines Missbrauchstäters dienen. Andererseits können auch Defizite in der emotionalen Entwicklung und damit verbundene Beeinträchtigungen in der sozialen Wahrnehmung und Informationsverarbeitung spezifisch dazu beitragen, jene Denkmuster auszubilden, die bei Missbrauchstätern verstärkt nachgewiesen wurden (siehe Kapitel 2.1.1).

Ward und Kollegen haben zahlreiche Studien zu diesem Thema durchgeführt und leiten aus ihren umfangreichen Erkenntnissen ab, dass die Verzerrungen sich nicht auf einzelne, isolierte und direkt handlungsleitende Kognitionen beschränken, sondern sich diese verzerrten Denkmuster zu deutlich komplexeren kognitiven Strukturen wie Schemata oder impliziten Theorien zusammenfassen lassen. Inhaltlich sind diese impliziten Theorien fünf bestimmenden Themenkomplexen zuzuordnen (Ward & Keenan, 1999).

Der erste Bereich umfasst das Thema *„Kinder sind sexuelle Wesen"*. Dieser impliziten Theorie liegt die Annahme zugrunde, dass Sexualität etwas Normales und Natürliches wäre und dieser Grundsatz auch für Kinder Gültigkeit habe. Sexuelle Empfindungen und Vorlieben wären daher nicht auf Erwachsene beschränkt, sondern auch bei Kindern zu finden, weshalb auch Kinder berechtigt wären, ein selbstbestimmtes sexuelles Leben führen. So könnten Kinder selbst entscheiden, wie, mit wem und in welcher Form sie ihre sexuellen Bedürfnisse befriedigen wollen. Kinder wären nicht nur fähig, sexuelle Wünsche wahrzunehmen, sondern könnten ihre sexuellen Interessen auch eigenständig vertreten, indem sie andere Personen zu Sex auffordern bzw. dazu verführen würden. Sexuelle Erfahrungen wären für Kinder positiv und gesund. Würde Kindern im Gegenzug die Möglichkeit zu sexuellen Kontakten verwehrt, so wäre dies ungesund und schädlich für ihre Entwicklung. Veranschaulichende Beispiele, wie sich die impliziten Theorien auf der Ebene der konkreten Kognitionen auswirken, sind in Tabelle 2.2 (siehe Seite 78) zusammengefasst.

Im zweiten Themenkomplex geht es um das Thema *„Berechtigung"*. Grundlage dieser impliziten Theorie ist die Annahme, dass manche Teile der Bevölkerung oder bestimmte Personen mehr Wert hätten und diesen daher auch ein höherer Status zuzuschreiben wäre als anderen Personen. Aus diesem Grund hätten diese Personen mehr Rechte und Befugnisse und deren Bedürfnisse wären daher vorrangig zu behandeln. Personen mit niedrigerem Status hätten dies umfassend anzuerkennen und sich entsprechend zu verhalten. Da es berechtigten Personen zustehen würde, festzulegen, welche Handlungen jeweils akzeptabel wären und welche nicht, gäbe es auch keine allgemeingültigen moralischen Regeln oder Normen. Welche Personen oder Personengruppen diesen Macht- und Kontrollanspruch nun für sich in Anspruch nehmen könnten, wird von den jeweils geltenden gesellschaftlichen Strukturen und Hierarchien abhängen. Diese Berechtigungen könnten sich beispielsweise Männer zuschreiben gegenüber Frauen und Kindern, aber auch Angehörige höherer Schichten oder einflussreichere, mit mehr Ressourcen ausgestattete Personen gegenüber schlechter gestellten Personen.

Das dritte Thema befasst sich mit der *Bedrohlichkeit der Umwelt*. Dahinter steht die Annahme, dass es im Wesen von Menschen läge, immer darauf bedacht zu sein, eigene Interessen durchzusetzen, ohne dabei Rücksicht auf andere zu nehmen. Um selbst nicht übervorteilt zu werden, wäre es daher notwendig, andere Menschen zu dominieren und zu kontrollieren. Wird die eigene Dominanz oder Position durch eine andere Person infrage gestellt oder gefährdet, so wäre es notwendig und man wäre auch dazu berechtigt, diese Person zu bestrafen, um sie wieder in ihre Schranken zu verweisen. Dies wäre ein probater Weg, um auch längerfristig die Unterlegenheit dieser Personen sicherzustellen und so die Bedrohlichkeit der Umwelt herabzusetzen. Als bedrohlich werden in erster Linie erwachsene Personen erlebt. Kinder werden diesem Denkschema zufolge als weniger gefährlich, als verlässlicher und vertrauenswürdiger angesehen. Dies liegt darin begründet, weil Kinder nicht so sehr auf ihren Vorteil bedacht wären. Daher wäre es auch eher möglich, von Kindern Liebe und Zuneigung zu erhalten. Es würde Kinder sogar glücklich machen, die Wünsche und Bedürfnisse anderer, höhergestellter Personen befriedigen zu können.

Der vierte Bereich betrifft die *Unkontrollierbarkeit der Welt*. Diese Theorie fußt auf der Grundannahme, dass es unmöglich wäre, Ereignisse oder Menschen zu verändern oder zu beeinflussen. Daher wären Menschen auch außerstande, ihr eigenes Verhalten und entsprechend auch ihr sexuelles Verlangen zu kontrollieren und zu steuern. Damit könne auch niemand in die Verantwortung genommen werden, wenn es zu einem sexuellen Missbrauch kommt. Vielmehr wird die Verantwortung für derartige Handlungen dem Schicksal, anderen Personen und häufig auch dem Einfluss von Alkohol oder Drogen zugeschrieben.

Der fünfte Bereich bezieht sich auf die besondere *Eigenart des Schadens*, den ein sexueller Missbrauch nach sich ziehen kann. Diese Theorie impliziert, dass es unterschiedliche Abstufungen von Schädigungen gäbe. Die Bemessung des Schadens hänge davon ab, ob und in welchem Ausmaß ein sexueller Missbrauch negative Konsequenzen für das Kind nach sich zieht. Entscheidende Faktoren wären, ob der Missbrauch unter dem Einsatz von Zwang und Gewalt stattfinden würde, ob das Opfer die Ereignisse bewusst erlebt habe und wie die Vorkommnisse insgesamt gesellschaftlich bewertet würden. Je weniger intrusiv eine Handlung für ein Kind wäre, umso weniger schädigend wäre sie und umso geringer wäre die Schuld der Person, die den sexuellen Missbrauch begeht. Diese Gedankenkonstruktion basiert auf der Annahme, dass die betreffende Person ja Handlungen hätte setzen können, die deutlich intrusiver und damit deutlich schädigender hätten sein können. Die betreffende Person habe sich aber, um das Kind zu schonen, gegen diese Handlungen entschieden. Zudem besteht eine Grundannahme dieser impliziten Theorie darin, dass sexuelle Handlungen – weil sie naturgegeben seien – grundsätzlich nicht als schädigend anzusehen wären. Würde dennoch ein Schaden entstehen, so wäre dieser auf andere Faktoren, wie beispielsweise auf die Reaktionen der Umwelt oder die besondere Eigenart des Opfers zurückzuführen, was außerhalb der Verantwortung der Person liegen würden, welche die sexuellen Handlungen gesetzt habe.

Tabelle 2.2: Beispiele für Kognitionen aus den fünf Bereichen impliziter Theorien (nach Ward & Keenan, 1999)

Bereiche	Beispiele für Kognitionen
Kinder sind sexuelle Wesen	• Das Kind wollte Sex. • Sie wollte es ja selbst, weil sie mit mir geflirtet hat. • Sie wollte, dass ich heiß auf sie werde, so wie sie angezogen war. • Das Kind hat keinen Schaden genommen. • Das Kind hat es ja genossen. • Sex mit Erwachsenen fördert Kinder in ihrer Entwicklung.
Berechtigung	• Kinder haben das zu tun, was ich von ihnen verlange, und meine Wünsche zu erfüllen. • Ich habe mir eine Belohnung verdient. • Wenn meine Frau sich verweigert, dann habe ich als Vater das Recht, mir bei meinen Kindern zu holen, was ich brauche. • Das dient nur der Sexualerziehung. • Wenn ich es nicht mache, dann macht es jemand anderes. • Jeder sollte dann Sex haben, wenn er ihn braucht.
Bedrohlichkeit der Umwelt	• Ich wollte ihr eine Lektion erteilen. • Sie hatte kein Recht, meine Autorität infrage zu stellen. • Ich musste sie wieder unter meine Kontrolle bringen. • Erwachsenen kannst du nicht trauen, aber Kindern schon; Kinder sind so unschuldig und wollen es Erwachsenen recht machen. • Kinder wollen Sex, weil dann fühlen sie sich geliebt.
Unkontrollierbarkeit der Welt	• Viele Männer missbrauchen Kinder, wenn sie unter Stress stehen. • Wenn ich nicht selbst missbraucht worden wäre, dann würde ich das heute nicht tun. • Ich kann nichts dafür, ich kann mich einfach nicht kontrollieren. • Ich war wie in Trance und so ist es einfach passiert. • Schuld ist nur der Alkohol.
Eigenart des Schadens	• Sie hat ja geschlafen und nichts davon mitbekommen. • Sie ist zu jung und weiß ja gar nicht, um was es da geht. • Ich berühre sie nur, das ist ja gar kein Sex. • Wir sind ja nicht blutsverwandt, daher ist es ja nicht so schlimm. • Das Kind würde ja nur Schaden nehmen, wenn ich Gewalt anwenden würde. • Für die Familie ist es besser, Sex mit seinem eigenen Kind zu haben als eine Affäre.

Derartige grundlegende Annahmen, Schemata und Kognitionen wirken sich in einem hohen Maß förderlich auf die Motivation aus, einen sexuellen Missbrauch zu begehen. Diese impliziten Theorien wurden vielfach bei sexuellen Missbrauchstätern nachgewiesen (z. B. Hempel, Buck, van Vugt & van Marle, 2015; Keown, Gannon & Ward, 2010). Interessant ist, dass diese missbrauchsförderlichen Kognitionen in geringerem Ausmaß bei Tätern von intrafamiliärem Missbrauch zu finden sind (Seto et al., 2015).

Wenn diese Vorstellungen, Theorien und Grundannahmen zumindest in Teilen der Gesellschaft verbreitet und akzeptiert sind, fördert dies die Entstehung und Stabilisierung derartiger impliziter Theorien. Haben sich diese Annahmen erst einmal in den Köpfen von Menschen festgesetzt, so lassen sie sich nur schwer wieder verändern. Denn implizite Theorien zeichnen sich durch eine hohe Resistenz gegenüber Veränderungen aus. Diese Veränderungsresistenz ist vor allem darauf zurückzuführen, wie wir Menschen in der Regel damit umgehen, wenn wir mit kognitiven Dissonanzen konfrontiert sind. Wir nehmen im Sinne des Confirmation Bias vor allem Informationen wahr, die unsere Annahmen und Kognitionen bestätigen, weiterverarbeitet werden in erster Linie bestätigende Evidenzen. Widersprechende Evidenzen hingegen werden uminterpretiert oder wir lassen diese generell außer Acht.

2.2.2 Persönlichkeitsvariablen

In Kapitel 2.1.5 wurde bereits ausgeführt, welche Persönlichkeitsvariablen an der Entstehung der Motivation für einen sexuellen Missbrauch beteiligt sein können. Diese Variablen kommen jedoch in gleicher Weise als innere Hemmnisse bzw. motivationsförderliche Faktoren infrage. Es ist schwierig, wenn nicht sogar unmöglich, zu differenzieren, an welcher Stelle dieses Prozesses Persönlichkeitsfaktoren ihre Wirkung entfalten, ob sie zur Entstehung der Motivation beitragen oder erst zu einem späteren Zeitpunkt innere Hemmnisse reduzieren und damit motivationsförderlich wirken.

Diese möglichen Zusammenhänge sollen am Beispiel von Empathiedefiziten verdeutlicht werden. Das Unvermögen, mit einem Kind mitzufühlen oder nachzuvollziehen, was ein Kind empfindet, wenn es in eine sexuelle Interaktion mit einem Erwachsenen gerät, kann wesentlich dafür verantwortlich sein, dass bei einer bestehenden sexuellen Hingezogenheit zu Kindern die Motivation für sexuelle Kontakte mit Kindern überhaupt erst aufgebaut wird. Kann eine dazu motivierte Person sich jedoch in Kinder einfühlen, wird dieses Nachempfinden-Können zum Abbau der Motivation beitragen und möglicherweise wird diese Person von ihrem Vorhaben ablassen. Im Gegenzug kann das Unvermögen, sich in Kinder einzufühlen, die Motivation, einen sexuellen Missbrauch zu begehen, noch zusätzlich verstärken. Empathiedefizite können somit wesentlich zur Entstehung der Motivation für einen sexuellen Missbrauch beitragen, bei bestehender Motivation können sie sich jedoch auch förderlich auf die Motivation auswirken. Diese funktionalen Zusammenhänge gelten in gleicher Weise für exekutive Funktionen, wie eine geringe Impuls- und Selbstkontrolle, für eine ausgeprägte Risikobereitschaft, Irritabilität oder emotionale Instabilität (Finkelhor et al., 2016).

2.2.3 Alkohol- und Drogenmissbrauch

Der Konsum von Drogen oder Alkohol ist ein weiterer zentraler Faktor, der den Prozess der Hemmung bzw. Verstärkung der Motivation des Täters beeinflussen kann. Zwar dürfte dem Missbrauch von Alkohol oder Drogen bei Tätern mit nicht kindlichen Opfern eine bedeutsamere Rolle zukommen, diese Prozesse sind jedoch auch für die Gruppe der Missbrauchstäter relevant (Aromäki & Lindman, 2001). Auf die Verbreitung von Alkohol- und Drogenmissbrauch bei jugendlichen Sexualstraftätern wurde bereits in Kapitel 2.1.7 hingewiesen. Diese Problematik ist aber nicht auf die Gruppe der Jugendlichen beschränkt, sondern auch bei erwachsenen Tätern zu finden (z. B. Abracen, Looman, Di Fazio, Kelly & Stirpe, 2006).

Es kommt hinzu, dass Sexualstraftäter nicht nur häufiger und intensiver psychoaktive Substanzen konsumieren, dies geschieht auch häufiger im Kontext der sexuellen Missbrauchshandlungen. So konnte nachgewiesen werden, dass sexuelle Übergriffe häufig unter dem Einfluss von Alkohol begangen werden (z. B. Wakeling et al., 2007). Alkohol oder Drogen enthemmen und setzen die exekutiven Funktionen herab, was besonders in missbrauchsrelevanten Situationen von Bedeutung ist. Unter dem Einfluss von Alkohol oder Drogen wird eine bestehende Motivation für sexuellen Missbrauch verstärkt handlungswirksam werden. Die Wirkung möglicherweise vorhandener innerer Hemmnisse wird verstärkt außer Kraft gesetzt, und betroffene Personen werden verstärkt motiviert sein, Situationen aufzusuchen, die einen Missbrauch begünstigen. In diesem gesamten Prozess wird es zu einer graduellen Zunahme der Motivation kommen, und die Bereitschaft wird sich erhöhen, der Motivation konkrete Handlungen folgen zu lassen und tatsächlich einen Missbrauch zu begehen.

Unter der Wirkung von Alkohol und Drogen wird insgesamt die Fähigkeit zur Verhaltenssteuerung deutlich beeinträchtigt. Nach dem Konsum psychoaktiver Substanzen fokussiert sich die Wahrnehmung der betroffenen Person auf saliente, besonders auffällige Reize. Zudem richtet sich die Verhaltenssteuerung an kurzfristigen Konsequenzen aus, langfristige Konsequenzen werden eher außer Acht gelassen. Somit werden Handlungen bevorzugt, die eine kurzfristige Befriedigung bestehender Bedürfnisse garantieren. Der Einfluss von Alkohol und Drogen bewirkt, dass Faktoren, die sich normalerweise hemmend auf die Motivation von

Tätern auswirken, in ihrer Funktion beeinträchtigt oder zur Gänze außer Kraft gesetzt werden. Derartige Faktoren wären beispielsweise moralische Bedenken oder Ängste vor einer strafrechtlichen Verfolgung.

2.3 Äußere Hemmnisse

Neben inneren Hemmnissen existiert auch eine Reihe von äußeren Hemmnissen, die geeignet sind, die Motivation des Täters herabzusetzen. In Kapitel 2.2 wurde bereits ausgeführt, dass in unserer Gesellschaft in der Regel sexuelle Kontakte mit Kindern als inakzeptable Handlungen angesehen und daher üblicherweise Personen, die Kinder sexuell missbrauchen, negativ bewertet werden. Damit verbunden ist auch die Gefahr einer sozialen Ächtung. Befürchtungen von negativen Bewertungen oder einer sozialen Ächtung fungieren somit als sehr bedeutsame äußere Hemmnisse, die Betroffene davon abhalten können, sexuelle Missbrauchshandlungen zu begehen. Dennoch existieren rund um das Thema „sexuelle Kontakte mit Kindern und sexueller Missbrauch" Theorien und Grundannahmen, die das Tabu, das dem Thema sexueller Missbrauch anhaftet, durchaus relativieren können. Diese Grundannahmen sind an bestimmte Aspekte oder Begleitumstände von sexuellem Missbrauch geknüpft und ähneln den verzerrten kognitiven Denkmustern der Täter, wie sie in Kapitel 2.2.1 beschrieben sind. Es ist davon auszugehen, dass diese gesellschaftlich durchaus verbreiteten Mythen über sexuellen Missbrauch die Basis darstellen, aus welcher Täter ihre impliziten Theorien und verzerrten Denkmuster generieren.

Als wesentliches weiteres äußeres Hemmnis sind die Strafdrohungen bzw. der Strafrahmen zu sehen, mit welchen sexuelle Handlungen mit Kindern belegt sind. Diese Strafdrohungen sind zumindest in westlichen Kulturen nicht unerheblich und reichen abhängig von der Art der Handlung und den Begleitumständen bis zu einer lebenslangen Haft, sodass ihnen durchaus eine generalpräventive Wirkung zuzusprechen ist.

2.3.1 Mythen über sexuellen Missbrauch

Mythen über sexuellen Missbrauch sind weit verbreitet und deren Wirkung konnte in zahlreichen Studien nachgewiesen werden (Cromer & Goldsmith, 2010). Zentrale Mythen in diesem Bereich ranken sich um die Sexualität des Mannes. Ein Mythos besteht darin, die Sexualität des Mannes in gewisser Weise mit Gewalt und Angriff assoziiert zu sehen. Diese Verbindung zwischen männlicher Sexualität und Gewalt und Angriff wäre naturgegeben und habe in der Biologie des Mannes ihren Ursprung. Entsprechend wäre bei Männern ein aggressives und angriffiges sexuelles Verhalten etwas Normales, man habe dies bei einem Mann folglich zu erwarten. Ein weiterer Mythos hat zum Inhalt, dass Kinder und auch Frauen im Bereich der Sexualität oft keine eindeutigen Signale aussenden würden. Zudem würden Kinder und Frauen der biologisch bedingten aggressiven männlichen Sexualität nicht mit der nötigen Konsequenz entgegentreten – selbst dann nicht, wenn von ihrer Seite kein sexueller Kontakt gewünscht würde. Darin läge es nun begründet, dass es für Männer oft schwer abzuschätzen wäre, ob eine Frau oder ein Kind in einer bestimmten Situation einen sexuellen Kontakt wünschen oder nicht wünschen würde bzw. in welcher Form dieser stattfinden solle. Ergänzend käme hinzu, dass der männliche Sexualtrieb biologisch bedingt nicht nur aggressiver, sondern auch deutlich stärker ausgeprägt wäre als der weibliche. Dies habe zur Konsequenz, dass Männer ihren Sexualtrieb nur schwer unter Kontrolle halten könnten. Zudem könne dieser „übermächtige" Sexualtrieb von Kindern oder Frauen sehr leicht ausgelöst werden, wenn diese sich beispielsweise aufreizend kleiden oder aufreizend verhalten würden. Diese sexuellen Reize, die Frauen und Kinder durch ihr Aussehen und ihr Verhalten aussenden, würden einen Prozess in Gang setzen, der von Männern nur schwer kontrollierbar wäre. Männer würden dann ihrer naturgegebenen Art folgen und auf die Befriedigung ihres Sexualtriebes drängen und diesen letztendlich auch versuchen durchsetzen. Im Grunde wären derartige Provokationen von Frauen und Kindern dafür verantwortlich, wenn es dann zu sexuellen Kontakten käme. Abhängig vom Ausmaß der Provokation und von der Stärke des männlichen Sexualtriebes könnten Männer in derartigen Situationen durchaus auch „Triebdurchbrüche" erleben, in welchen der Sexualtrieb überhaupt nicht mehr zu kontrollieren wäre, und die Triebbefriedigung dann auch bei zufällig anwesenden Personen versucht bzw. vollzogen würde. Interessant in diesem Zusammenhang sind die Ergebnisse eine Metaanalyse, die nachweisen konnte, dass sich Sexualstraftäter von anderen männlichen Probanden nicht systematisch in ihrem Testosteronspiegel unterscheiden (Wong & Gravel, 2018).

Ein weiterer Mythos existiert zum Thema der sexuellen Frustration. Das Erklärungsmodell dieses Mythos beschreibt folgenden Umstand: Wenn Männer aufgrund von äußeren Umständen ihren Sexualtrieb nicht adäquat befriedigen könnten, wären diese in einem Ausmaß sexuell frustriert, dass dieses Gefühl der Frustration sie dazu bringen würde, sich mit Gewalt zu holen, was ihnen eigentlich zustehen würde – die sexuelle Befriedigung. Und wenn keine andere Möglichkeit bestehen würde, dann müssten notfalls auch Kinder dafür zur Verfügung stehen. Auch bei Männern, die in einer Partnerschaft leben, könne, wenn sich ihnen ihre Partnerin verweigern würde, diese Frustration auftreten, weshalb die Befriedigung der sexuellen Triebe und Bedürfnisse bei anderen Personen, zumeist Familienmitgliedern, gesucht würde. Verantwortlich dafür wäre nicht der Mann selbst, sondern die Partnerin, weil diese ihrer Verpflichtung, den Mann zu befriedigen, nicht nachkommen würde.

Diese mit der Sexualität des Mannes in Zusammenhang stehenden Mythen relativieren in einem hohen Ausmaß das dem sexuellen Missbrauch anhaftende Tabu.

Sie liefern Erklärungsmodelle, wie es zu einem sexuellen Missbrauch kommt und welche Faktoren dafür verantwortlich sind. Alle diese Erklärungsmodelle entlasten den Mann und entheben ihn seiner Verantwortung. Sie zeigen Situationen und Rahmenbedingungen auf, unter welchen sexuelle Übergriffe als „normale“ Reaktionen eingestuft werden können, die in der Natur des Mannes begründet wären. Erkennt ein Täter, dass es sich um gesellschaftlich verbreitete und akzeptierte Erklärungsmodelle handelt, dass er diese Einstellungen und Ansichten mit anderen Personen teilt, wird ein zentrales äußeres Hemmnis, das einem sexuellen Missbrauch entgegensteht, außer Kraft gesetzt. Die negative Bewertung und das Tabu, mit welchen Missbrauchshandlungen besetzt sind, verlieren ihre Wirkung. Diese Mythen unterstützen den Täter in seiner Grundannahme, die Verantwortung für seine Handlungen nicht selbst übernehmen zu müssen, sondern sie anderen Personen – dem Opfer selbst oder der Partnerin – zuschreiben zu können. Damit verstärken sie zusätzlich den Wegfall von inneren Hemmnissen beim Täter.

Ein weiterer bestehender Mythos bezieht sich auf die Annahme, dass sexueller Missbrauch nur auf dem Boden von Störungen, Krankheiten oder sozialer Auffälligkeiten entstehen kann. Es besteht die Auffassung, dass „normale“ Menschen, die in „normalen und geordneten“ sozialen Strukturen leben, nicht imstande wären, einen sexuellen Missbrauch zu begehen. Vielmehr könne die Neigung, sich in der Befriedigung von sexuellen Bedürfnissen an Kindern zu orientieren, nur auf dem Boden von psychischer Störung, Alkoholabhängigkeit, asozialen Verhältnissen oder auch einer gestörten Kindheit des Täters entstehen. Manchmal wird auch eine gestörte Familienstruktur dafür verantwortlich gemacht, dass es innerhalb von Familien zu sexuellen Übergriffen kommt. Diese Auffassung führt dazu, dass sexuelle Missbrauchshandlungen einzelnen (schwer) gestörten oder beeinträchtigten Einzeltätern zugeschrieben werden und die weite Verbreitung dieses Phänomens, wie es epidemiologische Daten nahelegen, nicht wahrgenommen wird. Dieser Mythos generiert ein spezifisches Bild eines Missbrauchstäters, das dem Gros der Missbrauchstäter nicht entspricht. Viele Missbrauchstäter werden als „ganz normale“ und sozial integrierte Mitmenschen wahrgenommen und auch entsprechend von ihrem Umfeld beschrieben. Dies hat zur Folge, dass es für das soziale Umfeld zumeist denkunmöglich ist, dass beispielweise der Nachbar, Lehrer, Priester oder die Betreuerin als Täter infrage kommt, wenn ein sexueller Missbrauch im Raum steht. Bei Verdacht oder Bekanntwerden eines sexuellen Missbrauchs sind Aussagen und Reaktionen des engeren und weiteren sozialen Umfelds, wie „das kann nicht sein“, „das ist sicherlich nicht wahr (erfunden, ein Missverständnis)“, „ein so netter (sozialer, guter) Mensch kann so etwas nicht getan haben“, sehr häufig zu finden.

Durch diesen Mythos wird somit ein weiteres zentrales äußeres Hemmnis außer Kraft gesetzt. Die soziale Kontrolle steht einem Missbrauch nicht mehr entgegen. Dieser Mythos entwirft ein bestimmtes Stereotyp für sexuelle Missbrauchstäter, und weil Täter jenem Stereotyp nicht entsprechen, können sie sich geschützt fühlen. Damit schätzen sie die Gefahr als gering ein, dass ihre Missbrauchshandlungen entdeckt werden oder das Opfer sich jemandem anvertraut. Und selbst für den Fall, dass ein Opfer den sexuellen Missbrauch offenlegt, trägt dieser Mythos dazu bei, dass Täter weiterhin geschützt bleiben. Denn selbst das Nahfeld des Kindes kann es sich oft nicht vorstellen, dass die beschuldigte Person zu etwas Derartigem fähig wäre. Der Mythos legt nahe, die Angaben des Kindes als „Hirngespinst" oder „Fantasiegebilde" abzutun und der Sache nicht weiter nachzugehen. Dieser Mythos des psychisch gestörten Einzeltäters trägt somit wesentlich dazu bei, dass Täter kaum mehr Angst davor haben, der von ihnen begangene sexuelle Missbrauch könnte entdeckt oder offengelegt werden. Er führt somit dazu, dass Missbrauchstäter die Gefahr einer sozialen Ausgrenzung, einer strafrechtlichen Verfolgung oder Verurteilung als vernachlässigbar einschätzen.

2.3.2 Strafdrohung – strafrechtliche Verfolgung

Die Einschätzung der Gefahr einer strafrechtlichen Verfolgung und das Strafausmaß, mit welchem Tathandlungen des sexuellen Missbrauchs bedroht sind, sind zentrale äußere Hemmnisse. Betrachten wir die Strafdrohungen, die an Straftaten des sexuellen Missbrauchs geknüpft sind, so sind diese im deutschsprachigen Raum trotz mancher Abweichungen relativ einheitlich. Ein schwerer sexueller Missbrauch ist in Österreich, abhängig von den Begleitumständen und den Folgen der Tat, mit einer Strafe von einem Jahr bis lebenslang bedroht (Rechtsinformationssystem des Bundes, 2018a). In Deutschland beträgt der Strafrahmen 2 Jahre bis lebenslang (Bundesministerium für Justiz und Verbraucherschutz, 2021a), in der Schweiz bis zu 10 Jahre (Schweizerische Eidgenossenschaft, 1991b). Der Strafrahmen für sexuellen Missbrauch beträgt in Österreich 6 Monate bis 5 Jahre (Rechtsinformationssystem des Bundes, 2018b), in Deutschland 6 Monate bis 10 Jahre (Bundesministerium für Justiz und Verbraucherschutz, 2021b), in der Schweiz bis zu 5 Jahre (Schweizerische Eidgenossenschaft, 1991a). Diese Strafdrohungen umfassen zumeist mehrjährige Haftstrafen, sind somit erheblich und stellen – auch im Sinne der Generalprävention – ein schwerwiegendes äußeres Hemmnis dar, das geeignet ist, die Motivation eines Täters, einen sexuellen Missbrauch zu begehen, deutlich herabzusetzen. Direkt daran geknüpft ist jedoch die Frage, wie hoch das Risiko zu bewerten ist, dass bei begangener Straftat tatsächlich eine Verurteilung und damit Bestrafung stattfindet. Eine massive Strafdrohung verliert ihren Effekt und ihre Funktion als äußeres Hemmnis, wenn potenziell davon Betroffene das Risiko, dass diese auch tatsächlich zum Tragen kommt, als gering einschätzen. Daher ist diese Frage untrennbar damit verbunden, wie hoch ein Missbrauchstäter das Risiko einschätzt, tatsächlich auch verurteilt zu werden, wenn er einen sexuellen Missbrauch begeht.

Eine Verurteilung steht jedoch erst am Ende einer längeren Kette von sozialen, polizeilichen und gerichtlichen Prozessen. Diese gehen einer möglichen Verurteilung voraus. Eine erste und auch wesentliche Voraussetzung ist, dass ein stattgefundener Missbrauch vom Opfer oder dessen sozialem Umfeld offengelegt wird. Weiters ist erforderlich, dass der Missbrauch angezeigt wird und die polizeilichen Ermittlungsergebnisse einen hinreichenden Tatverdacht ergeben, sodass dieser an die Staatsanwaltschaft übermittelt und von dieser ein Strafverfahren eingeleitet wird und letztlich das Gericht den Angeklagten für schuldig befindet.

Je größer nun ein Missbrauchstäter die Gefahr einschätzt, dass die sexuellen Missbrauchshandlungen, die er plant, nicht verheimlicht werden können, sondern das potenzielle Opfer oder dessen Umfeld diese offenlegen werden, umso stärker wird die Intention, diese Planungen auch tatsächlich umzusetzen, gehemmt werden. Intentionshemmend wird sich auch die Einschätzung der Gefahr einer strafrechtlichen Verfolgung auswirken. Die Täter werden ihre Chancen abwägen, einer Anzeige oder strafrechtlichen Verfolgung zu entgehen, falls der sexuelle Missbrauch dennoch, entgegen allen möglichen Widerständen, offengelegt wird. In diese Abwägung werden unterschiedliche Faktoren einfließen. Zum einen werden Täter ihre Fähigkeiten und Möglichkeiten abwägen, einen bestehenden Verdacht zu zerstreuen und das Umfeld des Kindes und auch die Behörden von der eigenen Unschuld zu überzeugen, und so zu erreichen, dass von einer Anzeige oder weiteren Ermittlungen abgesehen wird. In diese Überlegungen wird jedoch auch einfließen, wie Täter generell das Vorgehen und die Haltung von Behörden bei der Abklärung von Verdachtsfällen im Deliktbereich des sexuellen Missbrauchs einschätzen. Diese Einschätzung wird von Erfahrungswerten abhängen, wie konsequent Behörden die Untersuchung von Verdachtsfällen vorantreiben, wie hoch das Risiko angesehen wird, dass in der Folge ein derartiger Straftatbestand tatsächlich angezeigt wird und es in der Folge zu einer Anklage oder gar zu einem Gerichtverfahren kommt. Eine weitere Abwägung wird sich auf die Einschätzung der Chancen beziehen, dass ein mögliches Gerichtsverfahren, wenn es denn eingeleitet wird, in einen Freispruch mündet bzw. mit welchem Strafausmaß – bedingt oder unbedingt – im Falle einer Verurteilung zu rechnen wäre. Die Erfahrungswerte, auf welche sich Täter in diesen Überlegungen und Einschätzungen stützen, werden Informationen sein, die Täter bzw. potenzielle Täter aus den Medien oder den digitalen sozialen Netzwerken generieren. Täter bzw. potenzielle Täter können sich dabei aber auch auf persönliche Erfahrungen oder Erfahrungen im engeren sozialen Umfeld bzw. von Dritten beziehen.

Nun werden von Medien in ihren Berichten und auch von sozialen Netzwerken auf ihren unterschiedlichen Plattformen nur Einzelfälle aufgegriffen. Selbst wenn in Berichten manchmal auch mehr oder weniger verlässliche Statistiken ergänzt werden, stehen der Anlassfall, dessen Verlauf und Ausgang immer im Mittelpunkt. Diese Nachrichten und Meldungen können sich auf Fälle beziehen, in welchen ein sexueller Missbrauch erfolgreich aufgedeckt wurde und es zu einer Verurteilung des Täters kam. Es kann sich aber auch um Berichte handeln, die sich darauf beziehen, dass ein Verdachtsfall nicht weiterverfolgt, das Verfahren eingestellt oder der Angeklagte freigesprochen wurde. Dies kann einerseits zur Verstärkung der Risikowahrnehmung beitragen oder diese abschwächen. Auch persönliche Erfahrungen können über die Wahrnehmung eines erhöhten Risikos eine bestehende Handlungsintention abschwächen oder diese durch Verringerung der Risikowahrnehmung verstärken.

Betrachten wir allein die Fakten, so weisen diese – bei realistischer Einschätzung – auf ein nur geringes Risiko für Täter hin. Dieses geringe Risiko besteht auf allen Ebenen, sowohl im Hinblick auf Offenlegung und Anzeige als auch im Hinblick auf Aufklärung und Verurteilung. Hier handelt es sich nicht nur um eine persönliche, erfahrungsbasierte Einschätzung, sondern dies kann auch durch Daten belegt werden, auf die im Folgenden eingegangen wird. Ergänzend sei jedoch darauf hingewiesen, dass eine konkrete Risikoabschätzung schwierig ist, weil die in den angesprochenen Bereichen zur Verfügung stehenden Daten oft nicht vollständig, z. T. widersprüchlich und oft auch nicht direkt vergleichbar sind.

So könnten Informationen zur Dunkelziffer in diesem Bereich relevant für die Risikoeinschätzung des Täters sein. Diese weisen jedoch – abhängig von der jeweiligen Quelle – eine sehr große Schwankungsbreite auf. In der Wikipedia, einer eher seriösen Quelle, die von interessierten Laien häufig aufgesucht wird, um sich zu informieren, finden wir den Hinweis, dass das Bundeskriminalamt die Dunkelziffer bei sexuellem Missbrauch auf 1:15 einschätzt (Wikipedia, 2021). Demzufolge kämen auf einen aktenkundigen Fall 15 Fälle, die unerkannt bleiben. Eine Studie, in welcher Dunkelziffern nicht nur geschätzt, sondern explizit untersucht wurden, erbringt etwas differenziertere Daten. Diese Studie konnte bei extrafamiliärem Missbrauch ein Verhältnis von 1:9, bei intrafamiliärem Missbrauch hingegen ein Verhältnis von 1:50 nachweisen (Wetzels, 1997). Demzufolge wäre das Risiko für den Täter bei extrafamiliärem Missbrauch deutlich höher einzuschätzen als bei intrafamiliärem Missbrauch. Wird die Tat innerhalb der Familie begangen, sprechen die Daten somit für ein nur geringes Risiko, dass der sexuelle Missbrauch vom Opfer oder anderen Angehörigen offengelegt wird und es in der Folge zu einer Anzeige bzw. einer Verurteilung kommt.

Darüber hinaus erscheint für eine Risikoabklärung der Versuch lohnenswert, über punktuelle Erhebungen hinausgehend auf der Grundlage konkret vorliegender Daten aus Statistiken der Polizei und Gerichte die Differenz zwischen objektiv belegbarem Hellfeld und der tatsächlichen Häufigkeit von sexuellem Missbrauch in unserer Gesellschaft abzuschätzen. Dies ist möglich, wenn wir die Anzahl von Anzeigen und Verurteilungen in diesem Bereich mit jenen Häufigkeitsraten vergleichen, die sich aus den Ergebnissen epidemiologischer Studien extrapolieren lassen.

Legen wir die von Pereda et al. (2009b) in ihrer Metaanalyse vorgelegten Daten zugrunde, so ist in Europa von einer Prävalenzrate von 9.2 % auszugehen. Auf der Grundlage dieser Rate und den Angaben zur Bevölkerungsstatistik ist es möglich, eine Hochrechnung anzustellen, wie viele Opfer eines sexuellen Missbrauchs es tatsächlich in der Bevölkerung geben dürfte. Dabei entsteht jedoch das Problem, dass es sich bei den Prävalenzdaten um Lebenszeitprävalenzen handelt und die Daten zur Häufigkeit von Anzeigen und Verurteilungen sich jeweils auf den Zeitraum eines Jahres beziehen. Die Prävalenzdaten geben lediglich darüber Auskunft, wie hoch der Anteil von positiven Fällen in der Bevölkerungsgruppe der Kinder und Jugendlichen ist. Wir wissen jedoch nicht, zu welchem Zeitpunkt bzw. in welcher Zeitspanne der Kindheit und Jugend bei diesen positiven Fällen eine Straftat hätte angezeigt werden können. In die aus den vorliegenden epidemiologischen Daten berechnete Anzeigenhäufigkeit muss somit einfließen, mit welcher Wahrscheinlichkeit für den positiven Fall im betreffenden Jahr, für welches die Berechnungen angestellt werden, eine Anzeige hätte erfolgen können. Legen wir beispielsweise die Altersspanne von 0 bis 14 Jahren zugrunde, so wäre eine Anzeige in diesem gesamten Zeitraum von 14 Jahren möglich und die Anzeigenwahrscheinlichkeit für jedes Jahr würde sich anteilig reduzieren. Zudem geben epidemiologische Daten zwar Auskunft über die Rate an positiven Fällen – d. h. über die Anzahl an Opfern eines sexuellen Missbrauchs in der Bevölkerung. Sie erfassen jedoch nicht, ob ein positiver Fall nur einmalig einen sexuellen Missbrauch erlebt hat oder ob das Opfer in der Zeitspanne der Kindheit und Jugend mehrmals missbraucht worden ist und somit auch mehrmals die Straftat eines sexuellen Missbrauchs hätte anzeigen können. Wenn wir in dieser schwierigen Frage auf Studienerkenntnisse zurückgreifen, zeigen diese auf, dass es bei Opfern von sexuellem Missbrauch häufig zu Mehrfachviktimisierungen kommt. Deshalb ist bei einem deutlichen Anteil von potenziellen Opfern davon auszugehen, dass diese in der Lebensspanne ihrer Kindheit und Jugend nicht nur einmal, sondern mehrfach einen sexuellen Missbrauch hätten anzeigen können. Auch diese Variable gilt es zu berücksichtigen, wenn wir aus den vorliegenden Daten aus Epidemiologie und Bevölkerungsstatistik die Anzahl von potenziell möglichen Anzeigen innerhalb eines Jahres extrapolieren wollen, um auf diese Weise Aufschluss über das Dunkelfeld zu erhalten. Da die Variable der Anzahl der Vorfälle bei potenziellen Opfern mit der größten Unsicherheit behaftet ist, soll in Tabelle 2.3 das Dunkelfeld anhand zweier möglicher Auftrittshäufigkeiten dargestellt werden: ein einmaliges Erlebnis eines sexuellen Missbrauchs in der Lebenszeitspanne eines Kindes bzw. eines Jugendlichen und eine dreimalige Konfrontation mit einem sexuellen Missbrauch als zweite Variante.

Die Sichtung der Unterlagen, die von den staatlichen Behörden für den deutschen Sprachraum zur Verfügung gestellt werden, legt eine auf Österreich bezogene Darstellung nahe, da hier die umfassendsten Daten vorliegen. Der Kriminalitätsbericht aus Österreich für das Jahr 2018 (Bundesministerium für Inneres, 2018) weist für alle begangenen Straftaten, aufgeschlüsselt nach den entsprechenden Paragrafen des Strafgesetzbuches, die Anzahl der angezeigten und auch geklärten Fälle auf. In Tabelle 2.3 werden die Häufigkeiten zu den §§ 206 bis 207a zusammengefasst – jene Straftaten, die vorwiegend Unmündige bis 14 Jahre betreffen – sowie die §§ 206 bis 212 – Straftaten, die auch Jugendliche bis 19 Jahre einschließen. Basis der Berechnung der potenziell positiven Fälle bildet der jeweilige Bevölkerungsanteil der 0- bis 14-Jährigen bzw. der 0- bis 19-Jährigen (Statistik Austria, 2021), zu welchem der jeweilige Prävalenzanteil von 9.2% (Pereda et al., 2009b) berechnet wird. Aus der jeweiligen Anzahl der potenziell positiven Fälle werden unter Berücksichtigung der Anzeigenwahrscheinlichkeit pro Jahr bei einem oder drei Vorfällen die möglichen Anzeigen pro Jahr extrapoliert (siehe Tabelle 2.3, Spalten 4 und 5). Die Anzahl der Verurteilungen sind dem Sicherheitsbericht des Justizministeriums entnommen (Bundesministerium für Justiz, 2020). Da bei Delikten gegen die sexuelle Selbstbestimmung und Integrität in der Regel mit einer längeren Verfahrensdauer zu rechnen ist, wurden hier die Daten aus dem Jahr 2019 zugrunde gelegt. Leider liegt nur zu den §§ 206 bis 207a eine detaillierte Verurteilungsstatistik vor, sodass hinsichtlich der erweiterten Straftaten keine Aussagen möglich sind.

Tabelle 2.3: Dunkelfeldberechnungen auf der Grundlage von Prävalenzdaten, Daten der Kriminal-, Gerichts- und Bevölkerungsstatistik der Jahre 2018 und 2019 aus Österreich

Straftaten	angezeigte Fälle pro Jahr[a]	potenziell positive Fälle[b]	Anzeigen pro Jahr bei 1 Vorfall	Anzeigen pro Jahr bei 3 Vorfällen	geklärte Fälle pro Jahr[a]	Verurteilungen pro Jahr[c]
§§ 206–207a	1856	171 855 (0–14 Jahre)	12 275	36 800	1 691	798
§§ 206–212	2379	232 132 (0–19 Jahre)	12 218	36 672	2 105	keine Daten

Anmerkungen: [a] Bundesministerium für Inneres (2018), [b] Statistik Austria (2021), [c] Bundesministerium für Justiz (2020)

Ein Vergleich der Häufigkeit der tatsächlich erfolgten Anzeigen mit jenen Anzeigeraten, die zu erwarten gewesen wären, wenn wir Prävalenzdaten, Bevölkerungsstatistik und eine unterschiedliche Anzahl von Vorfällen über die Jahre verteilt berücksichtigen, verdeutlicht, dass nur ein Bruchteil von Vorfällen eines sexuellen Missbrauchs tatsächlich angezeigt wird. Gehen wir von einer konservativen Schätzung aus, die sich auf eine Anzeige pro potenziellem Opfer beschränkt, kann bei Straftaten an Unmündigen von einer Dunkelziffer von knapp 1:6 ausgegangen werden. Legen wir den Berechnungen jedoch zugrunde, dass bei einem positiven Fall drei Straftaten angezeigt werden könnten, so erhöht sich die Dunkelziffer auf 1:19. Auf eine angezeigte Straftat kämen somit 19 Straftaten, die unerkannt bleiben. Bei Straftaten, die auch jugendliche Opfer einschließen, ergeben sich geringfügig geringere Dunkelzifferraten. Bei konservativer Schätzung liegen diese bei 1:4, bei weniger konservativer Schätzung bei 1:14.

Setzen wir diese unerkannten Straftaten in Beziehung zu den geklärten Fällen und den Verurteilungen, so würde bei Straftaten an Unmündigen bei konservativer Schätzung nur 1 von 7 Straftaten aufgeklärt und nur in 1 von 15 Fällen käme es zu einer Verurteilung. Bei einer weniger konservativen, realistischeren Schätzung käme es bei diesem Tatspektrum nur in 1 von knapp 22 Fällen zu einer Aufklärung und nur in 1 von 46 Fällen zu einer Verurteilung. Beim erweiterten Tatspektrum, das auch Straftaten an Jugendlichen miteinschließt, läge bei konservativer Schätzung die Aufklärungsrate bei 1 von knapp 6 Fällen und bei weniger konservativer Schätzung bei 1 von 17 Fällen. Somit dürften Straftaten, die auch Jugendliche einschließen, nicht nur höhere Raten in den tatsächlich angezeigten Fällen aufweisen, hier dürften auch höhere Chancen existieren, dass die Straftaten tatsächlich aufgeklärt werden. Aufgrund der fehlenden Daten zu den Verurteilungen ist es bei diesem Tatspektrum leider nicht möglich, Aussagen zur Verurteilungsrate zu liefern. Aufgrund des allgemeinen Trends ist jedoch davon auszugehen, dass beim erweiterten Tathandlungsspektrum auch von einer höheren Verurteilungsrate auszugehen ist.

Die vorgelegten Daten bestätigen somit die weiter oben getroffenen Aussagen. Das Risiko für einen Missbrauchstäter, dass seine Taten offengelegt und angezeigt werden, ist nur gering, und selbst bei jenen Fällen, in welchen eine Anzeige erfolgt ist, werden ca. 10 % der Fälle nicht aufgeklärt und nur in knapp über 40 % der Fälle erfolgt eine Verurteilung. Und zuletzt wird auch die Frage des zu erwartenden Strafausmaßes in die Risikobewertung eines Täters einfließen. Leider werden von den Gerichten in diesem Bereich keine objektiven Daten vorgelegt. Versucht man diesen Aspekt erfahrungsbasiert zu beurteilen, muss man feststellen, dass der zur Verfügung stehende Strafrahmen nur selten ausgeschöpft wird und Ersttäter – wie auch sonst in der Praxis der Rechtsprechung üblich – in der Regel mit einer bedingten Strafe rechnen können. Ergänzend sei erwähnt, dass für die Einstufung als Ersttäter lediglich relevant ist, ob bereits einschlägige Urteile existieren. In die Kategorie der Ersttäter fallen somit auch jene Täter, die möglicherweise einen sexuellen Missbrauch über Jahre fortgesetzt haben. Zudem weisen die Daten darauf hin, dass bei jüngeren Kindern das Risiko, entdeckt zu werden, für einen Täter noch geringer sein dürfte. Realistisch betrachtet kann insgesamt gesehen gegenwärtig das Risiko für eine Offenlegung sowie für eine strafrechtliche Verfolgung oder Verurteilung bei einem sexuellen Missbrauch kaum als äußeres Hemmnis fungieren. Die Risiken in diesem Bereich dürften somit bei einem Missbrauchstäter in der Abwägung, einen sexuellen Missbrauch zu begehen oder nicht, kaum eine Rolle spielen. Die an die Tat geknüpften rechtlichen

Risiken dürften somit einen Missbrauchstäter kaum davon abhalten, seine Handlungsintentionen umzusetzen und unter diesen Voraussetzungen dürfte auch das äußere Hemmnis der z. T. massiven Strafdrohungen weitgehend außer Kraft gesetzt werden.

2.4 Widerstand des Opfers

Der Widerstand des Opfers stellt eine weitere zentrale Variable in der Nutzen-Risiko-Abwägung des Täters dar. Das Opfer selbst und indirekt auch dessen soziales Umfeld können damit wesentlich die Motivation eines potenziellen Täters beeinflussen. Abhängig vom Ausmaß des Widerstandes, das ein Missbrauchstäter erwartet, wird dieser in seiner Handlungsintention bestärkt oder die Intention abgeschwächt werden. Ein potenzielles Opfer kann auf unterschiedliche Art und Weise und auf unterschiedlichen Ebenen den Planungen eines Täters und seinen Handlungen Widerstand entgegensetzen und sich dem Täter gegenüber als resilient präsentieren.

2.4.1 Relevante Faktoren

Studien zeigen, dass sexuelle Missbrauchstäter sich sehr gezielt ihre Opfer auswählen. Getragen wird diese Suche immer von der Risikoabwägung des Täters, wobei hier nicht nur das Verhalten des potenziellen Opfers, sondern auch situative Faktoren, wie die Betreuungssituation des Kindes, einfließen. So konnten beispielsweise Beauregard und Leclerc (2007) nachweisen, dass ein sexueller Missbrauch in der Regel nicht aus einem reinen Impuls heraus begangen wird. Vielmehr gründet sich die Handlung auf einen Entscheidungsprozess, in dem der Täter die mit der jeweiligen Situation verbundenen Risiken abwägt, beispielsweise wie gut das Kind beaufsichtigt ist, ob es sich kooperativ verhalten wird und ob die Situation geeignet ist, nicht beobachtet oder gestört zu werden. Täter setzen hier mitunter findige und aufwendige Strategien ein, um Situationen zu schaffen oder diese so zu gestalten, um das eigene Risiko, entdeckt zu werden, zu minimieren.

Wenn wir die empirische Evidenz betrachten, welche Faktoren isoliert werden konnten, die das Risiko von Kindern, einen sexuellen Missbrauch zu erleben, erhöhen, so zeigt sich, dass Kinder, die unter schwierigen und dysfunktionalen familiären Verhältnissen aufwachsen, unter einem deutlich erhöhten Risiko stehen, sexuell missbraucht zu werden. Wesentliche Merkmale dieser problematischen familiären Verhältnisse sind: eine nur mangelhafte Betreuung oder Beaufsichtigung des Kindes, eine mangelhafte Eltern-Kind-Bindung, eine konfliktreiche, belastete Partnerschaft der Eltern, das Vorhandensein eines Stiefvaters, Gewalt in der Familie und die soziale Isolation der Familie (Assink et al., 2019; Bidarra, Lessard & Dumont, 2016; Langton, Murad & Humbert, 2017).

Einerseits dürften das höhere Risiko und die stärker ausgeprägte Vulnerabilität dieser Kinder darauf zurückzuführen sein, dass unter derartig defizitären Sozialisationsbedingungen kindliche Bedürfnisse nach Zuneigung, Nähe, Zärtlichkeit, aber auch nach Orientierung, Zugehörigkeit und Anerkennung unbefriedigt bleiben. Wenn Kinder diese grundlegenden Bedürfnisse im Kontakt und Austausch mit ihren Eltern oder innerhalb der Kernfamilie nicht befriedigen können, suchen sie nach Alternativen. Unter derartigen Umständen können Kinder eine grundlegende Bedürftigkeit entwickeln, die von potenziellen Tätern auch entsprechend wahrgenommen wird. Diese Kinder öffnen sich gegenüber anderen Personen, von welchen sie hoffen, jene Nähe, Zuneigung, Orientierung oder Anerkennung zu bekommen, die sie innerhalb ihrer Familie nicht erhalten können. Diese Offenheit und Bedürftigkeit werden von Tätern für ihre Zwecke ausgenutzt und sie signalisieren potenziellen Tätern, dass dieses Kind den eigenen Zielen und Handlungen nur wenig Widerstand entgegensetzen wird. Besonders interessant sind die differenziellen Effekte der mangelnden elterlichen Fürsorge und Zuneigung. Dieser Faktor dürfte das Risiko eines Missbrauchs spezifisch durch einen nicht biologisch verwandten Täter erhöhen, jedoch nur bei Opfern, die jünger als 11 Jahre sind, nicht hingegen bei Adoleszenten (Hill et al., 2000). Dies weist auf eine spezifische Bedürftigkeit jüngerer Kinder hin, die besonders von nicht mit dem Opfer verwandten Tätern ausgenutzt werden dürfte.

Andererseits tragen auch eine mangelnde Präsenz der Eltern oder Erziehungspersonen und eine nicht hinreichende Beaufsichtigung des Kindes zu dessen Vulnerabilität bei. Kinder aus schwierigen familiären Verhältnissen sind oft auf sich allein gestellt. Eltern oder Erziehungspersonen haben oft wenig Einblick, was ihre Kinder tun, mit wem sie Kontakt haben und wo sie sich aufhalten. Dass auch eine intensive Internetnutzung des Kindes sich als signifikanter Risikofaktor erwies (Assink et al., 2019), dürfte mit der mangelnden Beaufsichtigung des Kindes und Kontrolle seiner Online-Aktivitäten in Zusammenhang stehen. Diese Kinder sind auch häufig mit wenig brauchbaren Regeln oder Grenzen konfrontiert. Weil allein die Bewältigung der dysfunktionalen Lebensbedingungen bereits einen Großteil der elterlichen Ressourcen bindet und Eltern mit ihren eigenen Belastungen und Problemen oft überfordert sind, bleibt kaum mehr Zeit und Energie für die Erziehung und Beaufsichtigung der Kinder. Deshalb ist die Sorge um die Sicherheit des Kindes oft mangelhaft und auch ein Austausch mit den Kindern findet nur sehr eingeschränkt statt. Entsprechend erhalten Kinder nur wenig Anleitung und Hinweise über angemessenes und unangemessenes Verhalten anderer Personen und potenziell gefährliche Situationen – auch was den Bereich der Sexualität betrifft. Dadurch können die Kinder einen möglichen sexuellen Hintergrund mancher Handlungen nicht erkennen, diese Handlungen entsprechend nicht adäquat einordnen und auch nicht angemessen darauf reagieren.

Kinder aus schwierigen sozialen Verhältnissen verfügen zumeist über einen sehr eingeschränkten sozialen Rückhalt, es fehlen Vertrauenspersonen, an welche sich das Kind wenden kann, wenn es Probleme hat oder kritische Situationen erlebt, und das Kind erhält entsprechend kaum Hilfestellungen und Unterstützung. Manchmal kommt es in derart prekären familiären Verhältnissen sogar zu einer Rollenumkehr zwischen Eltern und Kindern, sodass Kinder glauben, ihre Eltern mit den eigenen Problemen und Belangen nicht noch zusätzlich belasten zu dürfen. Auch diese Vulnerabilität wird von potenziellen Tätern wahrgenommen. Täter erwarten, dass es Kindern, die in einer derartigen Mangelsituation leben, an Möglichkeiten fehlt, einen erlebten Missbrauch offenzulegen. Selbst wenn es Kindern gelingt, diese Hindernisse zu überwinden und sich jemandem anzuvertrauen, rechnen Täter damit, dass die Eltern die Aussage ihres Kindes nicht ernst nehmen. Die Täter erwarten, dass die im familiären Umfeld vorherrschenden Defizite hinsichtlich Elternschaft und Verantwortungsübernahme dazu führen, dass derartigen Hinweisen von Kindern nicht nachgegangen wird und somit auch auf dieser Ebene wenig Widerstand zu erwarten ist.

Auf der anderen Seite können aufgeklärte, selbstsichere und kompetente Kinder Annäherungen von potenziellen Tätern häufig bereits im Ansatz erkennen und diesen mit deutlichem Widerstand entgegentreten. Ein funktionales familiäres Umfeld, das einem Kind hinreichend Sicherheit, Rückhalt und regen Austausch bietet, in dem es sich auch mit seinen Sorgen und Problemen gut aufgehoben fühlt und in dem hinreichend Vertrauensbeziehungen existieren, in denen das Kind sich bedingungslos jemandem anvertrauen kann, bildet eine wichtige Grundlage für die Resilienz eines Kindes – im Allgemeinen und auch im Hinblick auf die Gefahr eines sexuellen Missbrauchs. Bei einem derartigen familiären Umfeld, in welchem auch eine adäquate Beaufsichtigung von Kindern sichergestellt ist, kann ein potenzieller Täter deutliche Widerstände erwarten. In solchen Fällen wird die Risikoabwägung des potenziellen Täters dessen Motivation herabsetzen.

2.4.2 Täterstrategien – „Grooming"

Auf der Suche nach einem potenziellen Opfer setzen Täter höchst vielfältige Strategien ein, um ein geeignetes Kind zu finden, bei welchem sie nur mit geringem Widerstand rechnen können. So werden Täter nicht nur in Situationen aktiv, die sich ihnen bieten, vielmehr manipulieren sie die Lebensumwelten von Kindern mit dem Ziel, sich die Möglichkeit zu schaffen, bei geringem Risiko einen sexuellen Missbrauch begehen zu können. Häufig wählen sie Berufe oder Freizeitaktivitäten, die mit einem intensiveren Kontakt zu Kindern verbunden sind, z. B. Lehrer, Erzieher, Betreuer im Sport oder Babysitter. Wenn sie erst das Vertrauen der ihnen anvertrauten Kinder und ggf. auch deren Eltern gewonnen haben, nähern sie sich den Kindern sukzessive an. Sie schaffen schrittweise Situationen, in welchen sie mit den Kindern allein sind. Ziel ist es, die Kinder der Beaufsichtigung anderer Personen zu entziehen und die Kontrolle über die Situation zu übernehmen. So unternehmen Täter Ausflüge ohne Begleitung der Eltern, laden Kinder zu sich nach Hause ein – auch über Nacht –, lassen die Kinder bei sich im Bett schlafen oder sie duschen oder baden gemeinsam mit den Kindern. Bei all diesen Aktivitäten stehen anfangs die Bedürfnisse und das Wohlbefinden der Kinder im Mittelpunkt. Diesbezüglich schildern Kinder häufig, dass sie sich als „auserwählt" und „etwas Besonderes" erlebt haben. Diese Strategie der sukzessiven Annäherung wird auch als „Grooming" (Bennett & O'Donohue, 2014) oder „Setup-Phase" (Leclerc, Wortley & Smallbone, 2011) bezeichnet. Die Annäherung erfolgt spielerisch in kleinen Schritten, sodass die Kinder oft nicht wahrnehmen können, ab wann vom Täter die Grenze zwischen normaler zwischenmenschlicher Zuneigung und sexuellem Übergriff überschritten wird. Im Verlauf überprüfen Täter anhaltend, wieviel Widerstand das Kind ihnen und ihren Handlungen entgegenbringt, die Grenzen des Kindes werden sukzessive ausgetestet und in kleinen Schritten erweitert, wobei Täter sehr häufig Überredung als Strategie einsetzen. In diesem Zusammenhang berichten Kinder häufig, dass sie im Verlauf Gedanken hatten, wie „Jetzt sind wir schon so weit gegangen, jetzt kann ich nicht mehr nein sagen". Dies hilft Tätern auch wesentlich darin, Kinder, wenn sie Widerstand leisten, unter Druck zu setzen, indem sie den Kindern selbst die Verantwortung für das Geschehene zuschreiben: „Du hast es ja gern gehabt. Du hast ja nie gesagt, dass du das nicht tun/haben willst."

Die digitalen sozialen Netzwerke und das Internet haben Tätern neue Möglichkeiten eröffnet und es ihnen oft auch erleichtert, Kontakt zu Kindern aufzunehmen. Da sich der Kontakt zumindest anfangs auf die digitale Ebene beschränkt, spiegeln Täter vor, selbst ein Kind oder Jugendlicher zu sein. Dies erleichtert es den Tätern, Zugang zu Kindern zu finden, weil sich die Kinder in Kontakt mit einem Gleichaltrigen wähnen und dadurch Schutzmechanismen und Barrieren wegfallen, die üblicherweise in einem Kontakt mit Erwachsenen existieren. Es wird geschätzt, dass in Europa und in den USA jährlich 5 % bis 15 % der Kinder zwischen 10 und 17 Jahren mit derartigen Übergriffen konfrontiert sind (Bergen et al., 2014; Jones, Mitchell & Finkelhor, 2012). Täter setzen auch in diesem Medium Grooming und Austesten als Strategie der Annäherung ein und bringen in der Kommunikation mit dem Kind die eingangs unverfänglichen Inhalte sukzessive auf eine intime und sexuelle Ebene. Interessant erscheint, dass abhängig vom Geschlecht des Opfers unterschiedliche Strategien eingesetzt werden dürften. Bei Jungen scheinen sexuelle Themen direkter angesprochen zu werden. Mädchen gegenüber scheinen Täter jedoch einfühlsamer und vorsichtiger vorzugehen und mehr darauf bedacht zu sein, den Kontakt geheim zu halten (van Gijn-Grosvenor & Lamb, 2016).

Dennoch gibt es Fälle, in denen ein Täter in der Tatausführung auf strategische Planung und Manipulation des Kindes verzichtet. Hier stehen situative Faktoren im Vordergrund, wenn eine günstige Gelegenheit dem Täter dazu verhilft, seine Handlungsintention, einen sexuellen Missbrauch zu begehen, umzusetzen. Ein derartiger, die Situation nutzender Missbrauch, findet häufig bei Opfern statt, die mit dem Täter zusammenwohnen. Der Täter nutzt beispielsweise die Gelegenheit, wenn sich das Opfer gerade im Bett befindet und schläft. Forschungsergebnisse zeigen, dass ein sexueller Missbrauch, der unter den oben genannten Umständen stattfindet, in der Regel weniger intrusiv ist als ein geplanter und mit Vorsatz begangener Missbrauch (Leclerc & Proulx, 2018).

2.5 Resümee

Die Ausführungen in diesem Kapitel zeigen, dass wir ein äußerst komplexes und vielfältiges System an Faktoren benötigen, um hinreichend und umfassend erklären zu können, warum das Problem des sexuellen Missbrauchs existiert und wie es zu sexuellen Missbrauchshandlungen kommt. In diesem Prozess kommen neben Tätervariablen auch Opfervariablen und situative Faktoren zum Tragen. Für sexuelle Missbrauchshandlungen ist die Motivation des Täters eine zentrale Voraussetzung. Diese Motivation gründet sich nicht auf eine oder nur einige wenige Variablen, vielmehr sind an deren Entstehung unterschiedlichste psychische, körperliche und soziale Faktoren beteiligt. Diese Faktoren wiederum sind auf bestimmte genetische Voraussetzungen, auf Besonderheiten in der (früh)-kindlichen Entwicklung sowie im weiteren Lebensverlauf, aber auch auf die aktuelle Lebenssituation und gesellschaftliche Rahmenbedingungen zurückzuführen. Im Prozess der Motivationsentstehung kommen sowohl psychopathologische Auffälligkeiten als auch Auffälligkeiten und Besonderheiten in der Persönlichkeit, im Verhalten und Erleben der Betroffenen zum Tragen.

Diese genannten Faktoren erklären zwar, wie die Motivation, einen sexuellen Missbrauch zu begehen, entsteht, nicht hinreichend erklärt wird jedoch, ob und unter welchen Bedingungen die Handlungsintention, einen sexuellen Missbrauch zu begehen, umgesetzt wird. Auch in diesem Prozess kommen unterschiedlichste und vielfältige Faktoren zum Tragen. So kann die Motivation durch innerpsychische Faktoren gehemmt oder verstärkt werden. Auch externe soziale oder gesellschaftliche Faktoren kommen in diesem Prozess zum Tragen und können die Motivation, einen sexuellen Missbrauch zu begehen, hemmen oder fördern. Und nicht zuletzt sind auch Variablen zu nennen, die an das potenzielle Opfer geknüpft und geeignet sind, die Motivation des Täters zu beeinflussen. Abhängig davon, ob der Täter beim Opfer eine Konstellation vorfindet, die Widerstände erwarten lässt, oder ob er davon ausgehen kann, auf keine Widerstände zu stoßen, wird dies seine Motivation und die Stärke seiner Handlungsintention entsprechend beeinflussen. Das Ausmaß seiner psychischen und auch sozialen Resilienz wird wiederum das Opfer befähigen, den Annäherungen eines Täters Widerstände entgegenzusetzen.

Diese gesammelten Erkenntnisse zu den Entstehungsbedingungen eines sexuellen Missbrauchs liefern uns wichtige Hinweise für den Bereich der Prävention. Deshalb wird an dieser Stelle auf die Ausführungen in Kapitel 6 verwiesen.

3 Folgen

Die Erkenntnisse zu den Folgen eines sexuellen Missbrauchs haben im Verlauf der Jahre einen deutlichen Wandel vollzogen. Als das Thema sexueller Missbrauch in den 1970er und 1980er Jahren in der psychologischen Forschung zunehmend in seiner Bedeutung erkannt wurde, ging man anfangs davon aus, dass ein sexueller Missbrauch an seinen Folgeerscheinungen bei den Opfern eindeutig erkennbar sei. Lange Zeit herrschte in der Fachwelt die Auffassung, dass es bestimmte Folgesymptome bzw. Folgesyndrome gäbe, die eindeutig auf einen stattgefundenen sexuellen Missbrauch hinweisen, dass also ein Missbrauch durch ein sog. „Missbrauchssyndrom" identifizierbar sei. Symptome oder Störungen, die damals dem „Missbrauchssyndrom" im Wesentlichen zugeordnet wurden, waren sexualisiertes Verhalten, selbstverletzendes Verhalten und das Störungsbild der multiplen Persönlichkeitsstörung, die heute als Dissoziative Identitätsstörung klassifiziert wird. Doch die ersten von Finkelhor und Mitarbeiter:innen durchgeführten umfassenden Metaanalysen widersprachen dieser Überzeugung, die viele Jahre die Praxis geprägt hat und die manchmal auch heute noch vertreten wird.

Heute ist die empirische Evidenz zu den Folgen eines sexuellen Missbrauchs sehr breit und umfassend. Sowohl zu den Initialeffekten als auch zu den Langzeitfolgen wurde eine Fülle an Studien durchgeführt, wobei auffällt, dass anfangs fast ausschließlich Erwachsene, aber kaum kindliche Opfer untersucht wurden. So konnten in den 1980er Jahren Browne und Finkelhor (1986) nur vier geeignete Studien an kindlichen Opfern für ihr Review finden. Als Initialeffekte sind die unmittelbaren Reaktionen des Kindes oder Jugendlichen zu verstehen, die innerhalb der ersten 2 Jahre nach Beendigung des Missbrauchs auftreten. Hier wird bewusst der Terminus des „Effektes" gewählt, weil eine Benennung als Kurzzeitfolgen eher implizieren würde, dass diese Folgen kurz auftreten und dann wieder verschwinden würden. Als Langzeitfolgen hingegen werden Probleme und Störungen angesehen, die sich im Erwachsenenalter entwickeln bzw. bis dahin reichen.

Da bereits die Erkenntnisse aus den frühen und systematischen Studien darauf hinwiesen, dass die Initialeffekte eines sexuellen Missbrauchs ein breites Störungsspektrum umfassen, schlugen Browne und Finkelhor (1986) folgende Kategorisierung vor:

- emotionale Reaktionen und auffällige Selbstwahrnehmungen wie Ängste, Depressionen, Schuld, Scham, Ekel, Ärger;

- somatische und psychosomatische Probleme
  wie Verletzungen, Schwangerschaft, Essstörungen, Schlafstörungen;
- auffälliges Sexualverhalten
  wie öffentliches Masturbieren, übertriebene sexuelle Neugier, Exhibitionismus;
- auffälliges Sozialverhalten
  wie Leistungsprobleme, Schule schwänzen, Weglaufen von zu Hause, delinquentes Verhalten.

Im Bereich der Langzeitfolgen ergänzen Browne und Finkelhor die o.g. Liste um folgende Kategorie:

- Auffälligkeiten in zwischenmenschlichen Beziehungen
  wie Feindseligkeit gegenüber Nahestehenden, Probleme, jemandem zu vertrauen, Gefühle des Verrates, Unzufriedenheit in engen Beziehungen, Reviktimisierung.

3.1 Ätiologische Modelle

Die bisherigen Ausführungen verdeutlichen die große Vielfalt an Störungen, die ein sexueller Missbrauch nach sich ziehen kann. Für jede Person, die sich von professioneller Seite mit dem Thema sexueller Missbrauch beschäftigt, ist die Frage, welche psychologischen Prozesse für die Entwicklung von Folgestörungen nach einem sexuellen Missbrauch verantwortlich sind, von zentraler Bedeutung. In der Praxis Tätige benötigen abgesicherte Modelle, die beschreiben, welche Prozesse bei Betroffenen nach einem sexuellen Missbrauch stattfinden und in welcher Form diese die Entwicklung eines Kindes beeinträchtigen. Nur auf Grundlage einer umfassenden Kenntnis der ablaufenden Prozesse und beteiligten Variablen ist es möglich, zielführende therapeutische und präventive Strategien zu entwickeln und anzuwenden. Auch in der Forschung sind diese Modelle von zentraler Bedeutung, um sinnvolle Forschungsfragestellungen und Strategien zu entwickeln mit dem Ziel, den Erkenntnisstand zu jenen Prozessen, Bereichen und Dimensionen zu erweitern, die für ein umfassendes Verständnis von Folgestörungen essenziell sind.

Kinder können in ihrer Entwicklung in vielfältiger Weise beeinträchtigt sein. Viele Faktoren beeinflussen die kindliche Entwicklung, aber der größte zerstörerische Effekt kommt sicherlich Traumata zu, mit denen Kinder konfrontiert werden. Traumatische Erfahrungen in der Kindheit sind ätiologisch gesehen die bedeutsamsten Faktoren für die Entstehung von Entwicklungsabweichungen, den Aufbau von Defiziten und die Entstehung psychischer Auffälligkeiten und Störungen. Traumata sind hier im weiteren Sinn zu verstehen, nicht nur die Konfrontation mit dem tatsächlichen oder drohenden Tod, einer ernsthaften Verletzung oder sexueller Gewalt, wie dies bei Todesfällen, Unfällen, Erlebnissen physischer Gewalt oder sexuellen Missbrauchs der Fall ist, einzuschließen sind auch Vernachlässigung oder emotionale Misshandlungen.

Prinzipiell wird zwischen zwei unterschiedlichen Formen von Traumata unterschieden: einerseits Typ-I-Traumata, darunter fallen einmalige Erlebnisse, wie Unfälle oder Naturkatastrophen; andererseits Typ-II-Traumata, die gekennzeichnet sind durch andauernde oder sich wiederholende traumatische Erlebnisse, die von Menschen verursacht werden. Typ-II-Traumatisierungen sind somit komplexerer Natur, werden als die schwerwiegenderen Traumatisierungen eingestuft und haben zumeist komplexere Störungen bzw. Störungsbilder zur Folge. Die häufigeren und bedeutsameren traumatischen Erfahrungen in der Kindheit sind den Typ-II-Traumata zuzuordnen, wozu auch der sexuelle Missbrauch zählt.

Für ein ätiologisches Modell zu den Folgestörungen eines sexuellen Missbrauchs sind daher neben spezifischen für den Bereich des sexuellen Missbrauchs entwickelten Modellen auch Modelle für generelle kindliche Traumata und Modelle zu Traumatisierungen im Allgemeinen relevant. Im Folgenden sollen diese unterschiedlichen Schwerpunkte ausführlicher diskutiert und die für diese Bereiche entwickelten Modelle dargestellt werden.

3.1.1 Bindungsrelevante Faktoren – Bindungsdynamik

Traumata, mit welchen Kinder konfrontiert sind, sind zumeist komplexerer Natur. Ein komplexes Trauma ist gekennzeichnet durch multiple, chronische und anhaltende traumatische Erlebnisse, die zumeist durch Personen verursacht werden und in der frühen Kindheit stattfinden. Solche traumatischen Erlebnisse schädigen das betroffene Kind z. T. grundlegend in seiner Entwicklung. Zu diesen traumatischen Erlebnissen zählen unterschiedliche Formen von Vernachlässigung, Misshandlungen und des Missbrauchs. Ein wesentliches Merkmal dieser Traumata ist, dass sie in der Regel innerhalb des Betreuungssystems des Kindes stattfinden. Im Gegensatz zu isolierten traumatischen Erlebnissen beeinträchtigen komplexe Traumata die kindliche Psyche und das kindliche Gehirn deutlich umfassender und schwerwiegender. Da komplexe Traumatisierungen in der Kindheit zumeist von engen Bezugspersonen begangen werden, sind die Bindungssituation und die Bindungsqualität des betroffenen Kindes erheblich beeinträchtigt mit den entsprechenden negativen Konsequenzen für die neurobiologische Entwicklung des Kindes. Denn die Bindungssituation in der frühen Kindheit legt den Grundstein für die Entwicklungsmöglichkeiten des Kindes. Die Bindungssituation bestimmt aber auch, wie das Kind zukünftig Informationen verarbeitet und welche Einstellungen und Sichtweisen das Kind über sich selbst und gegenüber anderen Personen entwickelt (Raby, Labella, Martin, Carlson & Roisman, 2017; van der Kolk, 2005).

Sicher gebundene Kinder lernen nicht nur, anderen zu vertrauen, sondern auch, Vertrauen in sich selbst, die eigenen Gefühle und die eigenen Einschätzungen zu entwickeln. Indem sich Kinder von anderen angenommen und verstanden fühlen, bauen sie Selbstwirksamkeit auf und lernen, dass sie sich Unterstützung holen können, wenn sie belastet oder in Not sind und Hilfe brauchen. Unsicher gebundene Kinder hingegen lernen, dass sie, wenn es ihnen schlecht geht, von ihren engen Bezugspersonen und auch von ihrem Umfeld keine Unterstützung, Zuwendung oder Erleichterung erwarten können. Unsicher gebundene Kinder haben daher Probleme, anderen zu vertrauen, aber auch eigene emotionale Zustände und Impulse zu regulieren. Sie haben Probleme, sich selbst, die eigenen Kompetenzen und Defizite adäquat wahrzunehmen. In gleicher Weise haben sie Probleme, andere Menschen korrekt einzuschätzen und sich in andere einzufühlen. Häufig entwickeln sie Ängste, Wut und ein großes Misstrauen gegenüber anderen Menschen. Sie erleben andere Menschen als Bedrohung, gleichzeitig sehnen sie sich aber nach einer Person, die für sie da ist und sie umsorgt. Neben diesen allgemeinen Auswirkungen einer unsicheren Bindungssituation bringt die Unterscheidung der verschiedenen Klassen unsicherer Bindung wichtige Hinweise auf differenzielle Effekte.

Ein *unsicher-vermeidend* gebundenes Kind wird in nur geringem Ausmaß Bindungsbedürfnisse wie beispielsweise das Bedürfnis nach Nähe äußern, weil es die Erfahrung machen musste, dass diese Bedürfnisse von seiner Bezugsperson nicht im gewünschten Maß befriedigt werden. Diese Situation der Enttäuschung und der unbefriedigten Bedürfnisse ist mit einer erhöhten inneren Stressbelastung verbunden. Geraten Kinder jedoch in eine Notsituation, dann geben selbst unsicher-vermeidend gebundene Kinder ihre Bindungsvermeidung auf. Bei *unsicher-ambivalent* gebundenen Kindern ist hingegen das Bindungssystem ständig aktiviert. Diese Kinder müssen sich der Nähe und Zuwendung von Bezugspersonen ständig versichern. Bei *unsicher-desorganisiert* gebundenen Kindern war das Bindungsangebot der Bezugsperson nicht nur zwiespältig, wie bei unsicher-ambivalent gebundenen Kindern, sondern gegensätzlich. Diese Kinder mussten die Erfahrung machen, dass Bezugspersonen sowohl die Quelle von Sicherheit als auch von Angst und Bedrohung sein können. Van IJzendoorn, Schuengel und Bakermans-Kranenburg (1999) konnten beispielsweise in einer Metaanalyse nachweisen, dass 48 % bis 77 % unsicher-desorganisierter Kinder von ihren Eltern misshandelt worden waren. Cicchetti, Toth und Lynch (1995) sehen sogar einen Anteil von 80 % bis 90 % unsicher-desorganisierter Kinder unter den Missbrauchsopfern. Unsicher-desorganisiert gebundene Kinder zeigen stereotype Verhaltensweisen oder tranceartige Zustände, die an dissoziative Phänomene erinnern. Diese Kinder zeigen in Bindungssituationen deutliche Anzeichen von Angst und Erregung (Brisch & Stopfel, 2011). Ein unsicher-desorganisiertes Bindungsverhalten wird als Prädiktor bzw. sogar als Vorläufer von dissoziativen Störungen gesehen (Carlson, 1998; Liotti, 1999; Ogawa, Sroufe, Weinfield, Carlson & Egeland, 1997).

Bei Kindern, die von einer engen Bezugsperson misshandelt, missbraucht oder vernachlässigt wurden, ist somit von einem unsicher-desorganisierten Bindungsstil auszugehen – ein Bindungsstil, der mit umfangreichen Folgeproblemen und der schlechtesten Prognose verbunden ist (Borelli, Palmer, Vanwoerden & Sharp, 2019; Liotti, 2004). Bei einer massiveren Störung des kindlichen Bindungsverhaltens ist auch die Entwicklung einer Bindungsstörung möglich. Es werden zwei unterschiedliche Ausprägungsformen unterschieden: die von einer Hemmung des Bindungsverhaltens geprägte reaktive Bindungsstörung und die Bindungs- bzw. Beziehungsstörung mit Enthemmung. Bei der *reaktiven Bindungsstörung* zeigt das Kind keinerlei Bindungsverhalten, es zeigt weder Verlustängste noch sucht es in Belastungssituationen Nähe oder Trost bei Bezugspersonen – selbst in Bedrohungssituationen ist kein Bindungsverhalten zu beobachten. Das Kind zeigt zudem eine nur geringe soziale oder emotionale Ansprechbarkeit, lässt sich nicht trösten, kann aber auch unvermittelte Episoden von Reizbarkeit, Furcht oder Traurigkeit zeigen. Bei der *Bindungsstörung mit Enthemmung* zeigt das Kind demgegenüber ein Pseudo-Bindungsverhalten. Auch diese Kinder differenzieren nicht zwischen Bindungspersonen und anderen Personen, sie sind jedoch in gleicher Weise freundlich und kontaktbereit gegenüber allen Personen. Bei Belastung suchen sie zwar Trost, jedoch nicht gezielt bei engeren Bezugspersonen. Zudem gehen sie ohne Zurückhaltung auch auf Unbekannte zu, verhalten sich auch Unbekannten gegenüber übermäßig vertraut, verlassen auch ohne Rückversicherung die Nähe von Bezugspersonen und gehen auch ohne Scheu mit Unbekannten mit. Manche dieser Kinder können ein sehr anklammerndes Verhalten zeigen und sich nur bei körperlicher Nähe zu anderen Personen beruhigen oder generell wohl fühlen (Brisch & Stopfel, 2011; Brisch, Hilmer, Oberschneider & Ebeling, 2018).

Wenn ein Kind wiederholt Erlebnissen des Missbrauchs oder von Misshandlungen ausgesetzt ist, kann es aus diesen Erfahrungen das Gefühl entwickeln, seine Umgebung und auch seine eigenen Zustände nicht kontrollieren oder stabilisieren zu können. Das Kind erlebt ein hohes Maß an Hilflosigkeit, die auch generalisieren kann. Auf der Grundlage dieses Hilflosigkeitsgefühls können Kinder verlernen, eigene Empfindungen oder Gedanken adäquat wahrzunehmen. In weiterer Folge kann es auch zu einem Zusammenbruch des gesamten Informationsverarbeitungssystems und zur Dissoziation der unterschiedlichen Bereiche des Erlebens des Kindes kommen, wie Empfindungen, Gefühle, Gedanken. Hilflosigkeit kann zudem verstärkt Intrusionen auslösen und zu selbstzerstörerischem Verhalten führen.

Eine Traumatisierung durch eine enge Bezugsperson bedeutet für ein Kind, jeglicher Sicherheit beraubt zu werden. Daher erlebt ein Kind diese Traumatisierung als massive Gefährdung und Bedrohung. Kinder sind von ihren Bezugspersonen abhängig, sie können nicht wie Erwachsene ein traumatisierendes Familienumfeld einfach verlassen, denn sie sind in ihrem Überleben von ihren Bezugspersonen abhängig. Eine Bedrohung dieses Ausmaßes führt dazu, dass das Kind seine Erlebnisse und seine inneren Zustände nicht mehr sinnvoll verarbeiten kann. Besonders wenn diese Bedrohung dauerhaft anhält, müssen Kinder lernen, wie sie innerhalb dieses traumatisierenden Familiensystems überleben können, wie sie sich anpassen müssen und wie sie mit ihrer Hilflosigkeit umgehen können. Es ist wichtig, die Folgeprobleme und Störungen, die Kinder nach einem sexuellen Missbrauch entwickeln, unter dieser Dynamik der Überlebensnotwendigkeit zu betrachten. Bindungsstörungen, Angststörungen, ADHS, aggressive und auch dissoziative Störungen sind dabei als Überlebensstrategien zu betrachten (Karatzias et al., 2019; van der Kolk, 2005).

3.1.2 Modell der traumatogenen Dynamiken

Das Modell der traumatogenen Dynamiken von Finkelhor und Browne (1985) ist eines der ersten Modelle, in dem versucht wird, relevante Entstehungsbedingungen der vielschichtigen Folgeprobleme nach einem sexuellen Missbrauch zu systematisieren und schlüssig in ein Modell zu integrieren. Dieses Modell beschreibt vier Prozesse, über welche eine Traumatisierung der Opfer stattfindet. Hier handelt es sich um die Dynamik der traumatisierenden Sexualisierung, die Dynamik des Verrates, die Dynamik der Hilflosigkeit und die Dynamik der Stigmatisierung. Diese Dynamiken verändern die kognitive und emotionale Verbindung des Opfers mit der Welt, führen zu einer verzerrten Sicht auf sich selbst, auf die eigenen emotionalen Möglichkeiten, auf die Welt und verursachen über diese Prozesse die Traumatisierung der betroffenen Person (Finkelhor, 1987). Dieses Modell wird bis heute als Rahmen für die Entwicklung von Forschungsstrategien zu Folgestörungen nach einem sexuellen Missbrauch oder sexuellen Übergriffen herangezogen und der Interpretation gewonnener Daten zugrunde gelegt (z. B. Cantón-Cortés, Cortés & Cantón, 2012; Kelley & Gidycz, 2015).

Die Dynamik der *traumatisierenden Sexualisierung* wird durch bestimmte Aspekte der Missbrauchssituation in Gang gesetzt. Durch die konkreten Erlebnisse und Erfahrungen in der Missbrauchssituation kommt es bei den Opfern im Bereich des sexuellen Verhaltens, aber auch in den Einstellungen gegenüber sexuellen Themen zu grundlegenden Änderungen in eine unangemessene und dysfunktionale Richtung. Diese Veränderungen können sich beispielsweise auf Erfahrungen gründen, dass der Täter das Opfer für sexuelle Verhaltensweisen belohnt hat, die dem Entwicklungsstand des Kindes nicht entsprechen und gänzlich unangemessen sind. Das Kind kann aber auch Zuwendung, Anerkennung, Privilegien oder Geschenke erhalten haben, wenn es den sexuellen Wünschen des Täters nachgekommen ist. Auf diese Weise lernt das Kind, dass sexuelles Verhalten ein probates Mittel ist, diese Dinge für sich zu gewinnen, eigene Bedürfnisse zu befriedigen und andere Menschen zu manipulieren. Diese Dynamik ist besonders dann bedeutsam, wenn das Kind in der Missbrauchssituation erlebt, dass es selbst, bestimmte Verhaltensweisen oder Körperteile eine besondere und sexualisierte Bedeutung erhalten. Das Verhalten und die Botschaften des Täters übersteigen jedoch den Verständnishorizont des Kindes, es kann derartige Dinge nicht richtig einordnen, ist verunsichert, es bekommt Angst und auf diese Weise kommt es zu Fehlinterpretationen, dysfunktionalen Einstellungen und Überzeugungen. Die Missbrauchserlebnisse werden insgesamt als Erinnerungen abgespeichert, wo Sexualität und sexuelle Aktivitäten mit negativen Gefühlen, wie Angst, Ekel, Unsicherheit, Scham oder Schuld, verknüpft werden. Die Erinnerungen können aber auch von Ambivalenz geprägt sein. Das Ausmaß der in der Missbrauchssituation stattfindenden traumatisierenden Sexualisierung des Kindes hängt von den konkreten Handlungen des Täters und dem Grad ab, in welchem das Kind aktiv in diese Handlungen eingebunden wird, es Gewalt erlebt, aber auch, in welchem Ausmaß das Kind den sexuellen Hintergrund der Handlungen bereits versteht und einordnen kann.

Die *Dynamik des Verrates* bezieht sich auf Erfahrungen des Kindes, dass eine nahestehende Person, möglicherweise eine Vertrauensperson, von welcher das Kind Schutz vor Gefahren erwartet und von welcher es abhängig ist, dem Kind Leid und Schaden zufügt. Diese Dynamik gründet sich nicht nur auf die Erfahrungen in den eigentlichen Missbrauchssituationen, sondern wird verstärkt, wenn das Kind im Verlauf realisiert, dass es möglicherweise von einer Person, die es liebt, durch Lügen oder Manipulationen dazu gebracht wurde, Dinge zuzulassen oder etwas zu tun, was es normalerweise nicht tun würde. Zudem erlebt das Kind, dass von dieser Person die eigenen Gefühle und Bedürfnisse auf das Gröbste missachtet werden. Entsprechend kommt diese Dynamik bei jenen Tätern am stärksten zum Tragen, die aus dem persönlichen Nahebereich des Kindes kommen und denen das Kind auch in hohem Maß vertraut. Die Dynamik des Verrates gründet sich aber nicht nur auf Erfahrungen des Kindes mit dem Täter, sondern auch auf Erfahrungen mit anderen Personen, wie Familienmitgliedern, von welchen das Kind erwartet, beschützt zu werden oder Hilfe zu erhalten – besonders dann, wenn das Kind seine Missbrauchserlebnisse gegenüber Dritten offenlegt.

Die *Dynamik der Hilflosigkeit* gründet sich auf die Erfahrungen des Kindes, dass eigene Bedürfnisse, Gefühle und der eigene Wille vom Täter nicht beachtet werden und es eigentlich nichts gegen den Täter ausrichten kann. Diese Dynamik gründet sich auf das Ausmaß, in dem Grenzüberschreitungen stattfinden und das Kind Manipulation oder Zwang erlebt, aber auch darauf, in welchem Ausmaß Versuche des Kindes, sich gegen die Handlungen des Täters zur Wehr zu setzen, ins Leere laufen. Darüber hinaus wird diese Dynamik verschärft, wenn das Kind Angst erlebt, es dem Kind nicht gelingt, sich anderen Personen anzuvertrauen oder es sich in einem Netz von Abhängigkeiten gefangen fühlt. Die Dynamik der Hilflosigkeit wird auch verstärkt, wenn das Kind den Missbrauch offenlegt, aber keinen Glauben geschenkt bekommt. Im umgekehrten Fall werden Prozesse, bei denen das Kind das Gefühl hat, Situationen zumindest ansatzweise beeinflussen zu können, in welchen es also ein gewisses Ausmaß an Selbstwirksamkeit entwickeln kann, diese Dynamik der Hilflosigkeit hemmen. Dies gilt auch, wenn das

Kind den Missbrauch offenlegt, man ihm glaubt und es dadurch erreicht, den Missbrauch zu beenden.

Die *Dynamik der Stigmatisierung* bezieht sich auf negative Zuschreibungen, die das Kind im Zusammenhang mit dem sexuellen Missbrauch erhält. Anfangs wird das Kind mit Zuschreibungen vom Täter konfrontiert werden, die dem Täter helfen, den Missbrauch durch- und fortführen zu können und auch dessen Geheimhaltung sicherstellen. Später werden Zuschreibungen relevant werden, die das Kind von seinem Umfeld erhält, besonders wenn der Missbrauch offengelegt wird. Diese Zuschreibungen beziehen sich auf Themen wie anders zu sein, Schuld, Scham, Ekel, Schande oder Wertlosigkeit, und sie dominieren in der Folge das Selbstbild des Kindes. Der vom Täter bewusst gesetzte Zwang zur Geheimhaltung verstärkt beim Opfer das Empfinden, selbst die Verantwortung für die Geschehnisse zu tragen und Schuld auf sich geladen zu haben. Wenn das Umfeld des Kindes auf die Offenlegung des Missbrauchs mit ähnlichen Zuschreibungen reagiert, wird diese Dynamik noch zusätzlich deutlich forciert. Während bei jüngeren Kindern diese Dynamik noch deutlich gehemmt sein dürfte, weil Jüngere sich noch wenig der Bedeutung von Schuld oder Schande bewusst sind und diese Konzepte kaum verinnerlicht haben, sind Ältere und Kinder, die stark in religiösen oder gesellschaftlichen Normen verhaftet sind, von dieser Dynamik in viel stärkerem Ausmaß betroffen.

Die große Vielfalt und Breite an Folgeproblemen, die ein sexueller Missbrauch nach sich ziehen kann, ist auf die differenzielle Wirkung und das Zusammenspiel dieser unterschiedlichen Dynamiken zurückzuführen. So stellen Finkelhor und Browne (1985) fest, dass ein Großteil der Folgen durch einen oder zwei dieser Prozesse erklärt werden kann. In engem Zusammenhang mit der Dynamik der traumatisierenden Sexualisierung stehen beispielsweise sexualisiertes Verhalten in der Kindheit, sexuelles Risikoverhalten und sexuelle Probleme im Erwachsenenverhalten, die mit Ängsten und Intrusionen verbundenen sind. Diese Dynamik trägt auch zur Opfer-Täter-Entwicklung bei. Die Dynamik des Verrates kann grundsätzlich zu zwei gegensätzlichen emotionalen Zuständen führen: einerseits zu Trauer über den Verlust von wichtigen Personen, Gefühle des Verlassenwerdens und der Einsamkeit; andererseits zu Gefühlen von Ärger, Wut und Feindseligkeit, in deren Folge sich jeweils spezifische Problembereiche und Störungen entwickeln können. Die Dynamik der Hilflosigkeit wiederum steht in engem Zusammenhang mit der Entwicklung von Ängsten, Depressionen, Lern- und Anpassungsproblemen sowie Reviktimisierungen. Sie ist auch relevant für Beeinträchtigungen der Selbstwirksamkeit und der Bewältigungsressourcen und trägt zudem zur Opfer-Täter-Entwicklung bei. Die Dynamik der Stigmatisierung wird als wichtige Entstehungsbedingung für die Entwicklung von geringem Selbstwert, Substanzmissbrauch, delinquentem Verhalten und Prostitution gesehen, aber auch von schwerwiegenderen selbstdestruktiven Verhaltensweisen, wie Selbstverletzungen oder Suizidalität.

3.1.3 Neurokognitives Modell von Traumatisierungen

Die Zuordnung von traumabedingten Störungen war für die Ersteller der gängigen Diagnosesysteme immer schon schwierig. Während im DSM-IV (Saß & Houben, 1996) die Akute und die Posttraumatische Belastungsstörung den Angststörungen untergeordnet waren, gab es in der ICD-10 (WHO/Dilling et al., 2015) eine eigene Kategorie, in welcher neben Belastungsstörungen auch neurotische und somatoforme Störungen zusammengefasst waren. Im DSM-5 (APA/Falkai et al., 2018) und auch in der ICD-11 (WHO, 2019) existiert nun eine eigene Kategorie, in welcher trauma- und belastungsbezogene Störungen zusammengeführt wurden. Diese Zuordnungsprobleme liegen sicherlich auch in den vielfältigen Bereichen begründet, die bei traumabedingten Störungen betroffen sind. So zeigen traumatisierte Personen nicht nur Auffälligkeiten im emotionalen Bereich und im Verhalten, auch das Gedächtnis ist als zentraler Bereich betroffen.

Die Gedächtnisprobleme nach dem Erleben eines Traumas zeigen sich in unterschiedlicher Weise. Traumatisierte Personen haben oft Schwierigkeiten, sich an das traumatische Erlebnis zu erinnern, die Erinnerung ist oft fragmentiert, sie folgt oft nicht dem tatsächlichen zeitlichen Ablauf und selbst wichtige Details können fehlen. Insgesamt ist der Organisierungsgrad von „normalen" autobiografischen Erinnerungen deutlich besser als bei Erinnerungen an traumatische Ereignisse. Im Gegensatz zu diesen bei einem bewussten Erinnern auftretenden Problemen kann es bei traumatisierten Personen auch zu Intrusionen kommen. Intrusionen werden durch bestimmte Hinweisreize ausgelöst und dabei kommt es zu einem unwillkürlichen Erinnern an das traumatische Erlebnis. Diese unwillkürlichen Wiedererinnerungen unterscheiden sich deutlich in ihrer Qualität von „normalen" autobiografischen Erinnerungen. Diese Art von Intrusionen – auch Flashbacks genannt – versetzen die betreffende Person in einen Zustand, der so beschaffen ist, als ob sie das traumatische Ereignis erneut konkret wiedererleben würde. Entsprechend sind diese Erinnerungen sehr lebhaft und bestehen im Wesentlichen aus direkten Empfindungen und Emotionen. Narrative Elemente, wie beschreibende oder reflektierende Kognitionen, sind darin kaum enthalten. Oftmals ist es den betroffenen Personen auch gar nicht klar, wodurch diese Intrusionen ausgelöst werden.

Die Ätiologie dieser Gedächtnisprobleme liegt in den Spezifika eines Traumas begründet. Ein Trauma kann als ein vitales Diskrepanzerlebnis zwischen bedrohlichen Situationsfaktoren und subjektiven Bewältigungsfaktoren gesehen werden, das mit einem Gefühl von Hilflosigkeit und schutzloser Preisgabe einhergeht und zu einer dauerhaften Erschütterung des Selbst- und Weltverständnisses führt (Fischer & Riedesser, 2020, S. 88). Diese Definition beinhaltet alle Erlebensbereiche, die von einem Trauma betroffen sind: die sensorischen Eindrücke bzw. Reaktionen, die im Zuge des Erlebens eines Traumas beim Betroffenen ausgelöst werden; das vitale Diskrepanzerlebnis auf der körperlichen Ebene; die Gefühle von Hilflosigkeit und schutzloser Preisgabe im Bereich der Emotionen; und die Erschütterung des Selbst- und Weltverständnisses auf der kognitiven Ebene. Das Ausmaß der Diskrepanz zwischen der erlebten Bedrohung und den subjektiven Bewältigungsmöglichkeiten bestimmt das Ausmaß der Stressreaktion und damit das Ausmaß und auch die Qualitäten einer Reaktion auf den oben angesprochenen Ebenen.

Im Prinzip gibt es zwei unterschiedliche Prozesse, die bei einem Menschen ablaufen, wenn er mit einer Gefahrensituation konfrontiert ist (Bennett & Lagopoulos, 2018). Wird von einer Person eine Gefahr optisch wahrgenommen, ist der visuelle Thalamus die erste Instanz, an welcher diese Wahrnehmung ankommt. Ab hier existieren zwei Wege der Weiterverarbeitung: Es gibt einen schnellen und direkten Weg zur Amygdala, wo die Hypothalamus-Hypophysen-Nebennieren-Achse (HHNA) aktiviert und die Stressreaktion einschließlich aller Botenstoffe ausgelöst wird. Darüber hinaus gibt es aber auch einen langsamen Weg über den visuellen Cortex, wo die eingehende Information weiterverarbeitet und überprüft wird, ob tatsächlich eine Gefährdung vorliegt bzw. wie hoch das Ausmaß der Gefährdung einzuschätzen ist. Das Ergebnis dieser Prüfung wird an die Amygdala gesendet. Wenn die Prüfung ergibt, dass es sich um eine Fehlalarmierung gehandelt hat, oder der Person eine Fluchtreaktion möglich ist, wird die Amygdala gehemmt. Wenn die Gefahr weiterhin besteht, dann bleibt die Amygdala weiterhin aktiv und hält das Arousal aufrecht.

Aus Tierversuchen wissen wir, dass der Hippocampus sehr sensitiv gegenüber Stress ist. Wenn eine Person mit Gefahren, Schmerzen oder Situationen, die Stress auslösen, konfrontiert ist, aktivieren neuronale Strukturen eine Alarmreaktion, die dem Selbstschutz dient und körperliche Reaktionen hervorruft, die der Person helfen, adäquat auf die Situation zu reagieren. Ausgelöst werden diese Reaktionen über die HHNA. Durch die Aktivierung der HHNA kommt es zur Ausschüttung unterschiedlicher Botenstoffe, u.a. Cortisol, welche ihrerseits die Funktionen unterschiedlicher neurologischer Strukturen verändern (z.B. Amygdala), was wiederum eine Veränderung körperlicher Funktionen zur Folge hat (z.B. Herzschlag). Traumatische Situationen sind per definitionem mit einem besonders ausgeprägten Bedrohungspotenzial verbunden, was eine Person in einen Zustand von „Hochstress" versetzt. Aus diesem Grund ist bei traumatischen Erlebnissen von einer überstarken Amygdalareaktion auszugehen (siehe Abbildung 3.1). Die dabei ausgeschütteten Botenstoffe wirken toxisch auf den Hippocampus und dies hat zur Folge, dass seine zentrale Funktion, die Integration eines Erlebnisses mit seinen unterschiedlichen Inhalten und Bedeutungen in das autobiografische Gedächtnis, gehemmt oder ganz außer Kraft gesetzt wird. Dadurch kommt es zu einer isolierten Speicherung der sensorischen Eindrücke des Erlebnisses (Wang & Schmidt, 2016; van der Kolk, Burbridge & Suzuki, 1997). Dissoziationen können dabei als Mechanismus gesehen werden, um neuronale Strukturen zu schützen, die der zerstörerischen Kraft massiver oder auch chronischer Stressbelastung ausgesetzt sind.

Sind die Funktionen des Hippocampus aktiv, werden bei Speicherung von Erlebnissen im Gedächtnis neue Inhalte mit bereits vorhandenen Inhalten vielfach vernetzt, was im Wesentlichen zwei Vorteile mit sich bringt. Zum einen können diese Erinnerungen über unterschiedliche Informationspfade reaktiviert werden, ein intentionales Erinnern ist somit leichter möglich. Zum anderen wird dadurch ein stimulusgesteuertes, nicht gewolltes Erinnern gehemmt (Brewin, Dalgleish & Joseph, 1996; Markowitsch, 1995; Stuchlik, 2018). Eine vernetzte Abspeicherung hat außerdem zur Folge, dass die Erinnerung an „normale" autobiografische Ereignisse sich nicht nur auf die expliziten Informationen zum Ereignis selbst beschränkt, sondern auch eine Weiterverarbeitung stattfindet, indem allgemeinere Informationen zum Gesamtzusammenhang des Ereignisses oder damit zusammenhängende abstrakte Informationen zusätzlich mit einbezogen werden.

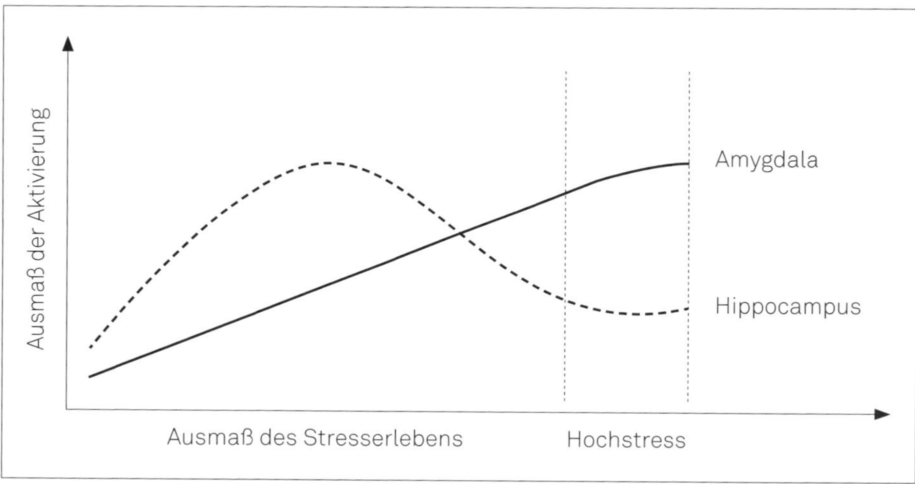

Abbildung 3.1: Neuropsychologische Abläufe bei Stressexposition

Die beeinträchtigen Funktionen des Hippocampus sind verantwortlich, dass traumatische Erlebnisse zumeist nicht ganzheitlich mit ihren unterschiedlichen Elementen und Wahrnehmungen aller sensorischer Ebenen (hören, sehen, riechen, fühlen) als episodische Gedächtnisinhalte in das autobiografische Gedächtnis integriert werden, sondern die unterschiedlichen sensorischen Eindrücke werden isoliert, als sog. „heißes" Gedächtnis, abgespeichert. Durch die Überaktivierung der Amygdala werden sie zwar untereinander stark vernetzt, eine Verknüpfung mit deklarativen Gedächtnisinhalten findet hingegen nicht statt. Durch die Hemmung des Hippocampus und die fehlende Integration in das autobiografische Gedächtnis bleiben die unterschiedlichen Elemente des Erlebnisses nicht nur isoliert, es fehlt auch die Weiterverarbeitung, bei der ihnen eine Bedeutung zugeordnet oder eine Relation zu anderen Gedächtnisinhalten hergestellt wird. Episodische Inhalte bei aufrechter Funktion des Hippocampus werden hingegen in dieser Weise mit bereits bestehenden Gedächtnisinhalten verknüpft und im präfrontalen Cortex als deklaratives, explizites Gedächtnis abgespeichert (Vermetten, Baker & Risbrough, 2018).

Bei den emotionalen Assoziationen des Stressgedächtnisses handelt es sich hingegen um nicht deklarative implizite Gedächtnisinhalte. Entsprechend erfolgt das Erinnern nicht wie ein autobiografisches Erinnern, sondern die Erinnerungen werden durch Triggerreize ausgelöst, wie ein bestimmter Geruch, eine bestimmte Körperempfindung, ein bestimmter Tonfall oder ein bestimmter emotionaler Zustand, die Teil der sensorischen Eindrücke aus der traumatischen Situation waren. Diese enge Verknüpfung mit Triggerreizen und die daran geknüpfte unmittelbare Wiedererinnerung sind auf Primingprozesse zurückzuführen, wie sie für implizite Gedächtnisinhalte typisch sind (Baddeley, 2005). Aufgrund der als massiv wahrgenommenen Bedrohung in der traumatischen Situation kommt es zu einem Priming bestimmter, mit der Situation verbundener sensorischer Eindrücke. Diese Eindrücke werden als Hinweisreize für eine Gefahrensituation abgespeichert, eng mit dem Traumagedächtnis verknüpft, und die Wahrnehmungsschwelle für diese oder auch nur ähnliche Reize ist in der Folge herabgesetzt. Daher lösen sie, wenn sie wieder wahrgenommen werden, die unvermittelte Wiedererinnerung des traumatischen Erlebnisses in seinen gesamten Erlebnisqualitäten aus (Forest & Blanchette, 2018). Diese Intrusionen können in den unterschiedlichsten Situationen stattfinden, auch in Situationen, die gar keine bedrohlichen Qualitäten oder Gefahrenpotenzial aufweisen müssen, zentral dabei ist die Wahrnehmung eines Triggerreizes. Diese Intrusionen haben zur Folge, dass die traumatische Situation vielfach wiedererlebt wird, die Bedrohung daher subjektiv weiter besteht, obwohl sie objektiv beendet ist (Brewin, 2015; Cahill, 1997). Die traumabezogene Symptomatik ist somit als Teil einer Gedächtnisstörung zu betrachten.

Ein interessantes Phänomen in diesem Zusammenhang ist, dass manche Personen, die eine traumatische Situation erleben mussten, schildern, diese sehr klar wahrgenommen zu haben und auch in dieser Situation noch fähig gewesen zu sein, nachzudenken und zu reflektieren, was gerade passiert. Andere von einem Trauma Betroffene schildern hingegen, konfus und von den Eindrücken in der Situation in einem Ausmaß überwältigt gewesen zu sein, sodass sie zu keiner Auseinandersetzung oder Reflexion mehr fähig waren. Jene Gruppe, die zu keiner Reflexion fähig war, zeigt ein höheres Risiko in der Folge eine Posttraumatische Belastungsstörung (PTSD) zu entwickeln. Diesem Verarbeitungselement scheint somit eine zentrale Bedeutung für die traumatisierende Wirkung eines Ereignisses zuzukommen – die o.g. Traumadefinition von Fischer und Riedesser (2020) legt dies ja auch nahe. Während die eine Gruppe zu einer umfassenderen und abstrakteren Verarbeitung der traumatischen Situation fähig ist, bleibt die Verarbeitung bei der anderen Gruppe auf eine niedrigere, verstärkt datengesteuerte Stufe beschränkt. Diese beiden Formen der Informationsverarbeitung haben entsprechende Konsequenzen für die Speicherung im Gedächtnis. In der ersten Gruppe wird das Erlebnis durch die höhere Verarbeitung stärker vernetzt und mit mehr deklarativen Anteilen abgespeichert, in der anderen Gruppe hingegen wird eine auf die sensorischen Eindrücke beschränkte Gedächtnisspur ausgebildet, was das Risiko, eine Posttraumatische Belastungsstörung zu entwickeln, erhöht (Augsburger & Galatzer-Levy, 2020; Meyer et al., 2018).

Darüber hinaus konnte nachgewiesen werden, dass Stress nicht nur zu einer Verschlechterung der vom Hippocampus gesteuerten Gedächtnisfunktionen führt, sondern auch mit morphologischen Veränderungen im Hippocampus verbunden ist. Zudem erwiesen sich diese morphologischen Veränderungen im Falle einer Behandlung als reversibel. Diese Auffälligkeiten in den Funktionen und der Struktur zeigten sich nicht nur im Tierversuch, sondern konnten auch bei Kriegsveteranen oder Opfern von frühkindlichen Misshandlungen mit einer Posttraumatischen Belastungsstörung nachgewiesen werden (Bremner, 1999; Bremner et al., 2021). Es wird angenommen, dass bei andauernder Konfrontation mit Stress die im Alarmzustand ausgeschütteten Glucocorticoide und andere Neurotransmitter für die Funktionseinbußen und die Veränderungen der neuronalen Strukturen verantwortlich zu machen sind (Mackes et al., 2020; Mehta et al., 2009; Siehl, King, Burgess, Flor & Nees, 2018). Die Toxizität der Glucocorticoide auf der neuronalen Ebene ist wahrscheinlich auf eine Hemmung der Glucoseaufnahme und eine erhöhte Freisetzung von Glutamat zurückzuführen. Neben den Veränderungen im Hippocampus war auch eine Verkleinerung der Amygdala zu finden, wodurch wiederum die automatisch ablaufende Alarmreaktion des Körpers beeinträchtigt wird. Interessant in diesem Zusammenhang sind zwei im Folgenden dargestellte Befunde. Einerseits finden wir bei PTSD-Patient:innen eine reduzierte Aktivität des medialen präfrontalen Cortex, der u.a. für die Inhibition der Amygdala zuständig ist. Andererseits ist bei PTSD-Patient:innen mit chronischem Krankheitsverlauf eine verminderte Cortisolkonzentration im Blut feststellbar. Dieser Befund zeigt sich auch bei reviktimisierten Opfern und kann durch einen biologischen Adaptationsmechanismus bedingt sein, der bei chronischer Stressbelastung auftritt (Resnick, Yehuda, Pitman & Foy, 1995). An diesen primären und sekundären Reaktionen auf Gefahr und Stress sind in erster Linie rechtslaterale Strukturen beteiligt, während tertiäre Reaktionen, wie Vermeidungsreaktionen oder Dissoziation, in erster Linie linkslateral gesteuert werden (Mutluer et al., 2018).

Somit nehmen diese Funktionseinschränkungen und neurologischen Veränderungen in belastenden Lebensumständen ihren Anfang. Besonders bei Missbrauchsopfern tritt durch die zumeist multiplen Ereignisse die Stressbelastung nicht nur einmalig, sondern länger andauernd auf. Auch das klinische Bild einer Posttraumatischen Belastungsstörung mit den damit verbundenen Intrusionen und dem Hyperarousal verdeutlicht, dass PTSD-Patient:innen selbst nach Beendigung der traumatischen Situation weiterhin aufgrund ihrer Symptomatik einem chronischen Stress ausgesetzt werden. Die Arbeitsgruppe von Bremner ging dieser ätiologisch relevanten Frage von differenziellen Auswirkungen früher Traumatisierungen und einer Posttraumatischen Belastungsstörung nach. Sie konnte nachweisen, dass bei weiblichen Opfern eines sexuellen Missbrauchs mit einer Posttraumatischen Belastungsstörung im Vergleich zu einer unauffälligen Kontrollgruppe und zu Opfern eines sexuellen Missbrauchs, die unter keiner Posttraumatischen Belastungsstörung litten eine deutlich stärkere Verkleinerung des Hippocampus nachweisbar war (19 % vs. 16 %). Zudem war nur bei Opfern eines sexuellen Missbrauchs mit einer Posttraumatischen Belastungsstörung die Aktivität im Hippocampus deutlich herabgesetzt. Es zeigte sich auch, dass eine Größenabnahme der linken Hälfte des Hippocampus mit dissoziativen Symptomen korreliert war, eine Größenabnahme der rechten Hälfte des Hippocampus hingegen mit Symptomen einer Posttraumatischen Belastungsstörung einherging (Bremner et al., 2003).

Diese Ergebnisse bestätigen die Vermutung, dass einer Posttraumatischen Belastungsstörung ein deutlicher und auch differenzieller Effekt auf die Gedächtnisfunktionen und die Struktur des Hippocampus zukommen dürfte, selbst wenn eine Beeinträchtigung von Gedächtnisfunktionen in anderen Studien auch bei Missbrauchsopfern ohne eine Posttraumatische Belastungsstörung nachgewiesen werden konnte (z. B. Navalta, Polcari, Webster, Boghossian & Teicher, 2006). Zur Erklärung dieser differenziellen Zusammenhänge bieten sich im Prinzip drei Modelle an. So könnte es sein, dass bestimmte traumatische Erlebnisse zu Veränderungen im Hippocampus führen – abhängig vom Ausmaß oder der Art des Traumas – und diese neurologischen Veränderungen wiederum für die Entstehung einer Posttraumatischen Belastungsstörung verantwortlich sind. Dieser These zufolge würde sich ohne neurologische Veränderungen auch keine Posttraumatische Belastungsstörung entwickeln. In diesem Zusammenhang gilt es zu bedenken, dass nur ca. 15 % aller Personen, die ein Trauma erleben, eine Posttraumatische Belastungsstörung entwickeln. Eine alternative Erklärung wäre, dass nicht das Trauma selbst, sondern die Posttraumatische Belastungsstörung für die Veränderungen im Hippocampus verantwortlich ist. Eine dritte Erklärung wäre, dass bereits vorhandene Defizite oder Defekte im Hippocampus mit einer erhöhten Vulnerabilität verbunden sind, eine Posttraumatische Belastungsstörung zu entwickeln. Die Erkenntnisse einer Zwillingsstudie an Kriegsveteranen kann als Beleg für diese dritte Annahme gewertet werden: Bei monozygoten Zwillingen, von denen ein Zwilling von einer Kriegs-PTSD betroffen war, konnte auch beim anderen Zwilling ein kleinerer Hippocampus nachgewiesen werden (Gilbertson et al., 2002; Gilbertson et al., 2007).

Die Ergebnisse von Schalinski, Elbert, Steudte-Schmiedgen und Kirschbaum (2015) erweitern die Erkenntnisse zu den nach einer Traumatisierung ablaufenden neurokognitiven Prozessen. In ihrer Studie fokussieren die Autor:innen die differenzielle Auswirkung von aktueller Belastung auf unterschiedliche physiologische Parameter. Sie konnten nachweisen, dass Frauen, die in ihrer Kindheit

Opfer eines sexuellen Missbrauchs geworden waren, bei Konfrontation mit missbrauchsspezifischen Stimuli in einem deutlich geringeren Ausmaß mit einem Cortisolanstieg auf diese aktuelle psychische Belastung reagierten als eine nicht missbrauchte Kontrollgruppe. In der Gruppe der sexuell Missbrauchten kam es bei manchen Probandinnen sogar zu einer Reduktion des im Speichel gemessenen Cortisols. Zudem reagierten die Missbrauchsopfer bei der aktuellen Stressbelastung deutlich seltener mit einer erhöhten Pulsrate. Betrachten wir den Anstieg von Cortisol im Speichel und die Erhöhung des Pulses als Indikatoren für die Reagibilität auf aktuelle psychische Belastungen, waren in der Gruppe der sexuell missbrauchten Frauen somit deutlich mehr Non-Responder zu finden. Ein anderer Zusammenhang ergab sich jedoch im Hinblick auf den Cortisollevel in den Haaren der Probandinnen – ein wichtiger Indikator für Dauerbelastungen. Hier zeigte sich ein deutlicher Zusammenhang zwischen der Schwere des sexuellen Missbrauchs und dem in den Haaren nachweisbaren Cortisol. Je schwerwiegender die Erlebnisse des sexuellen Missbrauchs waren und je häufiger die Probandin mit einem Trauma konfrontiert war, umso höher war die Ansammlung von Cortisol in den Haaren. Interessant ist, dass eine stärker ausgeprägte depressive Symptomatik das Cortisolniveau in den Haaren noch zusätzlich verstärkte. Kein Zusammenhang ergab sich jedoch zwischen der Cortisolkonzentration und dem Ausmaß der PTSD-Symptomatik oder dem Vorhandensein und der Stärke von dissoziativen Symptomen. Auch diese Studie bestätigt, dass sich bei Opfern eines sexuellen Missbrauchs dauerhaft die Reaktionen auf der HHNA verändern, sie legt jedoch auch den Schluss nahe, dass es in diesem Zusammenhang bestimmte Typen und Muster von Reaktionen zu geben scheint. Bestimmten Opfern von sexuellem Missbrauch scheint es zu gelingen, sich kurzfristig von traumaspezifischen Stimuli distanzieren zu können. Die Stressreaktion zur Gänze zu verhindern, scheint jedoch auch dieser Gruppe nicht möglich zu sein, lediglich ein Aufschieben scheint möglich. Darüber hinaus bestätigen die Ergebnisse den Befund, dass Dissoziationen nur bedingt geeignet sind, traumabedingte Stressreaktionen zu verhindern (z. B. Kienle et al., 2017; Koopman et al., 2003).

3.1.4 Kognitiv-emotionales Modell von Traumatisierungen

Ob und in welchem Ausmaß ein traumatisches Erlebnis negative Auswirkungen nach sich zieht, hängt davon ab, wie das traumatische Erlebnis von der betroffenen Person verarbeitet wird. Ein traumatisches Erlebnis wird dann zur Traumatisierung, wenn sich eine Person aufgrund des Erlebnisses und der Erinnerung daran auch noch in ihrem aktuellen Leben bedroht fühlt. Ehlers und Clark (2000) schreiben dieser Variable eine zentrale Bedeutung für die Entstehung einer Posttraumatischen Belastungsstörung zu. Dieses Gefühl einer aktuellen Bedrohung entsteht, wenn die betroffene Person die traumatischen Erlebnisse und deren Folgen in bestimmter Weise bewertet.

Die für eine Traumatisierung erforderlichen Bewertungen finden auf unterschiedlichen Ebenen statt. Eine wichtige Rolle spielen dabei allgemeine kognitive Schemata. Dies sind stabile Verarbeitungsmuster, die dazu dienen, erlebte Tatsachen in Kognitionen umzuwandeln und Menschen zu veranlassen, auf ähnliche Ereignistypen konsistent zu reagieren. Menschen können sich neben funktional adäquaten auch idiosynkratische und realitätsinadäquate Schemata aneignen. Durch diese inadäquaten Schemata kommt es dazu, dass die betreffende Person die Wirklichkeit verzerrt wahrnimmt, was zu situationsinadäquatem und unangemessenem Verhalten führt. Das Gefühl einer Bedrohung kann entstehen, wenn die betroffene Person das traumatische Erlebnis nicht als einmaliges Ereignis erlebt, sondern davon überzeugt ist, jederzeit wieder mit einem derartigen Ereignis rechnen zu müssen. Diese Überzeugung kann sich darauf gründen, dass die Wahrscheinlichkeit für derartige Ereignisse überschätzt wird oder man die eigene Person als „Magnet" für derartige Erlebnisse wahrnimmt. Wenn die betroffene Person zudem überzeugt ist, dass dieses Erlebnis nicht nur negative Auswirkungen im Hier und Jetzt hat, sondern auch die Zukunft negativ beeinflusst, dann wird dies zusätzlich das Gefühl der Bedrohung verstärken. Gerade bei Polyviktimisierungen und Mehrfachtraumatisierungen sind derartige Bewertungen durchaus naheliegend und nachvollziehbar und ein an das Bedrohungserleben geknüpftes Vermeidungsverhalten trägt zudem wesentlich zur Aufrechterhaltung dieser Befürchtung bei.

Auch die Art und Weise, wie die betroffene Person das Ereignis erlebt hat und einordnet, kann das Bedrohungsgefühl verstärken. Ein Missbrauchsopfer, bei dem der Missbrauch auch positive Gefühle ausgelöst hat oder ein Opfer, das sich selbst die Verantwortung für den Missbrauch zuschreibt, kann zur Überzeugung gelangen, den Missbrauch selbst gewollt zu haben. Diese Überzeugung lässt es wiederum wahrscheinlicher erscheinen, dass sich diese Ereignisse jederzeit wiederholen können.

Auch die Überzeugung, sich durch das Erlebnis in eine negative Richtung hin verändert zu haben oder „beschädigt" zu sein, kann sich im Verlauf verfestigen und verstärken und zur Folge haben, dass die Beeinträchtigungen als dauerhaft und sich stetig verschlechternd wahrgenommen werden. Dies kann deutliche negative Emotionen wie Angst, Ärger oder Depression hervorrufen und das Gefühl der Bedrohung noch zusätzlich intensivieren.

Letztlich wird es von den jeweils getroffenen Bewertungen und Zuschreibungen abhängen, welche Emotionen das Erleben der betroffenen Person primär bestimmen und beeinträchtigen werden. Wenn es um die Zuschreibung von Verantwortung geht, wird sich Schuld entwickeln. Stehen Verlusterlebnisse im Zentrum der Bewertungen, wird Traurigkeit und Depressivität vorherrschen. Wenn die betroffene Person überzeugt ist, Standards oder Normen verletzt zu haben, wird Scham entstehen. Wenn sie die Erlebnisse als Grenzverletzungen bewertet, wird Ärger und Wut im Vordergrund stehen, und bei der Einschätzung von Gefahr wird Angst oder Furcht vorherrschen. In diesem Zusammenhang ist es jedoch wichtig zu beachten, dass diese Gefühle nicht konstant und dauerhaft vorhanden sein müssen und entsprechend das Erleben der betroffenen Person prägen werden. Vielmehr wird es davon abhängen, von welchen Bewertungen gerade das Denken der betroffenen Person bestimmt wird.

Aus den Störungskonzepten und den Ätiologietheorien wissen wir, dass bestimmte kognitiv-emotionale Konstellationen eine differenzielle Bedeutung für die Entwicklung bestimmter Auffälligkeiten und Störungen haben. So können Gefühle von Schuld, Scham und Ekel in Verbindung mit Selbstabwertungen und Selbstvorwürfen eine zentrale Rolle in der Entwicklung einer depressiven Symptomatik oder einer Depression spielen. Kommen ein negatives Selbstbild, die negative Interpretation eigener Erfahrungen, eine negative Sicht der Umwelt sowie eine negative Zukunftserwartung hinzu, sind dies wesentliche Voraussetzungen für die Entwicklung einer Depression.

Gefühle von Hilflosigkeit und Einschätzungen des Ausgeliefertseins sind ihrerseits für die Entwicklung von Ängsten und Angststörungen bedeutsam. Bewertungen der Unzuverlässigkeit und mangelnden Vertrauenswürdigkeit anderer Personen wiederum sind für die Entwicklung von Beziehungsstörungen, interpersonellen und sozialen Problemen ätiologisch bedeutsam. Zuschreibungen von Grenzverletzungen und des Benutzt-Werdens und ggf. daraus resultierender Ärger und Wut können zu aggressivem Verhalten und in weiterer Folge zu Störungen des Sozialverhaltens oder einer antisozialen Persönlichkeitsstörung führen. Insgesamt betrachtet wird es somit von den Erklärungen, Zuschreibungen und Bewertungen, d.h. den vorherrschenden Kognitionen und den damit in Zusammenhang stehenden Emotionen, abhängen, ob ein Missbrauchsopfer Folgeprobleme entwickelt und welcher Bereich jeweils betroffen sein wird. Die psychische Situation auf der kognitiv-emotionalen Ebene schafft somit wichtige Voraussetzungen und beeinflusst wesentlich die Vulnerabilitäten eines Opfers, d.h. die Bereiche, in denen das Opfer besonders anfällig ist, Folgeprobleme und Störungen zu entwickeln. Selbstverständlich sind am Entstehungsprozess einer psychischen Störung noch viele andere Faktoren beteiligt. Auch diese Faktoren werden in den folgenden Kapiteln diskutiert werden.

3.2 Methodische Aspekte

Über die Jahre hinweg wurde eine Vielzahl von Studien zu den Folgen eines sexuellen Missbrauchs vorgelegt. Diese Studien unterscheiden sich zum Teil deutlich in ihrem Studiendesign. Es liegen Daten vor, die auf Basis einer repräsentativen Bevölkerungserhebung gewonnen wurden mit dem Ziel, das Auftreten von psychischen Auffälligkeiten oder Störungen bei sexuell missbrauchten und nicht sexuell missbrauchten Personen zu untersuchen und zu vergleichen. Es wurden aber auch Studien an klinischen Populationen durchgeführt, die das Ausmaß und die Art der Symptomatik in unterschiedlichen Patient:innengruppen vergleichen, abhängig davon, ob die Patient:innen einen sexuellen Missbrauch erlebt haben oder nicht. Weiters liegen Daten aus Studien vor, die ausschließlich Stichproben von sexuell missbrauchten Personen untersucht haben, um herauszufinden, ob bei diesen Personen Störungen und Probleme zu finden sind, um welche Störungen es sich dabei handelt und in welchem Ausmaß diese vorliegen. Während anfangs zumeist ein breites Störungsspektrum untersucht wurde, fokussieren neuere Studien zunehmend bestimmte Störungsbilder oder Syndrome. Darüber hinaus unterscheiden sich die Studien auch darin, wie die klinische Auffälligkeit bei den Betroffenen erhoben wurde. So wurden beispielsweise Symptomlisten eingesetzt (z. B. Tschumper, Narring, Meier & Michaud, 1998), aber auch mithilfe von standardisierten Verfahren Diagnosen erstellt (z. B. Siegel, Sorenson, Golding, Burnam & Stein, 1987).

Die Untersuchung von Folgen eines sexuellen Missbrauchs – unabhängig davon, ob es sich um Initialeffekte oder Langzeitfolgen handelt – sind mit vielfältigen methodischen Problemen behaftet. In der Regel werden im Rahmen dieser Studien Querschnittsdaten erhoben, indem in bestimmten Bevölkerungsgruppen zu einem bestimmten Zeitpunkt erhoben wird, ob die untersuchten Personen in der Vergangenheit einen sexuellen Missbrauch erlebt haben. Gleichzeitig wird untersucht, ob und in welchem Ausmaß diese Personen unter psychischen Problemen und Störungen leiden. Über die parallele Erfassung der aktuellen psychischen Auffälligkeiten und eines früher stattgefundenen sexuellen Missbrauchs sollen der Zusammenhang zwischen den aktuellen Auffälligkeiten und dem früheren Missbrauch hergestellt und damit die Folgen einer derartigen traumatischen Erfahrung untersucht werden.

Bei der Untersuchung von Folgen bestimmter Lebensereignisse, gleichermaßen wie bei der Untersuchung von Entwicklungsbedingungen, ist diese Form des Studiendesigns durchaus üblich und im Großen und Ganzen wissenschaftlicher Standard. Kritisch ist jedoch anzumerken, dass retrospektive Studien nur bedingt geeignet sind, derartige „kausale" Zusammenhänge zu untersuchen, besonders wenn eine lange Zeitspanne zwischen dem Ereignis und dem Erhebungszeitpunkt liegt. So stellt sich zum einen die Frage, wie valide eine retrospektive Erfassung eines oft viele Jahre zurückliegenden sexuellen Missbrauchs tatsächlich ist (Hardt & Rutter, 2004). Zum anderen kann bei einem derartigen Studiendesign der Wirkungszusammenhang zwischen dem sexuellen Missbrauch und der aktuellen psychischen Situation nur schwer von weiteren, über die Jahre hinweg wirkenden pathogenen und auch salutogenen Einflüssen isoliert werden. Prospektive Kohortenstudien, in welchen die psychische und soziale Entwicklung von Kindern nach einem erlebten sexuellen Missbrauch über eine gewisse Zeitspanne hinweg untersucht werden (z. B. Sperry & Widom, 2013), sind besser geeignet, weitere bedeutsame Einflussfaktoren zu kontrollieren. Deshalb sind prospektive Studien von ungleich höherem Wert, wenn auch deutlich schwieriger durchzuführen. Bei einem direkten Vergleich von prospektiv und retrospektiv erhobenen Daten ergeben sich jedenfalls deutliche Unterschiede in den Ergebnissen. So konnten Widom, Weiler und Cottler (1999) bei prospektiv erhobenen Daten keinen Zusammenhang zwischen sexuellem Missbrauch und Drogenkonsum feststellen, demgegenüber ergab sich bei retrospektiv erhobenen Daten ein deutlicher und stabiler Zusammenhang.

Ein weiterer methodischer Aspekt ist die Frage der Vergleichs- bzw. Kontrollgruppe. Manche der vorliegenden Daten basieren auf einem Studiendesign, das ausschließlich sexuell missbrauchte Proband:innen dahingehend untersucht, welche Störungen oder Probleme in welchem Ausmaß bei diesen vorliegen. Ohne eine Vergleichsgruppe, beispielsweise eine Gruppe von Personen aus der Bevölkerung, die keinen sexuellen Missbrauch erlebt haben, lassen sich keine Aussagen darüber treffen, ob bei sexuell missbrauchten Proband:innen ein höheres Ausmaß an Störungen und Problemen zu finden ist als es normalerweise in der Bevölkerung zu finden ist. Nur über Vergleich mit nicht missbrauchten Personen lassen sich jene Folgestörungen und Probleme isolieren, die auf den sexuellen Missbrauch zurückzuführen sein dürften. Darüber hinausgehend ist es auch von Interesse zu untersuchen, ob ein sexueller Missbrauch ein spezifisches Spektrum an Folgeproblemen verursacht oder ob auch andere Noxen, die im Kindesalter auftreten können, ein ähnliches Störungsspektrum und ein ähnliches Ausmaß an Folgeproblemen verursachen können. Derartige Noxen können andere traumatische Erfahrungen oder negative Entwicklungsbedingungen sein. Bei der Beantwortung der Frage von differenziellen Zusammenhängen hilft uns der Vergleich mit einer Bevölkerungsstichprobe nicht weiter, hier benötigen wir eine andere, spezifischere Vergleichsgruppe.

3.3 Initialeffekte

3.3.1 Ergebnisse von Metaanalysen

Die erste umfassende Metaanalyse zu den Initialeffekten von sexuellem Missbrauch stammt aus der Arbeitsgruppe von Finkelhor (Kendall-Tackett et al., 1993, 2005). Obwohl die Autor:innen in dieser Arbeit darauf hinweisen, dass es seit ihrem ersten Review (Browne & Finkelhor, 1986) zu einem explosionsartigen Anstieg an Studien zu Initialeffekten gekommen ist, sind auch heute Untersuchungsergebnisse, die ausschließlich kindliche Opfer im Fokus haben, ausgesprochen selten zu finden. In Ermangelung neuerer Analysen, aber auch der Breite und Differenziertheit der Daten dieser frühen Metaanalyse, die ihresgleichen sucht, sollen an dieser Stelle die Ergebnisse von Kendall-Tackett et al. (1993) und Kendall-Tackett et al. (2005) ausführlicher dargestellt und diskutiert werden.

In diese Metaanalyse flossen insgesamt 45 Studien aus den Jahren 1982 bis 1993 ein, deren Stichprobe sich ausschließlich auf Kinder und Jugendliche bis zu einem Alter von 18 Jahren beschränkte. Neben der allgemeinen Frage, welche Initialeffekte Opfer von sexuellem Missbrauch aufweisen, ging die Metaanalyse auch der Frage differenzieller Folgen nach. Es wurden Studien abhängig davon analysiert, ob sie an einer Bevölkerungsstichprobe oder einer klinischen Stichprobe durchgeführt wurden. Studien, die sexuell missbrauchte und nicht missbrauchte Kinder und Jugendliche in einer Bevölkerungsstichprobe miteinander verglichen, wurden unterschieden von Studien, die einen Vergleich von sexuell missbrauchten und nicht missbrauchten Kindern herstellten, die sich in Behandlung befanden.

In Tabelle 3.1 sind die Ergebnisse anhand des untersuchten Störungsspektrums zusammengefasst. Dargestellt wird sowohl der nicht klinische als auch der klinische Vergleich. In der Spalte „nicht klinischer Vergleich" ist für jeden Störungsbereich die Anzahl der Studien angeführt, in welchen sexuell missbrauchte Kinder im Vergleich zu nicht sexuell missbrauchten Kindern eine deutlich stärker ausgeprägte Symptomatik im jeweiligen Bereich zeigten. Diese Anzahl an Studien wird – getrennt durch einen Schrägstrich – mit der Gesamtanzahl jener Studien in Beziehung gesetzt, in denen dieser Störungsbereich untersucht wurde. Denn in den insgesamt analysierten 45 Studien wurden nicht immer alle Symptombereiche erfasst. Die Spalte „klinischer Vergleich" bezieht sich auf die Ergebnisse des Vergleichs von klinischen Stichproben, die in derselben Form dargestellt werden. Die Spalte „nicht klinischer Vergleich" gibt somit Auskunft darüber, wie schädigend sich das Trauma eines sexuellen Missbrauchs auf die Psyche der Kinder auswirkt, d.h. in welchen Bereichen sexuell missbrauchte Kinder und Jugendliche Auffälligkeiten zeigen. Die Spalte „klinischer Vergleich" zeigt demgegenüber die differenziellen Initialeffekte nach einem sexuellen Missbrauch, d.h. welche spezifischen Folgen das Trauma eines sexuellen Missbrauchs nach sich zieht und in welchem Ausmaß diese Folgen auftreten, wenn wir den Vergleich mit anderen Traumata herstellen, die in der Kindheit stattfinden können. In der darauf folgenden Spalte werden die Effektstärken *(Eta-Quadrat: η^2)* zu unterschiedlichen Störungsbereichen dargestellt. Die Berechnung von Effektstärken war nicht vollständig möglich, sondern beschränkt sich auf jene Studien, in welchen die Datenqualität es zuließ. Entsprechend liegen Effektstärken nur in wenigen Bereichen vor. Die Effektstärken geben Auskunft, wieviel an Varianz im jeweiligen Störungsbereich durch den sexuellen Missbrauch aufgeklärt wird. Die letzten beiden Spalten von Tabelle 8 beziehen sich auf den Prozentsatz jener sexuell missbrauchten Kinder und Jugendlichen, die im jeweiligen Störungsbereich in der jeweils untersuchten Stichprobe Symptome aufwiesen. Diese Ergebnisse geben damit auch Aufschluss über den Anteil der sexuell missbrauchten Kinder und Jugendlichen, die im jeweiligen Störungsbereich und der jeweiligen Stichprobe keine Auffälligkeiten zeigten.

Tabelle 3.1: Ergebnisse der Metaanalyse von Kendall-Tackett et al. (1993) zu Initialeffekten: Vergleich nicht klinischer Stichproben, Vergleich klinischer Stichproben, Effektstärken und Anteil der Kinder und Jugendlichen mit Symptomen

Störungsbereich	Nicht klinischer Vergleich	Klinischer Vergleich	Effektstärke η^2[b]	Anteil mit Symptomen (%)[b]	Range (%)
Angst	5/8	1/3	.15	28	14–68
Furcht	5/5	1/3	–	33	13–45
Posttraumatische Belastungsstörung:					
• Alpträume	1/1	1/1	–	31	18–68
• allgemein	1/1	1/1	–	53	20–77
Depression:					
• depressiv	10/11	1/5	.35	28	19–52
• Rückzug	11/11	1/5	.36	22	4–52
• Suizidalität	0/1	–	–	12	0–45
Geringer Selbstwert	3/6	–	–	35	4–76
Somatische Beschwerden	9/11	1/7	–	14	0–60
Psychische Krankheit:					
• Neurose	2/2	0/4	–	30	20–38
• andere	6/7	0/6	–	6	0–19
Aggression:					
• antisozial	10/11	0/7	.43	21	13–50
• grausam	2/2	0/1		–	–
• Delinquenz	6/6	0/4	–	8	8
Sexualverhalten:					
• sexualisiertes Verhalten	8/8	6/8	.43	28	7–90
• Promiskuität	–	–	–	38	35–48
Schul-/Lernprobleme	5/6	0/3	–	18	4–32
Verhaltensprobleme:					
• hyperaktiv	5/7	0/5	–	17	4–28
• unreif-regressiv	2/2	1/2	–	23	14–44
• illegale Handlungen	–	–	–	11	8–27
• Weglaufen	1/1	–	–	15	2–63
• allgemein	2/2	–	–	37	28–62

Tabelle 3.1: Fortsetzung

Störungsbereich	Nicht klinischer Vergleich	Klinischer Vergleich	Effektstärke η^{2b}	Anteil mit Symptomen (%)[b]	Range (%)
Selbstzerstörerisches Verhalten:					
• Substanzmissbrauch	–	–	–	11	2–46
• Selbstverletzungen	1/1	–	–	15	1–71
Syndrome:					
• Internalisierung	8/8	0/3	.38	30	4–48
• Externalisierung	7/7	0/3	.32	23	6–38

Anmerkungen:
[a] X/Y:
X = Anzahl der Studien, in welchen sexuell missbrauchte Kinder und Jugendliche ein höheres Ausmaß an Symptomen aufweisen, als nicht sexuell missbrauchte Kinder und Jugendliche
Y: Gesamtanzahl der Studien, die diesen Bereich untersucht haben
[b] gewichteter Mittelwert über alle Studien hinweg

Die Ergebnisse zeigen, dass in den Studien eine große Bandbreite an Auffälligkeiten, Symptomen und Syndromen untersucht wurden. Die Liste der Störungsbereiche aus Tabelle 3.1 umfasst im Prinzip alle relevanten Bereiche, in welchen Kinder und Jugendliche psychische Auffälligkeiten entwickeln können. In den Studien wurden die Bereiche Depression, aggressives und antisoziales Verhalten, somatische Beschwerden, Angst, sexualisiertes Verhalten, Internalisierung, Externalisierung, hyperaktives Verhalten und psychische Krankheit im Allgemeinen am breitesten untersucht. Nur selten erfasst wurde demgegenüber die Symptomatik einer Posttraumatischen Belastungsstörung und die einer neurotischen Störung, bei den aggressiven Verhaltensstörungen der Bereich des grausamen Verhaltens, bei den depressiven Störungen der Bereich Suizidalität und auch selbstverletzendes Verhalten, sowie außerdem spezifische umgrenzte Verhaltensprobleme wie unreif-regressives Verhalten und Weglaufen von zu Hause.

Im Bevölkerungsvergleich zeigen in fast allen untersuchten Bereichen sexuell missbrauchte Kinder und Jugendliche eine höhere Auffälligkeit als nicht sexuell missbrauchte Kinder und Jugendliche (siehe Tabelle 3.1, Spalte „Nicht klinischer Vergleich“). Die einzige Ausnahme stellt der Bereich Suizidalität dar. In der einzigen Studie, die diesen Bereich untersucht, erwiesen sich sexuell missbrauchte Kinder und Jugendliche als nicht auffälliger. Demgegenüber zeigten in vielen der erfassten Störungsbereiche, und zwar durchgängig über alle Studien hinweg, sexuell missbrauchte Kinder und Jugendliche eine deutlich stärker ausgeprägte Symptomatik als die nicht missbrauchte Kontrollgruppe. Dies waren die Bereiche Furcht, Posttraumatische Belastungsstörung, Rückzug, Neurose, grausames Verhalten, Delinquenz, sexualisiertes Verhalten, unreif-regressives Verhalten, Weglaufen von zu Hause, allgemeine Verhaltensprobleme, Selbstverletzungen, Internalisierung und auch Externalisierung. In den anderen Störungsbereichen ließ sich die stärker ausgeprägte Symptomatik von sexuell missbrauchten Kindern und Jugendlichen in fast allen – zumindest in mehr als der Hälfte – der Studien nachweisen. Nur im Bereich des geringen Selbstwertes weist nur die Hälfte der Studien sexuell missbrauchte Kinder und Jugendliche als auffälliger aus. Die Ergebnisse aus dem Vergleich mit einer nicht klinischen Bevölkerungsstichprobe zeigen somit, dass ein sexueller Missbrauch eine große Bandbreite an Initialeffekten nach sich ziehen kann. In jedem psychisch relevanten Bereich, der in der Alterspanne der Kindheit und Jugend von Auffälligkeiten betroffen sein kann, können Opfer eines sexuellen Missbrauchs Symptome und Auffälligkeiten entwickeln. Diese Daten widersprechen eindeutig der Annahme eines „Missbrauchssyndroms". Diese These ist somit – wie bereits oben erwähnt – nicht aufrechtzuerhalten.

Der klinische Vergleich erbringt Ergebnisse, die vom bisher dargestellten Bevölkerungsvergleich deutlich abweichen. In den meisten der untersuchten Störungsbereiche zeigen sich sexuell missbrauchte Kinder und Jugendliche nicht auffälliger als die klinische Gruppe nicht missbrauchter Kinder und Jugendlichen (siehe Tabelle 3.1, Spalte „Klinischer Vergleich"). Nur in zwei Störungsbereichen konnte dieser generelle Trend nicht gefunden werden. Dabei handelt es sich um die Bereiche der Posttraumatischen Belastungsstörung und des sexualisierten Verhaltens. Die Symptomatik einer Posttraumatischen Belastungsstörung wurde zwar nur in einer Untersuchung erfasst, aber in dieser Studie zeigten sexuell missbrauchte Kinder und Jugendliche ein höheres Ausmaß an Symptomen als die klinische Vergleichsgruppe. Auch im Bereich des sexualisierten Verhaltens erwiesen sich sexuell missbrauchte Kinder und Jugendliche als auffälliger – konkret in sechs von acht Studien. In allen anderen Störungsbereichen konnte jeweils in keiner oder nur in einer Studie eine stärker ausgeprägte Symptomatik in der Gruppe der sexuell missbrauchten Kinder und Jugendlichen nachgewiesen werden. Bei genauerer Betrachtung der Ergebnisse zeigten sogar die klinischen Vergleichsgruppen der nicht missbrauchten Kinder und Jugendlichen über viele Studien und fast alle Bereiche hinweg eine höhere Ausprägung an Symptomen und Auffälligkeiten.

Allerdings ist bei der Interpretation dieser Unterschiede Vorsicht geboten. So können die Unterschiede mehr über den impliziten klinischen Vergleich dieser beiden Gruppen aussagen als über tatsächliche objektivierbare Unterschiede in beiden Gruppen. In den analysierten Studien wurden Kinder, die sich stationär oder ambulant in psychiatrischer, psychologischer oder psychotherapeutischer Behandlung befanden, für die Vergleichsgruppe zusammengefasst. Die Indikationsstellung für die Behandlung erfolgte in dieser Gruppe somit zumeist aufgrund einer bestehenden Symptomatik bzw. Auffälligkeit der Kinder. Kinder und Jugendliche aus der Gruppe der sexuell Missbrauchten wurden hingegen aufgrund ihres erlebten sexuellen Missbrauchs zu einer Behandlung überwiesen und nicht primär aufgrund der bei ihnen vorliegenden Symptomatik. Auf diesen Aspekt ist möglicherweise das fast durchgängig bestehende höhere Niveau der Symptomatik in der klinischen Vergleichsgruppe zurückzuführen.

Die von Kendall-Tackett et al. (1993) zusätzlich zu den Ergebnissen der direkten Gruppenvergleiche berechneten Effektstärken ergänzen die bisher diskutierten Ergebnisse auf sehr sinnvolle Weise (siehe Tabelle 3.1, Spalte „Effektstärke"). Denn Effektstärken erlauben, über die Feststellung von Gruppenunterschieden hinausgehend, Aussagen über die tatsächliche Stärke des Zusammenhangs zwischen dem Trauma eines sexuellen Missbrauchs und dem Auftreten und der Varianz der Auffälligkeiten und Symptome. Erwartungsgemäß standen nur bei einem kleinen Teil der analysierten Studien Daten in der erforderlichen Qualität zur Verfügung, um Effektstärken berechnen zu können. Daher stützen sich diese Berechnungen auf eine deutlich reduzierte Datenbasis, und entsprechend konnten nur zu einem Teil der Störungsbereiche Effektstärken vorgelegt werden. Obwohl das berechnete *Eta-Quadrat* im Gegensatz zu anderen Effektstärken den Anteil der erklärten Varianz überschätzt (Bortz & Schuster, 2016; Ellis, 2010), weisen die berechneten Effektstärken durchgängig auf hohe Effekte hin. Die größten Effekte konnten für Aggression und sexualisiertes Verhalten nachgewiesen werden. In diesen Bereichen erklärt das Trauma eines sexuellen Missbrauchs laut *Eta-Quadrat* 43 % der festgestellten Varianz. Nur wenig darunter liegen die Werte für Internalisierung, Rückzugsverhalten, Depression und Externalisierung. Für diese Bereiche konnte eine Varianzaufklärung zwischen 38 % und 32 % berechnet werden. Der kleinste Anteil an erklärter Varianz konnte für den Bereich Angst gefunden werden. Betrachten wir die Fülle an möglichen weiteren Einflussfaktoren auf diese Störungsbereiche, so bestätigen diese Daten die hohe Relevanz, die ein sexueller Missbrauch auf die psychische Situation und das Befinden eines Kindes haben kann.

Insgesamt betrachtet weisen die Analyseergebnisse darauf hin, dass ein sexueller Missbrauch Kinder und Jugendliche in allen Bereichen ihres Erlebens und Verhaltens beeinträchtigen kann. Im Vergleich mit anderen Traumata oder negativen Entwicklungsbedingungen konnten im Rahmen dieser Metaanalyse für das Trauma eines sexuellen Missbrauchs in nur zwei Bereichen differenzielle Initialeffekte nachgewiesen werden: der Posttraumatischen Belastungsstörung und dem sexualisierten Verhalten. Die relativ breite Datenbasis dieser Analyse lässt somit die Interpretation zu, dass sich diese beiden Bereiche doch als eher typische Folgen von sexuellem Missbrauch im Kindesalter oder der Jugend klassifizieren lassen, auch wenn dies nicht im Sinne eines eindeutigen Missbrauchssyndroms zu werten ist. In diesen beiden Bereichen dürfte eine spezifischere und engere ätiologische Verknüpfung mit dem Trauma eines sexuellen Missbrauchs bestehen als bei anderen Traumata oder widrigen Entwicklungsbedingungen in der Kindheit.

Für die Einschätzung und Abgrenzung der Initialeffekte eines sexuellen Missbrauchs sind jedoch nicht nur die bisher dargestellten Ergebnisse der Gruppenvergleiche relevant, sondern auch die Frage, wie viele der sexuell missbrauchten Kinder und Jugendlichen in den unterschiedlichen Störungsbereichen tatsächlich Symptome bzw. Auffälligkeiten entwickeln. Auf der Ebene der Einzelstudien reicht der Anteil der Kinder und Jugendlichen von 0 % im Bereich Suizidalität bis zu 90 % bei sexualisiertem Verhalten (siehe Tabelle 3.1, Spalte „Range"). Betrachten wir die gewichteten Mittelwerte unter Berücksichtigung der Gesamtanzahl der jeweiligen Stichproben aller berücksichtigter Studien (siehe Tabelle 3.1, Spalte „Anteil mit Symptomen"), ergeben sich Anteile betroffener Kinder zwischen 6 % bei psychischen Krankheiten im Allgemeinen und 53 % bei Posttraumatischen Belastungsstörungen. Neben der Posttraumatischen Belastungsstörung finden sich höhere Anteile von Kindern und Jugendlichen mit Symptomen auch in den Bereichen der allgemeinen Verhaltensprobleme mit 37 % und des geringen Selbstwertes mit 35 %. Am häufigsten zeigen sich jedoch Anteile von symptomatischen Kindern und Jugendlichen, die zwischen einem Fünftel und einem Drittel der Stichprobe liegen. In diesen Bereich fallen – gereiht nach der Höhe des Anteils – Furcht, Alpträume als Spezifikum der Posttraumatischen Belastungsstörung, Internalisierung, Neurosen, Angst, depressives Verhalten, sexualisiertes und regressiv-unreifes Verhalten, Externalisierung, Zurückgezogenheit sowie aggressiv-antisoziales Verhalten. Anteile von unter 20 % sind in den Bereichen Schul- und Lernprobleme, Hyperaktivität, Weglaufen, selbstverletzendes Verhalten, somatische Beschwerden, Suizidalität, illegale Handlungen, Substanzmissbrauch und aggressiv-delinquentes Verhalten zu finden.

Diese Zahlen liefern wichtige Hinweise darauf, in welchen Bereichen des psychischen Erlebens und Verhaltens bei sexuell missbrauchten Kindern und Jugendlichen am häufigsten mit Auffälligkeiten zu rechnen ist. Diese Bereiche decken sich nicht unbedingt mit den Bereichen, in denen die häufigsten Gruppenunterschiede zu finden waren. Ein geringer Selbstwert beispielsweise tritt mit einem hohen Anteil bei über einem Drittel der Opfer eines sexuellen Missbrauchs auf, im Gruppenvergleich hingegen weist dieser Bereich neben anderen die geringsten Unterschiede auf. Dies dürfte darin begründet sein, dass es sich bei einem geringen Selbstwert um ein in dieser Altersspanne allgemein häufig auftretendes und damit für einen sexuellen Missbrauch nur wenig spezifisches Problem handelt. Anders gelagert ist die Situation im Bereich des selbstverletzenden Verhaltens. Dieser Störungsbereich ist zwar bei Opfern von sexuellem Missbrauch mit einem Anteil von 15 % eher selten zu finden, hier zeigen sich jedoch deutliche Gruppenunterschiede und damit ein Hinweis darauf, dass es sich um ein eher spezifisches Problem handelt.

Auf den ersten Blick überraschen die relativ geringen Anteile an Kindern und Jugendlichen, die symptomatisches Verhalten und Auffälligkeiten zeigen. Dies könnte zur Annahme verleiten, dass der Großteil der betroffenen Kinder und Jugendlichen einen sexuellen Missbrauch relativ unbeschadet übersteht und symptomfrei bleibt. Diese Schlussfolgerung ist jedoch nicht korrekt, weil sich die jeweils angegebenen Prozentsätze auf die Analyse eines Störungsbereichs beschränken, es jedoch eine große Bandbreite an Bereichen gibt, in welchen bei Opfern eines sexuellen Missbrauchs Auffälligkeiten und Symptome auftreten können. Entsprechend finden wir bei sexuell missbrauchten Kindern und Jugendlichen zumeist nicht nur einen betroffenen Bereich, vielmehr entwickeln Kinder vielfältige Folgeprobleme in unterschiedlichen Bereichen.

Auf der Grundlage dieser Erkenntnisse führten Kendall-Tackett et al. (1993) eine weitergehende Analyse ihrer Daten durch. Sie konnten anhand unterschiedlicher Alters- und Entwicklungsgruppen nachweisen, dass Störungen, die bei Opfern eines sexuellen Missbrauchs auftreten, häufig einem entwicklungspsychologisch begründeten Wandel unterliegen. In der Altersgruppe der Vorschüler:innen wurden am häufigsten Ängste, Alpträume, Posttraumatische Belastungsstörung, Internalisierung, Externalisierung und unangemessenes Sexualverhalten nachgewiesen. Bei Kindern im Schulalter standen Furcht, neurotische Störungen, Aggressionen und Hyperaktivität im Vordergrund. Bei Jugendlichen zeigten sich in stärkerem Ausmaß als in den anderen Altersgruppen ein geringer Selbstwert, somatische Beschwerden, Depressionen und Suizidalität sowie Promiskuität. Während manche Störungsbereiche relativ stabil in allen Altersgruppen zu finden waren, wie beispielsweise depressives oder neurotisches Verhalten oder Schul- und Lernprobleme, nahmen die Häufigkeiten in anderen Störungsbereichen, wie Angst, Alpträume, Hyperaktivität, sexualisiertes oder regressiv-unreifes Verhalten, bis zur Adoleszenz deutlich ab. Demgegenüber gibt es Bereiche, wie geringer Selbstwert, somatische Beschwerden, Rückzugsverhalten, Suizidalität oder Furcht, in welchen der Anteil von auffälligen Kindern im Altersverlauf zugenommen hat. Punktuell ist sogar anzunehmen, dass ein Störungsbereich von einer anderen Störung abgelöst wird, wie dies bei sexualisiertem Verhalten und Promiskuität der Fall sein dürfte. Es ist davon auszugehen, dass diese Entwicklungen und der Wandel in der Symptomatik entwicklungspsychologisch begründet sind. So führen bestimmte Entwicklungsaufgaben, die Kinder im Verlauf ihres Lebens zu bewältigen haben, zu wesentlichen Veränderungen in der psychischen Situation des Kindes und des Jugendlichen. Ein Kind sieht sich abhängig von seiner Entwicklungsstufe und Lebensphase mit unterschiedlichen Anforderungen konfrontiert und aufgrund möglicherweise vorliegender spezifischer Defizite kann das Kind oder die bzw. der Jugendliche diese Anforderungen im Einzelfall besser oder weniger gut bewältigen. Es ist somit davon auszugehen, dass ein Opfer eines sexuellen Missbrauchs deshalb im Verlauf Auffälligkeiten oder Störungen in jenen Bereichen entwickelt, die für jene Entwicklungsphase besonders relevant sind, in der sich das Kind oder die bzw. der Jugendliche gerade befindet. Oder das Kind entwickelt Auffälligkeiten in jenen Bereichen, wo durch geänderte Entwicklungsbedingungen bestehende Vulnerabilitäten besonders zum Tragen kommen.

Diese These der entwicklungsabhängigen Beeinträchtigungen zeigte sich auch bei anderen Formen von Misshandlungen in der Kindheit. Ein in der frühen Kindheit stattfindender emotionaler Missbrauch zeigte deutliche Zusammenhänge mit externalisierendem Verhalten und Aggression. In einer späteren Entwicklungsphase, dem Vorschulalter, wiesen hingegen Kinder, die in dieser Phase körperlich misshandelt worden waren, erhöhte Raten von externalisierendem Verhalten und Aggression auf. Demgegenüber erhöhten Erlebnisse von körperlicher Vernachlässigung, besonders wenn diese im Vorschulalter stattfanden, das Risiko für internalisierendes Verhalten und Rückzug (Manly, Jungmeen, Rogosch & Cicchetti, 2001).

In diesem Zusammenhang stellt sich natürlich auch die Frage, ob es trotz der vielschichtigen Auffälligkeiten nicht doch auch Opfer gibt, die einen sexuellen Missbrauch überstehen, ohne Initialeffekte zu entwickeln. Leider liegen zu dieser prinzipiell sehr wichtigen Frage nur wenige Daten vor. Es wird vermutet, dass Forschende zu diesem Punkt bewusst keine Angaben liefern, aus Angst, ihre Zahlen könnten falsch ausgelegt oder dazu missbraucht werden, einen sexuellen Missbrauch und dessen Folgen zu verharmlosen. Trotz einer gewissen Variation in den Daten ergeben sich jedoch Hinweise, dass ungefähr ein Drittel der sexuell missbrauchten Kinder keine Auffälligkeiten oder Symptome zeigt (z. B. Mannarino & Cohen, 1986; Tong, Oates & McDowell, 1987). Domhardt, Münzer, Fegert und Goldbeck (2015) konnten in einer umfassenden Literaturanalyse Raten von 10 % bis 53 % finden. Bei Dufour, Nadeau und Bertrand (2000) lag der Anteil von 20 % bis 44 %.

Daran knüpft sich die Frage, ob dieser doch relativ hohe Anteil an Kindern tatsächlich einen sexuellen Missbrauch relativ unbeschadet übersteht oder ob dieser Anteil auf methodische Probleme in den Studien zurückzuführen ist. So ist es möglich, dass trotz der Anwendung differenzierter Messinstrumente vielleicht doch bestimmte Symptombereiche nicht gemessen wurden, in welchen die untersuchten Kinder aber Auffälligkeiten zeigten. Zusätzlich ist es denkbar, dass Kinder zwar zum Erhebungszeitpunkt symptomfrei waren, jedoch vielleicht zu einem späteren Zeitpunkt Symptome entwickelt hätten, was aber durch das gewählte Studiendesign nicht erfasst wurde. Allerdings kann es sich bei den als symptomfrei klassifizierten Kindern tatsächlich um sehr widerstandfähige Kinder handeln, die über hinreichend interne und externe Ressourcen verfügen, um die traumatische Erfahrung eines sexuellen Missbrauchs tatsächlich ohne Schädigung zu bewältigen. Welche Variablen diesen Bewältigungsprozess beeinflussen und ein Kind bei einer positiven Bewältigung unterstützen, wird umfassend in Kapitel 4 diskutiert. Darüber hinaus weisen Forschungsergebnisse aber auch darauf hin, dass es neben der Resilienz des Opfers noch weitere sehr bedeutsame intervenierende Faktoren gibt, wie beispielsweise bestimmte Merkmale des erlebten sexuellen Missbrauchs, die beeinflussen, ob und in welchem Ausmaß ein Opfer eines sexuellen Missbrauchs im Verlauf Probleme oder Störungen entwickelt. Auch dieser Aspekt wird in Kapitel 4 ausführlicher diskutiert.

3.3.2 Spezifische Fragestellungen und Störungsbereiche

3.3.2.1 Folgen unterschiedlicher Traumata in der Kindheit

Kinder können im Zuge ihrer Entwicklung mit unterschiedlichen Formen von Traumata konfrontiert sein. In diesem Zusammenhang wird immer wieder die Frage aufgeworfen, welches Trauma – ob Vernachlässigung, körperliche Misshandlung oder sexueller Missbrauch – die kindliche Entwicklung am meisten beeinträchtigt und ob diese unterschiedlichen Traumata differenzielle Effekte nach sich ziehen. So existiert beispielsweise die Annahme, dass Opfer eines sexuellen Missbrauchs durch Erfahrungen einer traumatischen Sexualisierung, wie sie im traumatogenen Modell von Browne und Finkelhor (1986) beschrieben wird (siehe Kapitel 3.1.2), in besonders schwerer Weise geschädigt werden. Zudem wird vermutet, dass die bei Missbrauchsopfern vorherrschenden Gefühle von Verrat, Hilflosigkeit und Stigmatisierung und vor allem das Erleben von Scham, Schuld und Verantwortung andere Folgeprobleme nach sich ziehen als jene, die bei kindlichen Opfern anderer Traumata zu finden sind (Feiring, Taska & Lewis, 1996; Finkelhor & Browne, 1985). Ein weiterer ätiologisch relevanter Faktor, von dem in einem deutlich stärkeren Ausmaß Opfer eines sexuellen Missbrauchs betroffen sein dürften, ist der Zwang zur Geheimhaltung. Durch diese von Missbrauchstätern fast durchgängig gesetzte Strategie werden Opfer emotional unter Druck gesetzt oder es wird ihnen gedroht, dass mit ihnen selbst oder ihren engen Bezugspersonen etwas Schlimmes geschehen würde, wenn sie den Missbrauch offenlegen. Diese bewusst vom Täter gesetzte Strategie ist durchaus erfolgreich. Ein sexueller Missbrauch wird – wenn überhaupt – deutlich stärker verzögert als bei anderen Formen kindlicher Traumata offengelegt.

Evidenz zu spezifischen Folgen der unterschiedlichen kindlichen Traumata liefert eine landesweite Komorbiditätsstudie in den USA (Cougle, Timpano, Sachs-Ericsson, Keough & Riccardi, 2010). Für den Bereich der Angststörungen konnte nachgewiesen werden, dass bei Opfern eines sexuellen Missbrauchs erhöhte Raten von Sozialer Phobie, Panikstörung, Generalisierter Angststörung und Posttraumatischer Belastungsstörung zu finden waren. Opfer einer körperlichen Misshandlung wiesen hingegen erhöhte Raten von Posttraumatischer Belastungsstörung und spezifischen Phobien auf. Interessante Ergebnisse erbringen weitergehende geschlechtsspezifische Analysen. Diese erbrachten für die Gruppe der männlichen Opfer keine traumaspezifischen Effekte. Männliche Opfer zeigten sowohl bei sexuellem Missbrauch als auch bei körperlichen Misshandlungen erhöhte Raten von Sozialer Phobie und Posttraumatischer Belastungsstörung. Bei weiblichen Opfern blieben hingegen die genannten differenziellen Effekte mit Ausnahme der Generalisierten Angststörung erhalten.

Weitere robuste Evidenz zu differenziellen Initialeffekten liefert die prospektive Studie von Lewis, McElroy, Harlaar und Runyan (2016), die über einen Verlauf von insgesamt 12 Jahren Opfer unterschiedlicher kindlicher Traumata untersuchten. Es konnte nachgewiesen werden, dass in der Gruppe der sexuell missbrauchten Kinder im zeitlichen Verlauf das höchste Ausmaß an Auffälligkeiten zu finden war. Diese Gruppe zeigte eine langandauernde und anhaltende Beeinträchtigung bis ins Jugendalter, wobei sowohl der Bereich der internalisierenden als auch der externalisierenden Störungen betroffen war. Gerade das Weiterbestehen der Auffälligkeiten und Probleme bis ins Jugendalter, jener kritischen Lebensphase, in welcher der Grundstein für die Anpassung an die Anforderungen des Erwachsenenlebens gelegt wird, unterstreicht die Relevanz für möglichst frühzeitige und effektive therapeutische Interventionen bei sexuell missbrauchten Kindern. Die Autor:innen räumen jedoch ein, dass die deutlich stärkeren Effekte in der Gruppe der Opfer eines sexuellen Missbrauchs möglicherweise auf die höheren Raten von Polyviktimisierungen in dieser Gruppe zurückzuführen sein könnten.

Auch die Studie von Lau et al. (2005) konnte für das Trauma eines sexuellen Missbrauchs im Vergleich zu anderen Traumata das höchste Ausmaß an Gesamtproblemen nachweisen, wobei diese Gruppe verstärkt von posttraumatischen Symptomen und Ärger betroffen war. Beziehen wir jedoch die Schwere und Häufigkeit der Traumata zusätzlich in die Analysen mit ein, erwies sich die Vernachlässigung als jenes Trauma, das mit den gravierendsten Initialeffekten verbunden war. Dies zeigte sich sowohl im Hinblick auf das Gesamtausmaß aller Probleme als auch im Bereich von internalisierenden Störungen. Das Trauma eines körperlichen Missbrauchs zog hingegen das geringste Ausmaß an Auffälligkeiten und Störungen nach sich. Um bei zukünftigen Studien aussagekräftigere und differenziertere Ergebnisse zu erhalten, empfehlen Lau et al. (2005) daher bei der Klassifikation von Traumata nicht nur die Art des Traumas zu berücksichtigen, sondern auch dessen Häufigkeit und Schwere. Besonders die Erfassung möglicher Polyviktimisierungen scheint im Hinblick auf aussagekräftige Ergebnisse wichtig.

Der Nachweis, dass Opfer eines sexuellen Missbrauchs im Verlauf auch häufig mit anderen Traumatisierungen konfrontiert sind, wird auch von McElroy et al. (2016) erbracht. Doch die Ergebnisse zur Frage, ob Polyviktimisierungen zu einer Kumulation der Effekte führen, sind insgesamt gesehen widersprüchlich. Während in manchen Studien Erlebnisse unterschiedlicher Formen von Missbrauch und Misshandlungen mit einer deutlichen Verstärkung von Folgeproblemen verbunden sind (Annerbäck, Sahlqvist, Svedin, Wingren & Gustafsson, 2012; Richter-Appelt, 2005), konnten beispielsweise McElroy et al. (2016) nachweisen, dass weder körperliche Misshandlungen noch Vernachlässigung zusätzlich die Initialeffekte des sexuellen Missbrauchs verstärken. Nur im Bereich der Alkoholabhängigkeit konnte eine Verstärkung der Symptomatik nachgewiesen werden. Opfer, die sowohl einen sexuellen Missbrauch als auch eine körperliche Misshandlung erlebt hatten, zeigten in dieser Studie 3-fach erhöhte Raten. Insgesamt verdichten sich Befunde, dass der Bereich des Substanzmissbrauchs möglicherweise ein spezifisches Folgeproblem bei Polyviktimisierungen sein könnte. Auch von Richter-Appelt (2005) wird dieser Störungsbereich bei Probandinnen, die sowohl einen sexuellen Missbrauch als auch eine körperliche Misshandlung in ihrer Kindheit erlebt haben, besonders hervorgehoben.

Ergänzend sei noch darauf hingewiesen, dass es sich bei der Vernachlässigung von Kindern sicherlich um die verbreitetste Form der Kindesmisshandlung handelt. Gleichzeitig ist dies jedoch der am wenigsten beforschte Bereich kindlicher Traumata. Dies liegt möglicherweise darin begründet, dass einer Vernachlässigung ein dauerhafter und chronischer Prozess zugrunde liegt, der sich im Gegensatz zu sexuellem Missbrauch und körperlicher Misshandlung weniger leicht anhand abgegrenzter Kriterien verlässlich identifizieren lässt. Daten belegen, dass vernachlässigte Kinder sich von misshandelten oder missbrauchten Kindern doch deutlich in ihrem Störungsspektrum unterscheiden dürften. Bei Vernachlässigung konnten verstärkt kognitive Defizite und schlechtere schulische Leistungen, sozialer Rückzug, eingeschränkte Peer-Kontakte und internalisierende Störungen als Initialeffekte nachgewiesen werden (Hildyard & Wolfe, 2002).

3.3.2.2 Intervenierende Variablen

Viele Studien zu den Folgen von sexuellem Missbrauch berücksichtigen relevante Rahmenbedingungen der Missbrauchshandlungen, wie die Schwere des sexuellen Missbrauchs, die Häufigkeit und Dauer. Manche Studien erfassen auch die Anzahl der Täter und ob der Missbrauch unter Anwendung von Gewalt stattfand. Insgesamt betrachtet zeigen sich für diese intervenierenden Variablen relativ eindeutige Zusammenhänge. Ein schwerer, mit Penetration verbundener sexueller Missbrauch erhöht deutlich das Risiko für psychische Störungen und Auffälligkeiten (Amado, Arce & Herraiz, 2015; Cutajar et al., 2010a). Zudem waren Missbrauchshandlungen, die auch Penetration einschlossen, mit einer stärker ausgeprägten Symptomatik verbunden. Auch die Anzahl der Täter und die Anwendung von Gewalt erwiesen sich als relevant für das Erkrankungsrisiko und die Ausprägung der Symptomatik (Cutajar et al., 2010a; Kendall-Tackett et al., 2005). Bei McElroy et al. (2016) zeigte sich der Faktor von mehreren Missbrauchstätern sogar am bedeutsamsten für die Frage, ob das Opfer eine Störung entwickelt oder nicht. Bei einer Reihe von Störungen konnten 2- bis 4-fach erhöhte Raten bei Vorhandensein von mehreren Missbrauchstätern nachgewiesen werden. Darüber hinaus erwies es sich auch als relevant, ob das Opfer mit unterschiedlichen Arten von Missbrauch konfrontiert war. Im Gegensatz zu der sehr konsistenten Datenlage bei den bisher genannten Merkmalen eines sexuellen Missbrauchs sind die Ergebnisse bei anderen Merkmalen weniger einheitlich.

Ein Einfluss des Alters des Kindes zum Zeitpunkt des sexuellen Missbrauchs erscheint auf der Grundlage entwicklungspsychologischer Erkenntnisse naheliegend. So könnte man vermuten, dass Traumatisierungen gerade in frühen Entwicklungsstadien sich zerstörerischer auf die kindliche Psyche auswirken und damit schwerwiegendere und stärker persistierende Folgen beim Opfer nach sich ziehen. Manchmal wird aber auch eine umgekehrte U-Verteilung der Folgen vermutet. Diese Vermutung gründet sich auf die Annahme, dass Kleinkinder und jüngere Kinder die Erlebnisse eines sexuellen Missbrauchs und deren Bedeutung in der Regel noch nicht adäquat einordnen können und Jugendliche bereits über hinreichend Ressourcen verfügen, um diese Erlebnisse besser verarbeiten und bewältigen zu können. Diesen Diskussionen um gegensätzliche Standpunkte folgend wurde das Alter des Kindes zum Zeitpunkt des sexuellen Missbrauchs häufig als intervenierende Variable in die Analysen miteinbezogen. Doch die aus diesen Studien gewonnenen Erkenntnisse widersprechen im Wesentlichen beiden Annahmen. Bei Kendall-Tackett et al. (2005) bestätigte nur eine Studie, dass jüngere Kinder mehr Auffälligkeiten zeigen, bei der Mehrheit der Studien konnte kein Einfluss auf die Initialeffekte nachgewiesen werden. Der größte Widerspruch zu diesen Thesen ergibt sich jedoch aus den Erkenntnissen hinsichtlich der Langzeiteffekte bei Missbrauchsopfern. In manchen Studien erwies sich das Alter des Opfers als irrelevant für die Entwicklung einer Störung (z.B. Chen et al., 2010; McElroy et al., 2016; Paolucci, Genuis & Violato, 2001). Andere Ergebnisse sprechen hingegen für ein erhöhtes Risiko für Langzeiteffekte bei einem höheren Alter des Opfers (Cutajar et al., 2010a). Entsprechend scheint nicht ein jüngeres Alter des Opfers relevant zu sein, sondern der Umstand, dass bei Opfern, die sich gerade in einem wichtigen Stadium ihrer sexuellen Entwicklung befinden, eine höhere Vulnerabilität gegenüber sexuellen Grenzverletzungen bestehen dürfte. Sexuelle Übergriffe und Traumata können Kinder und Jugendliche in der Bewältigung zentraler Entwicklungsaufgaben dieses späteren Lebensabschnittes wesentlich beeinträchtigen und insgesamt negative Entwicklungsverläufe anstoßen. Möglicherweise spielt zusätzlich auch der Umstand eine Rolle, dass gerade jüngere Opfer häufiger von Amnesien betroffen sind und deshalb bewusste Wiedererinnerungen an das Erlebte ihren schädigenden Effekt nicht entfalten können (z.B. Briere & Conte, 1993). Zudem geht die Pubertät mit wesentlichen hormonellen Veränderungen einher, die wiederum für wichtige neurokognitive Entwicklungsschritte verantwortlich sind. Das Zusammenwirken von negativen Entwicklungsprozessen auf der kognitiven, emotionalen, aber auch der neurophysiologischen Ebene ist möglicherweise dafür verantwortlich, dass besonders ältere Opfer in ihrer psychischen Gesundheit stärker und langfristiger beeinträchtigt sind.

Das Alter des Opfers nicht zum Zeitpunkt des Missbrauchs, sondern zum Zeitpunkt der Erhebung ist die wohl am häufigsten untersuchte intervenierende Variable im Hinblick auf Initialeffekte. Auch hier sind die Ergebnisse durchaus widersprüchlich. In der Metaanalyse von Kendall-Tackett et al. (2005) deutet eine Mehrheit der Studien darauf hin, dass ältere Kinder stärker beeinträchtigt sind als jüngere. Allerdings schränken Kendall-Tackett et al. dieses Ergebnis unter Verweis auf den Umstand ein, dass in den betreffenden Studien zumeist die Kontrolle weiterer wichtiger Variablen fehlt, die mit dem Alter des Kindes zum Untersuchungszeitpunkt zusammenhängen dürften. Hier wäre beispielsweise die Dauer des Missbrauchs zu nennen.

Ein weiterer wichtiger Einfluss kommt der Beziehung zwischen Opfer und Täter zu. Ein Großteil der Studien zu Initialeffekten konnte schwerwiegendere Folgen bei jenen Opfern nachweisen, die eine enge Beziehung zum Täter hatten (Kendall-Tackett et al., 1993). Bei dieser Konstellation dürfte die Dynamik des Verrates (siehe traumatogenes Modell, Kapitel 3.1.2) in besonderer Weise zum Tragen kommen. Besonders bei Opfern eines intrafamiliären Missbrauchs konnten gravierendere Folgen nachgewiesen werden (Rind et al., 1998). Bei den Langzeitfolgen zeigt sich dieser Effekt hingegen nicht in dem Ausmaß. Hier ergeben sich keine eindeutigen Zusammenhänge zwischen der Beziehung zwischen Opfer und Täter und den Auffälligkeiten und Störungen des Opfers (Hillberg, Hamilton-Giachritsis & Dixon, 2011).

Auch zur Dauer des sexuellen Missbrauchs sind die Ergebnisse wenig konsistent. In manchen Studien konnte eine stärker ausgeprägte Symptomatik bei längerer Dauer nachgewiesen werden (z.B. Kendall-Tackett et al., 2005; Steel, Sanna, Hammond, Whipple & Cross, 2004), andere Studien konnten diesen Zusammenhang demgegenüber nicht bestätigen (z.B. Cutajar et al., 2010a; Tyler, 2002). Bei McElroy et al. (2016) zeigte sich sogar ein negativer Zusammenhang in manchen der Störungsbereiche (Angststörungen, Depression, Denkstörungen, somatoforme Störungen). Auch die Befunde zur Häufigkeit des sexuellen Missbrauchs sprechen – zumindest bei den Initialeffekten – für die Relevanz dieser Variable (Kendall-Tackett et al., 2005). Insgesamt stellt sich in diesem Zusammenhang jedoch die Frage, ob nicht konfundierende Variablen, wie beispielsweise die Schwere des Missbrauchs, die Ergebnisse zur Dauer und zur Häufigkeit beeinflusst haben könnten. Entsprechend zieht Tyler (2002) auf der Grundlage ihres Reviews den Schluss, dass der Schwere des Missbrauchs, dem Einsatz von Gewalt und der Beziehung zum Täter wohl die größte Relevanz für das Störungsausmaß zukommen dürfte.

Einen wesentlichen Einfluss auf die Entwicklung von Folgeproblemen haben Mehrfachviktimisierungen. Diese verstärken nicht nur das Ausmaß an Initialeffekten, sondern sind auch für das Ausmaß an Langzeitfolgen relevant. Obwohl die Ergebnisse hierzu durchaus auch Widersprüche aufweisen, kann davon ausgegangen werden, dass die Konfrontation mit unterschiedlichen Gewalterfahrungen im Sinne von Polyviktimisierungen (z.B. körperliche und sexuelle Gewalt) gravierendere Folgen nach sich zieht als mehrfache Erfahrungen derselben Gewalt (Finkelhor, Ormrod & Turner, 2007) und auch das Risiko für Langzeitfolgen mit der Anzahl von Gewalterfahrungen oder generell dysfunktionalen Lebensbedingungen in der Kindheit graduell zunimmt (Afifi et al., 2014; Felitti et al., 1998).

Eine vielfach im Zusammenhang mit sexuellem Missbrauch diskutierte Variable – sowohl im Hinblick auf die Entstehungsbedingungen als auch auf die Folgen – ist die Beziehung zwischen Eltern und Kind. Unsicheres Bindungsverhalten gilt ja als wesentlicher Prädiktor für die Entwicklung psychischer Auffälligkeiten und Störungen sowohl im Kindes- als auch im Erwachsenenalter. In Kapitel 3.1.1 wurde bereits ausführlich die Auswirkung von Misshandlungen, Missbrauch und Vernachlässigung in der Kindheit auf die Bindungssituation des betroffenen Kindes diskutiert. Zudem ist das Fehlen einer sicheren und stabilen Bindung und Beziehung zu den Eltern ein zentraler Bedingungsfaktor in der Täterentwicklung (siehe Kapitel 2.1.2) und auch von hoher Relevanz für die Vulnerabilität eines Kindes, Opfer eines sexuellen Missbrauchs zu werden. Wobei hier neben der Bindungs- und Beziehungsqualität auch Erziehungs- und Betreuungsbedingungen des Kindes eine wichtige Rolle spielen (siehe Kapitel 2.4). Die Beziehung und Bindung zwischen Eltern und Kind beeinflussen Prozesse, die mit der Vulnerabilität eines Kindes zusammenhängen, Opfer eines sexuellen Missbrauchs zu werden. Beeinflusst werden aber auch Prozesse, die nach einem sexuellen Missbrauch das Risiko erhöhen, eine psychische Störung zu entwickeln. Deshalb ist es methodisch schwierig, die Auswirkungen der Bindungsvariable vor oder nach dem Missbrauch voneinander zu trennen.

Briere, Runtz, Eadie, Bigras und Godbout (2017) konnten die mangelnde Präsenz und das mangelnde Engagement von Eltern als die zentrale Variable für die Entwicklung psychischer Belastungen und Störungen isolieren. Die Befunde sprechen sogar dafür, dass diese Variable für die psychische Gesundheit von jungen Erwachsenen von größerer Bedeutung ist als das Erleben von körperlichen Misshandlungen oder sexuellem Missbrauch. Daten aus Strukturgleichungsanalysen weisen zusätzlich auf direkte Einflusspfade zwischen den unterschiedlichen zeitlich aufeinanderfolgenden Variablen hin. So zeigte sich ein direkter Einfluss von mangelndem elterlichem Engagement auf die Raten von Misshandlungen und Missbrauch in der Kindheit. Es konnte aber auch ein indirekter Einfluss von mangelndem elterlichem Engagement über die Variablen Misshandlungen und Missbrauch auf die unsichere Bindung nachgewiesen werden. Zudem zeigte sich ein direkter Einfluss von unsicherer Bindung auf das Ausmaß an psychischen Auffälligkeiten und Störungen. Der Einfluss von mangelndem elterlichem Engagement auf die psychische Gesundheit zeigt sich somit sowohl direkt als auch indirekt über Misshandlungen und Missbrauch der Kinder und einer unsicheren Bindung.

Auch Lind et al. (2018) konnten in einer großen Zwillingsstudie die Bedeutung von Erziehungsfaktoren für die Resilienz nach einem erlebten sexuellen Missbrauch nachweisen. Diese Studie erbrachte auch interessante Detailergebnisse. Während das Vorhandensein von elterlicher Wärme Opfer eines sexuellen Missbrauchs in ihrer Resilienz gegenüber negativen Life-Events stärkte, wirkte sich ein überprotektives Verhalten der Eltern negativ auf deren Resilienz aus. Im Bereich des autoritären Erziehungsverhaltens konnte kein direkter Effekt nachgewiesen werden, aber autoritäres Erziehungsverhalten verstärkte bei schwerem sexuellem Missbrauch noch zusätzlich den negativen Effekt des Missbrauchs auf die Resilienz der Betroffenen.

3.3.2.3 Geschlechtsspezifische Effekte

Die Erkenntnisse epidemiologischer Studien weisen darauf hin, dass sich die Rahmenbedingungen des sexuellen Missbrauchs z. T. deutlich unterscheiden, abhängig davon, ob es sich um ein weibliches oder ein männliches Opfer handelt (siehe Kapitel 1.2.4 bis 1.2.6). Auf Grundlage dieser Erkenntnisse wären deutliche Unterschiede in der Schwere der Initialeffekte abhängig vom Geschlecht des Opfers zu erwarten. Denn weibliche Opfer sind deutlich häufiger von einem zumeist langandauernden intrafamiliären Missbrauch betroffen, der wiederum ein höheres Risiko für schwerwiegendere Folgen mit sich bringt. In der zu erwartenden Eindeutigkeit sind diese Ergebnisse jedoch nicht zu finden. Zwar überwiegen Hinweise, dass Mädchen unter gravierenderen Problemen und Auffälligkeiten nach einem sexuellen Missbrauch leiden, doch viele Studien konnten diesen Nachweis nicht führen (Kendall-Tackett et al., 1993).

Insgesamt sind weibliche Opfer häufiger von Störungen und Problemen aus dem Spektrum der internalisierenden Störungen betroffen, bei männlichen Opfern konnten häufiger externalisierende Störungen nachgewiesen werden (z. B. Chandy, Blum & Resnick, 1996; Collin-Vézina, Coleman, Milne, Sell & Daigneault, 2011; Martinez, Polo & Zelic, 2014; Rhodes et al., 2011; Tolin & Foa, 2006). Doch auch hier widerspricht eine dänische Multicenter-Studie, die zwar bei männlichen im Vergleich zu weiblichen Opfern höhere Raten von Drogenabhängigkeit, aber auch höhere Raten einer Dysthymen Störung feststellen konnte. Demgegenüber waren bei weiblichen Opfern häufiger somatoforme Störungen zu finden (McElroy et al., 2016). Auch gibt es Hinweise, dass bei männlichen Opfern eine höhere Suizidalität und mehr Suizidversuche zu finden sind (Garnefski & Diekstra, 1997; Luster & Small, 1997). Nur wenige Studien weisen auf eine stärkere Beeinträchtigung bei männlichen Opfern hin (z. B. Garnefski & Diekstra, 1997; Garnefski & Arends, 1998), und in manchen Studien zeigen sich beide Geschlechter in gleichem Ausmaß belastet (z. B. Calam, Horne, Glasgow & Cox, 1998; Maikovich-Fong & Jaffee, 2010).

Möglicherweise sind die höheren Raten von internalisierenden Störungen bei weiblichen Opfern auf einen altersspezifischen Effekt zurückzuführen. So konnten Lewis et al. (2016) in einer prospektiven Studie nachweisen, dass in jüngeren Jahren Jungen höhere Raten von internalisierenden Störungen aufweisen, es jedoch im Verlauf mit zunehmendem Alter bei Mädchen zu einer Zunahme der internalisierenden Probleme kommt. Bei Jungen hingegen kommt es ab einem Alter von ca. 8 Jahren zu einer Reduktion der Auffälligkeiten in diesem Bereich, sodass mit ca. 13 Jahren die Raten der weiblichen Opfer jene der männlichen zunehmend übersteigen. Über diesen interessanten Verlaufsaspekt hinaus weisen die Daten dieser prospektiven Studie darauf hin, dass Jungen häufiger Probleme in ihren schulischen Leistungen haben und auch höhere Raten von Alkohol- und Drogenmissbrauch aufweisen. Im Bereich der Essstörungen findet sich ein interessantes geschlechtsspezifisches Ergebnis. Während bei sexuell missbrauchten Jungen eher ein erhöhter BMI und höhere Raten von Adipositas zu finden sind, waren Mädchen deutlich häufiger untergewichtig (Veldwijk, Proper, Hoeven-Mulder & Bemelmans, 2012).

3.3.2.4 Kleinkinder

Welche Folgen ein sexueller Missbrauch bei Opfern im Kleinkindalter nach sich zieht, ist ein kaum erforschter Bereich. Eine Forschergruppe aus den Niederlanden (Vrolijk-Bosschaart et al., 2017) hat sich dieses wichtigen Bereiches angenommen und konnte in einer aufwendigen qualitativen Studie – als Teil der ASAC-Studie (Lindauer et al., 2014) – vier Bereiche isolieren, in welchen bei Kleinkindern (Alter: *Md* = 3.3 Jahre) Auffälligkeiten zu finden sind. Dabei handelt es sich um emotionale Probleme, Verhaltensauffälligkeiten, Probleme beim Toilettentraining und Entwicklungsauffälligkeiten. Aufgetretene emotionale Probleme waren Ängste, Probleme in der Aggressionsbewältigung, Panikattacken, Weinen, Rückzug und depressive Verstimmung. Von Verhaltensauffälligkeiten waren die Bereiche Schlaf (z. B. Alpträume, Ein- und Durchschlafprobleme), Essen, Bindung (anklammerndes Verhalten, Trennungsschwierigkeiten) und Interaktion (Probleme in Kontakt zu treten, grenzverletzendes Verhalten) betroffen. Probleme beim Toilettentraining umfassten beispielsweise Probleme beim Windelwechseln oder beim Verabreichen von Zäpfchen bzw. beim rektalen Fiebermessen. Entwicklungsauffälligkeiten bezogen sich zumeist auf Rückschritte in Bereichen, wo bereits Kompetenzen aufgebaut worden waren. Hier sind besonders die Bereiche Sauberkeit, Sprache und Bewegung zu nennen. Ungefähr die Hälfte der untersuchten Kinder zeigte jedoch keinerlei Auffälligkeiten, und bei den meisten Kindern, die Auffälligkeiten aufwiesen, waren diese nur in geringem Ausmaß vorhanden.

Interessant ist, dass von den beurteilenden Expert:innen jene Probleme und Auffälligkeiten, die einer Posttraumatischen Belastungsstörung zugeordnet werden können, als besonders bedeutsame Symptome klassifiziert wurden. Dies waren Intrusionen, wie Alpträume und deutliche Ängste beim Windelwechsel, Vermeidungsverhalten, wie ein deutlicher Widerstand gegenüber bestimmten Orten, Personen oder Situationen, und Verhaltensauffälligkeiten bei Konfrontation mit missbrauchsbezogenen Stimuli. Aber auch Rückschritte im Toilettentraining, ohne dass diese durch andere Ereignisse oder Belastungsfaktoren erklärbar wären, wurden als bedeutsam hervorgehoben.

3.3.2.5 Posttraumatische Belastungsstörung – Trauma-Entwicklungsstörung – komplexe Posttraumatische Belastungsstörung

Die Ergebnisse der Metaanalyse von Kendall-Tackett et al. (2005) weisen die Posttraumatische Belastungsstörung als einen der spezifischeren Initialeffekte nach einem sexuellen Missbrauch aus. Bei kindlichen Opfern ist zwar häufig eine traumaspezifische Symptomatik zu finden, doch es sind nicht immer alle Symptome und Auffälligkeiten nachweisbar, die für das Vollbild einer Posttraumatischen Belastungsstörung erforderlich wären. Doch gerade Mehrfachviktimisierungen, besonders wenn unterschiedliche Traumata erlebt wurden, erhöhen das Risiko, Symptome einer Traumastörung zu entwickeln (Finkelhor et al., 2007).

Komplexe Traumatisierungen führen oft zu einem breiten Spektrum an Störungen auf der emotionalen, verhaltensmäßigen und neurobiologischen Ebene, die insgesamt aber einen wenig einheitlichen Verlauf zeigen. Diese Vielfalt an Störungen kann durch die Diagnose einer Posttraumatischen Belastungsstörung nur zum Teil abgedeckt werden. In der Praxis hat dies zur Folge, dass aufgrund bestehender Auffälligkeiten und Störungen, die jedoch nicht als Symptome einer Posttraumatischen Belastungsstörung zu klassifizieren sind, zusätzliche Diagnosen über komorbide Erkrankungen gestellt werden müssen, obwohl im Prinzip alle Auffälligkeiten und Störungen zumeist in einer Störungseinheit zusammengefasst werden könnten. Zudem können gerade bei Kindern wichtige Entwicklungsaspekte in der Diagnose einer Posttraumatischen Belastungsstörung zu wenig abgebildet werden. In diesem Zusammenhang vertritt van der Kolk (2005) die Ansicht, dass die Klassifikationen von Belastungsstörungen und die daran geknüpften Kriterien, wie sie in den gängigen Diagnosesystemen des ICD und DSM repräsentiert sind, sich in erster Linie auf Erkenntnisse aus dem Erwachsenenbereich stützen. Erst nachträglich wäre versucht worden, diese Klassifikationen dem Erscheinungsbild von Belastungsstörungen im Kindesalter anzupassen, ohne jedoch die Spezifika in dieser Altersspanne und die Auswirkungen von komplexen Traumatisierungen auf die kindliche Entwicklung hinreichend zu berücksichtigen. Deshalb wären diese Diagnosen nur bedingt für betroffene Kinder geeignet. Zum einen, weil komplexe Traumatisierungen wie Vernachlässigung, aber auch sexueller Missbrauch, das A-Kriterium eines Traumas manchmal gar nicht erfüllen. Zum anderen, weil viele Folgeprobleme, die kindliche Opfer von komplexen Traumatisierungen aufweisen, für die Diagnose einer Posttraumatischen Belastungsstörungen nicht relevant sind. Dabei handelt es sich um Defizite in der Affektregulation, eine gestörte Bindungsqualität, Entwicklungsrückstände bzw. der Verlust bereits erworbener Kompetenzen, vielfältige somatische Probleme, Affektdurchbrüche, aggressives Verhalten, Defizite in der Wahrnehmung von Gefahrensituationen verbunden mit Selbstgefährdungen, Selbstabwertungen, Schuldgefühle und auch eine generalisierte Hilflosigkeit.

Um diese komplexen Folgeprobleme des Kindesalters hinreichend differenziert abzubilden, schlägt daher van der Kolk (2005) die Diagnose einer Trauma-Entwicklungsstörung als alternative Diagnose vor. Diese Diagnose hat jedoch bisher in die gängigen Diagnosesysteme des ICD und DSM noch keinen Eingang gefunden. Allerdings ist in der ICD-11 (https://icd.who.int/en), die im deutschsprachigen Raum im Jahr 2022 in Kraft getreten ist, die Diagnose einer komplexen Posttraumatischen Belastungsstörung enthalten. Auch diese Diagnose versucht, wie die Diagnose der Trauma-Entwicklungsstörung, das vielfältige Beschwerdebild und die erheblichen Beeinträchtigungen in den unterschiedlichen Bereichen des Erlebens, Denkens, Fühlens und den Interaktionen mit der Umwelt, die nach komplexen Traumatisierungen auftreten, in hinreichender Breite abzubilden. Die komplexe Posttraumatische Belastungsstörung ist jedoch nicht auf Traumatisierungen, die in der Kindheit stattfinden, beschränkt, sondern bezieht auch schwere oder wiederholte bzw. langanhaltende Traumatisierungen im Jugend- und Erwachsenenalter mit ein.

Multiple Traumatisierungen, die im interpersonellen Kontext stattfinden, sog. Typ-II-Traumatisierungen, zeigen sehr vielfältige Auswirkungen in unterschiedlichen Funktionsbereichen der Ebenen des Verhaltens, der Kognitionen, der Emotionen, des Körpers und auch der interpersonellen Beziehungen (siehe Kapitel 3.1.3 zum neurokognitiven Modell von Traumatisierungen). Auf der emotionalen Ebene können auf minimale Auslöser sehr intensive Affekte, wie Ängste, Ärger, Hilflosigkeit, Ekel, Scham oder Schuld, folgen, die von den Kindern nur schwer reguliert werden können. Betroffene Kinder versuchen auf unterschiedlichste Weise, das Auftreten dieser intensiven Gefühlszustände zu verhindern, indem sie Situationen, Personen oder Verhalten vermeiden, von welchen Intrusionen, d.h. Wiedererinnerungen an die traumatische Situation und die Traumatisierung, aktiviert werden können. Sehr häufig entwickeln diese Kinder eine negative Selbsteinschätzung, wobei die Selbstabwertungen ein Ausmaß erreichen können, in dem es auch zu Selbstverletzungen oder suizidalen Handlungen kommt. Aufgrund von Intrusionen und dem Wiedererleben der intensiven Gefühle entwickeln Betroffene eine von Bedrohung und Verrat geprägte generalisierte Sichtweise der Welt. Die Erwartung, jederzeit wieder mit Missbrauch, Bedrohungen und Betrug konfrontiert werden zu können, ist für diese Kinder omnipräsent. Dies ist mit einem dauerhaft erhöhten Erregungsniveau verbunden und kann entweder zu Hyperaktivität oder zu einer fast katatonen Passivität führen. Eine ängstliche Wachsamkeit ist der ständige Begleiter der betroffenen Kinder. Die kleinsten Belastungen können das Adaptationssystem dieser Kinder überfordern und dazu führen, dass sie konfus oder desorientiert werden – oder sogar dissoziieren. Betroffene Kinder können aber auch, im Sinne der Wiedergewinnung von Kontrolle über die Situation, erlebte Traumata im Objektspiel oder im Spiel mit anderen Kindern neu inszenieren. Zudem kann die psychophysiologische Dysregulation vielfältige körperliche Beschwerden verursachen. Bei Kindern treten häufig Bauch-

oder Kopfschmerzen auf. Das Erleben einer ständigen Bedrohung und die Erwartung von neuerlichen Übergriffen beeinflussen auch interpersonelle Beziehungen grundlegend. Betroffene Kinder verlieren das Vertrauen in andere Menschen, sie bezweifeln, von anderen Menschen beschützt, versorgt oder unterstützt zu werden, und verhalten sich entsprechend. Sie versuchen entweder, ihre Unabhängigkeit, beispielsweise über oppositionelles, regelverletzendes und aggressives Verhalten, zu demonstrieren oder sich Zuwendung und Nähe zu sichern, indem sie sich sehr anklammernd und demütig verhalten (van der Kolk, 2005).

3.3.2.6 Sexualisiertes Verhalten

Sexualisiertes Verhalten ist der zweite Störungsbereich, der zu den für einen sexuellen Missbrauch spezifischen Initialeffekten zählt (Kendall-Tackett et al., 1993). Kindliche Opfer eines sexuellen Missbrauchs können ein ausgeprägtes sexuelles Verhalten zeigen, wie öffentliches Masturbieren oder sexuelles Spiel. Sie können auch über sexuelles Wissen oder sexuelle Interessen verfügen, die ihrem Alter bzw. ihrem Entwicklungsstand nicht entsprechen oder insgesamt ein altersunangemessenes Interesse an sexuellen Themen zeigen. Manchmal verhalten sich die Kinder – besonders Jungen – auch sexuell aggressiv und es kann zu sexuellen Übergriffen auf Gleichaltrige kommen. Im jugendlichen Alter können Promiskuität oder Prostitution folgen.

Hintergrund all dieser Probleme ist die Dynamik der traumatisierenden Sexualisierung (siehe Kapitel 3.1.2 zum Modell der traumatogenen Dynamiken). In diesem Prozess werden Kinder mit Themen und Erlebnissen konfrontiert, die sie aufgrund ihres Entwicklungsstandes und ihres Wissens nicht verstehen und nicht richtig einordnen können. Dies kann eine massive Verunsicherung zur Folge haben, die sich auf das Selbstbild des Kindes als sexuelles Wesen, aber auch auf dessen sexuelle Identität beziehen kann. Opfer können sich als unattraktiv erleben, sie können sich fragen, ob zukünftige intime Beziehungen durch den sexuellen Missbrauch beeinträchtigt sind und ob sie für zukünftige Partner überhaupt noch begehrenswert sein können. Die Verunsicherung kann aber auch das Selbstbild generell, die Bedeutung von Beziehungen zu anderen Menschen oder die Einstellung zu interpersonellen Beziehungen im Allgemeinen betreffen. Denn die Botschaften des Täters und seine Handlungen führen bei Opfern eines sexuellen Missbrauchs häufig zu einer grundlegenden Verunsicherung, sowohl hinsichtlich zwischenmenschlicher als auch sexueller Normen. Wenn ein Opfer wiederholt erlebt, dass es Zuwendung und Anerkennung nur im Austausch von Sexualität erhält, wird es diese Lernerfahrung auch auf andere Beziehungen übertragen. Parallel dazu kommen aber auch Konditionierungsprozesse zum Tragen, bei welchen körperliche Nähe, Intimität und Sexualität mit negativen Gefühlen, wie Angst, Gefahr, Wut, Scham und auch Ausgeliefertsein, verknüpft werden. Auch dies hat in der Folge entsprechende Auswirkungen auf interpersonelle und zukünftige sexuelle Beziehungen (Finkelhor & Browne, 1985).

In diesem Zusammenhang wird auch die These diskutiert, dass Erlebnisse eines sexuellen Missbrauchs zu einer erhöhten Vulnerabilität führen, später auch Opfer einer geschäftsmäßigen sexuellen Ausbeutung zu werden. Auch wenn es in diesem Bereich nur wenig fundierte Studienergebnisse gibt, existieren doch gesicherte Belege, dass Erfahrungen von sexuellem Missbrauch in der Kindheit mit einem erhöhten Risiko für geschäftsmäßige sexuelle Ausbeutung zusammenhängen. Eine von de Vries und Goggin (2018) durchgeführte Metaanalyse weist für Opfer eines sexuellen Missbrauchs eine 2.5-fach erhöhte Rate von sexueller Ausbeutung nach, wobei das Risiko für weibliche Opfer höher ist als jenes bei männlichen Opfern.

3.3.2.7 Bindungsverhalten

Ein sexueller Missbrauch führt, wie andere Traumata auch, zu einer veränderten Sichtweise der Welt, vor allem jedoch zu einer veränderten Sichtweise gegenüber anderen Personen. Aufgrund seiner interpersonellen Qualität beeinträchtigt ein sexueller Missbrauch Betroffene besonders in ihrem Bindungsverhalten (siehe Kapitel 3.1.1). Die Dynamik des Verrates, die sich aus dem Verhalten des Täters entwickelt, bringt Opfer dazu, die Erfahrungen aus der Missbrauchssituation auf andere Personen zu generalisieren und in der Folge an der Verlässlichkeit und Vertrauenswürdigkeit aller Personen zu zweifeln. Auf dieser Grundlage entsteht unsicheres Bindungsverhalten bzw. es wird verstärkt und kann alle Ausprägungsformen hinsichtlich Annäherung und Vermeidung von Beziehungspersonen annehmen (siehe Kapitel 3.1.2).

Wenn wir der Konzeptualisierung von Main (1990) folgen, die etwas von der auf Mary Ainsworth zurückgehende Klassifikation von Bindungsqualitäten abweicht (Ainsworth, 1978/2014), können Opfer eines sexuellen Missbrauchs zwei unterschiedliche Formen von Bindungsverhalten aufbauen. Einerseits kann sich ein ängstliches Bindungsverhalten entwickeln, das von der Hoffnung des Kindes getragen ist, in Beziehungen zu anderen Personen trotz seiner traumatischen Erlebnisse Sicherheit und Schutz erwarten zu können. Besonders bei jüngeren Opfern finden wir dann häufig anklammerndes Verhalten. Diese Kinder entwickeln oft eine starke Abhängigkeit zu den ihnen verbleibenden Bezugspersonen. Anderseits finden wir vermeidendes Bindungsverhalten, das sich auf die Hoffnungslosigkeit des Kindes gründet, in Beziehungen zu anderen Menschen Sicherheit und Schutz zu erfahren. Auf der Grundlage der Hoffnungslosigkeit und des generellen Vertrauensverlustes ziehen sich diese Kinder von anderen zurück, sie entwickeln ein ausgeprägtes Misstrauen gegenüber anderen Menschen und lassen in der Folge keine Beziehungen, besonders keine engen Beziehungen, zu. Tocker, Ben-Amitay, Horesh-Reinman, Lask und Toren (2017) konnten bei kindlichen und jugendlichen Opfern eines sexuellen Missbrauchs eine deutliche Häufung von vermeidendem Bindungsverhalten nachweisen, während sich bei den Raten von ängstlichem Bindungsverhalten kein Unterschied zu nicht missbrauchten Kindern und Jugendlichen zeigte.

3.3.2.8 Somatische Beschwerden

Ein besonders im medizinischen Kontext häufig diskutierter Bereich sind somatische Beschwerden als Initialeffekte nach Misshandlungen oder einem sexuellen Missbrauch. In diesem Zusammenhang wird besonders häufig von Infektionen unterschiedlichster Art, Asthma und kardio-respiratorischen Beschwerden berichtet. Infolge dieser Beschwerden weisen Opfer von Traumatisierungen auch höhere Hospitalisierungsraten auf (Lanier, Jonson-Reid, Stahlschmidt, Drake & Constantino, 2010; Rogosch, Dackis & Cicchetti, 2011). Bei sexuell missbrauchten Kindern zeigten sich 1.2- bis 1.9-fach erhöhte Raten von Hospitalisierungen bzw. Arztkonsultationen (Daigneault, Hébert, Bourgeois, Dargan & Frappier, 2017).

Interessante Ergebnisse liefert auch die Verlaufsstudie von Bonvanie, van Gils, Janssens und Rosmalen (2015). Die Autor:innen greifen in ihrer Studie auf die Daten des Tracking Adolescents' Individual Lives Survey (TRAILS) zurück und konnten damit nicht nur eine große Stichprobe (N=1680) erreichen, sondern auch Aussagen zum Verlauf der Beschwerden über einen Zeitraum von 8 Jahren ableiten. Nach Kontrolle von Alter, Geschlecht und sozioökonomischem Status zeigten Opfer eines sexuellen Missbrauchs ein deutlich höheres Ausmaß an somatischen Beschwerden als sie in der nicht missbrauchten Kontrollgruppe zu finden waren. Selbst nach Kontrolle des Ausmaßes an erlebter Angst und Depression blieb dieser Unterschied, wenn auch in etwas abgeschwächter Form, erhalten. Dieses Ergebnis legt nahe, dass das Auftreten von körperlichen Beschwerden zwar vom Ausmaß an erlebter Angst und Depression beeinflusst wird, es jedoch ein von diesen Störungsbereichen unabhängiger Zusammenhang zwischen sexuellem Missbrauch und somatischen Beschwerden existiert. Die vielfach vertretene These, dass somatische Beschwerden nach einem sexuellen Missbrauch sich besonders im Gastrointestinaltrakt zeigen würden, konnte nicht betätigt werden. Beschwerden im Gastrointestinaltrakt zeigten keine höhere Auftrittswahrscheinlichkeit als andere somatische Beschwerden. Bestätigt werden konnte jedoch ein deutlicher Zusammenhang zwischen der Schwere des sexuellen Missbrauchs und dem Ausmaß an erlebten Beschwerden. Während Nichtkontakthandlungen zu keiner erhöhten Auffälligkeit im somatischen Bereich führten, waren die Daten bei Kontakthandlungen deutlich erhöht.

Für den Bereich der somatischen Beschwerden konnten auch geschlechtsspezifische Zusammenhänge nachgewiesen werden. Eine prospektive Studie von Daigneault, Vézina-Gagnon, Bourgeois, Esposito und Hébert (2017) zeigte, dass sexuell missbrauchte Mädchen im Zeitraum von 5 Jahren nach dem Missbrauch 2.2-mal häufiger einen Arzt wegen somatischer Beschwerden aufsuchten als sexuell missbrauchte Jungen. Demgegenüber bestand der Anlass für einen Arztbesuch bei Jungen deutlich häufiger in psychischen Problemen – und zwar 2.3-mal häufiger als bei sexuell missbrauchten Mädchen. Dieser Befund ist besonders interessant, wenn wir die Daten mit Arztkonsultationen von Kindern in der Gesamtbevölkerung vergleichen. Hier zeigt sich, dass Mädchen generell häufiger wegen somatischer Beschwerden einen Arzt aufsuchen, während sich die Häufung bei Jungen aufgrund psychischer Probleme nicht findet.

3.3.2.9 Akzeleration

Ein weiteres somatisches Phänomen, das häufig als Folge eines sexuellen Missbrauchs diskutiert wird, ist eine spezifische Störung der körperlichen Entwicklung: die Akzeleration, d.h. die frühzeitige sexuelle Reife bei Kindern. So konnten beispielsweise Noll et al. (2017) im Rahmen einer prospektiven Studie an Kindern zwischen ihrem 11. und 20. Lebensjahr nachweisen, dass bei weiblichen Opfern eines sexuellen Missbrauchs die Brustentwicklung ca. 8 Monate früher und die Entwicklung einer Schambehaarung ca. 1 Jahr früher stattfinden. Andere Faktoren, bei welchen gleichfalls ein Zusammenhang mit einer früheren sexuellen Reife vermutet wird, wie Ethnizität oder Übergewicht, hatten hingegen keinen Einfluss auf diesen Effekt. Dieser Initialeffekt ist insofern von Bedeutung, weil eine frühere sexuelle Reife ihrerseits als Risikofaktor für eine Reihe anderer Auffälligkeiten und Probleme gilt, die sich infolge eines sexuellen Missbrauchs entwickeln können. Eine frühere sexuelle Reife und das frühere Eintreten der Pubertät haben einen bedeutsamen Einfluss auf das Selbstbild eines Kindes, besonders im Bereich der Sexualität, und in der Folge auch auf das Sexualverhalten. Daher ist anzunehmen, dass sich bei Opfern eines sexuellen Missbrauchs, die früher sexuell reifen, das Risiko für Reviktimisierungen erhöht, aber auch das Risiko für sexuell riskantes Verhalten oder Prostitution.

3.3.2.10 Aggressive Verhaltensstörungen

Traumata in der Kindheit, besonders ein erlebter sexueller Missbrauch, erhöhen das Risiko für aggressive Verhaltensstörungen (z.B. Murray & Farrington, 2010). Aggressives, feindseliges und antisoziales Verhalten können als direkte Folgen auf einen sexuellen Missbrauch oder eine körperliche Misshandlung auftreten und müssen hinsichtlich ihrer Entstehung unter der Dynamik des Verrates und der Hilflosigkeit betrachtet werden (siehe Kapitel 3.1.2 zum Modell der traumatogenen Dynamiken). Aggressives und feindseliges Verhalten können am Anfang der Entwicklung einer Störung des Sozialverhaltens im Kindesalter und in der Jugend stehen, die wiederum als häufige Vorläuferstörung für eine antisoziale Persönlichkeitsstörung im Erwachsenenalter gesehen wird. Diese Verhaltensweisen können einerseits als direkte Reaktion auf den erlebten Verrat hin betrachtet werden, anderseits aber auch als Schutzmechanismus, der den Betroffenen hilft, andere Menschen auf Distanz zu halten, mit dem Ziel, nicht erneut verraten und enttäuscht zu werden. Zudem können aggressives und feindseliges Verhalten von dem Motiv getragen sein, sich als stark und furchteinflößend zu erleben und auch anderen gegenüber zu präsentieren, um damit die erlebte Hilflosigkeit kompensieren und möglicherweise auch überwinden zu können.

Aggressives, antisoziales und auch delinquentes Verhalten haben möglicherweise auch die Funktion einer Vergeltungsmaßnahme, um Rache zu nehmen für das Leid und den Schaden, die ein Opfer eines sexuellen Missbrauchs erleiden musste. In diesem Zusammenhang scheint auch die Dynamik der Stigmatisierung relevant, in der Gefühle des Andersseins und des Ausgestoßenseins die Hemmschwelle für Verhaltensweisen, die gegen gesellschaftliche Normen verstoßen, noch zusätzlich herabsetzen können. Möglicherweise ist das verstärkte Vorkommen von delinquentem und antisozialem Verhalten auch von dem Motiv getragen, dass man sowieso nichts mehr zu verlieren hat.

Auf erhöhte Raten von antisozialen Persönlichkeitsstörungen in der Gruppe der Missbrauchstäter wurde bereits in Kapitel 2.1.5 eingegangen. Maniglio (2015) fasst in einem Review die Ergebnisse von 36 Studien zu diesem Thema zusammen und zeigt auf, dass ein direkter Zusammenhang zwischen einem sexuellen Missbrauch und der Diagnose einer Störung des Sozialverhaltens existiert. Selbst unter Kontrolle relevanter familiärer und klinischer Variablen bleibt dieser Zusammenhang bestehen. Die Raten einer Störung des Sozialverhaltens sind stichprobenabhängig 2-fach bis 12-fach erhöht, wobei ein wiederholter sexueller Missbrauch und ein Missbrauch, der Penetration einschließt, mit höheren Raten verbunden ist. Obwohl im Allgemeinen bei der Störung des Sozialverhaltens deutlich höhere Prävalenzen bei Jungen vorliegen, scheint das Risiko bei männlichen Opfern eines sexuellen Missbrauchs, diese Störung zu entwickeln, nicht größer zu sein als bei weiblichen Opfern.

3.3.2.11 Psychosen

Obwohl Psychosen in der Regel erst im jungen Erwachsenenalter erstmals auftreten, wurde auch dieser Störungsbereich als Initialeffekt nach einem sexuellen Missbrauch untersucht. Neben den herausragenden Studien der Forschergruppe um Paul Mullen, die differenzierte Daten aus Langzeit-Kohortenstudien aus Australien veröffentlicht haben (siehe Kapitel 3.4.3.11), beschäftigen sich Bourgeois, Lecomte und Daigneault (2018) mit der Frage des Auftretens von Psychosen bei jugendlichen Opfern eines sexuellen Missbrauchs. Auch Bourgeois et al. (2018) griffen in ihrer Studie auf Gesundheitsdaten der Bevölkerung zurück und untersuchten einen Zeitraum von 13 Jahren. Sie konnten für ihre Stichprobe von sexuell missbrauchten Jugendlichen eine deutlich erhöhte Rate an psychotischen Störungen nachweisen. In der Gruppe der sexuell Missbrauchten war diese fast 10-mal so hoch ($OR = 9.96$) als in der gematchten Kontrollgruppe nicht missbrauchter Jugendlicher, und dieser Effekt zeigte sich geschlechtsunabhängig – sowohl bei Mädchen als auch bei Jungen.

3.3.2.12 Neurokognitive Effekte

Neben dem vermehrten Auftreten von somatischen Beschwerden und Veränderungen im Erleben und Verhalten von Opfern eines sexuellen Missbrauchs zeigen sich Initialeffekte auch auf der neurokognitiven Ebene. In Kapitel 3.1.3 wurde bereits ausführlich dargestellt, dass chronischer Stress, besonders wenn dieser in kritischen Phasen der Gehirnentwicklung stattfindet, zu Veränderungen bestimmter neuronaler Strukturen führt, die ihrerseits mit kognitiven, emotionalen und Verhaltensauffälligkeiten verbunden sind. Bremner (2006) weist besonders auf eine Verkleinerung von Hippocampus, Amygdala und anteriorem cingulärem Cortex (ACC) hin. Doch nicht nur der Stress allein, sondern auch die Entwicklung psychischer Auffälligkeiten und Störungen scheinen für die Veränderungen in diesen neuronalen Strukturen und Funktionen verantwortlich zu sein (Ahmed-Leitao, Spies, van den Heuvel & Seedat, 2016; Woon & Hedges, 2008).

Dégeilh et al. (2017) haben in ihrer Studie Jugendliche untersucht, die infolge eines erlebten sexuellen Missbrauchs unter einer Posttraumatischen Belastungsstörung litten, und konnten bei dieser Gruppe Veränderungen in der Aktivität und auch Konnektivität jener neuronalen Regionen feststellen, die u. a. für die Emotionsregulation und für das Gedächtnis zuständig sind (Amygdala, dorsaler, temporaler und ventrolaterale präfrontaler Cortex). Auch Mutluer et al. (2018) beschäftigten sich mit diesen Zusammenhängen und konnten ihrerseits die Ergebnisse der Forschergruppe von Bremner bei Opfern eines schweren sexuellen Missbrauchs mit einer Posttraumatischen Belastungsstörung bestätigen. Zudem konnten sie die von Bremner postulierten symptomabhängigen Veränderungen nachweisen. Die von Mutluer et al. erhobenen Daten belegen differenzielle Auswirkungen unterschiedlicher Symptome, indem unterschiedliche Ausprägungen der Symptomatik einer Posttraumatischen Belastungsstörung mit unterschiedlichen neuronalen Veränderungen in Zusammenhang gebracht werden konnten. Bei manchen Personen mit einer Posttraumatischen Belastungsstörung steht das Hyperarousal als zentraler Symptombereich im Vordergrund, bei anderen hingegen eher die Vermeidung oder Dissoziation. Lanius et al. (2010) sprechen in diesem Zusammenhang von einer unterregulierten oder überregulierten Form der Posttraumatischen Belastungsstörung. Mutluer et al. (2018) gelang es, zum Teil spezifische Veränderungen in jenen neuronalen Strukturen nachzuweisen, die für Unter- und Überregulation verantwortlich sind. So zeigte eine von Hyperarousal dominierte PTSD-Symptomatik insgesamt deutliche Zusammenhänge mit rechtslateralen Auffälligkeiten, d. h. Auffälligkeiten im sog. „emotionalen Gehirn“ (Verkleinerung der Amygdala und des Hippocampus und Vergrößerung des ACC). Besonders betroffen war dabei die Amygdala, was sich mit der Erkenntnis deckt, dass bei einer Posttraumatischen Belastungsstörung die Amygdala hyperaktiv wäre. Bei vermehrten dissoziativen Auffälligkeiten erwiesen sich hingegen jene linkslateralen neuronalen Regionen verändert, die dem sog. „rationalen Gehirn“ zugeordnet werden (dickerer präfrontaler Cortex, größerer Hippocampus). Bei Opfern von sexuellem Missbrauch mit einer Posttraumatischen Belastungsstörung konnte somit abhängig von der vorherrschenden Symptomatik eine Lateralisierung der Gehirnfunktionen festgestellt werden.

Auch bei diesen neuronalen Veränderungen stellt sich die Frage nach intervenierenden Variablen. So scheint ein jüngeres Alter bei Beginn des Missbrauchs und ein schwerer Missbrauch mit den rechtslateralen Beeinträchtigungen in Zusammenhang zu stehen (Mutluer et al., 2018).

3.3.2.13 Eltern – familiäres System

Ein sexueller Missbrauch eines Kindes, besonders wenn es sich um einen intrafamiliären Missbrauch handelt, kann gravierende Auswirkungen auf die Eltern und auch auf das familiäre System haben. Wenn Eltern erfahren, dass ihr Kind sexuell missbraucht wurde, kann dies auch für die Eltern in hohem Maß belastend und traumatisierend sein. Die Offenlegung eines Missbrauchs kann zur Folge haben, dass sich die Eltern scheiden lassen, ein Wohnortswechsel erfolgt und soziale Beziehungen, auch zu vertrauten Personen, abgebrochen werden. Auch Interventionen von Behörden, wie polizeiliche Erhebungen oder Gerichtsverfahren, die eine Offenlegung häufig nach sich zieht, können für Eltern eine große Belastung darstellen. Diese Interventionen können zur Folge haben, dass dem nicht missbrauchenden Elternteil die Obsorge des missbrauchten Kindes entzogen wird und das Kind möglicherweise fremduntergebracht wird.

Cyr et al. (2016) konnten im Hinblick auf die Belastung der Eltern interessante geschlechtsspezifische Effekte nachweisen. Während Väter und Mütter sich nach der Offenlegung eines Missbrauchs in vergleichbarer Weise physisch beeinträchtigt fühlen, erleben Mütter ein deutlich höheres Ausmaß an psychischer Belastung als Väter. Mütter erfüllen häufiger die Kriterien einer Depression und einer Posttraumatischen Belastungsstörung. Zudem suchen Mütter in deutlich stärkerem Ausmaß als Väter Unterstützung bei sozialen Beratungseinrichtungen, Väter suchen hingegen verstärkt Ärzte auf und bekommen häufiger Antidepressiva verschrieben. Diese Ergebnisse zeigen auf, dass Beratungsangebote, die sich an Eltern sexuell missbrauchter Kinder richten, unterschiedliche Bedürfnisse von Vätern und Müttern berücksichtigen sollten, wenn sie effektiv sein wollen.

3.4 Langzeitfolgen

3.4.1 Empirische Evidenz

Die empirische Evidenz zu den Langzeitfolgen von sexuellem Missbrauch ist ausgesprochen umfangreich und differenziert und erbringt in Summe einen sehr robusten Nachweis über schwerwiegende und auch langfristig andauernde Folgen. Amado et al. (2015) formulierten dazu sehr pointiert, dass es 93 Studien mit nicht signifikanten Ergebnissen erfordern würde, um die deutlichen Effekte auszugleichen, die in ihrer umfangreichen Metaanalyse nachgewiesen werden konnten.

Cutajar et al. (2010a) überprüften in Australien die Gesundheitsdaten von Opfern eines sexuellen Missbrauchs über den Verlauf von 43 Jahren und konnten nachweisen, dass in diesem Zeitverlauf 23.3 % der Missbrauchsopfer wegen einer psychischen Krankheit zumindest eine Gesundheitseinrichtung aufsuchten. Demgegenüber lag die Rate in der Gesamtbevölkerung bei 7.7 %. Auf der Grundlage dieser Daten besteht bei Opfern eines sexuellen Missbrauchs ein dreifach erhöhtes Risiko, eine psychische Störung oder Krankheit zu entwickeln, die auch eine Behandlung erfordert. Darüber hinaus weist die Studie darauf hin, dass bei Opfern eines sexuellen Missbrauchs nicht nur das Erkrankungsrisiko erhöht war, sondern auch häufigere Kontakte mit Einrichtungen der psychischen Gesundheit stattfanden. Es ergab sich bei den Missbrauchsopfern eine um das 3.65-fache erhöhte Kontakthäufigkeit als in der Gesamtbevölkerung.

Erwachsene Opfer eines sexuellen Missbrauchs sind in unterschiedlichsten Bereichen ihres Erlebens und Verhaltens beeinträchtigt. In gleicher Weise wie bei den Initialeffekten gibt es auch hier kaum einen Bereich, der nicht betroffen ist. In einer Studie, die weibliche Opfer eines intrafamiliären Missbrauchs über den Verlauf von 23 Jahren kontinuierlich untersuchte, konnten schwerwiegende Folgen sowohl auf der biologischen Ebene als auch auf der psychologischen und sozialen Ebene nachgewiesen werden (Trickett, Noll & Putnam, 2011). Missbrauchsopfer erfüllten im Verlauf die Diagnosekriterien von zumindest einer Störung, und bei 53 % der untersuchten Opfer konnten darüber hinaus auch komorbide Störungen nachgewiesen werden. Im Mittel lagen bei jedem Opfer 3.5 Störungen vor, die zur Gänze die erforderlichen Diagnosekriterien erfüllten. Im Hinblick auf das Störungsspektrum ergaben sich deutliche altersspezifische Unterschiede. Während in der Adoleszenz Auffälligkeiten in den Bereichen Angst, Depression, Posttraumatische Belastungsstörung, dissoziative Störungen, somatische Beschwerden und Verhaltensprobleme, wie Aggression, Delinquenz und Schulprobleme, im Vordergrund standen, waren im Erwachsenenalter die größten Unterschiede zur nicht missbrauchten Vergleichsgruppe in den Bereichen Depression und Substanzmissbrauch zu finden. Zudem zeigten Missbrauchsopfer häufiger selbstverletzendes und riskantes Sexualverhalten, sie erlebten häufiger körperliche und sexuelle Übergriffe und hatten häufiger gewalttätige Partner. Sie brachen häufiger die Schule ab und erlebten mehr kritische Lebensereignisse als die Vergleichsgruppe. Auch auf der somatischen Ebene konnten in der Gruppe der Missbrauchsopfer im Verlauf in vielen Bereichen Auffälligkeiten und Störungen nachgewiesen werden. Missbrauchsopfer kamen früher in die Pubertät, entwickelten Auffälligkeiten in ihren Stressreaktionen und in ihrem Immunsystem, hatten deutlich höhere Raten von Adipositas, klagten im Verlauf deutlich häufiger über körperliche Beschwerden und litten auch häufiger unter schweren Krankheiten. Auch in dieser Studie wies die Gruppe der Missbrauchsopfer eine deutlich höhere Anzahl von Arztbesuchen und Krankenhausaufenthalten auf.

Trickett et al. (2011) konnten zudem aufzeigen, dass Folgeprobleme nicht auf das Opfer beschränkt bleiben, sondern dass der Missbrauch auch transgenerationale Folgen nach sich zieht. Missbrauchsopfer werden deutlich häufiger als Teenager schwanger und haben häufiger Frühgeburten. Die Kinder von Missbrauchsopfern stehen unter einem erhöhten Risiko, selbst missbraucht, misshandelt oder vernachlässigt zu werden. Töchter von missbrauchten Müttern weisen ein 3.6-fach erhöhtes Risiko auf, selbst Opfer eines sexuellen Missbrauchs zu werden. Kommt noch ein Drogenmissbrauch der Mutter hinzu, so dürfte dies das Risiko noch zusätzlich erhöhen (Avery, Hutchinson & Whitaker, 2002; McCloskey & Bailey, 2000). Insgesamt wuchsen Kinder von Missbrauchsopfern unter deutlich schwierigeren Entwicklungsbedingungen auf als die Kinder der Vergleichsgruppe (Avery, Hutchinson & Whitaker, 2002; McCloskey &Bailey, 2000). Auch Zvara, Mills-Koonce, Appleyard Carmody und Cox (2015) konnten bei Opfern von sexuellem Missbrauch nachweisen, dass diese in wichtigen Bereichen ihres Erziehungsverhaltens beeinträchtigt sind. Diese Beeinträchtigungen sind selbst bei Personen mit guter Ausbildung, gutem Einkommen und stabilen Partnerschaften zu finden. Diese Ergebnisse bestätigen die These, dass Erfahrungen von Traumatisierungen bei den Eltern als zentraler Prädiktor für die Entwicklung einer unsicher-desorganisierten Bindung bei den Kindern fungiert (Lyons-Ruth & Jacobvitz, 2017).

Die von Trickett und Mitarbeiter:innen untersuchte Gruppe von Missbrauchsopfern zeigt somit über den gesamten Entwicklungsverlauf deutliche und vielschichtige Auffälligkeiten bis hin zu chronischen Krankheiten. Aufgrund ihrer komplexen und multiplen Symptomatologie erfüllen viele die Kriterien einer Trauma-Entwicklungsstörung bzw. einer komplexen Posttraumatischen Belastungsstörung, eine erstmals von van der Kolk beschriebene Störung, um die bei Opfern interpersoneller Traumatisierungen häufig zu findenden komplexen und vielschichtigen Probleme adäquat beschreiben und abbilden zu können (van der Kolk, 2005; van der Kolk, Ford & Spinazzola, 2019; siehe auch Kapitel 3.3.2.5). Bei der Interpretation dieser Ergebnisse ist es jedoch wichtig zu bedenken, dass die von Trickett et al. (2011) untersuchte Gruppe ausschließlich weibliche Opfer eines intrafamiliären Missbrauchs umfasste – eine doch eher spezifische Untergruppe von Missbrauchsopfern. Zudem lag bei allen gefundenen signifikanten Unterschieden – sowohl innerhalb der Gruppe als auch über den Zeitverlauf hinweg – auch eine deutliche Variation in den Indikatoren vor.

Die Detailergebnisse der Studie von Cutajar et al. (2010a), die sich, wie bereits erwähnt, auf die Analyse von Gesundheitsdaten über den Verlauf von 43 Jahren bezieht, decken sich weitgehend mit den bisher referierten Ergebnissen der prospektiven Studie von Trickett et al. (2011). In der Gruppe der Missbrauchsopfer konnten Cutajar et al. für nahezu jedes Störungsbild, wie affektive Störungen, Angststörungen, Psychosen, Alkohol- und Drogenmissbrauch und auch Persönlichkeitsstörungen, deutlich erhöhte Raten (*OR*=2.07–6.07) nachweisen. Bei den Störungen der Achse I war die Erkrankungshäufigkeit insgesamt 3-fach erhöht (*OR*=3.01), bei den Persönlichkeitsstörungen (Achse II) lag eine mehr als 5-fache Erhöhung vor (*OR*=5.47). Lediglich im Bereich der Essstörungen konnte kein signifikanter Unterschied zur Gesamtbevölkerung gefunden werden. Auch die Daten von Cutajar et al. bestätigen, dass Opfer eines sexuellen Missbrauchs häufig vielfältige Störungen entwickeln. Entsprechend häufig sind in der Gruppe der Missbrauchsopfer komorbide Störungen und multiple Auffälligkeiten zu finden, die sich über die gesamte Lebensspanne zeigen können. Auch Lind et al. (2018) konnten in einer umfangreichen Zwillingsstudie nachweisen, dass Opfer eines sexuellen Missbrauchs in ihrer Resilienz selbst 30 Jahre nach einem erlebten Missbrauch noch beeinträchtigt waren.

In diesem Zusammenhang sollte hervorgehoben werden, dass die meisten Studien zu Langzeitfolgen sich auf relativ junge Stichproben beschränken. Nur wenige beschäftigen sich mit der Frage der Auswirkungen bis ins fortgeschrittene Alter. Die Untersuchung von Easton und Kong (2017) bildet hier eine Ausnahme. Sie erbringt den Nachweis – allerdings nur für eine männliche Stichprobe –, dass Folgen von sexuellem Missbrauch bis ins mittlere und höhere Alter (44 bis 84 Jahre) vorzufinden sind. Dysfunktionale Lebensbedingungen können die Auffälligkeiten und Beeinträchtigungen noch zusätzlich verstärken, wobei hier auch differenzielle Effekte zum Tragen kommen. So konnte die verstärkende Wirkung dysfunktionaler Lebensbedingungen zwar für depressive Auffälligkeiten, nicht jedoch für somatische Auffälligkeiten nachgewiesen werden. Möglicherweise haben im Bereich der somatischen Auffälligkeiten aktuelle Einflüsse eine größere Bedeutung.

Den besten Einblick in die empirische Evidenz von Langzeitfolgen liefert die umfassende Metaanalyse von Maniglio (2009), aus welcher das Resümee zu ziehen ist, dass Opfer eines sexuellen Missbrauchs unter einem deutlich erhöhten Risiko stehen, vielfältige medizinische oder psychische Krankheiten, aber auch Störungen im Bereich des Verhaltens und der Sexualität zu entwickeln. Der Effekt von sexuellem Missbrauch auf die unterschiedlichen Störungsbereiche liegt im kleinen bis mittleren Bereich. Maniglio sieht sexuellen Missbrauch insgesamt als einen allgemeinen und unspezifischen Risikofaktor für psychopathologische Auffälligkeiten.

Einen Kontrapunkt zu dieser sehr robusten empirischen Evidenz setzen Rind und Mitarbeiter mit den Ergebnissen der von ihnen durchgeführten Metaanalysen (Rind & Tromovitch, 1997; Rind et al., 1998). Rind und Mitarbeiter ziehen aus ihren Ergebnissen den Schluss, dass bei Opfern von sexuellem Missbrauch zwar Folgeprobleme zu finden wären, diese Folgeprobleme jedoch nicht eindeutig auf die Erlebnisse des sexuellen Missbrauchs zurückzuführen seien, weil der sexuelle Missbrauch durchgängig mit sozialen und familiären Faktoren konfundiert sei (Rind & Tromovitch, 1997). Sie weisen darauf hin, dass sich zwischen den Folgeproblemen und den familiären und sozialen Faktoren sogar stärkere Zusammenhänge ergeben würden als zwischen den Folgen und den Erlebnissen des sexuellen Missbrauchs (Rind et al., 1998). Darüber hinaus existieren noch weitere Studien, aus denen sich ähnliche Schlussfolgerungen ergeben. So kommt es bei Nelson, Moser, Johnson, Graves und Hart (1999) und auch bei Klonsky und Moyer (2008) nach Kontrolle familiärer Variablen zu einem teilweisen Verschwinden der Effekte, und auch Maniglio (2009) konnte in seiner Meta-Metaanalyse bestätigen, dass in klinischen Stichproben größere Effektstärken zu finden sind. Doch weist Maniglio richtigerweise darauf hin, dass auch in nicht klinischen Stichproben signifikante Effekte nachweisbar waren. Die Fachwelt ist sich weitgehend einig, dass es oft schwer zu differenzieren ist, welcher Anteil der gefundenen Beeinträchtigungen und der vorliegenden Symptomatik auf den erlebten sexuellen Missbrauch und welcher Anteil auf die dysfunktionalen Lebensbedingungen, die Opfer eines sexuellen Missbrauchs häufig erleben, zurückgeführt werden kann. Neuere Studien und Analysen konnten jedenfalls die Ergebnisse von Rind und Mitarbeiter in dieser generalisierten Form und in diesem Ausmaß nicht bestätigen. Dies kann auf die durchgängig doch große Heterogenität der gefundenen Zusammenhänge zurückzuführen sein (Hillberg et al., 2011), möglicherweise aber auch in den inzwischen doch deutlich differenzierteren Möglichkeiten multivariater statistischer Analysen begründet sein.

Insgesamt kann aus den heute vorliegenden Ergebnissen zu den Langzeitfolgen eines sexuellen Missbrauchs der Schluss gezogen werden, dass negative soziale und familiäre Faktoren den Effekt eines sexuellen Missbrauchs verstärken können. Einem sexuellen Missbrauch kommt jedoch auch für sich allein genommen eine signifikante Bedeutung für die Entwicklung psychischer Störungen und Auffälligkeiten zu. Sexueller Missbrauch stellt einen Risikofaktor dar – einen sehr bedeutsamen und unspezifischen –, aber eben nur einen unter vielen. Dennoch gibt es auch im Langzeitverlauf mit 20 % bis 40 % der Missbrauchsopfer einen nicht unerheblichen Anteil, der keine Störungen und Auffälligkeiten zeigt (Finkelhor, 1990a). Dieser Anteil ist geringfügig höher als der im Bereich der Initialeffekte, und auch hier dürften Faktoren des Missbrauchs, aber auch Resilienz- und spezifische Bewältigungsfaktoren dafür verantwortlich sein, dass Opfer – auch langfristig gesehen – den Missbrauch relativ unbeschadet hinter sich lassen können.

3.4.2 Ergebnisse von Metaanalysen

Im Verlauf der Jahre wurden zahlreiche Metaanalysen zu den Langzeitfolgen eines sexuellen Missbrauchs durchgeführt. Die Ergebnisse sind in den folgenden Tabellen zusammengefasst dargestellt, wobei Tabelle 3.2 jene Metaanalysen umfasst, die relativ breit unterschiedliche Symptombereiche analysieren, während Tabelle 3.3 die Ergebnisse jener Metaanalysen darstellt, die sich auf einen oder zwei Symptombereiche beschränken. Die Metaanalysen unterscheiden sich insgesamt nicht nur in der Breite der berücksichtigten Störungsbereiche, sondern auch hinsichtlich ihrer Stichproben, auf die sich die Einzelstudien beziehen. Jumper (1995), Neumann, Houskamp, Pollock und Briere (1996) und Fossati, Madeddu und Maffei (1999) beispielsweise beziehen auch klinische Stichproben ein, während anderen Metaanalysen ausschließlich Bevölkerungsstichproben zugrunde gelegt wurden (z. B. Rind & Tromovitch, 1997; Rind et al., 1998).

Bei Betrachtung der Einzelergebnisse wird deutlich, dass bestimmte Symptombereiche – wie Depressionen, die Posttraumatische Belastungsstörung oder Suizidalität – relativ häufig untersucht wurden, während Ergebnisse zu anderen Bereichen – wie Alkoholprobleme, Substanzmissbrauch, Ärger, Feindseligkeit, Schlafstörungen – nur jeweils in einer der dargestellten Metaanalysen zu finden sind. Die Autor:innen der Metaanalysen legen ihren Berechnungen zum Teil auch unterschiedliche Effektstärkemaße zugrunde, die einen direkten Vergleich etwas erschweren. Am häufigsten wurde der Pearson-Korrelationskoeffizient und das Cohen's *d*, einmalig auch das Cramer's *Phi* berechnet. Einige der Metaanalysen berechnen aber auch das Odds Ratio als Maß für die Effektstärke. Eine Zusammenschau aller Ergebnisse ergibt, dass am häufigsten kleine Effekte zu finden sind, nur wenige Male konnten mittlere Effekte berechnet werden, große Effekte ergaben sich in keinem Fall. Die berechneten Odds Ratios bewegen sich zwischen 1.58 und 16.17, wobei die mehr als 16-fache Erhöhung im Bereich der Schlafstörungen (Chen et al., 2010) einen deutlichen Ausreißer darstellt. Ansonsten liegt zumeist eine 1.5- bis 3-fache Erhöhung der Raten vor. Betrachten wir die einzelnen Störungsbilder bzw. Auffälligkeitsbereiche, so ergeben sich die geringsten Effekte im Bereich der Alkoholprobleme und der sozialen Anpassung, die deutlichsten Effekte in den Bereichen der Posttraumatischen Belastungsstörung, der Reviktimisierung und der Borderline-Störung, die durchgängig im mittleren Bereich anzusiedeln sind. Ein Vergleich der Raten der unterschiedlichen Metaanalysen ergibt insgesamt betrachtet ein relativ einheitliches Bild, nur die Metaanalyse von Rind et al. (1998) weicht mit ihren generell niedrigeren Werten von den anderen Analysen ab. In dieser Metaanalyse, die ausschließlich Studien an Bevölkerungsstichproben einbezieht, liegen alle Effektstärken zwischen $r = .04$ bis $r = .13$.

Tabelle 3.2: Ergebnisse der Metaanalysen zu den Langzeitfolgen – breites Störungsspektrum

Störungsbereich	Jumper (1995)	Neumann et al. (1996)	Rind et al. (1998)	Paolucci et al. (2001)	Arriola et al. (2005)	Chen et al. (2010)
Allgemein/Gesamt	*r* = .27	*d* = .46	*r* = .09	–	–	–
Akademische Probleme	–	–	–	*r* = .10	–	–
Alkoholprobleme	–	–	*r* = .07	–	–	–
Angststörungen	–	*d* = .40	*r* = .13	–	–	*OR* = 3.09
Anpassungsprobleme	–	–	*r* = .12	–	–	–
Ärger	–	*d* = .39	–	–	–	–
Depression	*r* = .22	*d* = .41	*r* = .12	*r* = .21		*OR* = 2.66
Dissoziationen	–	*d* = .39	*r* = .09	–	–	–
Essstörungen	–	–	*r* = .06	–	–	*OR* = 2.72
Feindseligkeit	–	–	*r* = .11	–	–	–
Interpersonelle Probleme	–	*d* = .39	*r* = .10	–	–	–
Paranoia	–	–	*r* = .11	–	–	–
Phobien	–	–	*r* = .12	–	–	–
PTSD/Symptome	–	*d* = .52	–	*r* = .20	–	*OR* = 2.34
Promiskuität	–	–	–	*r* = .14	*r* = .13	–
Psychosen/Symptome	–	–	*r* = .11	–	–	n.s.
Reviktimisierung	–	*d* = .67	–	–	*r* = .17	–
Schlafstörungen	–	–	–	–	–	*OR* = 16.17
Selbstwertprobleme	*r* = .17	*d* = .32	*r* = .04	–	–	–
Selbstverletzungen	–	*d* = .42	–	–	–	–
Sexuelle Probleme	–	*d* = .36	*r* = .09	–	–	–
Riskantes Sexualverhalten	–	–	–	–	*r* = .05 – .12	–
Somatisierung	–	*d* = .34	*r* = .09	–	–	n.s.
Soziale Anpassung	–	–	*r* = .07	–	–	–
Substanzmissbrauch	–	*d* = .41	–	–	–	–
Suizidalität	–	*d* = .34	*r* = .09	*r* = .21	–	*OR* = 4.14
Zwänge	–	*d* = .34	*r* = .10	–	–	–

Anmerkungen: *r* = Pearson-Korrelationskoeffizient, *d* = Cohen's d, *OR* = Odds Ratio, n.s. = nicht signifikant

Tabelle 3.3: Ergebnisse der Metaanalysen zu den Langzeitfolgen – einzelne Störungsbereiche

Störungsbereich	Effektstärke	Quelle
Angststörungen	$r = .26$	Amado et al. (2015)
Anpassungsprobleme	$r = .07 - .10$	Rind & Tromovitch (1997)
Borderline-Störung	$r = .28$ $OR = 4.88$	Fossati et al. (1999) Winsper et al. (2016)
Depression	$r = .24$	Amado et al. (2015)
Essstörungen	$r = .10$	Smolak & Murnen (2002)
Reviktimisierung	$d = .59$	Roodman & Clum (2001)
Selbstverletzungen	$\varphi = .23$	Klonsky & Moyer (2008)
Sexuelle Ausbeutung	$OR = 2.5$	de Vries & Goggin (2018)
Riskantes Sexualverhalten	$OR = 1.59$	Abajobir et al. (2017)
Suizidalität	$OR = 1.89$	Ng et al. (2018)

Anmerkungen:
r = Person Korrelationskoeffizient
d = Cohen's d
OR = Odds Ratio
Φ = phi

Die Ergebnisse der dargestellten Metaanalysen weisen darauf hin, dass bei Personen, die in ihrer Kindheit Opfer eines sexuellen Missbrauchs geworden sind, das Risiko, eine psychische Auffälligkeit oder Störung im Erwachsenenalter zu entwickeln, deutlich erhöht ist. Wie wir bereits bei den Initialeffekten feststellen konnten, ist auch bei den Langzeitfolgen die Bandbreite jener Bereiche groß, in denen Störungen und Auffälligkeiten auftreten können, wobei durchaus Unterschiede in den Effektgrößen bzw. Raten zu finden sind. Neben den störungsspezifischen Unterschieden lässt sich insgesamt ein Trend von höheren Effekten bei jenen Metaanalysen verzeichnen, die auch klinische Stichproben einbeziehen. Demgegenüber ergeben sich kleinere Effekte bei reinen Bevölkerungsstichproben. Dies unterstützt die von Rind und Tromovitch (1997) getroffene These, dass nicht repräsentative Stichproben mit einem hohen Anteil an klinischen Personen zu einer Überschätzung der Effekte führen können.

3.4.3 Spezifische Fragestellungen und Störungsbereiche

3.4.3.1 Folgen unterschiedlicher Traumata

In Fachkreisen wird häufig die Frage diskutiert, welches der unterschiedlichen Traumata die kindliche Entwicklung am meisten bedroht und welches die schwerwiegendsten gesundheitlichen und sozialen Beeinträchtigungen nach sich zieht. Manchmal gewinnt man den Eindruck, dass abhängig vom Spezialisierungsgebiet der forschenden Person – ob es sich um körperliche Misshandlungen, sexuellen Missbrauch oder die Vernachlässigung von Kindern handelt – dem jeweiligen Bereich die größte zerstörerische Kraft auf die kindliche Entwicklung zugeschrieben wird. Im Hinblick auf die Initialwirkungen wurde dies bereits diskutiert (siehe Kapitel 3.3.2.1). Auch die empirische Evidenz zu den Langzeitfolgen ist durchaus widersprüchlich. Fergusson, Boden und Horwood (2008) konnten in einer großen neuseeländischen Kohortenstichprobe sowohl bei sexuell missbrauchten als auch bei körperlich misshandelten Personen deutlich höhere Raten psychischer Erkrankungen nachweisen. Nach Kontrolle unterschiedlicher sozialer, familiärer und auch individueller Faktoren blieb der Unterschied jedoch nur mehr in der Gruppe der sexuell Missbrauchten bestehen. Opfer eines sexuellen Missbrauchs wiesen ein 2.4-fach erhöhtes Risiko auf, bis ins junge Erwachsenenalter eine psychische Erkrankung zu entwickeln. Zudem zeigte sich, dass der sexuelle Missbrauch 13 % der Varianz in den Auffälligkeiten und Störungen erklärte, während es bei körperlichen Misshandlungen nur ein Anteil von 5 % war. Auch Estévez, Jauregui, Ozerinjauregi und Herrero-Fernández (2017) konnten bei Opfern eines sexuellen Missbrauchs das höchste Ausmaß an Auffälligkeiten und Störungen nachweisen. Opfer eines emotionalen Missbrauchs nahmen den zweiten Rang ein, gefolgt von Opfern eines körperlichen Missbrauchs. Vernachlässigung war mit dem geringsten Ausmaß an Beeinträchtigung verbunden.

Wenn wir jedoch das umfangreiche Konvolut an Forschungsergebnissen zu diesem Thema insgesamt betrachten, dürfte von einem vergleichbaren Ausmaß an Folgeproblemen und Beeinträchtigungen aller kindlicher Traumata auszugehen sein. Allerdings scheinen die unterschiedlichen Formen von Traumatisierungen mit einem differenziellen Folgespektrum zusammenzuhängen. Vor allem sind es Polytraumatisierungen, d.h. mehrfache Gewalterlebnisse im Verlauf des Lebens, die deutlich gravierendere Folgeprobleme und Störungen nach sich ziehen. Diese Tendenz verstärkt sich noch zusätzlich, wenn unterschiedliche Bereiche von Gewalt, wie körperliche und sexuelle Gewalt, betroffen sind (z.B. Finkelhor et al., 2007).

Interessante Ergebnisse zu differenziellen Folgen erbringt eine niederländische Studie (Cuijpers et al., 2011), die an einer großen und repräsentativen Bevölkerungsstichprobe die Auswirkungen unterschiedlicher Traumata untersucht. Erfasst wird der Effekt von widrigen Lebensumständen und negativen Ereignissen in der Kindheit auf die Lebensqualität der Betroffenen. In diese Studie einbezogen wurden neben physischen oder psychischen Misshandlungen, sexuellem Missbrauch und emotionaler Vernachlässigung auch widrige Lebensumstände, wie eine Depression, Angsterkrankung oder ein Alkoholmissbrauch eines Elternteils sowie Life-Events vor dem 16. Lebensjahr, wie der Tod eines Elternteils oder die Scheidung der Eltern. Mit Ausnahme des Todes eines Elternteils hatten alle Traumata, widrigen Lebensumstände und Life-Events deutliche Beeinträchtigungen der Lebensqualität der Betroffenen zur Folge. Das höchste Ausmaß an Beeinträchtigungen entwickelte sich jedoch infolge der kindlichen Traumata (Misshandlung, Missbrauch, Vernachlässigung), wobei die Folgen aller dieser Traumata sich weitgehend auf vergleichbarem Niveau bewegten. Deutlich geringere Einbußen in der Lebensqualität zeigten sich bei einer psychischen Erkrankung eines Elternteils – Angststörungen erbrachten noch den größten Effekt auf die Lebensqualität. Die geringsten Auswirkungen zeigten vor dem 16. Lebensjahr stattgefundene Life-Events. Interessanterweise beeinträchtigte der Tod eines Elternteils die Lebensqualität in einem geringeren Ausmaß als die Scheidung der Eltern.

3.4.3.2 Geschlechtsspezifische Effekte

Vergleichbar mit den Befunden zu den Initialeffekten sind auch die Ergebnisse zu geschlechtsspezifischen Unterschieden in den Langzeitfolgen durchaus widersprüchlich. In manchen Studien wurde bei männlichen Opfern ein höheres Risiko für psychische Beeinträchtigungen nachgewiesen (z. B. Najman, Nguyen & Boyle, 2007), in manchen Studien bei weiblichen Opfern (z. B. Jumper, 1995) und manchmal ergab sich auch kein Unterschied (z. B. Chen et al., 2010; Fossati et al., 1999; Marx & Sloan, 2003). Ein deutlicher geschlechtsspezifischer Unterschied scheint jedoch in der subjektiven Sichtweise der Opfer zu bestehen, d. h. in welchem Ausmaß sich Opfer durch den erlebten sexuellen Missbrauch beeinträchtigt fühlen. Der Grad der Beeinträchtigung, den weibliche Opfer erleben, scheint deutlich größer zu sein als bei männlichen Opfern (Rind & Tromovitch, 1997; Rind et al., 1998).

Interessante differenzielle Ergebnisse hinsichtlich des Störungsspektrums von Langzeitfolgen erbrachte die repräsentative Verlaufsstudie von Cutajar et al. (2010a). Hier zeigte sich, dass weibliche Opfer häufiger an einer affektiven Störung, einer Posttraumatischen Belastungsstörung und einer Borderline-Persönlichkeitsstörung erkranken, während männliche Opfer deutlich häufiger eine antisoziale Persönlichkeitsstörung entwickeln. Hier scheint sich die bereits bei den Initialeffekten vorliegende Entwicklung fortzusetzen, wo eine stärkere Tendenz zu internalisierenden Störungen bei weiblichen Opfern im Gegensatz zu mehr externalisierenden Störungen bei männlichen Opfern zu finden war.

3.4.3.3 Schuld, Scham und Ekel

Gefühle von Schuld, Scham und Ekel sind zentrale Emotionen, mit welchen Opfer häufig auf einen sexuellen Missbrauch reagieren (Feiring, Taska & Chen, 2002). Diese Emotionen können Opfer auch ihr gesamtes Leben begleiten. Für Feiring et al. (1996) ist Scham eng mit der traumatogenen Dynamik der Stigmatisierung (siehe Kapitel 3.1.2) verbunden, sie sehen die Entwicklung dieser Dynamik jedoch wesentlich vom Geschlecht des Opfers, dem Ausmaß an sozialer Unterstützung, die das Opfer erhält, und vom Entwicklungsstand des Opfers beeinflusst. Besonders die in der Latenzzeit stattfindenden kognitiven Entwicklungen scheinen Opfer für jene Bewertungen und Zuschreibungen anfällig zu machen, die wesentlich für Entstehung von Scham verantwortlich sind. Feiring et al. (1996) betrachten die Latenzzeit sogar als sensible Phase für die Entwicklung dieser Dynamik. Opfer, die ein hohes Maß an Schuldgefühlen und Scham erleben, reagieren oft mit einem ausgeprägten Rückzugsverhalten. Damit wollen sie verhindern, dass andere Menschen jene Aspekte an ihnen erkennen, derer sie sich schämen. Soziale Unterstützung kann dieser negativen Entwicklung wesentlich entgegenwirken. Erlebt ein Opfer ein hohes Ausmaß an Unterstützung, wird der sexuelle Missbrauch sein Kompetenzerleben und seinen Selbstwert weniger herabsetzen können und das Opfer wird in der Folge auch weniger Ekel, Scham und Schuld erleben. Ein ausgeprägtes Schamempfinden verstärkt aber gleichzeitig auch das Gefühl von Vulnerabilität und Misstrauen gegenüber anderen Menschen. Scham ist zudem eng mit dem Gefühl der Hilflosigkeit verknüpft, indem Betroffene besonders ihre Rolle als Opfer fokussieren.

Es zeigte sich, dass besonders ältere Opfer und Opfer, die einen länger andauernden und schwereren Missbrauch erlebt haben und das Gefühl entwickelten, sich stärker am Missbrauch beteiligt zu haben, sich auch in einem höheren Ausmaß die Verantwortung und Schuld für die Geschehnisse zuschreiben (Filipas & Ullman, 2006; Steel et al., 2004). Insgesamt zeigt sich, dass mit der Häufigkeit von Gewalterfahrungen auch das Ausmaß zunimmt, in welchem Opfer durch Schuld- und Schamgefühle beeinträchtigt werden. Es wird angenommen, dass besonders weibliche Opfer von Schuld- und Schamgefühlen betroffen sind, weil Mädchen und Frauen eher Scham empfinden, wenn sie glauben, Erwartungen nicht entsprochen oder gegen Regeln und Normen verstoßen zu haben. Zudem neigen Mädchen und Frauen eher dazu, Misserfolge und negative Ereignisse stabil internal zu attribuieren. Jedoch ist die Forschungslage zu diesem differenziellen Geschlechtseffekt nicht ganz eindeutig. Neben der stärker ausgeprägten Tendenz bei Frauen und Mädchen, auf negative Erlebnisse mit Schuld- und Schamgefühlen zu reagieren, können auch die systematischen Unterschiede in den Gewalterfahrungen, die Frauen und Männer betreffen, diesen geschlechtsspezifischen Zusammenhang begründen. Vor allem Mehrfachviktimisierungen – im Sinne von Gewalterfahrungen in der Kindheit und auch später im Erwachsenenalter – scheinen ein höheres Ausmaß an Scham und Schuldgefühlen nach sich zu ziehen (Aakvaag et al., 2016; Stotz, Elbert, Müller & Schauer, 2015). Wobei in diesem Zusammenhang nicht nur unterschiedliche Formen, sondern auch unterschiedliche Quellen von Gewalt relevant sein dürften. Von Gewalt betroffene Personen reagieren häufig mit negativen Selbstzuschreibungen. Wiederholen sich derartige Erfahrungen, dürften bereits bestehende Zuschreibungstendenzen noch zusätzlich verstärkt werden.

Betrachten wir die längerfristigen Folgen einer derartigen Entwicklung, ist ein Übermaß an Schuld- und Schamgefühlen ein relevanter Prädiktor für die Entwicklung von psychischen Störungen und Auffälligkeiten – besonders bei Ängsten, Posttraumatischer Belastungsstörung und Depressionen. Bei einer PTSD-Symptomatik können Schamgefühle den negativen Effekt von internen Schuldzuschreibungen noch zusätzlich verstärken (Feiring et al., 2002). Den Gefühlen von Scham dürfte eine größere Bedeutung zukommen, was möglicherweise in der stärker ausgeprägten sozialen Komponente dieser Emotion begründet sein könnte (Aakvaag et al., 2016). Personen, die Scham erleben, sind in ihren sozialen Beziehungen weniger offen, fühlen sich weniger akzeptiert, zeigen häufig Vermeidungsverhalten und ziehen sich häufig zurück. Auch mit dem Ausmaß an interpersonellen Konflikten stehen Schamgefühle in einem deutlichen Zusammenhang. Zu einer Häufung von Konflikten kommt es nicht nur in intimen Partnerschaften, sondern auch innerhalb der Familie. Dennoch ist bei weiblichen Missbrauchsopfern, die in hohem Maß von Scham betroffen sind, kein erhöhtes Risiko für Kindesmisshandlungen zu finden (Kim, Talbot & Cicchetti, 2009). Alix, Cossette, Hébert, Cyr und Frappier (2017) konnten zudem die spezifische Bedeutung von Schamgefühlen für die Entwicklung von Posttraumatischen Belastungsstörungen und Suizidalität nachweisen.

3.4.3.4 Depression

Depression ist eine der am häufigsten untersuchten Langzeitfolgen von sexuellem Missbrauch. Diese Störung steht in einem vielschichtigen Zusammenhang mit den unterschiedlichen Dynamiken des traumatogenen Modells von Finkelhor und Browne (1985) (siehe Kapitel 3.1.2). Einerseits ist die Dynamik der traumatisierenden Sexualisierung relevant, mit den aus dieser Dynamik resultierenden traumaspezifischen Symptomen und den negativen Folgen für das Selbstbild und die Selbstwahrnehmung. Andererseits ist für die Entwicklung einer Depression aber auch die Dynamik der Hilflosigkeit von zentraler Bedeutung, mit den gleichfalls negativen Auswirkungen vor allem auf Selbstwert und Selbstwirksamkeit. Relevant sind aber auch die Dynamiken des Verrates und der Stigmatisierung mit den entsprechenden negativen Folgen für interpersonelle Beziehungen, soziale Einbindung und soziale Akzeptanz, denen gleichfalls in der Entstehung von depressiven Störungen eine wichtige Funktion zukommt.

Als relevant für die Entwicklung einer Depression zeigte sich auch das Bindungsverhalten des Opfers. Während ein sicheres Bindungsverhalten mit einer geringer ausgeprägten depressiven Symptomatik in Zusammenhang steht, verstärkt ein unsicheres ängstliches Bindungsverhalten die Entwicklung einer Depression. Daten weisen darauf hin, dass die negative Auswirkung eines unsicheren Bindungsverhaltens noch zusätzlich verstärkt wird, wenn der sexuelle Missbrauch bestimmte Merkmale aufweist. Dies scheint besonders dann der Fall zu sein, wenn es sich um einen schweren sexuellen Missbrauch handelt, der Penetration einschließt, wenn der Täter kein Familienmitglied ist und der Missbrauch nur einmal stattgefunden hat (Cantón-Cortés, Cortés & Cantón, 2015).

Neben dem Bindungsverhalten scheint zudem das Erziehungsverhalten der Mutter das Ausmaß an depressiven Auffälligkeiten bei Opfern eines sexuellen Missbrauchs zu beeinflussen. So konnten Thomas, Dilillo, Walsh und Polusny (2011) komplexe Zusammenhänge zwischen positivem Erziehungsverhalten, Alexithymie und Depression nachweisen. Es zeigte sich, dass bei sexuellen Missbrauchsopfern ein Fehlen von positivem Erziehungsverhalten bei der Mutter zu einer höheren Ausprägung von Alexithymie bei den Opfern führt, was wiederum mit einer stärkeren Ausprägung einer depressiven Symptomatik zusammenhängt. Interessant ist, dass sich in diesem Zusammenhang das väterliche Erziehungsverhalten als irrelevant erwiesen hat.

Entsprechend der komplexen und vielschichtigen Bedingungszusammenhänge für depressive Störungen in den Modellen zu den Folgen von sexuellem Missbrauch ist auch die Evidenz für depressive Störungen als Langzeitfolge sehr robust. Dieser Zusammenhang konnte vielfach bestätigt werden. So erbrachte die Langzeitstudie von Cutajar et al. (2010a) eine Verdoppelung der Raten von depressiven Störungen bei Opfern eines sexuellen Missbrauchs im Vergleich zur Allgemeinbevölkerung ($OR = 2.13$), wobei diese Erhöhung ausschließlich den weiblichen Opfern zuzuschreiben ist ($OR = 2.44$). Bei den männlichen Opfern waren keine erhöhten Raten nachweisbar. Diese Unterschiede können als Beleg für einen tatsächlichen geschlechtsspezifischen Effekt in den Langzeitfolgen nach einem sexuellen Missbrauch interpretiert werden. Cutajar et al. räumen jedoch ein, dass dieses Ergebnis möglicherweise auf einen Präsentations- oder Wahrnehmungsbias zurückzuführen sein könnte, dergestalt, dass Frauen ihre Belastung in einer Art und Weise schildern, die von Kliniker:innen in erster Linie als depressive Erkrankung interpretiert wird.

Auch Amado et al. (2015) sehen auf der Grundlage der Ergebnisse ihrer umfangreichen Metaanalyse eine um 66 % erhöhte Wahrscheinlichkeit, dass Opfer eines sexuellen Missbrauchs eine depressive Störung entwickeln, wobei hier dem sexuellen Missbrauch ein Anteil von 28 % der Varianzaufklärung zuzuschreiben ist. Opfer eines sexuellen Missbrauchs waren häufiger von einer Dysthymen Störung betroffen als von einer Major Depression. Zudem erbrachte die Metaanalyse höhere Raten von depressiven Störungen bei Frauen im Vergleich zu Männern, was den geschlechtsspezifischen Befund von Cutajar et al. (2010a) bestätigt. Erhöhte Raten von depressiven Störungen bei weiblichen Opfern von sexuellem Missbrauch erbrachte auch die Studie von Coles, Lee, Taft, Mazza und Loxton (2015). Diese Studie bezieht sich auf Daten der Australian Longitudinal Study on Women's Health (ALSWH). Für Frauen in einem Alter zwischen 28 und 33 Jahren, die in ihrer Kindheit sexuell missbraucht worden waren, konnte eine um das 1.4-fach erhöhte Wahrscheinlichkeit, eine Depression zu entwickeln, nachgewiesen werden. Erlebten diese Frauen neben ihrem sexuellen Missbrauch in der Kindheit zusätzliche körperliche oder sexuelle Übergriffe im Erwachsenenalter, verdoppelte sich die Wahrscheinlichkeit auf das 2.84-fache. Darüber hinaus konnten bei weiblichen Missbrauchsopfern auch höhere Raten von Suizidalität nachgewiesen werden, ein zentrales Symptom einer depressiven Störung (Afifi et al., 2014; Bebbington et al., 2009).

3.4.3.5 Somatische Beschwerden und Probleme

Somatische Beschwerden gelten als häufige Langzeitfolgen von körperlicher Misshandlung und sexuellem Missbrauch in der Kindheit. Frauen, die in ihrer Kindheit misshandelt oder missbraucht worden waren oder andere Formen von dysfunktionalen Lebensbedingungen erlebt haben, leiden häufig unter Herz-Kreislauf-Erkrankungen, Krebs, chronischen Atemwegserkrankungen und Erkrankungen der Leber. Als spezifische Langzeitfolgen von sexuellem Missbrauch gelten eine generell beeinträchtigte Gesundheit, Adipositas, ein höheres Ausmaß an Schmerzerleben, gastrointestinale und auch kardio-respiratorische Beschwerden. Abhängig von der Art der Beschwerden bzw. der Erkrankung, aber auch vom Ausmaß der Traumatisierung, liegt ein von 1.4-fach bis 12-fach erhöhtes Risiko im Vergleich zur Gesamtbevölkerung vor (Felitti et al., 1998; Irish, Kobayashi & Delahanty, 2010).

Besonders chronische Unterbauchbeschwerden werden häufig als Langzeitfolgen bei weiblichen Missbrauchsopfern beschrieben (z. B. Matzen, Ehlert & Heim, 2005). Jedoch ist es in diesem Zusammenhang wichtig, unterschiedliche Formen chronischer Unterbauchbeschwerden zu differenzieren. Daten bestätigen den Zusammenhang nur für nicht zyklische chronische Unterbauchbeschwerden, nicht jedoch für verstärkte menstruale Beschwerden (Latthe, Mignini, Gray, Hills & Khan, 2006). Besonders Praktiker:innen, die mit Opfern von sexuellem Missbrauch arbeiten, weisen häufig auf Krampf- oder Ohnmachtsanfälle als Langzeitfolgen hin. Diese Beobachtung wird auch durch Forschungsdaten belegt. Bei Krampfanfällen, die nicht epileptischer Natur sind, konnten fast 3-fach erhöhte Raten bei Opfern von sexuellem Missbrauch nachgewiesen werden (Sharpe & Faye, 2006).

Ergänzend zu den großteils vorliegenden Querschnittsdaten bestätigen auch die Ergebnisse einer Langzeitstudie, dass sexuell missbrauchte Frauen deutlich häufiger unter Schmerzen und einer generell beeinträchtigten körperlichen Gesundheit leiden ($OR = 1.37$ bzw. $OR = 1.3$). Erleben Missbrauchsopfer später als Erwachsene noch zusätzlich körperliche oder sexuelle Gewalt, hatte dies beinahe eine Verdoppelung des Risikos für eine beeinträchtigte körperliche Gesundheit zur Folge ($OR = 2.35$) (Coles et al., 2015). Für die Erhöhung der Raten von somatischen Beschwerden bei Mehrfachviktimisierungen bzw. Polytraumatisierungen existieren zahlreiche Belege (z. B. Felitti et al., 1998).

Die Langzeitstudie von Trickett und Mitarbeiter:innen liefert wichtige Erkenntnisse für die Erklärung, warum es bei Missbrauchsopfern zu einer Häufung von somatischen Beschwerden kommt und welche Faktoren an diesem Prozess beteiligt sein dürften. Trickett et al. (2011) konnten bei weiblichen Missbrauchsopfern eine deutliche Dysregulation der Hypothalamus-Hypophysen-Nebennierenachse nachweisen. Anfänglich gingen diese erhöhten Stressreaktionen mit einem erhöhten Cortisolspiegel einher, doch im weiteren Verlauf konnte eine generelle Reduktion des Cortisolspiegels festgestellt werden, möglicherweise als eine Form der neurophysiologischen Adaptation auf chronische Stressbelastung (Shenk, Noll, Putnam & Trickett, 2010). Diese Befunde decken sich mit den in Kapitel 3.1.3 beschriebenen Abläufen. Dieser erniedrigte Cortisolspiegel wiederum führt zu Beeinträchtigungen im Immunsystem und im kardiovaskulären System (Heim, Ehlert & Hellhammer, 2000) und kann somit als ein ätiologisch relevanter Faktor herangezogen werden, um die Entstehung von vielfältigen körperlichen Beschwerden bei Opfern von sexuellem Missbrauch zu erklären.

3.4.3.6 Angst

Die Ergebnisse von Studien zu Ängsten und Angststörungen als Langzeitfolgen nach einem sexuellen Missbrauch sind durchaus widersprüchlich. Die Bedeutung eines sexuellen Missbrauchs für die Entwicklung von Angststörungen wird kontrovers diskutiert und es wird die These vertreten, ob in diesem Störungsbereich konfundierende Variablen, Mediatoren oder Moderatoren nicht eine größere Bedeutung haben als der sexuelle Missbrauch selbst. Die Langzeitstudie von Cutajar et al. (2010a) erbrachte jedenfalls fast 3-fach erhöhte Raten von Angststörungen ($OR = 2.67$) bei Opfern von sexuellem Missbrauch im Vergleich zur Gesamtbevölkerung. Auch die meisten der in Kapitel 3.4.2 dargestellten Metaanalysen liefern Daten zum Bereich Angst (Angststörungen, Phobien, Zwänge und Posttraumatische Störungen) und berichten von kleinen bis mittleren Effekten (Amado et al., 2015; Chen et al., 2010; Neumann et al., 1996; Paolucci et al., 2001; Rind et al., 1998; siehe Tabelle 3.2). Amado et al. (2015) berechnet bei Missbrauchsopfern eine um 68 % erhöhte Wahrscheinlichkeit für das Auftreten einer Störung aus dem vielfältigen Bereich der Angststörungen und schreibt dem sexuellen Missbrauch einen Anteil von 31 % an der Varianz zu.

Maniglio (2013) ging der oben aufgeworfenen Frage nach und untersuchte, ob die für Angststörungen gefundenen Effekte nicht von bestimmten Moderatoren beeinflusst sein könnten. Zu diesem Zweck führte er bei einem Teil der in Kapitel 3.4.2 beschriebenen Metaanalysen weiterführende Berechnungen durch (Chen et al., 2010; Neumann et al., 1996; Paolucci et al., 2001; Rind et al., 1998), konnte jedoch keine signifikanten Moderatoren nachweisen. Weder bestimmte Charakteristika des sexuellen Missbrauchs – wie Schwere des Missbrauchs, der Einsatz von Gewalt oder mehrere Täter – noch das Geschlecht des Opfers erwiesen sich bei Maniglio (2013) als relevant. Diesem Ergebnis widerspricht jedoch die Studie von Chaffin, Silovsky und Vaughn (2005), die einen deutlichen Zusammenhang zwischen dem Ausmaß an Angststörungen und der Schwere des sexuellen Missbrauchs nachweisen konnte, und auch die Studie von Amado et al. (2015), in der sich ein deutlicher geschlechtsspezifischer Effekt zeigte. Amado et al. konnten höhere Raten von Angststörungen bei weiblichen Opfern nachweisen, demgegenüber zeigten männliche Opfer zwar eine geringere Rate, sie wiesen jedoch ein höheres Ausmaß an Angstsymptomen auf.

3.4.3.7 Posttraumatische Belastungsstörung

Die Zusammenhänge zwischen den Erlebnissen eines sexuellen Missbrauchs und der Entwicklung einer Posttraumatischen Belastungsstörung wurden bereits vielfach dargestellt und diskutiert. Die Posttraumatische Belastungsstörung ist nicht nur einer der spezifischen Initialeffekte eines sexuellen Missbrauchs, darüber hinaus spielen Prozesse im Zusammenhang mit Traumatisierungen in den Modellen zur Entstehung von Folgeproblemen nach einem sexuellen Missbrauch generell eine bedeutende Rolle (siehe Kapitel 3.1).

Ein zentrales Element in der Entwicklung einer Posttraumatischen Belastungsstörung ist die Wahrnehmung einer generellen Gefährdung, die Gewaltopfer häufig erleben. Dieser Wahrnehmungsbias zeigt sich bei Personen mit ausgeprägten Ängsten bzw. bei Patient:innen mit einer Posttraumatischen Belastungsstörung (z. B. Bar-Haim, Lamy, Pergamin, Bakermans-Kranenburg & van IJzendoorn, 2007). Auch Personen, die im Verlauf ihres Lebens sexuelle Gewalt erlebt haben, nehmen in deutlich stärkerem Ausmaß eine sexuelle Gefährdung wahr. Entsprechend sind auch Missbrauchsopfer von diesem Wahrnehmungsbias betroffen, und die Symptomatik einer Posttraumatischen Belastungsstörung verstärkt diesen Bias noch zusätzlich (Latack, Moyer, Simon & Davila, 2017). Betroffene Personen können hier in einen Teufelskreis geraten. Die posttraumatische Symptomatik intensiviert die Gefährdungswahrnehmung, diese verstärkt das Arousal, was wiederum eine Zunahme der Symptomatik zur Folge hat. Bei Opfern von sexuellen Traumata verändert sich aber nicht nur die Wahrnehmung, sondern auch die kognitive Verarbeitung. Somit tragen das Gedächtnis und der spezifische Wahrnehmungsbias einen wichtigen Teil zur Gefährdungswahrnehmung bei. Dies scheint insgesamt ein relevanter Mechanismus in der Entwicklung von angstassoziierten Störungen zu sein. Es ist nachvollziehbar, dass traumatisierte Personen, die Gewalt erlebt haben, eine erhöhte Aufmerksamkeit gegenüber potenziellen Gefahren und eine verstärkte Gefährdungswahrnehmung entwickeln. Hier handelt es sich um eine durchaus funktionale Strategie, die vor weiteren Gefahren schützt. Demgegenüber erhöht dieser Bias jedoch wesentlich das Risiko, eine Angststörung oder eine Posttraumatische Belastungsstörung zu entwickeln.

Im Bereich der Posttraumatischen Belastungsstörungen erbrachte die langjährige Verlaufsstudie von Cutajar et al. (2010a) bei Opfern eines sexuellen Missbrauchs mehr als 5-fach erhöhte Raten ($OR = 5.58$). Auch bei dieser Störung waren deutliche geschlechtsspezifische Unterschiede nachweisbar, mit mehr als 3-fach höheren Raten bei weiblichen Opfern (*OR*=7.25) im Vergleich zu männlichen Opfern (*OR*=2.19). Demgegenüber konnten Marx und Sloan (2003) ein erhöhtes Risiko bei männlichen Missbrauchsopfern nachweisen.

Für die Entwicklung einer Posttraumatischen Belastungsstörung gilt das weibliche Geschlecht als einer der zentralen Risikofaktoren. Möglicherweise ist diese erhöhte Vulnerabilität bei Frauen auch darauf zurückzuführen, dass Frauen generell stärker gefährdet sind, sexuelle oder körperliche Gewalt zu erfahren. Die von Cutajar et al. vorgelegten Daten sprechen jedoch eher dafür, dass am Prozess der Entstehung einer Posttraumatischen Belastungsstörung durchaus geschlechtsspezifische Verarbeitungsmechanismen beteiligt sein dürften, und dass diese Mechanismen die Vulnerabilität von Frauen erhöhen, nach Gewalterlebnissen eine Posttraumatische Belastungsstörung zu entwickeln.

Interessant im Zusammenhang mit der Frage der Entstehung einer Posttraumatischen Belastungsstörung ist auch das Ergebnis, dass narzisstische Persönlichkeitszüge möglicherweise die Vulnerabilität für eine Posttraumatische Belastungsstörung erhöhen (Bachar et al., 2015).

3.4.3.8 Dissoziative Störungen

Erstmals werden dissoziative Störungen vom französischen Psychiater Pierre Janet als Desintegration und Aufspaltung des Bewusstseins beschrieben. Janet sah dissoziative Störungen im Wesentlichen von Belastungsfaktoren verursacht, als psychophysiologische Antwort auf traumatische Erlebnisse. Durch Veränderungen im Bewusstsein und der Wahrnehmung gelingt es, den Kontakt zu belastenden Ereignissen zu vermeiden. Obwohl die Diagnosesysteme des DSM-5 und der ICD-11 den dissoziativen Störungen eine eigene Kategorie zuweisen, sind dissoziative Störungen streng genommen, wie auch reaktive Bindungsstörungen, Akute oder Posttraumatische Belastungsstörungen, als traumabezogene Störungen aufzufassen. Bei allen diesen Störungen können dissoziative Symptome auftreten oder sind – wie bei der Akuten Belastungsstörung – sogar ein mögliches Diagnosekriterium.

Bei dissoziativen Störungen sind die normalerweise integrierenden Funktionen des Bewusstseins, wie das Gedächtnis, die Wahrnehmung und das Identitätserleben, nachhaltig beeinträchtigt. Manche dissoziativen Phänomene dienen der psychischen Abwehr, andere hingegen sind als neurobiologische Schutzmaßnahmen zu sehen, die bei großer psychischer Belastung greifen. Dissoziative Störungen existieren in unterschiedlicher Ausprägungsform und Generalisierung. So ist bei der Dissoziativen Amnesie ausschließlich das Gedächtnis betroffen, bei der Depersonalisations-/Derealisationsstörung kommt es zu einer Beeinträchtigung der Wahrnehmung. Bei der Dissoziativen Identitätsstörung sind hingegen alle drei

Bereiche des Bewusstseins durch Dissoziationen beeinträchtigt, d.h. hier kommt es neben Störungen in Wahrnehmung und Gedächtnis zur Manifestation unterschiedlicher Identitäten oder Persönlichkeitszuständen – sog. „Self-states“. Üblicherweise existieren neben sozial angepassten Self-states, die Erinnerungen an ein erlebtes Trauma eher vermeiden, auch emotionale Self-states, die mit Problemen behaftet und weniger adaptiert sind. Das Erleben und Verhalten dieser Self-states ist häufig von traumatischen Emotionen und Erinnerungen geprägt. Die emotionalen Self-states können in unterschiedlichem Ausmaß das Erleben und Verhalten der sozial angepassten Self-states beeinflussen, sie können für die Dauer von Minuten oder Stunden auch gänzlich die Kontrolle übernehmen. Dies hat bei den sozial angepassten Self-states eine teilweise oder vollständige Amnesie zur Folge (Putnam, 1989).

Dissoziation wird als Bewältigungsmechanismus betrachtet, der beispielsweise bei der dissoziativen Amnesie hilft, traumatisierende Erfahrungen zu „vergessen“, um diese quasi ungeschehen zu machen und sich nicht mehr damit auseinandersetzen zu müssen. Eine vergleichbare Funktion erfüllen Zustände der Depersonalisation und Derealisation, wobei diese nicht auf vergangenes Erleben, sondern auf aktuelles Erleben bezogen sind. Über das Vergessen hinaus kann es jedoch auch zu einer Abspaltung von traumatischen Erinnerungen kommen, wie dies bei der Dissoziativen Identitätsstörung der Fall ist. Hier werden die traumatischen Erlebnisse nicht mehr sich selbst zugeschrieben, sondern es wird eine andere Person kreiert, die dies vermeintlich erlebt hat. Besonders ein langandauernder und schwerwiegender intrafamiliärer sexueller Missbrauch scheint durch das in hohem Maß inkonsistente Verhalten des Täters diesen Prozess zu fördern. In solchen Fällen lassen sich die mit dem sexuellen Missbrauch in Zusammenhang stehenden Bindungserfahrungen nicht in die Konzepte der betreffenden Person integrieren. Besonders relevant sind die Konzepte über die Welt, die interpersonellen Beziehungen und über sich selbst. Diese Erfahrungen stehen dem Erleben einer kohärenten Persönlichkeit entgegen, deshalb werden die damit verbundenen Erlebnisanteile abgespalten und bestimmten Erlebenszuständen zugeschreiben. Es existieren Erlebenszustände, die den Vollzug des alltäglichen Lebens sicherstellen und die Missbrauchserlebnisse ausblenden. Andere Erlebenszustände bleiben jedoch im Missbrauch verhaftet (Putnam, 1989; van der Hart, Nijenhuis & Steele, 2005).

Dissoziative Phänomene werden häufig als Folge von traumatischen Erlebnissen beschrieben. Die Studie von Briere (2006) erbrachte in diesem Zusammenhang interessante Ergebnisse. Es zeigte sich, dass nur ein Anteil von 8 % traumatisierter Personen dissoziative Symptome aufweist, jedoch 90 % der Personen mit einer dissoziativen Störung ein Trauma erlebt hatten, während der Anteil bei nicht traumatisierten Personen nur 2 % betrug. Das Ausmaß an posttraumatischem Stresserleben und auch das Ausmaß der Defizite in den Fähigkeiten zur

Emotionsregulation erwiesen sich als signifikante Prädiktoren für dissoziative Störungen. Diese Daten belegen sehr eindrücklich, dass dissoziative Phänomene sehr spezifische Folgen von Traumatisierungen sind. Um eine dissoziative Störung auszubilden, sind jedoch weitere Risikofaktoren erforderlich – wie eine hohe posttraumatische Belastung oder Defizite in der Emotionsregulation. Bei Opfern eines sexuellen Missbrauchs scheinen ein früher Missbrauch und Polyviktimisierungen die Raten von dissoziativen Störungen zu erhöhen (Ford, Stockton, Kaltman & Green, 2006).

Besonders dissoziative Amnesien sind bei Opfern eines sexuellen Missbrauchs häufig zu finden. Die Daten reichen von 19 % bis 59 % an Betroffenen, die sich entweder teilweise oder vollständig nicht mehr an den sexuellen Missbrauch erinnern können. Edwards, Fivush, Anda, Felitti und Nordenberg (2001) konnten in der „Adverse-Childhood-Study“ bei 39.83 % der Opfer eines Inzests eine dissoziative Amnesie nachweisen, die Rate bei anderen Missbrauchsopfern betrug 28.5 %. Dissoziative Amnesien konnten in den unterschiedlichsten Stichproben – Zufallsstichproben, Konvenienzstichproben, klinische Stichproben oder bestätigte Fälle – jeweils bei einer Untergruppe von Missbrauchsopfern nachgewiesen werden (Wolf & Nochajski, 2013). Es scheint bestimmte Prädiktoren zu geben, welche das Auftreten von dissoziativen Amnesien wahrscheinlicher machen. Dies sind ein jüngeres Alter des Opfers, ein schwerer Missbrauch, eine größere Häufigkeit und längere Dauer des Missbrauchs, eine emotional enge Beziehung zum Täter und auch eine generell erhöhte Neigung, bei Belastungen mit Dissoziationen zu reagieren (Goodman et al., 2003).

Opfer eines sexuellen Missbrauchs, die unter einer dissoziativen Amnesie hinsichtlich ihrer Missbrauchserlebnisse leiden, zeigen in einem höheren Ausmaß internalisierende Störungen – wie eine Angststörung oder eine Depression – und weisen mehr traumaassoziierte Symptome auf. Besonders wenn es zu einer Wiedererinnerung an den sexuellen Missbrauch kommt, steigt die generelle Belastung und das Risiko, Symptome einer Posttraumatischen Belastungsstörung zu entwickeln (Bonanno, Noll, Putnam, O'Neill & Trickett, 2003; Wolf & Nochajski, 2013). Denn dissoziative Amnesien können wie bei allen Traumaopfern auch bei Opfern eines sexuellen Missbrauchs reversibel sein und die Erinnerung an das Trauma kann teilweise oder vollständig wieder zurückkehren. Dieses Phänomen wird in Fachkreisen unter dem Terminus „False-memory-Syndrom“ durchaus kontrovers diskutiert. Bei Praktiker:innen existiert leider eine verbreitete Fehlmeinung, dass es in jedem Fall möglich wäre, traumatische Erinnerungen wieder herzustellen. Extremereignisse, die ein extremes Arousal bei der betroffenen Person auslösen, können auch dazu führen, dass Erlebnisse so fragmentiert im Gedächtnis abgespeichert werden, dass keine kohärente Erinnerung an das Trauma existiert.

3.4.3.9 Borderline-Persönlichkeitsstörung

Eine Borderline-Persönlichkeitsstörung ist durch ein tiefgreifendes Muster von Instabilität in den Affekten, der Selbstwahrnehmung und des Selbstwertes, der Impulskontrolle, der Wahrnehmung und Regulation zwischenmenschlicher Beziehungen gekennzeichnet. Bei Personen mit einer Borderline-Persönlichkeitsstörung gibt es eine hohe Prävalenz von traumatisierenden Erfahrungen in der Kindheit, wobei Typ-II-Traumata vorherrschen. Typ-II-Traumata sind gekennzeichnet von andauernden oder sich wiederholenden traumatischen Erlebnissen, die von Menschen verursacht werden und zumeist komplexere Störungen bzw. Störungsbilder nach sich ziehen. Entsprechend finden wir eine hohe Komorbidität zwischen Borderline-Persönlichkeitsstörungen und Posttraumatischen Belastungsstörungen (Brady, Killeen, Brewerton & Lucerini, 2000). Besonders ein intrafamiliärer Missbrauch mit seinen traumatisierenden Folgen für die Bindungssituation des Kindes ist von zentraler Bedeutung für die Ätiologie einer Borderline-Persönlichkeitsstörung. Diese Dynamik ist besonders für die tiefgreifende und auch umfassende Instabilität der psychischen Funktionen verantwortlich.

In den Modellen zur Entstehung einer Borderline-Persönlichkeitsstörung werden widrigen Lebensumständen und traumatischen Erfahrungen in der Kindheit eine zentrale Bedeutung zugeschrieben. Während Querschnittsdaten sexuellen Missbrauch als deutlichen Risikofaktor für die Entwicklung einer Borderline-Persönlichkeitsstörung sehen, sind die Ergebnisse von Längsschnittstudien durchaus widersprüchlich (z. B. Widom, Czaja & Paris, 2009). Die Metaanalyse von Fossati et al. (1999) erbrachte insgesamt einen moderaten Effekt von sexuellem Missbrauch bei Borderline-Störungen (siehe Tabelle 3.3, Seite 146). Eine weiterführende Moderatorenanalyse ergab, dass ein Missbrauch, der Penetration einschloss, und ein Opfer betraf, das zwischen 7 und 12 Jahre alt war, mit deutlich höheren Effektstärken verbunden war. Winsper et al. (2016) konnten in ihrer Metaanalyse ein etwa 5-fach erhöhtes Risiko für eine Borderline-Störung bei Opfern eines sexuellen Missbrauchs berechnen. Vergleichen wir diese Raten mit jenen bei körperlichen Misshandlungen, so liegen diese mit einer 3-fachen Erhöhung deutlich darunter. Das Trauma eines sexuellen Missbrauchs erhöht aber nicht nur das Risiko für das Auftreten einer Borderline-Störung, sondern führt mit einer höheren Wahrscheinlichkeit zu einer stärker ausgeprägten Symptomatik, besonders in den Bereichen Suizidalität, Selbstverletzungen und Dissoziation, und darüber hinaus auch zu einer schlechteren Prognose. Zusätzlich zu einer Borderline-Störung ist bei Opfern eines sexuellen Missbrauchs das Risiko für eine komorbide Posttraumatische Belastungsstörung erhöht (Aquino Ferreira, Queiroz Pereira, Neri Benevides & Aguiar Melo, 2018).

Auch in diesem Störungsbereich erbrachte die Verlaufsstudie von Cutajar et al. (2010a) interessante geschlechtsspezifische Zusammenhänge. Bei weiblichen Opfern konnte ein 7-fach erhöhtes Risiko für eine Borderline-Persönlichkeitsstörung

(*OR*=7.62) nachgewiesen werden, während bei männlichen Opfer im Vergleich zur Gesamtbevölkerung die Raten kaum erhöht waren (*OR*=0.58). Männliche Opfer wiesen demgegenüber bei der antisozialen Persönlichkeitsstörung deutlich erhöhte Raten auf (*OR*=3.83). In diesem Bereich zeigten sich weibliche Opfer als nicht auffällig.

3.4.3.10 Selbstverletzendes Verhalten

Zwei Metaanalysen aus den 1990er und 2000er Jahren (Klonsky & Moyer, 2008; Neumann et al., 1996) konnten einen geringen Effekt von sexuellem Missbrauch auf selbstverletzendes Verhalten nachweisen (siehe Tabellen 3.2 und 3.3, Seiten 145f.). Klonsky und Moyer (2008) stellen dieses Ergebnis jedoch nach Vorliegen ergänzender Analyseergebnisse infrage. Denn nach Kontrolle weiterer Risikofaktoren reduziert sich dieser Effekt oder er verschwindet zur Gänze. Die verbreitete These, dass selbstverletzendes Verhalten ein bedeutsames Signal für einen stattgefundenen sexuellen Missbrauch wäre, lässt sich somit auf der Grundlage vorliegender Daten nicht mehr aufrechterhalten.

3.4.3.11 Psychosen

Zur Häufigkeit von psychotischen Erkrankungen bei Opfern eines sexuellen Missbrauchs und möglichen Einflussfaktoren wurden von der australischen Arbeitsgruppe um Paul Mullen umfangreiche Daten vorgelegt. Cutajar et al. (2010b) stützen sich in ihrer Studie auf Daten des öffentlichen Gesundheitswesens. Während in der Normalbevölkerung die Rate an psychotischen Erkrankungen 1.4 % betrug, lag sie in der Gruppe der Missbrauchsopfer doppelt so hoch bei 2.8 % (*OR*=2.1). Bei schizophrenen Psychosen ergaben sich noch deutlichere Unterschiede. Hier lag die Rate in der Normalbevölkerung bei 0.7 %, bei den Missbrauchsopfern betrug sie 1.9 % (*OR*=2.6). Als intervenierende Variablen hinsichtlich der Auftrittsraten von psychotischen Störungen konnten die Schwere und die Rahmenbedingungen des sexuellen Missbrauchs sowie das Alter des Opfers isoliert werden. Während ein Missbrauch ohne Penetration zu keinem Anstieg in der Auftrittswahrscheinlichkeit von psychotischen Erkrankungen führte, waren bei einem Missbrauch, der Penetration einschloss, deutlich erhöhte Raten zu finden. Bei einem Missbrauch mit Penetration stieg für psychotische Erkrankungen die Rate von 1.4 % in der Bevölkerung auf 3.4 %, bei Schizophrenie kam es zu einem Anstieg von 0.7 % auf 2.4 %. Das höchste Risiko ergab sich jedoch für Missbrauchsopfer, die zum Zeitpunkt des Missbrauchs älter als 12 Jahre waren, deren Missbrauch Penetration einschloss und die von mehreren Tätern missbraucht worden waren. Bei Vorliegen dieser Variablenkombination ergaben sich mehr als 12-fach erhöhte Raten im Vergleich zur Normalbevölkerung. Bei Psychosen lag sie bei 17.2 %, bei schizophrenen Erkrankungen bei 8.6 %.

Ein Vergleich der Ergebnisse der australischen Studie von Cutajar et al. (2010b) mit den Ergebnissen einer ähnlich aufgebauten Studie von Bourgeois et al. (2018) in Kanada erbringt interessante Unterschiede. In der kanadischen Studie wurden deutlich höhere Raten von Psychosen gefunden als in der australischen Studie. Während Cutajar et al. (2010b) ein 2.1-fach erhöhtes Risiko bei Opfern eines sexuellen Missbrauchs vorfand, konnten Bourgeois et al. (2018) 10-fach höhere Raten nachweisen (*OR* = 9.96). Diese großen Unterschiede können einerseits auf die unterschiedlichen Störungsbilder zurückzuführen sein, die in den beiden Studien als psychotische Störungen klassifiziert wurden. Bourgeois et al. nahmen auch Personen in ihre Stichprobe auf, die an einer affektiven Störung mit psychotischen Symptomen erkrankt waren. Cutajar et al. hingegen beschränkten sich auf schizophrene und wahnhafte Störungen. Andererseits können die großen Differenzen jedoch auch in der unterschiedlichen Altersstruktur der beiden Stichproben begründet sein. Da Bourgeois et al. (2018) ausschließlich jugendliche Missbrauchsopfer untersuchten, kann es sein, dass zum Studienzeitpunkt mögliche psychotische Erkrankungen zwar bei den Missbrauchsopfern, jedoch noch nicht in der Kontrollgruppe ausgebrochen waren. Denn es hat sich gezeigt, dass ein sexueller Missbrauch zu einem ca. 4 Jahre früheren Ausbruch einer psychotischen Erkrankung führt (Li et al., 2015).

Die Frage, ob ein differenzielles geschlechtsspezifisches Risiko besteht, nach einem sexuellen Missbrauch eine Psychose zu entwickeln, kann aufgrund der widersprüchlichen Befunde nicht eindeutig beantwortet werden. Die Daten von Cutajar et al. (2010b) sprechen gegen das Bestehen eines geschlechtsspezifischen Risikos. Shevlin und Mitarbeiter:innen hingegen konnten in einer früheren Studie ein erhöhtes Risiko für Männer nachweisen. Bei einer später durchgeführten Studie konnten sie diesen Befund jedoch nicht mehr bestätigen (Shevlin, Dorahy & Adamson, 2007; Shevlin, Murphy & Read, 2015). Gayer-Anderson et al. (2015) wiederum konnten für Frauen ein erhöhtes Risiko nachweisen, und zwar für jene Missbrauchsopfer, die einen schweren sexuellen Missbrauch oder eine schwere körperliche Misshandlung in der Kindheit erlebt hatten und im Erwachsenenalter nur sehr wenig soziale Unterstützung erhielten. Bei Männern war diese Konstellation nicht mit einem erhöhten Risiko verbunden.

Alameda et al. (2015) legen zwar keine Daten zum Erkrankungsrisiko vor, sondern beschränken sich auf die Untersuchung des sozialen Funktionsniveaus von Missbrauchsopfern, die an einer psychotischen Störung erkrankt waren. Dennoch widersprechen die Daten dieser Studie in gewisser Weise den von Cutajar et al. (2010b) vorgelegten Ergebnissen zum Alter des Opfers als spezifischem Risikofaktor für psychotische Erkrankungen. In der Studie von Alameda et al. (2015) zeigten Personen, die vor dem 12. Lebensjahr missbraucht worden waren, sowohl prämorbid im Verlauf der Adoleszenz als auch später nach Ausbruch der Krankheit deutliche Einschränkungen in ihrem sozialen Funktionsniveau. Im Gegensatz dazu wiesen Opfer, die nach dem 12. Lebensjahr sexuell missbraucht worden waren, zwar prämorbide Einschränkungen auf, diese Gruppe konnte jedoch diese Einschränkungen im Verlauf wieder kompensieren. Auch bei Cutajar et al. (2010b) war ein nach dem 12. Lebensjahr stattgefundener Missbrauch mit einer besseren Prognose verbunden. Zumindest im Hinblick auf das soziale Funktionsniveau scheint somit ein späterer Missbrauch ein protektiver Faktor zu sein.

3.4.3.12 Aufmerksamkeitsdefizit-/Hyperaktivitätsstörung (ADHS)

Auch ADHS findet sich in der Liste der Langzeitfolgen von sexuellem Missbrauch. Obwohl für diesen Störungsbereich im Allgemeinen deutlich höhere Prävalenzen für den männlichen Teil der Bevölkerung nachgewiesen werden konnten (APA/Falkai et al., 2018), sind weibliche im Vergleich zu männlichen Missbrauchsopfern von diesem Störungsbild deutlich häufiger betroffen (Afifi et al., 2014).

3.4.3.13 Substanzmissbrauch

Die Evidenz zu Substanzmissbrauch als eine Langzeitfolge von sexuellem Missbrauch ist relativ breit und robust (z. B. Afifi et al., 2014; Douglas et al., 2010). Es wurden unterschiedliche Modelle entwickelt, um Substanzmissbrauch als Langzeitfolge von sexuellem Missbrauch zu erklären. Diese Modelle haben gemeinsam, dass Substanzmissbrauch als Selbstmedikation und Bewältigungsstrategie betrachtet wird, die dem Opfer hilft, mit einer traumabezogenen Symptomatik und auch der Symptomatik weiterer Störungen, die sich infolge des Missbrauchs entwickeln, besser zurechtzukommen. Die entspannende Wirkung von Alkohol oder Drogen unterstützt Betroffene dabei, Entspannung zu finden, Erregung und die Wirkung von Triggerreizen zu reduzieren und Distanz zu bestehenden Ängsten, Selbstvorwürfen und Selbstzweifeln herzustellen. Langfristig ist diese Bewältigungsstrategie jedoch keineswegs funktional. Es existieren Belege, dass ein Substanzmissbrauch bei Opfern eines sexuellen Missbrauchs bereits früh in der Adoleszenz beginnen kann (Tonmyr, Thornton, Draca & Wekerle, 2010), weshalb der hier skizzierte Entstehungszusammenhang dieser Störung immer wieder kritisch diskutiert wird. So wäre ein komplexeres Entstehungsmodell denkbar, das dem Substanzmissbrauch nicht nur die Funktion einer Bewältigungsstrategie zuschreibt, sondern auch einer Bedingung, in deren Folge sich weitere Störungen entwickeln. Neurobiologische Veränderungen infolge des Substanzmissbrauchs können auch für die Entwicklung psychischer Störungen wie Depressionen oder Angststörungen verantwortlich sein (Swendsen & Merikangas, 2000).

In der Verlaufsstudie von Cutajar et al. (2010a) konnten deutlich erhöhte Raten von Alkohol- und Drogenmissbrauch bei Opfern eines sexuellen Missbrauchs nachgewiesen werden ($OR = 5.88–5.94$), wobei weibliche Opfer höhere Raten aufweisen als männliche Opfer ($OR = 8.82–8.96$ vs. $OR = 3.13–3.41$). Auch eine kanadische Studie an einer großen repräsentativen Stichprobe, die sowohl den Missbrauch von Alkohol als auch von illegalen Drogen untersuchte, konnte erhöhte Raten bei Opfern von sexuellem Missbrauch nachweisen (*OR*=1.1–2.6) (Tonmyr & Shields, 2017). Obwohl die Raten bei den weiblichen Opfern geringfügig höher waren, konnte im Gegensatz zu Cutajar et al. (2010a) kein geschlechtsspezifischer Effekt nachgewiesen werden. Das wohl interessanteste Ergebnis dieser Studie ist, dass sich diese Raten auch dann kaum verändern, wenn weitere vorhandene psychische Störungen in die Analysen mit einbezogen werden und deren Effekt kontrolliert wird. Dieses Ergebnis spricht dafür, dass sich ein Substanzmissbrauch unabhängig von weiteren psychischen Störungen als Folgeproblem nach einem sexuellen Missbrauch entwickelt.

3.4.3.14 Delinquenz

Misshandlungen in der Kindheit gelten als zentraler Risikofaktor für späteres delinquentes Verhalten. In diesem Zusammenhang werden vor allem körperliche Misshandlungen und Vernachlässigung diskutiert, doch auch ein sexueller Missbrauch gilt als wichtiger Prädiktor für eine spätere Straffälligkeit. Entsprechend finden wir unter Straffälligen oder Gefängnisinsassen 2- bis 3-fach erhöhte Raten von sexuellem Missbrauch (Browne, Miller & Maguin, 1999; Raj et al., 2008). Asberg und Renk (2013) gingen in ihrer Studie der Frage nach, welche Prädiktoren für die erhöhte Straffälligkeit bei Opfern eines sexuellen Missbrauchs verantwortlich sein könnten. Ein Vergleich von inhaftierten Frauen und Collegestudentinnen wies darauf hin, dass die inhaftierten Missbrauchsopfer einen schwereren sexuellen Missbrauch erlitten hatten als die missbrauchten Collegestudentinnen. Die inhaftierten Opfer wiesen mehr psychische Auffälligkeiten auf, hatten mehr Probleme, die Missbrauchserlebnisse zu bewältigen und wuchsen unter schwierigeren sozialen und familiären Verhältnissen mit häufigeren Kontakten zur Jugendfürsorge auf. Trotz der vielfältigen Unterschiede zwischen den inhaftierten Opfern und den Opfern unter den Collegestudentinnen konnten nur die Schwere des sexuellen Missbrauchs, das Fehlen von sozialer Unterstützung und ein Suchtmittelmissbrauch als relevante Prädiktoren für die Straffälligkeit isoliert werden. Diese Erkenntnisse geben wichtige Hinweise für die Entwicklung gezielter präventiver Strategien für Gruppen, in welchen diese Risikofaktoren zu finden sind.

3.4.3.15 Sexualverhalten

Es ist naheliegend, dass Erlebnisse eines sexuellen Missbrauchs den gesamten Verlauf der sexuellen Entwicklung beeinflussen und beeinträchtigen können. Ein Teilaspekt wurde bereits in Kapitel 2.1.6 zur Opfer-Täter-Entwicklung behandelt. Dort werden jene für die sexuelle Entwicklung relevanten Faktoren beschrieben, die Opfer dazu bringen, selbst zum Täter zu werden. Die Auswirkungen eines sexuellen Missbrauchs zeigen sich jedoch deutlich vielschichtiger und breiter und wir finden bei Missbrauchsopfern Veränderungen, die das gesamte sexuelle Erleben und Verhalten betreffen.

Die Veränderungen im Sexualverhalten von Missbrauchsopfern lassen sich qualitativ betrachtet zwei unterschiedlichen Polen zuordnen. Einerseits finden wir eine ängstliche Vermeidung von sexuellen Aktivitäten, auf der anderen Seite ein gesteigertes sexuelles Interesse und gesteigerte Aktivitäten, die sich in sexualisiertem Verhalten und auch riskantem Sexualverhalten äußern können (Simon & Feiring, 2008). Interessante Ergebnisse zu diesem Aspekt erbrachten Vaillancourt-Morel et al. (2016), die in ihrer Studie diese gegensätzlichen Veränderungen im Sexualverhalten von Missbrauchsopfern einem Beziehungsstatus zuordnen konnten. So zeigten Opfer, die allein und ohne Partner leben, ein höheres Ausmaß an sexueller „Kompulsivität". Diese Kompulsivität ist durch ein gesteigertes sexuelles Interesse und ein zwanghaftes Vereinnahmtsein von sexuellen Gedanken und Impulsen gekennzeichnet. Das Sexualverhalten von Verheirateten war demgegenüber in einem höheren Ausmaß von der Vermeidung sexueller Aktivitäten und sexueller Themen geprägt. Bei Personen, die unverheiratet in einer Partnerschaft lebten, konnten beide Verhaltenstendenzen in gleicher Weise gefunden werden. Obwohl Vaillancourt-Morel et al. diese differenziellen Ausprägungen durch die unterschiedlichen Rollenanforderungen bedingt sehen, die ein Beziehungsstatus mit sich bringt, ist durchaus auch die umgekehrte Entwicklung denkbar. Es wäre auch möglich, dass die spezifische Ausprägung des Sexualverhaltens – ob kompulsiv oder vermeidend – Missbrauchsopfer dahingehend beeinflusst, welchen Beziehungsstatus sie für sich als geeignet betrachten.

Hinsichtlich der Veränderungen im Sexualverhalten existiert auch die These, dass Gewalterfahrungen in der Kindheit, besonders ein sexueller Missbrauch, die sexuelle Orientierung der Opfer beeinflussen kann. In vielen Studien konnten bei homosexuell orientierten Personen erhöhte Raten von sexuellem Missbrauch nachgewiesen werden (z. B. Tomeo, Templer, Anderson & Kotler, 2001). Ergänzend zu den zumeist vorliegenden Querschnittsdaten konnten Wilson und Widom (2010) in einer prospektiven Langzeitstudie nachweisen, dass männliche Opfer eines sexuellen Missbrauchs beinahe 7-mal so häufig über sexuelle Erfahrungen mit gleichgeschlechtlichen Partnern verfügen ($OR = 6.75$), demgegenüber waren bei weiblichen Opfern keine höheren Raten zu finden. Dieser Unterschied kann auf die große Anzahl männlicher Täter zurückgeführt werden. Betrachten wir die unterschiedlichen Formen kindlicher Traumata, scheint es sich hier insgesamt um einen Effekt zu handeln, der spezifisch an das Trauma eines sexuellen Missbrauchs gekoppelt ist. Da eine körperliche Misshandlung oder Vernachlässigung in der Kindheit nicht mit einer erhöhten Rate gleichgeschlechtlicher Sexualpartner verbunden ist, spricht dies gegen die These einer generellen Wirkung kindlicher Traumata auf die sexuelle Orientierung.

Neben dem sexuellen Verhalten sind auch im Bereich der sexualbezogenen Kognitionen bei Opfern eines sexuellen Missbrauchs spezifische Veränderungen und Beeinträchtigungen zu finden. Missbrauchsopfer entwickeln häufig eine negative Einstellung gegenüber sexuellen Aktivitäten, sexuellen Themen und auch gegenüber dem eigenen Körper. Manche Opfer weisen ausgeprägte Ängste und Unsicherheiten auf, die sich auf bestimmte sexuelle Aktivitäten beziehen, aber auch bei allen sexuellen Aktivitäten generalisiert auftreten können. Diese können mit der Unfähigkeit verbunden sein, überhaupt sexuell erregt zu werden. Missbrauchsopfer können unter Vaginismus leiden, manche erleben bei sexuellen Aktivitäten Flashbacks, was zu einer generalisierten Vermeidung sexueller Aktivitäten führen kann. Alle diese Folgeprobleme lassen sich über die Dynamik der sexualisierten Traumatisierung erklären, in der auch Konditionierungsprozesse eine zentrale Rolle spielen.

Easton, Coohey, O'leary, Zhang und Hua (2011) fanden interessante Zusammenhänge zwischen Opfer- und Tatvariablen und dem psychosexuellen Funktionsniveau. Sie konnten nachweisen, dass Opfer, die zum Zeitpunkt des Missbrauchs bereits älter waren, stärker ausgeprägte auf die Sexualität bezogene Ängste und Schuldgefühle und eine geringere sexuelle Zufriedenheit aufwiesen. Es ist davon auszugehen, dass ältere Kinder ihren Missbrauch, dessen Bedeutung und Folgen besser in den Bereich der Sexualität einordnen können, während das Wissen und das Verständnis bei jüngeren Kindern zu wenig ausgeprägt sind, um die Tragweite ihrer Missbrauchserlebnisse adäquat verarbeiten zu können. Möglicherweise reagieren ältere Kinder auch vulnerabler gegenüber bestimmten Manipulationen des Täters, die darauf abzielen, Schuld- und Schamgefühle beim Opfer hervorzurufen bzw. diese zu verstärken (siehe Kapitel 1.1.3). Missbrauchsopfer, die im Zuge des sexuellen Missbrauchs verletzt und von mehreren Tätern missbraucht wurden, zeigten stärker ausgeprägte Ängste und Schuldgefühle, erlebten sexuelle Berührungen als unangenehmer und hatten mehr Probleme, sexuell erregt zu werden. Bei schweren Formen von sexuellem Missbrauch können spätere Berührungen als Auslösereize für die Wiedererinnerung der Missbrauchserlebnisse fungieren, die Antizipation von Schmerzerlebnissen auslösen und damit eine sexuelle Erregung verhindern. Besonders bei Inzestopfern sind diese Probleme sehr verbreitet. Diese Gruppe von Missbrauchsopfern erlebt in besonderem Ausmaß die Dissonanz, von einer Person, zu der ein enges Beziehungsverhältnis oder sogar ein Vertrauensverhältnis besteht, missbraucht und geschädigt zu werden. Dieses mit großer Verunsicherung verbundene Dissonanzerleben und die damit verbundenen negativen Gedanken und Gefühle können durch spätere Berührungen wieder ausgelöst werden.

Bei sexuellen Aktivitäten mit anderen Personen spielt die Wahrnehmung von körperlichen Grenzen eine zentrale Rolle. In diesem Bereich sind Opfer eines sexuellen Missbrauchs häufig beeinträchtigt. Körperliche Grenzen haben eine zentrale Funktion im Erleben des „Selbst" und in der Differenzierung zwischen „Ich" und

„Umwelt". Klare und nicht beeinträchtigte Grenzen tragen wesentlich dazu bei, dass sich Individuen als eigenständige Wesen erleben, und sind ein wesentlicher Faktor für die psychische Stabilität einer Person. Personen mit verletzten und unklaren Grenzen haben deutliche Probleme, ihren Körper, Empfindungen und Gefühle wahrzunehmen, diese zu differenzieren und auch adäquat einzuordnen. Ein sexueller Missbrauch bedeutet für das Opfer zumeist eine massive Verletzung der körperlichen Grenzen und den Verlust der Kontrolle über den eigenen Körper. Dies hat zur Folge, dass bei Opfern eines sexuellen Missbrauchs die Wahrnehmung der eigenen körperlichen Grenzen deutlich beeinträchtigt ist. Betroffene können die Fähigkeit verlieren, körperliche Empfindungen überhaupt wahrzunehmen, sie können aber auch eine Hyperreagibilität auf Berührungen oder Empfindungen entwickeln. Studienergebnisse belegen diesen Zusammenhang zwischen Beeinträchtigungen im Erleben von körperlichen Grenzen, dem Erleben von Scham im Hinblick auf den eigenen Körper und dem Erleben von Unbehagen bzw. einer generellen Intoleranz gegenüber Situationen von körperlicher Nähe zu anderen Personen (Talmon & Ginzburg, 2017, 2018). Obwohl diese Zusammenhänge zumeist für weibliche Opfer diskutiert werden, konnten Talmon und Ginzburg dies für beide Geschlechter nachweisen. Eine differenziertere Betrachtung des häufig postulierten Zusammenhangs zwischen Erlebnissen eines sexuellen Missbrauchs und Unsicherheiten, Scham und Ängsten, die bei körperlicher Nähe und in intimen Beziehungen auftreten, ist somit notwendig. In diesem Zusammenhang scheinen Beeinträchtigungen in der Wahrnehmung von körperlichen Grenzen eine wichtige Rolle zu spielen, was besonders für die Entwicklung therapeutischer Strategien wichtig erscheint.

Ein weiterer wichtiger Aspekt der sexualbezogenen Kognitionen ist der auf die Sexualität bezogene Selbstwert einer Person. Auch dieser Bereich ist bei Opfern eines sexuellen Missbrauchs häufig beeinträchtigt. Missbrauchsopfer können sich als sexuelle Wesen wertlos, als sexuelle Partnerin bzw. sexueller Partner unattraktiv und nicht begehrenswert erleben, generell können Unsicherheiten in sexuellen Belangen bestehen. Studien bestätigten, dass sowohl weibliche als auch männliche Opfer eines sexuellen Missbrauchs einen geringer ausgeprägten sexuellen Selbstwert aufweisen (Krahé & Berger, 2017; Maas & Lefkowitz, 2015).

Beeinträchtigungen im sexuellen Selbstwert wirken sich entsprechend auf das sexuelle Verhalten aus, und hier zeigen sich besonders für die Bereiche Reviktimisierung und sexuell aggressives Verhalten interessante geschlechtsspezifische Zusammenhänge. Krahé und Berger (2017) konnten nachweisen, dass bei weiblichen Missbrauchsopfern Einbußen im sexuellen Selbstwert zu einem erhöhten Risiko führen, im Erwachsenenalter erneut sexuelle Übergriffe zu erleben. Bei männlichen Opfern zeigt sich hingegen ein erhöhtes Risiko, als Erwachsener gegenüber Partner:innen oder Peers sexuell übergriffiges Verhalten zu zeigen. Dieser differenzielle geschlechtsspezifische Zusammenhang ist über jene sexuellen

Skripte erklärbar, die in der Missbrauchssituation vom Opfer gelernt wurden. Diese dürften bei weiblichen oder männlichen Opfern jeweils geschlechtsabhängig von unterschiedlichen Inhalten geprägt sein. Welche Bedeutung das Lernen am Modell des Täters für das spätere Sexualverhalten des Opfers haben kann, wurde bereits in Kapitel 2.1.6 zur Opfer-Täter-Entwicklung ausführlich beschrieben, wobei davon auszugehen ist, dass aufgrund der geschlechtsspezifischen Skripte dieser Effekt bei männlichen Opfern stärker zum Tragen kommt. Ein männliches Opfer wird sich aufgrund der größeren Ähnlichkeit und Nähe zu einem männlichen Täter wahrscheinlich eher mit diesem identifizieren.

Diese Form der Opfer-Täter-Entwicklung, dass männliche Opfer eines sexuellen Missbrauchs später sexuell übergriffiges Verhalten gegenüber Frauen zeigen, dürfte zusätzlich von der Bindungssituation des Opfers – sowohl in der Kindheit als auch im Erwachsenenalter – beeinflusst sein. Dennoch bleibt der sexuelle Missbrauch selbst die bedeutsamere Variable in der Entstehung von sexuell aggressivem Verhalten bei den Opfern. Belege für den Zusammenhang zwischen einer unsicheren Bindungssituation in der Kindheit und späterem aggressivem und antisozialem Verhalten sind vielfältig. Es kann als gesichert angesehen werden, dass unsichere Bindung das Risiko für aggressives und antisoziales Verhalten deutlich erhöht (z. B. Smallbone & Dadds, 2000). Bei Opfern von sexuellem Missbrauch scheint jedoch nicht eine unsichere Bindung im Allgemeinen, sondern die spezifische Form der unsicher-vermeidenden Bindung relevant zu sein, denn Ergebnisse zeigen, dass unsicher-vermeidende Bindung sowohl zur Mutter als auch zum Vater spezifisch sexuell aggressives Verhalten fördert. Einer sicheren Bindungssituation in der Kindheit hingegen kommt in diesem Zusammenhang ein deutlich abpuffernder Effekt zu. Eine sichere Bindung kann den negativen Auswirkungen eines sexuellen Missbrauchs entgegenwirken, auch hinsichtlich der Tendenz, sexuell aggressives und übergriffiges Verhalten zu zeigen (Langton et al., 2017).

Riskantes Sexualverhalten ist ein weiterer und sehr wichtiger Bereich, in dem Opfer eines sexuellen Missbrauchs häufig Auffälligkeiten zeigen. Riskantes Sexualverhalten lässt sich qualitativ jenem Pol zuordnen, der durch gesteigertes sexuelles Interesse und gesteigerte sexuelle Aktivitäten gekennzeichnet ist. Im Zusammenhang mit den Initialeffekten wurde bereits diskutiert, dass sexualisiertes Verhalten entwicklungsbedingt häufig von riskantem Sexualverhalten abgelöst wird. Riskantes Sexualverhalten zeigt sich in frühen sexuellen Beziehungen, ungeschützten sexuellen Kontakten, sexuellen Kontakten mit Unbekannten und wechselnden Partner:innen, gewaltvoller Sexualität und Prostitution. Die Datenlage zu diesem Störungsbereich als Folge von sexuellem Missbrauch ist sehr umfangreich, konsistent und robust. Andere Traumata in der Kindheit – wie körperliche oder emotionale Misshandlung – wurden im Zusammenhang mit riskantem Sexualverhalten weniger breit untersucht und auch zur Auswirkung von Polyviktimisierungen ist die Datenlage insgesamt nicht sehr einheitlich.

Riskantes Sexualverhalten bei Opfern von sexuellem Missbrauch wird als Form der Bewältigung gesehen, um mit den negativen Emotionen, die an die Missbrauchssituation gekoppelt sind, besser zurechtzukommen. Interessant in diesem Zusammenhang sind die Ergebnisse einer Studie, die Resilienzfaktoren, wie Selbstvertrauen und Selbstwirksamkeit, als jene Variablen isolieren konnte, die zu einer deutlichen Reduktion des Risikos führt, sexuell riskantes Verhalten zu zeigen. Dieses Ergebnis kann als Beleg für die Bewältigungshypothese gewertet werden, weil ausgeprägte Resilienzfaktoren eine Person von vornherein stärken und sie in ihren Bewältigungsmöglichkeiten unterstützen. Personen, die über ausgeprägte Resilienzfaktoren verfügen, sind daher nicht mehr in dem Ausmaß auf Bewältigungsstrategien angewiesen. Wenn also Opfer eines sexuellen Missbrauchs über ein ausgeprägtes Selbstvertrauen und eine hohe Selbstwirksamkeitserwartung verfügen, benötigen sie nicht mehr in dem Ausmaß sexuell ausagierendes Verhalten, um mit den bei sexuellen Aktivitäten auftauchenden negativen Emotionen zurechtzukommen. Als weiterer Beleg für die Bewältigungshypothese kann gewertet werden, dass sich die Wirkung dieser Resilienzfaktoren spezifisch bei sexuell riskantem Verhalten zeigt, nicht jedoch bei gleichzeitig bestehenden interpersonellen Problemen (Lamoureux, Palmieri, Jackson & Hobfoll, 2012). Neben dem Motiv der Bewältigung ist auch die Suche nach Anerkennung, sowohl vonseiten der Partnerin bzw. des Partners als auch von Gleichaltrigen, ein zentrales Motiv für ein Engagement in riskantem Sexualverhalten. Das Motiv nach Anerkennung ist bei Missbrauchsopfern und besonders bei männlichen Opfern häufiger zu finden als in der Allgemeinbevölkerung. Auch die Ausprägung des Anerkennungsmotivs scheint bei männlichen Opfern stärker zu sein als bei weiblichen Opfern (Wekerle, Goldstein, Tanaka & Tonmyr, 2017).

Die Metaanalysen von Arriola, Louden, Doldren und Fortenberry (2005) und Abajobir, Kisely, Maravilla, Williams und Najman (2017) weisen für unterschiedliche Bereiche von riskantem Sexualverhalten (ungeschützter Sex, Prostitution, multiple Partner:innen, Reviktimisierung) ein erhöhtes Risiko bei Opfern von sexuellem Missbrauch nach. Allerdings sind die Effekte (siehe Tabelle 3.2, Seite 145) bzw. die 1.5-fach erhöhte Rate (OR=1.59; siehe Tabelle 3.3, Seite 146) als relativ klein zu beurteilen. Bei Abajobir et al. (2017) konnte ein geschlechtsspezifischer Zusammenhang nur bei jenen Fällen nachgewiesen werden, in welchen der sexuelle Missbrauch als gesichert galt. Bei diesen Fällen erwies sich die Rate der weiblichen Opfer mit riskantem Sexualverhalten als fast 3-mal so hoch. Demgegenüber wurde die Rate bei den männlichen Opfern durch einen gesicherten Nachweis kaum beeinflusst. Stock, Bell, Boyer und Connell (1997) konnten bei jugendlichen Opfern eines sexuellen Missbrauchs 2-fach erhöhte Raten von Geschlechtsverkehr vor dem 15. Lebensjahr, 2-fach erhöhte Raten von ungeschütztem Geschlechtsverkehr und 3-fach erhöhte Raten von Schwangerschaften nachweisen. Unter den weiblichen Opfern fanden sich eineinhalbmal so viele Mädchen, die mehr als einen Sexualpartner hatten. In der Allgemeinbevölkerung ist riskantes

Sexualverhalten unter Männern deutlich stärker verbreitet als unter Frauen. Bei Opfern eines sexuellen Missbrauchs weisen beide Geschlechter höhere Raten als in der Allgemeinbevölkerung auf und ein Geschlechtervergleich erbringt – wie auch in der Allgemeinbevölkerung – bei männlichen Opfern deutlich höhere Raten als bei weiblichen Opfern (Wekerle et al., 2017).

Auch die Daten einer Verlaufsstudie von Krahé und Berger (2017) weisen bei Opfern eines sexuellen Missbrauchs ein erhöhtes Risiko von riskantem Sexualverhalten nach. Zudem konnte in dieser Studie gezeigt werden, dass riskantes Sexualverhalten das Risiko einer Reviktimisierung noch zusätzlich erhöht. Obwohl bisherige Studien den Nachweis für den mediierenden Effekt nur bei Frauen erbrachten (z.B. Fargo, 2009), war dieser Effekt bei Krahé und Berger (2017) nicht nur bei weiblichen Opfern nachweisbar, sondern auch bei den männlichen.

Riskantes Sexualverhalten zeigt sich vor allem mit beginnender Adoleszenz und hat zur Folge, dass Opfer von sexuellem Missbrauch unter einem erhöhten Risiko stehen, sich mit HIV und sexuell übertragbaren Krankheiten zu infizieren (Upchurch & Kusunoki, 2004). Diese Erkenntnis ist für die Entwicklung und den Einsatz von präventiven und therapeutischen Strategien von großer Relevanz. Interessant ist, dass bei weiblichen Opfern die Zunahme von riskantem Sexualverhalten früher stattfinden dürfte als bei männlichen Opfern, und dass diese Auffälligkeiten bei weiblichen Opfern im Verlauf wieder verschwinden dürften. So konnten van Roode, Dickson, Herbison und Paul (2009) in einer prospektiven Studie feststellen, dass bei weiblichen Opfern in der Alterspanne von 18 bis 21 Jahren erhöhte Raten von Sexualpartnern, ungewollten Schwangerschaften, Abtreibungen und sexuell übertragbaren Krankheiten zu finden waren. Ab dem Alter von 21 Jahren glichen sich die Raten jenen in der Allgemeinbevölkerung an. Männliche Opfer hingegen zeigten in der Alterspanne von 18 bis 21 Jahren noch keine Auffälligkeiten, aber im Alter zwischen 21 und 32 Jahren wiesen männliche Opfer erhöhte Raten von Herpes auf und zwischen 26 und 32 Jahren eine erhöhte Anzahl von Sexualpartner:innen. Weiters ist interessant, dass riskantes Sexualverhalten nicht nur bei Opfern gehäuft auftritt, die aus sozial schlechter gestellten Familien stammen, oder bei Opfern, die insgesamt mehr Auffälligkeiten und Probleme zeigen, wir finden eine Häufung auch in relativ gut angepassten Gruppen, wie Collegestudent:innen (Senn, Carey & Vanable, 2008).

3.4.3.16 Reviktimisierung

Opfer eines sexuellen Missbrauchs stehen unter einem erhöhten Risiko, im späteren Leben erneut Opfer eines sexuellen Übergriffs zu werden (z.B. Krahé & Berger, 2017). Die Entwicklung dieses Risikos ist unter dem Licht der Dynamiken der traumatisierenden Sexualisierung und des Verrates sowie der Bindungsdynamiken zu betrachten (siehe Kapitel 3.1.2 und 3.1.1). In welcher Weise eine traumatisierende Sexualisierung das Sexualverhalten, die Einstellungen gegenüber Sexualität und die sexuellen Normen verändern kann, wurde im vorhergehenden Kapitel 3.4.3.15 ausgeführt. Diese Veränderungen können dafür verantwortlich sein, dass Opfer eines sexuellen Missbrauchs übergriffiges Verhalten in späteren Beziehungen nicht rechtzeitig wahrnehmen und keine geeigneten Strategien entwickeln, sich gegen ein derartiges Verhalten zur Wehr zu setzen. Die Dynamik der Hilflosigkeit kann Betroffene noch zusätzlich behindern. Als weitere Faktoren kommen die mit der Dynamik des Verrates in Zusammenhang stehenden Gefühle und Verhaltenstendenzen hinzu. Der vorherrschende Vertrauensverlust und die daraus resultierende Einsamkeit kann Betroffene auf die verzweifelte Suche nach einer Beziehung führen in der Hoffnung, eine „heilsbringende" Beziehung zu finden, in welcher sie alle durch den Missbrauch erworbenen Defizite beheben können. Denn die erlebte Bindungsdynamik lässt Missbrauchsopfer interne Repräsentationen von sich selbst und der Umwelt ausbilden, in welchen sie sich selbst als Opfer und die Umwelt als gefährlich definieren. Diese internen Arbeitsmodelle führen in der Folge dazu, dass sich Missbrauchsopfer aufgrund der Vertrautheit bevorzugt in Beziehungen begeben, die der Missbrauchssituation ähneln. Opfer zeigen darüber hinaus aber auch das in den internen Repräsentationen abgespeicherte Opferverhalten. Dies kann Betroffene in Abhängigkeiten bringen, sodass sie schädigendes und übergriffiges Verhalten der Partnerin bzw. des Partners entweder nicht wahrnehmen oder tolerieren, um die Beziehung nicht zu gefährden. Diese Dynamiken können auch dafür verantwortlich sein, dass Missbrauchsopfer gewalttätiges oder übergriffiges Verhalten nicht nur sich selbst gegenüber, sondern sogar gegenüber ihren Kindern nicht wahrhaben wollen oder akzeptieren.

Ein sexueller Missbrauch wird als der bedeutendste Risikofaktor für nachfolgende sexuelle Übergriffe im Erwachsenenalter angesehen. Eine neuere Metaanalyse erbrachte eine gemittelte Reviktimisierungsrate bei Missbrauchsopfern von 47.9 %, wobei in den Einzelstudien Raten von 10.0 % bis 90.3 % zu finden waren (Walker, Freud, Ellis, Fraine & Wilson, 2017). Eine weitere Metaanalyse konnte einen moderaten Effekt ($d = .59$) von sexuellen Übergriffen in der Kindheit und Jugend auf sexuelle Übergriffe im Erwachsenenalter nachweisen (Roodman & Clum, 2001). Interessant ist, dass ein sexueller Missbrauch im Jugendalter sogar mit einem höheren Risiko verbunden zu sein scheint als ein sexueller Missbrauch in der Kindheit (Gidycz, Coble, Latham & Layman, 1993). Dieser Zusammenhang könnte möglicherweise aber auch stärker auf den kürzeren Zeitraum zwischen dem sexuellen Missbrauch und der späteren Reviktimisierung zurückzuführen sein als auf spezifische Entwicklungsfaktoren (Classen, Palesh & Aggarwal, 2005).

Auch wenn die angeführten Studien sich fast durchgängig auf Querschnittsdaten stützen und es bei diesem Studiendesign schwierig ist, primäre Risikofaktoren von Variablen zu unterscheiden, die sich später aus dem Entwicklungsverlauf ergeben, kristallisiert sich dennoch eine Konstellation von Faktoren heraus, welche die Vulnerabilität für eine Reviktimisierung erhöhen dürften. In der Metaanalyse von

Roodman und Clum (2001) konnte die Ethnizität als Risikofaktor isoliert werden. Weiße Missbrauchsopfer stehen unter einem geringeren Risiko einer Reviktimisierung. Auch waren deutlich stärkere Effekte in jenen Studien zu finden, die sich auf eine engere Definition von sexuellem Missbrauch gestützt hatten. Diese Daten legen nahe, dass mit der Schwere des sexuellen Missbrauchs auch das Risiko für eine Reviktimisierung steigt. Insgesamt sprechen Studienergebnisse für ein höheres Reviktimisierungsrisiko bei Vorliegen eines schwereren und invasiveren Missbrauchs, wenn dieser häufiger und länger stattfindet, er zudem unter Einsatz von Gewalt erfolgt und wenn der Täter ein Familienmitglied ist. Auch das Erleben von multiplen Traumata, besonders unter Beteiligung von körperlichem und emotionalem Missbrauch, erhöht das Risiko für eine Reviktimisierung. Und auch negative Reaktionen nach der Offenlegung des sexuellen Missbrauchs scheinen die Vulnerabilität für eine Reviktimisierung zu erhöhen (Brenner & Ben-Amitay, 2015; Classen et al., 2005). Darüber hinaus zeigen Daten, dass ein sexueller Missbrauch nicht nur das Risiko für eine neuerliche sexuelle Viktimisierung erhöht, sondern auch das Risiko für körperliche Gewalttaten (Peltzer & Pengpid, 2016). Dieses Risiko für Polyviktimisierungen scheint bei weiblichen Opfern größer zu sein als bei männlichen (Wekerle et al., 2017).

Die Vermutung, dass Opfer, die mehrfache sexuelle Viktimisierungen erlebt haben, auch stärker belastet sind und schwerwiegendere Beeinträchtigungen und Störungen zeigen, wäre naheliegend, jedoch sind die Ergebnisse diesbezüglich nicht eindeutig, sondern durchaus widersprüchlich. Im Bereich der Posttraumatischen Belastungsstörung beispielsweise gibt es Hinweise auf ein häufigeres Vorkommen bei reviktimisierten Opfern, demgegenüber sehen andere Studien eine bestehende Posttraumatische Belastungsstörung eher als Risikofaktor für eine neuerliche sexuelle Viktimisierung an (z. B. Arata, 1999, 2000). Auch im Hinblick auf andere Störungsbilder – wie affektive oder dissoziative Störungen, Alkohol- oder Drogenmissbrauch – weisen manche Studien reviktimisierte Opfer als stärker belastet aus, während andere Studien keine Unterschiede zu jenen Opfern feststellen konnten, die keine Reviktimisierungen erleben mussten. Einheitlichere Befunde sind in den Bereichen Affektregulation, Selbstbewertungen, Coping und zwischenmenschliche Beziehungen zu finden. Hier zeigen reviktimisierte Opfer stärker ausgeprägte Probleme und Auffälligkeiten. Zudem sind reviktimisierte Opfer stärker durch Schuld- und Schamgefühle belastet (Classen et al., 2005). Gerade die genannten Variablen aus den Bereichen Kognition und Emotion können die Fähigkeiten der Betroffenen, die Gefahr eines sexuellen Übergriffes rechtzeitig zu erkennen und sich dagegen zur Wehr zu setzen, deutlich herabsetzen und damit zur Vulnerabilität betroffener Personen beitragen.

Möglicherweise liegt die Widersprüchlichkeit der Ergebnisse im Zusammenhang mit der Reviktimisierung in der großen Heterogenität der reviktimisierten Opfer begründet. Da Reviktimisierungen einmalig, aber auch vielfach und in unterschiedlichster Form stattfinden können, sind wahrscheinlich die Erkenntnisse, die bereits im Zusammenhang mit Polyviktimisierungen diskutiert wurden (siehe Kapitel 3.3.2.1), auch auf diesen Bereich übertragbar. Loeb, Gaines, Wyatt, Zhang und Liu (2011) schlagen eine Methode vor, die durchaus praktikabel und geeignet erscheint, die große Heterogenität in den Stichproben von Missbrauchsopfern hinreichend abzubilden. Sie empfehlen, Opfer eines sexuellen Missbrauchs nicht mithilfe einer dichotomen Erhebungsstrategie zu identifizieren, durch welche sexuell missbrauchte von nicht sexuell missbrauchten Proband:innen unterschieden werden können, sondern sie schlagen ein Instrument vor, das die Gesamtheit aller Missbrauchserlebnisse, sowohl in ihrer Anzahl als auch in ihrer Schwere, erfasst und zu einer Variable zusammenführt. Diese Erhebungsmethode würde es ermöglichen, verschiedene relevante Parameter auf einem Kontinuum abzubilden.

3.4.3.17 Partnerschaft

Bestimmte Entwicklungskonzepte und soziale Lerntheorien legen nahe, dass Erfahrungen von Misshandlungen, Missbrauch oder Vernachlässigung in der Kindheit spätere soziale Beziehungen deutlich beeinträchtigen können. In besonderem Ausmaß trifft dies auf Partnerschaften zu. Auch die Dynamiken des Verrates und der Stigmatisierung aus dem traumatogenen Modell von Finkelhor und Browne (1985) leisten hier einen wesentlichen Beitrag (siehe Kapitel 3.1.2). Über die Erfahrungen mit frühen Beziehungen entwickeln Kinder Repräsentationen von sich selbst, von anderen nahestehenden Personen und von Beziehungen. Diese Erfahrungen legen den Grundstein für ihr späteres Verhalten anderen Menschen gegenüber und bestimmen wesentlich, wie sie sich in engen und intimen Beziehungen verhalten. Diese konzeptuellen Überlegungen wurden umfassend durch Forschungsergebnisse bestätigt. Opfer von sexuellem Missbrauch weisen deutlich häufiger ein unsicheres Bindungsverhalten auf. Das von Angst, Vermeidung oder Unberechenbarkeit geprägte Bindungsverhalten der Kindheit setzt sich entsprechend im Erwachsenenalter fort (siehe Kapitel 3.1.1). Selbst im Vergleich mit anderen klinischen Gruppen, wie beispielsweise depressiven Patient:innen, ist bei Opfern eines sexuellen Missbrauchs deutlich häufiger ein unsicher-desorganisierter Bindungsstil zu finden (van Hoof, van Lang, Speekenbrink, van IJzendoorn & Vermeiren, 2015).

Darüber hinaus konnten bei Missbrauchsopfern Besonderheiten und auch geschlechtsspezifische Zusammenhänge im Kommunikationsstil gefunden werden. Opfer eines sexuellen Missbrauchs zeigen in erhöhtem Ausmaß einen von Feindseligkeit geprägten Kommunikationsstil, der bei weiblichen Opfern noch deutlich stärker ausgeprägt sein dürfte als bei männlichen Opfern. Zudem erwiesen sich weibliche Opfer in ihrer Kommunikation als deutlich instabiler (Knapp, Knapp, Brown & Larson, 2017). Demgegenüber zeigen männliche Opfer in höherem Ausmaß eine von Rückzug und Vermeidung geprägte Kommunikation (Krivickas, Sanchez, Kenney & Wright, 2010). Abweichungen im Kommunikationsverhalten konnten aber nicht nur bei den Opfern selbst, sondern auch bei deren Partner:innen gefunden werden. Missbrauchsopfer berichten häufiger, von ihren Partner:innen missachtet zu werden und schreiben ihren Partner:innen häufiger einen von Abwehr geprägten Kommunikationsstil zu (Walker, Sheffield, Larson & Holman, 2011).

Zudem wurde der Nachweis erbracht, dass Personen, die in ihrer Kindheit missbraucht, misshandelt oder vernachlässigt wurden, in geringerem Ausmaß fähig sind, befriedigende Partnerschaften einzugehen und diese auch aufrechtzuerhalten. Partnerschaften von Missbrauchsopfern sind deutlich instabiler und von deutlich schlechterer Qualität. Es zeigte sich, dass bei Missbrauchsopfern besonders ein von Feindseligkeit geprägter Kommunikationsstil die Zufriedenheit mit der Partnerschaft und deren Stabilität beeinträchtigen dürfte. Auch die bei weiblichen Opfern häufiger vorliegende instabile Kommunikation scheint die Zufriedenheit und Stabilität zu beeinträchtigen (Knapp et al., 2017). Diese Defizite dürften sich jedoch bei allen Formen kindlicher Traumata in gleicher Weise zeigen, sowohl bei sexuell missbrauchten, körperlich misshandelten als auch vernachlässigten Kindern. Missbrauch, Misshandlungen und Vernachlässigungen sind in stärkerem Ausmaß für spätere unbefriedigende und nicht funktionierende Partnerschaften verantwortlich als benachteiligende und defizitäre Entwicklungsbedingungen in der Kindheit. Colman und Widom (2004) konnten in ihrer prospektiven Langzeitstudie für die unterschiedlichen Gruppen kindlicher Traumata deutlich höhere Raten von Trennungen und Scheidungen und auch eine höhere Anzahl von intimen sexuellen Beziehungen im Lebensverlauf nachweisen. Auch die Studie von de Jong, Alink, Bijleveld, Finkenauer und Hendriks (2015) erbrachte interessante Befunde zu den Auswirkungen von sexuellem Missbrauch auf spätere Partnerschaften und auch Elternschaft. Fand ein sexueller Missbrauch durch ein Mitglied der Kernfamilie statt, hatte dies häufigere Teenagerschwangerschaften und frühere Eheschließungen zur Folge. Ein früherer Beginn des Missbrauchs stand hingegen mit niedrigeren Raten von Eheschließungen in Zusammenhang. Sexuell missbrauchte Frauen unterschieden sich auch in der Anzahl ihrer Kinder: Entweder blieben sie kinderlos oder sie hatten eine erhöhte Anzahl an Kindern. Insgesamt weisen die Daten von de Jong et al. (2015) und de Jong und Bijleveld (2015) darauf hin, dass die Beziehung zum Täter eine größere Bedeutung für die Folgen auf Ehe und Partnerschaften zu haben scheint als Aspekte des Missbrauchs, wie Schwere, Dauer oder die Anwendung von Gewalt. Zudem zeigt sich in diesem Zusammenhang ein interessanter geschlechtsspezifischer Effekt: Missbrauchte, misshandelte oder vernachlässigte Frauen weisen ein höheres Ausmaß an Dysfunktionalität in ihren Beziehungen auf als männliche Opfer. Frauen erleben in ihren Beziehungen weniger Unterstützung, Fürsorge und ein geringeres Ausmaß an Möglichkeiten, sich mit ihrem Partner auszutauschen. Sie haben auch häufiger sexuelle Beziehungen außerhalb ihrer Partnerschaft oder Ehe (Colman & Widom, 2004).

3.4.3.18 Anpassung

Das Erwachsenwerden, die Übernahme der Rolle als Erwachsener, ist eine Entwicklungsaufgabe, die von der Adoleszenz bis ins junge Erwachsenenalter zu lösen ist. Eine erfolgreiche Bewältigung ist von zentraler Bedeutung für eine funktionierende Anpassung an das spätere Leben und an die Aufgaben, mit welchen Erwachsene konfrontiert werden. In dieser Zeitspanne gilt es, Selbstverantwortung aufzubauen, die Ausbildung abzuschließen, eine Berufstätigkeit aufzunehmen, dauerhafte und intime Beziehungen aufzubauen, generell mehr Stabilität und Kontinuität in das eigene Leben zu bringen. In dieser Lebensspanne ist es zudem wichtig zu lernen, inadäquate Impulse zu kontrollieren, vor allem in jenen Bereichen, welche die Adoleszenz dominieren – wie Alkohol, Drogen, Aggression und Delinquenz. Und die möglicherweise letzte Aufgabe, die es zu meistern gilt, ist Kinder zu bekommen. Diese Aspekte sind wichtig für ein gelingendes Erwachsenwerden. Eine schlechte Anpassung an die Anforderungen des Lebens als Erwachsene:r kann die spätere Zufriedenheit und Gesundheit deutlich beeinträchtigen.

De Jong et al. (2015) legen eine sehr umfassende Analyse von Studienergebnissen vor, die sich mit den Auswirkungen eines sexuellen Missbrauchs auf die Übernahme der Erwachsenenrolle und die Anpassung an das Erwachsenenleben beschäftigen. Diese Analyse zeigt, dass Opfer eines sexuellen Missbrauchs in ihrer schulischen und beruflichen Ausbildung ein niedrigeres Niveau erreichen, entsprechend sind sie häufiger arbeitslos oder haben ein geringeres Einkommen. Im Hinblick auf Partnerschaften erleben Opfer eines sexuellen Missbrauchs mehr Gewalt und weisen höhere Raten von Trennungen und Scheidungen auf. Zudem bekommen sie häufiger in jüngerem Alter Kinder und zeigen deutlich häufiger ein negatives Erziehungsverhalten, das oft von Gewalt und Permissivität geprägt ist. Insgesamt legen die Belege nahe, dass Opfer eines sexuellen Missbrauchs Probleme haben, der Fülle an Anforderungen gerecht werden zu können, die das Erwachsenwerden mit sich bringt. Die Belege deuten weniger darauf hin, dass Missbrauchsopfer Schwierigkeiten haben, in die Erwachsenenrolle hineinzuschlüpfen, wie eigenständig zu werden oder Kinder zu bekommen. Für diese Entwicklungen können unterschiedliche Faktoren verantwortlich sein. Einerseits können psychische Beeinträchtigungen zu diesen dysfunktionalen Entwicklungen führen, andererseits können aber auch die in dieser Gruppe häufig zu findenden Schul- und Ausbildungsabbrüche dafür verantwortlich sein. Als weiterer Faktor kommt infrage, dass Opfer eines sexuellen Missbrauchs in einem früheren Alter beginnen, die Erwachsenenrolle zu übernehmen. Sie verlassen früher ihr Zuhause und ihre Familie, beginnen früher ohne entsprechende Ausbildung zu arbeiten und werden früher sexuell aktiv.

Hardner, Wolf und Rinfrette (2018) setzen sich in ihrer Studie spezifisch mit dem geringeren Ausbildungsniveau bei Opfern eines sexuellen Missbrauchs auseinander. Insgesamt konnten sie drei Faktoren isolieren, die mit dem geringeren Ausbildungsniveau in dieser Gruppe zusammenhängen. Ein früherer Beginn des sexuellen Missbrauchs, ein geringeres Ausbildungsniveau der zentralen Betreuungsperson in der Kindheit und eine stärkere Beeinträchtigung durch Traumasymptome – sowohl hinsichtlich Intensität als auch Häufigkeit – erwiesen sich als signifikante Prädiktoren für das geringere Ausbildungsniveau von Missbrauchsopfern. Im Zusammenhang mit der Traumasymptomatik zeigten sich Dissoziationen, Ängste, Depressionen und Schlafprobleme als besonders bedeutsam.

3.5 Resümee

Erlebnisse eines sexuellen Missbrauchs können die unterschiedlichsten Folgeprobleme nach sich ziehen. Die Variation von Folgen nach einem sexuellen Missbrauch ist groß. In beinahe jedem Bereich des menschlichen Erlebens und Verhaltens kann ein Opfer Störungen und Auffälligkeiten entwickeln. Diese bleiben aber nicht nur auf das Opfer beschränkt, sondern können auch dessen Familie und das engere soziale Umfeld betreffen. Auch die Variabilität der Beeinträchtigungen ist erheblich – nicht nur im Hinblick auf das Ausmaß an Störungen und Auffälligkeiten, sondern auch hinsichtlich deren Verläufe und Entwicklungen. Folgeprobleme können direkt im Anschluss an den sexuellen Missbrauch auftreten, sie können sich abschwächen, wieder verschwinden, aber auch persistieren, sich verstärken oder in andere Störungen übergehen. Störungen und Probleme können zudem mit zeitlicher Verzögerung auftreten. Langzeitfolgen können sich auch erst Jahre nach den Missbrauchserlebnissen zeigen. Darüber hinaus gibt es auch Opfer, die einen sexuellen Missbrauch relativ unbeschadet, ohne psychische Auffälligkeiten oder Störungen, überstehen.

Wie sich das Erleben und Verhalten des Opfers nach einem sexuellen Missbrauch entwickelt, wird von zahlreichen Faktoren beeinflusst, die sowohl von der Art des sexuellen Missbrauchs, dessen Rahmenbedingungen und Begleitumständen abhängen, als auch von Faktoren, die das Opfer selbst und dessen soziales Umfeld kennzeichnen. Sehr häufig werden infolge eines sexuellen Missbrauchs kognitiv-emotionale Strukturen aufgebaut, in deren Zentrum zumeist Angst als Hauptemotion steht. Diese Angststrukturen sind zumeist mit einer deutlichen Tendenz zur Generalisierung verknüpft, führen zu einem Hyperarousal bei den Betroffenen, worauf diese zumeist mit einem verstärkten Vermeidungsverhalten in unterschiedlichster Form und auf verschiedenen Ebenen reagieren. Es existieren zahlreiche Modelle mit jeweils differenziellen inhaltlichen Schwerpunkten, um die Ätiologie von Folgeproblemen und Störungen nach einem sexuellen Missbrauch zu erklären. Für die Ätiologie relevant sind vor allem Bindungs- und Entwicklungsaspekte, Dynamiken, die sich infolge der traumatischen Erlebnisse entwickeln, neurokognitive Prozesse, die besonders Gedächtnisfunktionen betreffen, sowie kognitiv-emotionale Faktoren und Prozesse, die sich auf die Missbrauchserlebnisse beziehen und sich in deren Folge entwickeln. Insgesamt betrachtet ist ein sexueller Missbrauch als negatives Belastungsereignis zu sehen, das die Wahrscheinlichkeit für eine psychische Störung in der Kindheit und auch im Erwachsenenalter deutlich erhöht. Ob sich tatsächlich eine Störung entwickelt oder das Kind unauffällig bleibt, wird davon abhängen, welche Risikofaktoren zusätzlich vorhanden sind und über welche Resilienzfaktoren das Kind insgesamt verfügt.

4 Bewältigung

Ob ein sexueller Missbrauch zu Beeinträchtigungen beim Opfer führt, ist von vielen Faktoren abhängig, dies wurde bereits vielfach ausgeführt. Der Schwerpunkt des vorhergehenden Kapitels liegt dabei auf jenen Faktoren, die direkt an der Entstehung von Folgeproblemen beteiligt sind, wie bestimmte Aspekte des Missbrauchs, Eigenschaften des Opfers und Faktoren des sozialen Umfelds. Dieses Kapitel befasst sich demgegenüber schwerpunktmäßig mit Faktoren und Prozessen, die das Opfer dabei unterstützen, es aber auch behindern können, die Erlebnisse eines sexuellen Missbrauchs positiv zu bewältigen. Obwohl es nicht immer möglich ist, Entstehungsbedingungen und Bewältigungsprozesse klar voneinander abzugrenzen, und obwohl durchaus Überschneidungen dieser beiden Bereiche existieren, fokussiert dieses Kapitel verstärkt jene Prozesse, die zeitlich den Missbrauchserlebnissen folgen.

In den letzten beiden Jahrzehnten wurde der Erkenntnisstand, welche Faktoren den Verlauf der psychischen Gesundheit nach einem sexuellen Missbrauch beeinflussen, deutlich erweitert. Die umfangreichen und vielfältigen Forschungsbemühungen waren primär von der Motivation getragen, auf der Basis dieser Erkenntnisse zielführende präventive und therapeutische Strategien zu entwickeln (Walsh, Fortier & Dilillo, 2010). Wie in den anderen Bereichen dieses Forschungsfeldes wurden die Studien zu den Bewältigungsstrategien großteils an erwachsenen Opfern durchgeführt. Untersuchungen von kindlichen Opfern fanden zwar statt, sind aber im Vergleich selten. Die Studien an erwachsenen Opfern fokussieren einerseits aktuelle Bewältigungsstrategien, andererseits werden auch retrospektiv bis in die Kindheit zurückreichende Strategien untersucht. Daher ist es wichtig, bei der Interpretation der Erkenntnisse, wie kindliche Opfer ihre Missbrauchserlebnisse bewerten und wie sie das Erlebte und dessen Folgen bewältigen, immer auch eine mögliche Verzerrung der Daten zu bedenken, die aufgrund des lange zurückliegenden Zeitraumes und möglicher retrospektiver Einflüsse entstehen können.

Bewältigungsstrategien beziehen sich auf unterschiedliche kognitiv-emotionale Prozesse und Verhaltensweisen, die das Ziel haben, mit den Herausforderungen zurechtzukommen, die sich aus einer belastenden oder bedrohlichen Situation ergeben. Missbrauchsopfer setzen im Verlauf die unterschiedlichsten Strategien ein, um ihre Erlebnisse des sexuellen Missbrauchs zu bewältigen. Es hat sich jedoch gezeigt, dass besser angepasste Opfer zumeist nur ein oder zwei Strategien einsetzen, während schlechter angepasste Opfer auf deutlich mehr und unterschiedlichste Strategien zurückgreifen. Möglicherweise gelingt es manchen Opfern bereits von Beginn an, jene Strategien zu finden, durch welche sich effektiv Auffälligkeiten und Belastungen reduzieren lassen, während andere Opfer vergeblich verschiedenste Strategien ausprobieren. Diese Strategien sind möglicherweise mit Effekten verbunden, die sich gegenseitig aufheben, wodurch es den Betroffenen nicht gelingt, sich besser an die Belastung oder Bedrohung anpassen zu können (Oaksford & Frude, 2003).

Eine generelle Einschätzung, wie funktional die unterschiedlichen Bewältigungsstrategien von Missbrauchsopfern tatsächlich sind, wird nicht zielführend sein. Nur unter Berücksichtigung des zeitlichen Rahmens und der jeweils damit verbundenen Rahmenbedingungen wird sich der Effekt einer Strategie sinnvoll beurteilen lassen. Eine Strategie, die unmittelbar im Zusammenhang mit dem Missbrauch dem Opfer bei der Bewältigung der Erlebnisse hilft, kann sich langfristig durchaus als dysfunktional erweisen. Auch umgekehrt kann eine Strategie bei hinreichender zeitlicher Distanz zu den Missbrauchserlebnissen erfolgreich sein, direkt im Anschluss an den sexuellen Missbrauch das Opfer jedoch überfordern und zu einer Verschlechterung des Zustandes beitragen. DiPalma (1994) konnte wirksame Bewältigungsstrategien in unmittelbarem Zusammenhang mit dem Missbrauch isolieren. Hier erwiesen sich Versuche des Opfers, den Missbrauch zu beenden, Vermeidung, psychische Flucht und Kompensation als effektiv. Demgegenüber erwiesen sich die Strategien, Vergangenes hinter sich zu lassen, Vergangenes neu zu beurteilen sowie sich über sich selbst klar zu werden, und weitere kognitive Strategien als effektiv bei erwachsenen Opfern. Insgesamt weisen die Daten darauf hin, dass direkt im Anschluss an den Missbrauch die Opfer bevorzugt vermeidende Strategien einsetzen, sie im Langzeitverlauf hingegen auch auf kognitive Strategien zurückgreifen, die eine Auseinandersetzung mit den Missbrauchserlebnissen beinhalten. Auch scheint es geschlechtsspezifische Unterschiede in der Bevorzugung bestimmter Bewältigungsstrategien zu geben. So konnten Sigmon, Greene, Rohan und Nichols (1997) feststellen, dass weibliche Opfer eher emotionsfokussiertes Coping einsetzen, während bei männlichen Opfern häufiger die Strategie der Akzeptanz zu finden war.

Im Verlauf der Zeit hat es einige Versuche gegeben, die Vielzahl an Strategien, die Opfer zur Bewältigung ihres Missbrauchs einsetzen, zu systematisieren. Diese Systematiken weisen jedoch einen sehr unterschiedlichen Differenzierungsgrad auf. Perrott, Morris, Martin und Romans (1998) ordneten die Bewältigungsstrategien weiblicher Opfer folgenden sechs Kategorien zu: bewusstes Unterdrücken, Reframing, Durcharbeiten des Missbrauchs, Suche nach Unterstützung, Sprechen über den Missbrauch (als Erwachsene) und alleiniges Bewältigen. Demgegenüber wurden von Himelein und McElrath (1996) die Kategorien Offenlegung, Minimierung, Reframing sowie Verhindern von Rumination über Vergangenes als effektive Bewältigungsstrategien vorgeschlagen.

Eine interessante Zusammenschau relevanter protektiver Faktoren liefern Reviews von Walsh et al. (2010) und Domhardt et al. (2015). Diese Analysen unterstreichen die Bedeutsamkeit individueller, familiärer und sozialer Faktoren und konnten aus vorliegenden Studienergebnissen eine Vielzahl an Variablen isolieren, die Missbrauchsopfer in der Bewältigung ihrer Erlebnisse unterstützen und die Anpassung und das Ausmaß an Folgeproblemen positiv beeinflussen (siehe Tabelle 4.1). Domhardt et al. (2015) schreiben dem Faktor Erfolg in Schule und Ausbildung die größte protektive Wirkung zu. Ein hohes Engagement und Erfolge in der schulischen Ausbildung, eine positive Einstellung gegenüber der Schule und das Generieren von Plänen in diesem Bereich sehen sie als hocheffektiv an, um die negativen Auswirkungen eines sexuellen Missbrauchs sowohl im Hinblick auf Initialaffekte als auch auf Langzeitfolgen zu reduzieren. Demgegenüber betrachten Walsh et al. (2010) vor allem kognitive Strategien, die den Fokus auf die Auseinandersetzung mit dem sexuellen Missbrauch legen, sowie den Bereich der sozialen Unterstützung als jene Faktoren, die den größten Effekt auf die Folgeprobleme nach einem sexuellen Missbrauch haben.

Tabelle 4.1: Protektive Faktoren bei Opfern eines sexuellen Missbrauchs (Domhardt et al., 2015; Walsh et al., 2010)

Innerpsychische Faktoren	Verhalten	Familiäre Faktoren	Soziale Faktoren
• sichere Bindung • Optimismus/ Hoffnung • interne Kontrollüberzeugungen • Selbstwirksamkeit • Externalisierung von Schuld • Reframing/ Refocussing • Erleben von Sinnhaftigkeit • Selbstvertrauen • Erleben von Gesundheit • emotionale Intelligenz • Zukunftsorientierung • Religiosität/ Spiritualität	• aktive Bewältigungsstrategien • Offenlegung des Missbrauchs • Erfolge in Schule/Ausbildung • soziale Kompetenz • Freizeitaktivitäten • kulturelle Aktivitäten • Berufstätigkeit • Einhaltung von Gesetzen	• soziale Unterstützung • stabiles Familienumfeld • Beziehungsqualität • Beziehungszufriedenheit • Rollenzufriedenheit • Ausbildung der Erziehungsperson • positives Erziehungsverhalten	• sozioökonomischer Status • soziale Integration • soziale Unterstützung • hilfreiche Lebensumstände • Vereinsmitgliedschaft • sicheres Schulumfeld

Abweichend von der Systematik aus Tabelle 4.1 lassen sich die genannten Faktoren und Prozesse stringenter in drei Bereiche differenzieren. Zum einen geht es um die Frage, wie ein Opfer im Verlauf seine Missbrauchserlebnisse bewertet, welche Bedeutung es diesen Erlebnissen und den damit zusammenhängenden Folgen beimisst und welche psychischen Variablen das Opfer bei seiner Bewältigung unterstützen (siehe Kapitel 4.1). Zum anderen ist relevant, welche konkreten Strategien ein Opfer einsetzt, um die Erlebnisse und dessen Folgen zu verarbeiten (siehe Kapitel 4.2). Drittens gilt es zu diskutieren, welche Prozesse nach dem sexuellen Missbrauch im Umfeld des Opfers stattfinden und welche Faktoren aus diesem Bereich das Opfer in seiner Bewältigung beeinflussen (siehe Kapitel 4.3).

4.1 Bewertung des sexuellen Missbrauchs und dessen Folgen

Kognitiv-emotionale Prozesse sind nicht nur für den Entstehungszusammenhang psychischer Beeinträchtigungen relevant, sie beeinflussen auch deren weiteren Verlauf. Forschungsergebnisse haben gezeigt, dass die Entwicklung von Beeinträchtigungen beim Opfer wesentlich davon beeinflusst wird, wie das Opfer den Missbrauch bewertet. Die generellen Erkenntnisse zum Verlauf nach Traumatisierungen weisen darauf hin, dass ein höheres Ausmaß an negativen Reaktionen auf das Trauma mit umfangreicheren Beeinträchtigungen in Zusammenhang steht. Solche negativen Reaktionen können ein höheres Ausmaß an erlebter Bedrohung und Gefahr, an erlebtem Leiden und Beeinträchtigungen sein, aber auch ein erhöhtes Ausmaß an erlebter Hilflosigkeit, Furcht, Scham und Erniedrigung. Auf der Grundlage dieser Erkenntnisse wurden spezifische kognitive Verarbeitungsmechanismen auf ihre Brauchbarkeit untersucht. Es wurde geprüft, inwieweit diese Mechanismen Opfer eines sexuellen Missbrauchs dabei unterstützen, das Erlebte positiv zu bewältigen, bzw. inwieweit sie möglicherweise einer positiven Bewältigung entgegenstehen.

Das Alter und der Entwicklungsstand des Opfers sind in diesem Zusammenhang besonders bedeutsam. Es wurde bereits diskutiert, dass jüngere Opfer ein geringeres Ausmaß an Beeinträchtigungen aufweisen als ältere Opfer (siehe Kapitel 3.3.2.2). Dies kann darauf zurückzuführen sein, dass jüngere Opfer aufgrund ihrer Unwissenheit und Naivität in sexuellen Dingen die Missbrauchserlebnisse anders bewerten, weil sie nicht oder nur ansatzweise in der Lage sind, die Unangemessenheit der Handlungen des Täters zu erkennen. Erst im Verlauf, vor allem ab der Latenzzeit, verfügen Kinder über ein entsprechendes Wissen, um Missbrauchserlebnisse neu zu bewerten. Durch die Erweiterung ihrer kognitiven Fähigkeiten, ein zunehmendes sexuelles Wissen, aber auch Wissen über damit zusammenhängende Regeln und Normen wird eine Neubewertung der Missbrauchserlebnisse angestoßen. So werden Opfer mit zunehmendem Alter sukzessive das gesamte Ausmaß der sexuellen Bedeutung von Missbrauchshandlungen, aber auch deren zwischenmenschliche Zusammenhänge erkennen können. Auf dieser Grundlage werden Opfer ihre Erlebnisse mit Blick auf die Konsequenzen für die eigene Entwicklung, für familiäre Beziehungen und auch weitergehende interpersonelle Beziehungen neu bewerten.

4.1.1 Dysfunktionale Bewertungen

Viele Opfer eines sexuellen Missbrauchs entwickeln auf der Basis ihrer Erlebnisse dysfunktionale Bewertungen und bauen auf dieser Grundlage umfassendere und auch stabile kognitive Schemata auf. Diese Bewertungen und Schemata sind dafür verantwortlich, dass Betroffene sich selbst und das eigene Erleben grundsätzlich negativ bewerten und darüber hinaus auch negative Bewertungen anderer Personen und der eigenen Zukunft vornehmen. Diese dysfunktionalen Bewertungen hindern Betroffene daran, Nähe zuzulassen, stabile und befriedigende Beziehungen zu anderen Menschen aufzubauen, sich von Vergangenem zu lösen und Pläne für das zukünftige Leben zu entwickeln (Harding, Burns & Jackson, 2012; Messman-Moore & Coates, 2007). Vielfach konnte die Bedeutung dysfunktionaler Bewertungen und Schemata als Mediator für den Zusammenhang zwischen sexuellem Missbrauch und dem Ausmaß an Beeinträchtigungen nachgewiesen werden (z. B. Carr & Francis, 2010; Cukor & McGinn, 2006; Estévez et al., 2017; Estévez, Ozerinjauregi, Herrero-Fernández & Jauregui, 2019). Diese Zusammenhänge sind ausführlich im traumatogenen Modell mit seinen unterschiedlichen Dynamiken beschrieben (siehe Kapitel 3.1.2).

Dysfunktionale Bewertungen betreffen unterschiedlichste Aspekte und Lebensbereiche. Viele Opfer eines sexuellen Missbrauchs befürchten, durch den Missbrauch körperlich geschädigt zu sein, dass Funktionen des Körpers, besonders ihrer Geschlechtsorgane, beeinträchtigt oder sie generell „beschädigt“ oder kontaminiert wären. Es ist unklar, ob diese Wahrnehmungen der Opfer im Verhältnis zu den tatsächlich erlittenen Schädigungen stehen oder mehr als Zeichen irrationaler Ängste zu sehen sind. Unabhängig davon haben diese Bewertungen jedoch einen deutlichen Einfluss auf das Ausmaß der Symptomatik. Besonders zeigt sich ihr Effekt im Bereich sexueller Dysfunktionen und Somatisierungsstörungen (Spaccarelli, 1995; Spaccarelli & Fuchs, 2005). Die Wahrnehmung einer körperlichen Schädigung steht zudem in einem engen Zusammenhang mit der Einschätzung, anders zu sein, sich von anderen Menschen zu unterscheiden, und generell negativen Selbstbewertungen.

Derartige negative Zuschreibungen hinsichtlich der eigenen Person – wie beispielsweise „ich bin anders als alle anderen“ oder „mir kann man nicht vertrauen“

– verstärken das Ausmaß an Beeinträchtigungen (Kolko, Brown & Berliner, 2002; Mannarino & Cohen, 1996). Besonders die Zuschreibung von Schuld und Verantwortung für den sexuellen Missbrauch (z. B. „ich hätte etwas tun sollen, dass es nicht passiert") hat negative Folgen für den weiteren Verlauf. Zum einen dürfte diese Zuschreibung Opfer daran hindern, einen sexuellen Missbrauch offenzulegen, zum anderen auch die Auseinandersetzung mit dem Erlebten erschweren. Feiring et al. (1996) untersuchten den Prozess der Offenlegung eines Missbrauchs und konnten bei Opfern, welche die Ursachen für den Missbrauch intern attribuieren, im Vergleich zu jenen, welche die Verantwortung dem Täter oder anderen externen Umständen zuschreiben, deutlich mehr traumarelevante Symptome, wie Intrusionen, Vermeidung und Hyperarousal, depressive Symptome und einen geringeren Selbstwert, finden. Wolfe, Sas und Wekerle (1994) kamen zu vergleichbaren Ergebnissen. Auch in der Entwicklung von sexuellen Dysfunktionen dürfte der Zuschreibung von Verantwortung für den Missbrauch und missbrauchsbezogenen Schamgefühlen eine bedeutsame Rolle zukommen (Feiring, Simon & Cleland, 2009). Interessante Erkenntnisse in diesem Zusammenhang erbringt die Studie von Scarpa, Wilson, Wells, Patriquin und Tanaka (2009). Hier zeigte sich, dass ein hohes Ausmaß an Grübeln über den Missbrauch und dessen Folgen und damit zusammenhängende Selbstbestrafungen mit einer deutlich stärker ausgeprägten traumabezogenen Symptomatik in Zusammenhang stand.

Bei Verbrechensopfern jeglicher Art ist eine veränderte Sichtweise auf die Welt sehr verbreitet. Von dieser Veränderung sind auch Opfer eines sexuellen Missbrauchs betroffen. Missbrauchsopfer schätzen andere Personen und deren Absichten häufig negativ ein, sie fühlen sich häufig bedroht und verraten (siehe Kapitel 3.1.2). Negative auf den Täter bezogene Attributionen (z. B. „ihm war egal, wie es mir geht") und der Verlust an Vertrauen dürften sukzessive vom Täter auf andere Personen und auf die allgemeine Weltsicht generalisieren. Wenn ein Opfer seine Missbrauchserlebnisse wiedererinnert, werden diese Wiedererinnerungen anhand jenes Bias abgerufen, der das Denken des Opfers beherrscht. Dieses Bias ist geprägt von den Bewertungen, die das Opfer gegenüber dem Missbrauch vorgenommen hat, was wiederum zur Folge hat, dass bevorzugt jene Aspekte des Missbrauchs erinnert werden, die konsistent mit den jeweiligen Bewertungen sind, und jene Aspekte, die den Bewertungen widersprechen, eher ausgeblendet werden. Die Konsequenz daraus ist, dass sich die Betroffenen in weiterer Folge immer stärker in ihren Bewertungen bestätigt fühlen. Dominieren Bewertungen, die von Gefahr und Verrat geprägt sind, werden sich das Misstrauen gegenüber anderen Personen und das Gefühl der Bedrohung zunehmend verstärken. Tatsächlich zeigen Betroffene bei Vorliegen von derartigen negativen Bewertungen auch ein höheres Ausmaß an Beeinträchtigungen und eine schlechtere Anpassung (Kolko et al., 2002; Mannarino & Cohen, 1996).

4.1.2 Protektive Bewertungen – Resilienzfaktoren

Innerpsychische Resilienzfaktoren können bei einem sexuellen Missbrauch – in gleicher Weise wie bei anderen Lebensereignissen oder Belastungen – ihre protektive Wirkung entfalten und Betroffene dabei unterstützen, das Erlebte in positiver Form zu bewältigen. Kein Opfer wird von einem sexuellen Missbrauch unberührt bleiben. Opfer werden diese Erlebnisse zumeist als traumatisierend erleben und mit negativen Emotionen darauf reagieren. Es darf aber nicht vergessen werden, dass ein Missbrauch beim Opfer durchaus auch positive Gefühle auslösen kann. Da viele Opfer von den Emotionen, die sie während des Missbrauchs oder in dessen Folge erleben, überwältigt werden, kommt der Fähigkeit des Opfers zur Emotionsregulation eine zentrale Bedeutung in der Verarbeitung dieser Erlebnisse zu. Darüber hinaus muss das Opfer auch im weiteren Verlauf bei erforderlichen Anpassungsleistungen über ausreichend Kompetenzen verfügen, auftretende Emotionen zu regulieren. Die selbstständige Regulation von Affekten gehört zu den wichtigsten Entwicklungsaufgaben, die Kinder zu bewältigen haben. Kompetenzen in der Emotionsregulation sind wichtig für funktionierende zwischenmenschliche Beziehungen und tragen wesentlich zur psychischen Gesundheit bei. Sie gelten nicht nur als zentraler Resilienzfaktor für die Phase der Kindheit, auch im Erwachsenenalter trägt die emotionale Stabilität wesentlich zur Resilienz einer Person bei. Bei kindlichen Missbrauchsopfern können ausgeprägte Fähigkeiten zur Emotionsregulation die negativen Auswirkungen eines sexuellen Missbrauchs deutlich reduzieren. Dieser Effekt konnte sowohl bei Vorschulkindern als auch bei älteren Kindern nachgewiesen werden und er zeigt sich gleichermaßen bei internalisierenden und externalisierenden Störungen. In der Altersgruppe der Vorschulkinder war jedoch der Effekt im Bereich der internalisierenden Störungen größer (Alink, Cicchetti, Kim & Rogosch, 2009; Kim & Cicchetti, 2010; Langevin, Hébert & Cossette, 2015).

Im Verlauf der Jahre wurden unterschiedliche Resilienzkonzepte entwickelt, die sich alle im Kern ähneln. Am bekanntesten ist wohl der „sense of coherence", ein von Aaron Antonovsky entwickeltes Konzept (McCubbin, 1998). Der Kohärenzsinn beschreibt unterschiedliche Formen kognitiver und emotionaler Reaktionsmuster, die Menschen bei der Bewältigung von Krisensituationen, Belastungen und Herausforderungen unterstützen. Er besteht aus den Faktoren Verstehbarkeit – sowohl der eigenen Person als auch der Umwelt –, dem Gefühl der Bedeutung oder Sinnhaftigkeit von Ereignissen und der Überzeugung, dass Herausforderungen handhabbar und zu bewältigen sind.

Tlapek et al. (2017) untersuchten bei Missbrauchsopfern die Auswirkungen von Resilienz in einer Konzeption, die etwas vom Kohärenzsinn abweicht – bestehend aus den Dimensionen Sinnhaftigkeit, Beharrlichkeit, Unabhängigkeit, Gelassenheit, Authentizität (Wagnild, 2011). Diese Resilienzfaktoren erwiesen sich als wirksam und zeigten vor allem in den Bereichen Depression, Posttraumatische Belastungsstörungen und Reviktimisierungen einen positiven Effekt. Als unwirksam erwiesen sich diese Faktoren hingegen im Bereich des Substanzmissbrauchs, was darauf hindeutet, dass sich die Wirkung von Resilienz durchaus differenziell entfalten kann und nicht von einem allgemein positiven Effekt auszugehen ist. Bogar und Hulse-Killacky (2006) konnten interpersonelle Kompetenz, ein gewisses Ausmaß an Spiritualität, die Fähigkeit zur Selbstachtung und eine positive Einstellung gegenüber sich selbst als relevante Resilienzfaktoren bei Missbrauchsopfern isolieren. Dem sexuellen Missbrauch Sinn und Bedeutung zuschreiben zu können, scheint Betroffene in besonderer Weise bei der Bewältigung von Missbrauchserlebnissen zu unterstützen. Opfer, denen es gelingt, ihrem sexuellen Missbrauch einen Sinn zu geben, zeigten ein geringeres Ausmaß an Beeinträchtigung und waren besser sozial angepasst. Wenn die Suche nach Bedeutung und Sinn jedoch nicht erfolgreich ist, aber dennoch fortgesetzt wird, zeigt sich der gegenteilige Effekt (O'Dougherty Wright, Crawford & Sebastian, 2007; Silver, Boon & Stones, 1983).

Auch Valentine und Feinauer (1993) betrachten Selbstvertrauen und eine positive Selbstbewertung als potenzielle Schutzfaktoren. Zusätzlich konnten sie positive Effekte von internen Kontrollüberzeugungen, der Wahrnehmung von Selbstkontrolle in der Missbrauchssituation bei gleichzeitiger externer Zuschreibung von Verantwortung und Schuld für den Missbrauch, nachweisen. Selbst wenn interne Kontrollüberzeugungen so ausgeprägt sind, dass sie ein unrealistisches Maß an Optimismus annehmen, lässt sich ein Zusammenhang mit einer besseren Anpassung und einer geringeren Auffälligkeit nachweisen (Himelein & McElrath, 1996). Diese Kombination von Überzeugungen und Zuschreibungen unterstützt Opfer darin, eine insgesamt positive Einstellung gegenüber sich selbst und den eigenen Handlungsmöglichkeiten zu finden. Auf dieser Basis wird es Opfern eher gelingen, Pläne für die Zukunft zu entwickeln und sich auch die Verwirklichung dieser Pläne zuzutrauen. Entsprechend wird ein Verhaftetsein in der Vergangenheit und die Rumination über vergangene negative Ereignisse und Entwicklungen mit seinen bekannten negativen Auswirkungen auf die psychische Gesundheit in geringerer Ausprägung vorliegen. Auch die kognitive Strategie der „Selbstvergebung" dürfte mit diesen Prozessen in Zusammenhang stehen. Denn diese Bewertung kann helfen, jene negativen Gefühle zu reduzieren, die an die Zuschreibung von Verantwortung und Schuld geknüpft sind. So konnten Kaye-Tzadok und Davidson-Arad (2017) nachweisen, dass Selbstvergebung und auch Gefühle von Hoffnung die Resilienz von Missbrauchsopfern verstärken können.

Tocker et al. (2017) belegen die Wirksamkeit einer Variablenkombination aus Selbstvertrauen, Kohäsion in der Familie und ängstlicher Bindungsstrategie. Opfer eines sexuellen Missbrauchs, die über ein gutes Selbstvertrauen verfügen, die gleichzeitig in einer Familie mit einer hohen Kohäsion leben und deren Bindungsverhalten eher von Angst als von Vermeidung geprägt ist, gelingt es besser, einen sexuellen Missbrauch zu bewältigen. Diese Variablenkombination ist geeignet, den negativen Effekt des Missbrauchs auf die Bereiche Depression, Ängste und Dissoziationen deutlich zu reduzieren. Auf interessante geschlechtsspezifische Zusammenhänge in diesem Zusammenhang weisen Chandy et al. (1996) hin. Bei Mädchen konnten engere emotionale Beziehungen innerhalb der Familie, Religiosität bzw. Spiritualität, ein Zusammenwohnen mit beiden Elternteilen und sich gesund zu fühlen als wichtige protektive Faktoren isoliert werden. Bei Jungen hingegen erwiesen sich das Bildungsniveau der Mutter und die Wahrnehmung von elterlicher Sorge als bedeutsame protektive Faktoren. Auch bestimmte Risikofaktoren dürften eine geschlechtsspezifische Wirkung entfalten. Während Chandy et al. (1996) bei männlichen Opfern keine Risikofaktoren nachweisen konnten, erwies sich bei weiblichen Opfern ein hohes Ausmaß an Rumination über den erlebten sexuellen Missbrauch als jener Risikofaktor, der das Ausmaß an Beeinträchtigung am stärksten beeinflusst. Weitere Risikofaktoren für weibliche Opfer waren ein durch Drogen belastetes Schulumfeld und ein erhöhter Alkoholkonsum der Mutter.

4.2 Strategien der Bewältigung

Bereits frühe Studien konnten den Nachweis erbringen, dass unterschiedliche Strategien der Bewältigung die Anpassung nach einem erlebten sexuellen Missbrauch wesentlich beeinflussen können (z.B. Friedrich, 1989; Hartman & Burgess, 1989). Ein Missbrauchsopfer wird bevorzugt auf jene Strategien zurückgreifen, von welchen es sich am meisten Hilfe und Unterstützung in der Bewältigung des Missbrauchs und dessen Folgen verspricht. Diese Einschätzung wird zu großen Teilen davon abhängen, wie das Opfer die Erlebnisse, den Täter, sich selbst und die Folgen, die es im Verlauf erlebt, bewertet. Die subjektive Sichtweise des Opfers ist somit für diesen Bereich von zentraler Bedeutung. Die Einteilung von Copingstrategien erfolgt üblicherweise anhand ihrer Effektivität. Doch ob Bewältigungsstrategien effektiv sind, lässt sich nicht generell beurteilen. Dies hängt einerseits vom jeweiligen Stressor ab, der die Belastung bei den Betroffenen auslöst, andererseits aber auch von Entwicklungsvoraussetzungen und der psychischen Situation der Betroffenen selbst.

4.2.1 Vermeidendes Coping

Vermeidung zielt darauf ab, sich vor Belastungen und Bedrohungen zu schützen. Durch Vermeidung wird Distanz zu den Belastungen hergestellt und verhindert, dass negatives Befinden bei den Betroffenen ein Ausmaß erreicht, das subjektiv als nicht mehr beherrschbar eingeschätzt wird. Vermeidung ist die von Opfern eines sexuellen Missbrauchs am häufigsten eingesetzte Strategie, um mit den Problemen und Störungen, die sie infolge des sexuellen Missbrauchs erleben, besser zurechtzukommen. Auch in anderen Bereichen gilt Vermeidung als sehr brauchbare und zielführende Bewältigungsstrategie. Im Vergleich mit anderen Belastungsereignissen wird jedoch Vermeidung von Opfern eines sexuellen Missbrauchs in besonderer Weise bevorzugt (Ullman, Peter-Hagene & Relyea, 2014; Walsh et al., 2010).

Die Strategie der Vermeidung kann unterschiedliche Bereiche betreffen. Eine kognitive Vermeidung kann darin bestehen, die Gedanken oder Erinnerungen an den Missbrauch beispielsweise durch Wunschdenken zu unterdrücken, kognitive Vermeidung kann aber auch bis zu einer bewussten Verleugnung oder Dissoziation reichen. Auch Aktivitäten, Situationen oder Personen, die direkt in die Geschehnisse um den sexuellen Missbrauch involviert waren oder nur indirekt – aufgrund einer bestehenden Ähnlichkeit – Erinnerungen an den Missbrauch wachrufen, werden häufig vermieden. Missbrauchsopfer erleben häufig Gefühle von Bedrohung. Dieses Bedrohungserleben kann so weit generalisieren, dass viele der alltäglichen Aktivitäten, wie Freund:innen zu treffen, abends das Zuhause zu verlassen oder Sport zu treiben, als potenziell gefährlich eingeschätzt und in der Folge vermieden werden. Zudem werden von manchen Missbrauchsopfern herausfordernde oder belastende Situationen grundsätzlich vermieden, weil die Betroffenen erwarten, von den Belastungen oder Emotionen überwältigt zu werden. Auch der Konsum von Alkohol oder Drogen ist in diesem Zusammenhang als Vermeidungsstrategie zu sehen, weil deren Wirkung Betroffenen helfen kann, sich zu entspannen und Distanz zu negativen Gedanken und Emotionen herzustellen. Entsprechend zeigt sich ein enger Zusammenhang zwischen dem Ausmaß an Vermeidungsverhalten, das ein Opfer nach einem sexuellen Missbrauch zeigt, und dem Auftreten von Alkoholmissbrauch oder einer Alkoholabhängigkeit (z. B. Müller et al., 2015).

Die Bevorzugung von Vermeidung als die zentrale Bewältigungsstrategie von Missbrauchsopfern ist sicherlich darin begründet, dass sich durch Vermeidung sehr erfolgreich Belastungen beseitigen und eine Entlastung der Betroffenen herbeiführen lassen. Diese Strategie hilft zumindest kurzfristig, sich nicht mit der Fülle an negativen Gedanken und Gefühlen auseinandersetzen zu müssen, die an die Erinnerung des sexuellen Missbrauchs geknüpft sind. Deshalb erleben Betroffene Vermeidung zumeist als sehr hilfreich und zielführend im Umgang mit den Erlebnissen des sexuellen Missbrauchs und dessen Folgen. Interessant in diesem Zusammenhang sind die Erkenntnisse von O'Dougherty Wright et al. (2007), die aufzeigen konnten, dass speziell jene Opfer Vermeidung einsetzen, die ihren Missbrauch als nicht bewältigt betrachten.

Die empirische Evidenz widerspricht jedoch dieser subjektiv positiven Einschätzung der Betroffenen. Vielfach wurde der Nachweis erbracht, dass Vermeidung mit einem höheren Ausmaß an Folgeproblemen zusammenhängt. Cantón-Cortés und Cantón (2010) konnten einen deutlichen Zusammenhang zwischen vermeidendem Coping und der Ausprägung einer traumaspezifischen Symptomatik nachweisen. Der Effekt von Vermeidung auf die Folgeprobleme bleibt selbst nach Kontrolle weiterer relevanter Einflussfaktoren, wie der Schwere des Missbrauchs oder dessen Rahmenbedingungen, noch bestehen (z. B. Brand & Alexander, 2003; Coffey, Leitenberg, Henning, Turner & Bennett, 1996; Müller et al., 2015; Steel et al., 2004). Johnson und Kenkel (1991) konnten bei jugendlichen Inzestopfern Wunschdenken als jene Strategie isolieren, die mit dem höchsten Ausmaß an Belastung in Zusammenhang stand. Doch auch bei dieser Variable empfiehlt sich eine differenzierte Betrachtung der Zusammenhänge. So scheint der dauerhafte Einsatz dieser Bewältigungsstrategie der kritische Faktor in der Beurteilung der Effektivität dieser Maßnahme zu sein. Eine deutlich schlechtere Anpassung und mehr Folgestörungen zeigen sich bevorzugt bei jenen Opfern, die dauerhaft auf diese Strategie zurückgreifen (Johnson, Sheahan & Chard, 2003). Möglicherweise spielen in diesem Zusammenhang der Zeitpunkt des Einsatzes und die damit in Zusammenhang stehenden Voraussetzungen beim Opfer eine entscheidende Rolle. Bonanno et al. (2003) untersuchten im Rahmen einer prospektiven Studie 11- bis 25-jährige weibliche Opfer eines sexuellen Missbrauchs über den Verlauf von 7 Jahren und konnten feststellen, dass bei dieser Gruppe von jungen Opfern Vermeidung mit einem geringeren Ausmaß an Störungen und Problemen und einer besseren Anpassung zusammenhing.

Eine besondere Form des Vermeidungsverhaltens stellen Dissoziationen dar. Zwar helfen Dissoziationen Menschen, in Situationen extremer Belastungen diese Situationen zu überstehen, aber in längerer Folge verstärkt die Neigung zu dissoziieren, vorhandene Probleme und Auffälligkeiten (Wolf & Nochajski, 2013).

Die Forschungslage weist somit insgesamt darauf hin, dass Vermeidung direkt im Anschluss an den sexuellen Missbrauch durchaus einen positiven Effekt auf den Verlauf haben kann, ein langfristiger Einsatz dieser Strategie beeinflusst den Verlauf und die Anpassung jedoch negativ. Darüber hinaus lassen diese Erkenntnisse auch die Schlussfolgerung zu, dass bei jenen Opfern die Strategie der Vermeidung als kontraproduktiv einzuschätzen ist, die im Verlauf über genügend Ressourcen verfügen, um sich mit dem Missbrauch und seinen Folgen aktiv auseinandersetzen zu können, ohne emotional überwältigt oder überfordert zu sein. Sind diese Voraussetzungen gegeben, bringen aktivere Strategien der Bewältigung einen deutlich positiveren Effekt. Denn der Einsatz von vermeidendem Coping verhindert die wichtige kognitiv-emotionale Verarbeitung des sexuellen Missbrauchs, indem die Erinnerungen an die Missbrauchserlebnisse isoliert bleiben und eine Reflexion darüber nicht stattfindet. Vermeidung unterbindet eine Verknüpfung der einzelnen an den Missbrauch geknüpften Erinnerungsbestandteile sowie die kontextuelle Integration ergänzender Informationen. Eine Zusammenführung mit anderen Erinnerungen im autobiografischen Gedächtnis findet nicht statt.

Opfer eines schweren sexuellen Missbrauchs, die auch Zwang erlebt haben, scheinen in höherem Ausmaß auf Vermeidung als Bewältigungsstrategie zurückzugreifen. Sowohl intrafamiliärer als auch ein mehrfacher Missbrauch verstärkte den Einsatz von vermeidendem Coping noch zusätzlich (z. B. Coffey et al., 1996; Leitenberg, Greenwald & Cado, 1992). Interessant in diesem Zusammenhang sind auch die Ergebnisse von Gibson und Leitenberg (2001), die aufzeigen, dass besonders Opfer, die ein hohes Maß an Stigmatisierung erleben, Vermeidung einsetzen.

4.2.2 Widerstand gegen den Missbrauch

Obwohl es keine empirischen Belege dafür gibt, dass es Kindern durch direkten Widerstand tatsächlich gelingt, einen Missbrauch zu beenden, kann vermutet werden, dass diese Bemühungen dazu beitragen, zumindest ein gewisses Maß an Kontrollerleben in der Missbrauchssituation aufzubauen und in der Folge Bewertungen mit einem wirksameren protektiven Effekt zu entwickeln. Die Erkenntnis, dass Opfer, die dem Missbrauch Widerstand entgegengesetzt haben, diesen eher offenlegen, unterstützt diese Vermutung (Leclerc & Wortley, 2015). Steel et al. (2004) konnten nachweisen, dass jene Opfer, die direkten Widerstand leisten, weniger konfrontierendes, von Feindseligkeit geprägtes Coping einsetzen. Diese Strategie hängt insgesamt mit geringeren Problemen und Auffälligkeit zusammen. Doch die Studie von Conte und Schuerman (1987) erbrachte widersprüchliche Ergebnisse. Sowohl Kinder, die Widerstand leisteten, als auch jene, die sich dem Missbrauch passiv unterwarfen, erwiesen sich in dieser Studie als weniger beeinträchtigt.

4.2.3 Offenlegung – Suche nach Unterstützung

Die Entscheidung eines Opfers, den erlebten Missbrauch offenzulegen und sich anderen mitzuteilen, gestaltet sich zumeist schwierig und langwierig. Der Stand der Forschung weist eindrücklich darauf hin, dass es sich hier nicht um einen einfachen unidirektionalen Prozess handelt, sondern dass in diesem Prozess ein komplexes System vielfältiger interner und externer Faktoren zusammenwirkt (Lemaigre, Taylor & Gittoes, 2017). Einer Offenlegung stehen zumeist große Bedenken und Sorgen und damit verbundene negative affektive Zustände entgegen, welche an die unterschiedlichsten Folgen geknüpft sind, die eine Offenlegung des Missbrauchs mit sich bringen würde. Die Entstehung dieser Bewertungen und Emotionen, die Opfer in dieser Situation erleben, sind im Modell der traumatogenen Dynamiken (siehe Kapitel 3.1.2) umfassend erklärt und beschrieben. Im Vordergrund steht vor allem das Erleben von Hilflosigkeit.

Im Verlauf wurden unterschiedliche Modelle entwickelt, die versuchen, die Abläufe rund um die Offenlegung eines sexuellen Missbrauchs zu beschreiben und auf wesentliche Elemente hinzuweisen. Beim Child Sexual Abuse Accomodation Syndrom (CSAAS) handelt es sich um ein frühes Modell (Summit, 1983), das Praktiker:innen die komplexen und widersprüchlichen Dynamiken, die ein sexueller Missbrauch für das Opfer mit sich bringt, verständlich machen will. Der Verlauf des Offenlegungsprozesses wird im CSAAS anhand von fünf unterschiedlichen Stufen beschrieben: Geheimhaltung, Hilflosigkeit, in einer Falle gefangen sein und Anpassung an diese Situation, verzögerte und nicht überzeugende Offenlegung sowie Rücknahme der Offenlegung. Sorensen und Snow (1991) kommen zu einer etwas abweichenden Konzeptualisierung und gliedern den Offenlegungsprozess in die vier Stufen Leugnen, zögerliche Offenlegung, Rücknahme der Offenlegung und Bestätigung des Missbrauchs. In späteren Studien ließen sich jedoch diese Modelle in ihrer Gesamtheit nicht bestätigen. Bei einem Großteil der Opfer waren die Prozesse des Leugnens, der zögerlichen Offenlegung oder der Rücknahme der Offenlegung nicht nachweisbar. Diese Dynamiken fehlten besonders bei jenen Opfern, bei denen neben der Aussage des Opfers auch andere Beweise zur Außenvalidierung des sexuellen Missbrauchs existierten. Insgesamt weisen die Daten darauf hin, dass die meisten Opfer, wenn sie aktiv befragt werden, ihre Erlebnisse offenlegen und ihre Angaben später auch nicht mehr zurücknehmen bzw. widerrufen (London, Bruck, Ceci & Shuman, 2005).

Leventhal, Murphy und Asnes (2010) berichten aus ihrer klinischen Praxis, von welchen Inhalten das Denken von Opfern geprägt ist und welche Fragen sich Opfer in diesem langwierigen Prozess vor der Offenlegung stellen. Relevante Themenkomplexe für Opfer sind der Schutz der Eltern, Sorgen über die Unversehrtheit des eigenen Körpers, Sorgen, wie sich die eigene Sexualität entwickeln wird sowie die Frage, wer Kenntnis von den mitgeteilten Informationen erhalten würde. Aufgrund der angesprochenen Themen wird es nachvollziehbar, warum Opfer eines sexuellen Missbrauchs oft Jahre für ihre Offenlegung benötigen und warum selbst dann Offenlegungen häufig unvollständig erfolgen. Gespräche über die Erlebnisse bleiben für Opfer oft schwierig und werden vermieden und tatsächlich gelingt es vielen Missbrauchsopfern erst im Erwachsenenalter, ihre Erlebnisse offenzulegen (Easton, 2013; London et al., 2005). Die National Women Study (Smith et al., 2000) kam zur Erkenntnis, dass zwar 72 % der untersuchten weiblichen Opfer eines sexuellen Missbrauchs ihre Erlebnisse offenlegten, aber nur bei 18 % die Offenlegungen unmittelbar nach dem Missbrauch erfolgten und beinahe die Hälfte (47 %) sich innerhalb der ersten 5 Jahre nicht für eine Offenlegung entscheiden konnte. Das Review von Ullman (2003) gibt Offenlegungsraten zwischen 40 % und 75 % an, wobei hier 30 % bis 58 % der Offenlegungen in der Kindheit erfolgt, 42 % bis 75 % der Opfer jedoch erst im Erwachsenenalter über ihren Missbrauch berichten.

Einige Studien gingen der wichtigen Frage nach, von welchen Faktoren es abhängt, ob ein Missbrauchsopfer seine Erlebnisse offenlegt. Das Wissen über diese Faktoren ist für die Entwicklung spezifischer präventiver Strategien wichtig, die darauf abzielen, die Offenlegungsraten zu erhöhen. Besonders bei kindlichen Opfern hat sich gezeigt, dass Anstöße von außen, wie das Vermitteln von Informationen, gezielte Fragen durch eine Person des Vertrauens, emotionale Unterstützung, Ansprechen von Auffälligkeiten bzw. Veränderungen dem Kind gegenüber oder Interventionen vonseiten der Schule, es dem Kind erleichtern können, über seine Erlebnisse zu sprechen (Hershkowitz, Lanes & Lamb, 2007; Jensen, Gulbrandsen, Mossige, Reichelt & Tjersland, 2005; Søftestad, Toverud & Jensen, 2013). Besonders bei jüngeren Kindern kann eine Offenlegung auch eher zufällig erfolgen, angestoßen durch ein auslösendes Ereignis. Mit zunehmendem Alter werden diese zufälligen Offenlegungen jedoch seltener und intentionale Offenlegungen, denen ein längerer Entscheidungsprozess vorausgehen kann, häufiger (Campis, Hebden-Curtis & DeMaso, 1993; Nagel, Putnam, Noll & Trickett, 1997). Auch das Vorliegen von zusätzlichen objektiven Beweisen erleichtert es Opfern, über ihren Missbrauch zu berichten (Schaeffer, Leventhal & Asnes, 2011). Insgesamt sollte jedoch ein zu forciertes Vorgehen immer vermieden werden, um dem Kind nicht etwas zu suggerieren, was es tatsächlich nicht erlebt hat. Denn die Beeinflussbarkeit von Kindern ist groß.

In einer qualitativen Studie mit erwachsenen Missbrauchsopfern konnten Collin-Vézina, de La Sablonnière-Griffin, Palmer und Milne (2015) eine Fülle an Faktoren isolieren, die Opfer an der Offenlegung ihres sexuellen Missbrauchs hindern. Diese Faktoren lassen sich in drei Bereiche gliedern. Zum einen handelt es sich um den Bereich der innerpsychischen Faktoren, dem die Faktoren interne Schuldzuschreibung, Selbstschutz und mangelnde Reife zum Zeitpunkt des Missbrauchs unterzuordnen sind. Zum anderen handelt es sich um den interpersonellen Bereich mit den Hinderungsgründen familiäre Gewalt und Dysfunktion, Machtausübung, soziale Konsequenzen einer Offenlegung und ein fragiles soziales Netzwerk. Der dritte Bereich betrifft soziale Barrieren, wie die Stigmatisierung des Opfers, die Tabuisierung von Sexualität, das Fehlen von Beratungseinrichtungen sowie kulturelle oder gesellschaftliche Rahmenbedingungen.

Interessante Erkenntnisse zu den Offenlegungsraten und Einflussfaktoren erbrachte auch die Metaanalyse von Azzopardi, Eirich, Rash, MacDonald und Madigan (2018). Den Analyseergebnissen zufolge legen 64.1 % der Kinder, die einem forensischen Interview unterzogen werden, ihren sexuellen Missbrauch offen. Bei älteren und weiblichen Opfern waren höhere Raten zu finden. Zudem waren die Offenlegungsraten höher, wenn das Opfer bereits einmal in einem anderen Zusammenhang über seinen Missbrauch gesprochen hatte. Auch das Publikationsjahr der jeweiligen Studie hatte einen Einfluss auf die Raten, wobei in jüngeren Studien der Anteil von Offenlegungen höher war als in älteren Studien. Dieses Ergebnis lässt darauf schließen, dass die in den letzten Jahren im forensischen Kontext gesetzten Maßnahmen des Opferschutzes tatsächlich dazu beigetragen haben, Kindern die Offenlegung eines Missbrauchs zu erleichtern. Die Erkenntnisse weisen somit darauf hin, dass viele Kinder ihren Missbrauch dann offenlegen, wenn sie im Rahmen eines forensischen Interviews direkt befragt werden und sie im Verlauf nur selten ihre Aussage wieder zurückziehen.

Doch über die Ergebnisse dieser Metaanalyse hinaus sind die Ergebnisse zur Frage, welche Faktoren eine Offenlegung tatsächlich beeinflussen, sehr inkonsistent und widersprüchlich. Am häufigsten wurde der Einfluss von *Alter und Geschlecht des Opfers* untersucht. Manche Studien finden bei jüngeren Opfern höhere Raten (z. B. Bae, Kang, Hwang, Cho & Cho, 2017; Kogan, 2004), andere bei älteren Opfern (z. B. Leclerc & Wortley, 2015; Lippert, Cross, Jones & Walsh, 2009; Schönbucher, Maier, Mohler-Kuo, Schnyder & Landolt, 2012) und andere Studien wiederum konnten keinen Alterseinfluss feststellen (z. B. Bottoms, Rudnicki & Epstein, 2007; Lam, 2014). Auch zum Geschlecht sind die Befunde nicht eindeutig. Es überwiegen jedoch die Hinweise, dass männliche Opfer weniger bereit sind, ihren Missbrauch offenzulegen (Easton, 2013; Hershkowitz, Horowitz & Lamb, 2005; Lippert et al., 2009; O'Leary & Barber, 2008). Auch bei einem intrafamiliären Missbrauch bzw. einem Naheverhältnis zum Täter dürfte ein größerer Widerstand gegenüber der Offenlegung bestehen (Easton, 2013; Leclerc & Wortley, 2015; Lippert et al., 2009; Schaeffer et al., 2011). Dies kann auch der Grund sein, warum es Opfern, die von einem jugendlichen Täter und damit von einem Täter in einem vergleichbaren Alter missbraucht worden waren, deutlich schwerer fällt, den erlebten Missbrauch offenzulegen (Schönbucher et al., 2012). Dennoch konnten manche Studien diesen Zusammenhang nicht finden (z. B. Lam, 2014).

Widersprüchliche Ergebnisse existieren auch zur *Schwere des Missbrauchs*. Manche Studien belegen, dass jene Opfer, die einen weniger schweren Missbrauch erlitten haben, eher mit anderen Personen über ihre Erlebnisse sprechen, während Opfer eines gravierenderen Missbrauchs eher dazu neigen, zu ruminieren und sich selbst zu bestrafen (z. B. Hershkowitz et al., 2007; Paine & Hansen, 2002). Demgegenüber fanden andere Studien, dass schwere Missbrauchshandlungen Opfer eher dazu bringen, ihren Missbrauch offenzulegen (z. B. Lam, 2014; Leclerc & Wortley, 2015). Das Ausmaß an Beeinträchtigung – hier besteht ja ein deutlicher Zusammenhang mit der Schwere des Missbrauchs – dürfte die Offenlegungsraten jedoch nicht beeinflussen (Arata, 1998). Im Bereich der *Missbrauchsdauer* sind die Zusammenhänge differenzierter. Hier weisen die Daten insgesamt gesehen darauf hin, dass Opfer von häufigerem Missbrauch diesen eher offenlegen. Opfer geben an, dass sie eine Fortsetzung der Übergriffe nicht mehr ertragen und sie Angst vor Folgen oder Verletzungen hätten, eine Gefahr, die gerade bei einem fortgesetzten Missbrauch als höher einzuschätzen ist. Zudem ist die Bereitschaft zur Offenlegung bei Opfern von häufigerem Missbrauch größer, wenn sie sich stärker belastet fühlen und nicht mehr darüber schweigen wollen (Gries, Goh & Cavanaugh, 1997; Kellogg & Huston, 1995; McElvaney, Greene & Hogan, 2012; Schönbucher et al., 2012). Damit sind möglicherweise auch jene Faktoren angesprochen, die Opfer eines schweren sexuellen Missbrauchs eher dazu bringen dürften, sich mitzuteilen. Darüber hinaus sind höhere Offenlegungsraten auch bei Opfern zu finden, bei welchen sich der Missbrauch auf einen Täter beschränkt (Bae et al., 2017). Opfer mit einer Intelligenzminderung weisen hingegen geringere Offenlegungsraten auf, besonders wenn Beeinträchtigungen im Bereich der verbalen Intelligenz vorliegen. Allerdings sind intellektuell beeinträchtigte Opfer häufig auch einem schweren sexuellen Missbrauch ausgesetzt, was gleichfalls für diesen Effekt verantwortlich sein könnte (Bae et al., 2017).

Weitere wichtige Barrieren, die einer Offenlegung entgegenstehen, lassen sich dem *Erleben der Opfer* zuordnen. So kommt es seltener zu einer Offenlegung, wenn das Opfer seine Missbrauchserlebnisse verdrängt (Bottoms et al., 2016). Einen wesentlichen Einfluss haben jedoch Erwartungshaltungen des Opfers, wobei Erwartungen über Reaktionen von Bezugspersonen oder des sozialen Umfelds besonders relevant sein dürften. Gefühle der Angst, Schuld und Scham sowie die Zuschreibung von Verantwortung für den Missbrauch spielen bei der Entstehung von negativen Erwartungen in diesen Bereichen eine zentrale Rolle. Die Erwartung, dass andere Personen kein Verständnis für das Erlebte oder die eigene Situation aufbringen werden, wird von Betroffenen als ein sehr gewichtiger Hinderungsgrund genannt. Wenn das Opfer bei ersten Andeutungen dann tatsächlich auf mangelndes Verständnis stößt, wird der Effekt dieser Barriere noch zusätzlich verstärkt (z. B. Schaeffer et al., 2011; Schönbucher et al., 2012). Damit in Zusammenhang steht auch die Erwartung, von anderen Menschen keine Unterstützung oder Hilfe zu erhalten – auch dieser Hinderungsgrund wird häufig von Opfern genannt (Crisma, Bascelli, Paci & Romito, 2004; Hershkowitz et al., 2005; Jensen et al., 2005). Als weitere wichtige Barrieren konnten das fehlende Vertrauen in andere, auch nahestehende, Personen gefunden werden oder die Angst, dass andere Personen den Aussagen nicht glauben werden (Schönbucher et al., 2012). Demgegenüber konnten deutlich höhere Offenlegungsraten bei jenen Opfern nachgewiesen werden, die darauf vertrauten, dass den eigenen Aussagen Glauben geschenkt wird (McElvaney, Greene & Hogan, 2014).

Wichtige Barrieren betreffen auch Ängste der Opfer vor den negativen Konsequenzen einer Offenlegung. Opfer geben häufig an, Angst vor dem Täter zu haben. Sie fürchten, dass dieser im Falle einer Offenlegung seine Drohungen umsetzen würde und dem Opfer selbst oder seiner Familie Schaden zugefügt wird (Münzer et al., 2016; Schaeffer et al., 2011; Schönbucher et al., 2012). Auch der Schutz der eigenen Person, die Angst, getötet oder verletzt zu werden, Ängste, von den Eltern oder der Familie bestraft zu werden bzw. deren Unterstützung zu verlieren, aber auch Ängste vor einer negativen Bewertung durch andere Menschen sind wichtige Motive, die Opfer als Barrieren gegen eine Offenlegung nennen (Schönbucher et al., 2012; Shalhoub-Kevorkian, 2005). Die Ängste des Opfers können sich auch auf negative Konsequenzen beziehen, welche die Familie im Falle einer Offenlegung erleiden müsste. Hier geht es um Ängste, die Familie als Einheit zu vernichten oder das Ansehen oder die Ehre der Familie zu zerstören. Zahlreiche

Studien sehen den Schutz der Familie und die Familie vor Schaden oder Belastungen zu bewahren als zentrale Motive, die ein Opfer an einer Offenlegung hindern (Crisma et al., 2004; Jensen et al., 2005; McElvaney et al., 2014; Schönbucher et al., 2012; Shalhoub-Kevorkian, 2005). Darüber hinaus existieren auch Motive, die der Sphäre des Täters zuzuordnen sind. Besonders bei einem Naheverhältnis zwischen Opfer und Täter können positive Gefühle dem Täter gegenüber und auch der Wunsch, den Täter vor negativen Konsequenzen zu beschützen, einer Offenlegung entgegenstehen (Jensen et al., 2005; Kellogg & Huston, 1995; Münzer et al., 2016). Auch der Wunsch nach Autonomie und Erwachsensein konnte als Motiv gefunden werden, das einer Offenlegung widerspricht. Denn manche Opfer fühlen sich gestärkt in ihrer Unabhängigkeit und ihrem Erwachsensein, wenn sie alleine versuchen, mit dem Missbrauch und dessen Folgen zurechtzukommen (Crisma et al., 2004).

Neben der Frage, ob sich ein Opfer überhaupt dazu entschließt, seinen Missbrauch offenzulegen, ist auch die Frage relevant, welche Faktoren für eine *verzögerte Offenlegung* verantwortlich sind und welche Faktoren ein Opfer im Verlauf doch dazu motivieren können, über ihren Missbrauch zu berichten. Anderson (2016) konnte nachweisen, dass besonders bei Children of Color, bei Opfern von erwachsenen Tätern, bei Opfern, die wenig familiäre Unterstützung erhalten, und Opfern, die ihren Missbrauch erstmals auf Nachfrage offengelegt haben, der Prozess der Offenlegung und die Schilderung der Erlebnisse deutlich zögerlicher erfolgt. Ob das Alter des Opfers das Ausmaß der Verzögerung beeinflusst, ist nicht eindeutig zu beantworten. Während Hershkowitz et al. (2007) bei älteren Kindern eine deutlich längere Zeitspanne bis zur Offenlegung feststellen konnte, fanden Giroux, Chong, Coburn und Connolly (2018) keine Unterschiede zwischen kindlichen und jugendlichen Opfern. Eine längere Zeitspanne bis zur Offenlegung findet sich hingegen bei Opfern von intrafamiliärem Missbrauch und Opfern, die von mehreren Tätern missbraucht wurden (Kellogg & Hoffman, 1997; London, Bruck, Wright & Ceci, 2008). Zudem weisen Daten darauf hin, dass ein verzögertes Offenlegen mit einem höheren Ausmaß an Beeinträchtigung in Zusammenhang stehen dürfte. Allerdings konnten Ullman und Filipas (2005b) diesen Zusammenhang nur für weibliche Opfer nachweisen. Betrachten wir die Gesamtheit der Erkenntnisse, scheinen die Gründe für eine zögerliche Offenlegung sehr vielfältig zu sein. Für den häufig in diesem Zusammenhang genannten Grund, dass eine zögerliche Offenlegung ein Indikator für eine nicht der Realität entsprechenden Aussage wäre, gibt es jedoch keinen fundierten Beleg.

Erlebnisse eines Missbrauchs offenzulegen ist zumeist von der Suche nach Unterstützung motiviert. Bei jüngeren Missbrauchsopfern sind es daher die Eltern, denen sich Kinder am häufigsten erstmals anvertrauen (Giroux et al., 2018). Vertrauen zu der entsprechenden Person ist für Kinder von entscheidender Bedeutung (Petronio, Reeder, Hecht & Ros-Mendoza, 1996). Insgesamt ist die Suche nach Unterstützung eine sehr wirksame Bewältigungsstrategie, denn Opfer, die nach sozialer Unterstützung suchen, zeigen deutlich weniger Initialeffekte und auch Langzeitfolgen (Brand & Alexander, 2003; Murthi & Espelage, 2005; Steel et al., 2004). Für eine positive Bewältigung eines erlebten Missbrauchs ist es aber nicht ausreichend, sich auf der Suche nach Unterstützung jemandem anzuvertrauen. Der entscheidende Punkt ist, wie die Person, der sich das Opfer anvertraut, auf die Offenlegung reagiert (Wyatt & Mickey, 1987). Auch wenn nur bei einem geringen Prozentsatz der Fälle eine Offenlegung erfolgt, solange der sexuelle Missbrauch noch andauert, sind gerade bei diesen Fällen die Handlungen der Ansprechpersonen von zentraler Bedeutung. In solchen Fällen erwartet das Opfer, dass diese Person Maßnahmen ergreift, um den Missbrauch zu beenden. Legt das Kind den Missbrauch offen und erhält keine Unterstützung und Hilfe, sondern ist weiterhin dem Missbrauch ausgesetzt, hat dies den schwerwiegendsten Effekt auf Beeinträchtigungen und Folgeprobleme des Opfers (Swingle et al., 2016).

Easton et al. (2011) berichten, dass eine Offenlegung zeitnah nach den Missbrauchserlebnissen mit stärker ausgeprägten Problemen im Bereich der Sexualität zusammenhängt. Dieser Zusammenhang zeigt sich besonders bei älteren Missbrauchsopfern. Eine mögliche Erklärung für diesen Effekt könnte sein, dass Personen auf die Offenlegung von älteren Kindern möglicherweise weniger verständnisvoll oder unterstützend und eher mit Schuldzuweisungen reagieren. Männliche Opfer scheinen nach der Offenlegung ihres sexuellen Missbrauchs nur wenig emotionale Unterstützung und Schutz zu erhalten, was das Risiko für spätere psychische Probleme deutlich erhöht (Easton, 2013).

Soziale und emotionale Kompetenzen sind wichtige Ressourcen für den Offenlegungsprozess und können ihn deutlich positiv beeinflussen. Sie können Opfer dabei unterstützen, geeignete Personen dafür auszuwählen und sich in dieser Situation verständlich und angemessen zu verhalten. Dies erhöht die Chancen, auch tatsächlich jene Unterstützung zu erhalten, die für eine positive Bewältigung nötig ist. Soziale und emotionale Kompetenzen gelten ja als wichtige protektive Faktoren für die Adaptation von Missbrauchsopfern (siehe Tabelle 4.1). Die *Reaktionen*, die ein Missbrauchsopfer auf eine Offenlegung erfährt, sind vielschichtig, weshalb sich eine differenzierte Betrachtung dieses Interaktionsprozesses empfiehlt. Tabelle 4.2 bietet einen Überblick zu positiven und negativen Reaktionen, die von Missbrauchsopfern konkret benannt wurden. Interessant in diesem Zusammenhang ist, dass kindliche Opfer auf ihre Offenlegung hin mehr negative Reaktionen erhalten als Opfer, die erst im Erwachsenenalter von ihrem Missbrauch berichten.

Walker-Descartes, Sealy, Laraque und Rojas (2011) haben nicht betroffene Eltern nach ihren Reaktionen befragt, falls ein Kind ihnen gegenüber einen sexuellen Missbrauch offenlegen würde. Konfrontiert mit unterschiedlichen Missbrauchszenarien gaben Eltern an, dass sie sehr wahrscheinlich eine Anzeige erstatten oder sich an offizielle Stellen, wie Behandlungs- oder Kinderschutzeinrichtungen, wenden würden. Weniger wahrscheinlich war es für die Eltern, dass sie den Täter zur Rede stellen oder das Kind beschuldigen würden. Hier ergaben sich aber noch immer durchschnittliche Werte von 2.45 (Täter zur Rede zu stellen) und 2.03 (Kind beschuldigen) auf einer 5-stufigen Skala, was diese Reaktionen als durchaus möglich ausweist. Bei jüngeren Opfern bevorzugten Eltern verstärkt die Erstattung einer Anzeige und das Aufsuchen einer Kinderschutzeinrichtung und im Falle eines schwereren Missbrauchs würden sie eher aktiv etwas unternehmen. Zudem zeigte sich, dass jene Eltern, die selbst Missbrauchsopfer waren oder Erfahrungen mit der Justiz hatten, eher den Täter zur Rede stellen würden. Hier könnten möglicherweise negative Erfahrungen mit Einrichtungen oder Behörden die Eltern davon abhalten, eine Anzeige zu erstatten oder Kinderschutzeinrichtungen aufzusuchen.

Tabelle 4.2: Positive und negative Reaktionen auf die Offenlegung eines sexuellen Missbrauchs (nach Ullmann, 2003)

Positive Reaktionen	Negative Reaktionen
• den Aussagen glauben • die Aussagen bestätigen • Zuhören • Einfühlen • Besprechen von Emotionen • keine Schuldzuweisung • keinen Spott zeigen • keine Geringschätzung zeigen • nicht werten • keinen Ekel zeigen • Partei ergreifen • Bestärken in Reaktionen • Selbstwert stärken • emotionale oder instrumentelle Unterstützung • Schutz gewähren	• Zweifel an der Richtigkeit der Angaben • der Lüge beschuldigen • Schuldzuweisungen • Herunterspielen • die Offenlegung ignorieren • ein Gespräch vermeiden • Zuhören vermeiden • Gleichgültigkeit zeigen • allein lassen • egozentrische Reaktionen • Zurückweisung • Vernachlässigung • Aggression • dem Spott anderer preisgeben • Stigmatisierung • Bestrafung • Züchtigung *Im therapeutischen Kontext:* • Abtun als Fantasie • Unterlassen von Hilfeleistungen • Unterlassen einer Meldung • Überdosierung von Medikamenten • Reviktimisierungen

Newman und Peterson (1998) konnten nachweisen, dass Familienmitglieder im Vergleich zu Freund:innen oder fremden Personen deutlich häufiger in negativer Form auf die Offenlegung eines sexuellen Missbrauchs reagieren. Freund:innen zeigen am meisten Unterstützung, Eltern hingegen reagieren am negativsten auf die Offenlegung ihrer Kinder. Diese Ergebnisse bestehen unabhängig vom Alter der Opfer. Nur bei extrafamiliärem Missbrauch zeigen Familienmitglieder positivere Reaktionen. Das große Problem der Familienmitglieder scheint somit ein intrafamiliärer Missbrauch zu sein. Zudem konnte nachgewiesen werden, dass durch positive Reaktionen von Müttern nach einer Offenlegung zwar die Feindseligkeit im Verhalten ihrer Kinder nicht reduziert werden konnte, negative Reaktionen der Mütter haben die Feindseligkeit der Kinder jedoch deutlich verstärkt. Darüber hinaus stellt sich die Frage, ob die Reaktionen auf eine Offenlegung auch unabhängig vom Geschlecht erfolgen. Hier sind die Ergebnisse nicht einheitlich. Insgesamt scheinen aber Männer eher beschützend auf eine Offenlegung zu reagieren, während bei Frauen der Anteil jener, die den Aussagen glauben, höher zu sein scheint. Von den Opfern selbst werden die Reaktionen von Frauen eher als hilfreich erlebt als jene von Männern. Auch das Geschlecht des Opfers scheint zumindest im Erwachsenenalter relevant zu sein. Entschließt sich ein Opfer erst im Erwachsenenalter seinen Missbrauch offenzulegen, dürften weibliche Opfer mehr positive Reaktionen erfahren als männliche Opfer (Ullman, 2003).

Wenn es einem Opfer gelingt, seinen Missbrauch offenzulegen und mit anderen über die Erlebnisse zu sprechen, kann dies zwar kurzfristig zu einer größeren Belastung der Betroffenen führen, dies wird sich langfristig aber positiv auswirken (Nagel et al., 1997; Wyatt & Newcomb, 1990). Entsprechend konnten bei erwachsenen Opfern, die im Verlauf ihres Lebens ihren Missbrauch offengelegt hatten, ein geringeres *Ausmaß an Beeinträchtigung* und eine bessere Anpassung nachgewiesen werden. Interessant ist aber auch, dass im Falle einer Offenlegung auch ein höheres Ausmaß an Dissoziation zu finden war (Bonanno et al., 2003; Scarpa et al., 2009). Von jenen Opfern, die ihren Missbrauch nicht offengelegt haben, weisen jene Opfer, bei denen zwar der Wunsch nach Offenlegung existiert, die sich aber bisher noch nicht überwinden konnten, deutlich stärkere Beeinträchtigungen auf (Sinclair & Gold, 1997). Demgegenüber weisen jene Opfer, die es schaffen, ihren Missbrauch offenzulegen, deren Umfeld aber negativ reagiert, den negativsten Verlauf auf. Bei diesen Opfern findet sich das höchste Ausmaß an Symptomen und Beeinträchtigungen (z. B. Arata, 1998; Hong, Ilardi & Lishner, 2011). Der zerstörerische Effekt von negativen Reaktionen übersteigt sogar den Effekt, der auf bestimmte Merkmale des Missbrauchs, wie die Schwere oder die Dauer des Missbrauchs, zurückzuführen ist (Lange et al., 1999).

Bei Opfern, die sich erst als *Erwachsene* dazu entschließen, ihren Missbrauch offenzulegen, sind die Prozesse, die zur Offenlegung führen, vergleichbar mit jenen bei kindlichen Opfern. Auch bei erwachsenen Opfern wird die Auseinandersetzung mit der Frage einer möglichen Offenlegung von ähnlichen Bedenken, Befürchtungen, Erwartungen und Gefühlen begleitet. Entsprechend finden wir dieselben Einflussfaktoren und dieselben Begleitumstände, wie sie auch bei kindlichen Opfern zum Tragen kommen (Tener & Murphy, 2015). In gleicher Weise wie in der Kindheit wird auch im Erwachsenenalter die Entscheidung von Zweifeln und Unsicherheiten begleitet und bleibt für Betroffene schwierig. Im Erwachsenenalter kommen jedoch noch weitere Zweifel und Unsicherheiten hinzu. So zweifeln erwachsene Opfer häufig an der Verlässlichkeit ihrer Erinnerungen, sie fragen sich, ob eine Offenlegung zum gegebenen Zeitpunkt überhaupt noch relevant ist und zur Verbesserung der eigenen Situation und des Befindens beitragen kann. Im Gegensatz zu kindlichen Opfern, die sich zumeist an ihre Eltern richten, erfolgt eine Offenlegung im Erwachsenenalter häufig gegenüber engen Freund:innen oder auch im therapeutischen Kontext (Arata, 1998; Lamb & Edgar-Smith, 1994). Nach Somer und Szwarcberg (2001) legen nur 5 % der erwachsenen Opfer ihren sexuellen Missbrauch gegenüber einem Familienmitglied offen.

Kindliche und erwachsene Opfer unterscheiden sich deutlich darin, wie bedeutsam soziale Skripte zum Thema sexueller Missbrauch für den Entscheidungsprozess sind. Wenn die Erlebnisse des Opfers, die Begleitumstände des sexuellen Missbrauchs und der weitere Verlauf von diesen Skripten abweichen, finden sich bei erwachsenen Opfern deutlich stärker ausgeprägte Zweifel und Bedenken, die gegen eine Offenlegung sprechen. Abweichungen liegen beispielsweise vor, wenn das Opfer nicht mit Gewalt zum Missbrauch gezwungen wurde, es während des Missbrauchs auch angenehme Gefühle erlebt oder keine schwerwiegenden Folgen davongetragen hat. Auch ist es für erwachsene Opfer bedeutsamer, wenn sie glauben, durch ihre Offenlegung mögliche weitere Opfer vor einem Missbrauch durch denselben Täter schützen zu können. Bei derartigen Konstellationen können sie sich eher zu einer Offenlegung entschließen. Diese Motive kommen besonders bei Opfern von intrafamiliärem Missbrauch zum Tragen (MacFarlane & Korbin, 1983). Auch haben Medienberichte über berühmte Personen, die missbraucht worden waren, einen deutlich stärker anstoßenden Effekt bei erwachsenen Opfern.

4.2.4 Konfrontation – kognitive Umstrukturierung

In allen Modellen, die den Entstehungszusammenhang von Folgeproblemen nach einem sexuellen Missbrauch erklären, sind kognitiv-emotionale Faktoren ein zentraler Bestandteil. Auch in der Aufrechterhaltung der Folgestörungen spielen Kognitionen und Emotionen eine wichtige Rolle. Daher wird eine effektive Bewältigung eines sexuellen Missbrauchs ohne die Veränderung dieser Variablen nicht möglich sein. In Kapitel 4.1.1 wurden bereits jene dysfunktionalen Bewertungen dargestellt, die sich auf die Interpretation des Missbrauchs und dessen Folgeprobleme beziehen. Da diese dysfunktionalen Bewertungen häufig das Erleben von Missbrauchsopfern prägen, ist es erforderlich, diese Kognitionen und die daran geknüpften Emotionen zu verändern, um Folgeprobleme und Störungen erfolgreich zu überwinden und die Anpassung zu verbessern.

Die Problematik der Vermeidung, die von Missbrauchsopfern am häufigsten eingesetzte Bewältigungsstrategie, wurde bereits in Kapitel 4.2.1 ausführlich diskutiert. Der zentrale und unerwünschte Effekt von Vermeidung besteht darin, dass eine Veränderung dysfunktionaler Kognitionen und Emotionen verhindert wird. Die entsprechende Gegenmaßnahme wäre die Strategie der Konfrontation. Eine Konfrontation ist bei Opfern eines sexuellen Missbrauchs in vielfältiger Weise möglich und auch notwendig, wenn Folgeprobleme und Störungen reduziert und die Adaptation verbessert werden sollen. Von zentraler Bedeutung ist dabei die Konfrontation mit den Erinnerungen an den Missbrauch und den daran geknüpften Kognitionen und Emotionen. Dies kann bewusst auf der gedanklichen Ebene im Rahmen eines reflexiven Prozesses erfolgen. Darüber hinaus ist aber auch eine Konfrontation mit Stimuli zu empfehlen, die Erinnerungen, dysfunktionale Kognitionen und Emotionen direkt auslösen. Dies können Situationen oder Personen sein, die möglicherweise nur in Ansätzen an die Missbrauchssituation oder den Täter erinnern, es können aber auch Gedanken, Gefühlszustände oder Verhaltensweisen sein, die Erinnerungen und dysfunktionale Bewertungen und Emotionen aktiveren. Zentral ist, dass jene negativen Erlebenszustände bei der bzw. dem Betroffenen ausgelöst werden, die für die Beeinträchtigungen, die ein Opfer erlebt, letztlich verantwortlich sind.

Die Strategie der Konfrontation zielt im Wesentlichen darauf ab, eine Auseinandersetzung mit dysfunktionalen Kognitionen und Emotionen herzustellen. Dadurch wird eine Umstrukturierung der Kognitionen möglich, gleichzeitig wird sukzessive die Verknüpfung zwischen den entsprechenden Stimuli und den negativen Emotionen gelöst und eine Verknüpfung mit alternativen Emotionen erlaubt. Oftmals wird den Betroffenen erst im Laufe dieses Prozesses bewusst, welche problematischen Bedeutungen und Bewertungen sie dem sexuellen Missbrauch, dessen Folgen und sich selbst zugeschrieben haben. Das oberste Ziel dieses Prozesses besteht darin, die Verarbeitung und Integration der Missbrauchserlebnisse zu fördern. Kurzfristig ist diese Strategie zwar mit einer erhöhten Belastung verbunden, langfristig führt sie jedoch zu einer deutlichen Reduktion der Symptomatik und einer Verbesserung der Anpassung. Wie bereits ausgeführt setzt eine erfolgreiche Konfrontation jedoch voraus, dass die betroffene Person über hinreichend Kompetenzen und Ressourcen verfügt, um sich tatsächlich in zielführender Art und Weise mit den Ereignissen und den daran geknüpften kognitiv-emotionalen Prozessen auseinandersetzen zu können. Sind diese Ressourcen nicht vorhanden, wie beispielsweise bei jüngeren Kindern direkt im Anschluss an den Missbrauch, wird eine Konfrontation den gegenteiligen Effekt erbringen. Das Opfer wird sich nicht von den negativen Bewertungsprozessen distanzieren können und es wird erneut, wie bereits in der Missbrauchssituation, vom gesamten Komplex an negativen Emotionen und Bewertungen unkontrollierbar überschwemmt werden.

Die Strategie der kognitiven Umstrukturierung zielt somit darauf ab, dysfunktionale Kognitionen und Emotionen in funktionale Kognitionen und Emotionen überzuführen. In Kapitel 4.1.2 wurde bereits ausführlich die empirische Evidenz zu diesem Bereich dargestellt und beschrieben, welche kognitiv-emotionalen Prozesse sich als funktional und welche sich als dysfunktional erwiesen haben. Die Ansatzpunkte für eine kognitive Umstrukturierung sind somit vielfältig.

Ein zentraler Bereich der kognitiven Umstrukturierung ist, dem sexuellen Missbrauch eine alternative Bedeutung beimessen zu können. Dieser Prozess des *Reframings* zielt darauf ab, die Missbrauchserlebnisse neu zu bewerten und alternative Bezüge herzustellen. Durch diese Strategie soll es gelingen, den Ereignissen des Missbrauchs einen *Sinn*, eine grundlegende *Bedeutung* für das eigene Leben, beimessen zu können. Das Erleben von Sinnhaftigkeit eines Ereignisses stellt ja einen wichtigen Resilienzfaktor für die psychische Gesundheit dar (siehe Kapitel 4.1.2). Diese Strategie wird gelingen, wenn die bei Missbrauchserlebnissen zumeist fehlende Verknüpfung mit dem autobiografischen Gedächtnis aufgelöst wird und Zusammenhänge mit weiteren autobiografischen Informationen hergestellt werden. Im Zuge dieses Prozesses werden die negativen Emotionen, die bisher mit den Ereignissen verknüpft waren, entkoppelt. Durch ein erfolgreiches Reframing wird es Opfern auch gelingen, sich von der Fokussierung auf Vergangenes zu lösen, den Blick verstärkt auf Zukünftiges zu richten und Entwicklungsmöglichkeiten zu erkennen, die sich vielleicht aus dem sexuellen Missbrauch und dessen Folgen ergeben. Diese Bewältigungsstrategie des Reframings wird von Opfern kaum direkt im Anschluss an den Missbrauch eingesetzt, sondern ist häufiger bei erwachsenen Opfern zu finden (Oaksford & Frude, 2003). Dies liegt sicherlich darin begründet, dass ein erfolgreiches Reframing nur bei entsprechenden Kompetenzen und Ressourcen möglich ist.

Ein weiterer Fokus der kognitiven Umstrukturierung liegt auf den Bereichen *Schuld und Scham*. Ein zentraler Baustein dafür ist, dass die Betroffenen das Erlebte und die damit verbundenen Gefühle adäquat verstehen und einordnen können. Mit dem Aufbau eines verbesserten Verständnisses über die Hintergründe des Missbrauchs, den Missbrauch selbst und dessen Folgen wird es möglich werden, interne Zuschreibungen von Verantwortung für die Geschehnisse auf externe Quellen zu verlagern. Infolge dieses Prozesses werden sich Gefühle von Schuld und Scham reduzieren. Auch der Prozess der *Selbstvergebung* kann besonders im Bereich der Scham eine wichtige Rolle spielen.

Selbstbewertungen sind ein weiterer zentraler Ansatzpunkt für diese Bewältigungsstrategie. Hier ist es wichtig, vorhandene negative Selbstbewertungen zu hinterfragen, positive Aspekte des eigenen Selbst und auch eigener Kompetenzen und Fähigkeiten zu erkennen und den Fokus des Denkens und Fühlens auf diese positiven Aspekte zu verlagern. Dies wird durch eine forcierte Verknüpfung mit positiven autobiografischen Selbstrepräsentationen gelingen. Eine Reflexion des Themas, wieviel Kraft und Ressourcen man besaß, um die Ereignisse hinter sich zu lassen und zu überstehen, aber auch eine Änderung der Sichtweise weg vom

Opfer hin zur bzw. zum Überlebenden, werden hier anzusprechen sein. Diese Prozesse ermöglichen es den Betroffenen, sich von der Rumination über die negativen Ereignisse in der Vergangenheit zu lösen und ein zukunftsorientiertes Denken und eine optimistische Sichtweise aufzubauen. Damit kann es gelingen, das Erleben von Selbstwirksamkeit insgesamt zu stärken – ein zusätzlicher zentraler Resilienzfaktor. Ein weiterer mit der Selbstbewertung in Zusammenhang stehender Bereich ist die *Bewertung anderer Personen, interpersoneller Beziehungen* und das von anderen Menschen ausgehende *Gefährdungs- und Bedrohungspotenzial*. Eine effektive Bewältigung in diesem Bereich zielt darauf ab, die generalisiert negativen Einschätzungen des Wertes der eigenen Person, des Wertes anderer Personen, aber auch des Wertes interpersoneller Beziehungen zu hinterfragen und zu einer differenzierten Sichtweise zu gelangen. Im Rahmen dieses Reflexionsprozesses wird es auch notwendig sein, die generalisiert negativen Intentionen, die anderen Menschen unterstellt werden, zu hinterfragen. Die alternativen Bewertungen sollten eine realistische Einschätzung sowohl positiver als auch negativer Aspekte der eigenen Person, anderer Personen und interpersoneller Beziehungen angemessen berücksichtigen.

Viele Psychotherapien setzen in der Behandlung von Opfern eines sexuellen Missbrauchs auf die Strategie der kognitiven Umstrukturierung. Vor allem bei wirksamen Psychotherapien ist diese Methode ein zentraler Bestandteil der Behandlung. Eine vertiefende Darstellung dieser Methode und der zu erzielenden Effekte findet sich daher in Kapitel 5.

4.3 Prozesse und Reaktionen im Umfeld des Opfers

Neben innerpsychischen Faktoren spielen auch soziale Aspekte für eine positive Bewältigung eines erlebten sexuellen Missbrauchs eine wichtige Rolle. Bei Betrachtung relevanter Faktoren aus dem sozialen Umfeld des Opfers sind im Prinzip zwei unterschiedliche Bereiche von Interesse. Einerseits Faktoren, die das Opfer unabhängig von den Erlebnissen des Missbrauchs in seiner Resilienz unterstützen, und andererseits Reaktionen aus dem sozialen Umfeld, wenn ein Opfer seinen Missbrauch offengelegt hat oder wenn lediglich ein Verdacht besteht, das Opfer selbst sich jedoch noch nicht explizit dazu geäußert hat.

4.3.1 Soziale Unterstützung durch Eltern

Wie Eltern darauf reagieren, wenn ihr Kind einen sexuellen Missbrauch offenlegt, ist von entscheidender Bedeutung für den weiteren Verlauf. Ob Eltern ihrem Kind glauben und es ernst nehmen, entscheidet nicht nur über die Sicherheit des Kindes, sondern nimmt darüber hinaus wesentlichen Einfluss auf die Entwicklung von Störungen und Beeinträchtigungen. Von den Reaktionen der Eltern hängt es häufig auch ab, ob der Missbrauch angezeigt wird und das Kind zumindest die Chance erhält, dass die an ihm begangene Straftat verfolgt und geahndet wird. Man muss sich aber auch vor Augen halten, dass es für das soziale Umfeld eines Kindes, besonders für die Eltern und die engere Familie, zumeist eine massive Belastung bedeutet, wenn sie mit der Offenlegung eines sexuellen Missbrauchs an ihrem Kind konfrontiert werden. Entsprechend können die Reaktionen der nicht missbrauchenden Eltern oder anderer enger Familienangehöriger sehr vielschichtig sein.

Soziale Unterstützung ist insgesamt ein vielfältiges und multidimensionales Konstrukt. Abhängig von der spezifischen Bedürfnislage der Person, an die sich die Unterstützung richtet, sind unterschiedliche Dimensionen von Unterstützung bedeutsam. Entsprechend kann ein Opfer eines sexuellen Missbrauchs in vielfältiger Weise und in unterschiedlichen Bereichen von seinem sozialen Umfeld unterstützt werden. Für die Gruppe der Missbrauchsopfer erwiesen sich folgende Dimensionen als spezifisch relevant: Unterstützung durch Erhöhung von Sicherheit und Schutz, Unterstützung bei notwendigen Entscheidungen, Unterstützung durch Präsenz, Verfügbarkeit und Supervision, Unterstützung durch Empathie, Verständnisbereitschaft und Anerkennung sowie instrumentelle Unterstützung mit dem Ziel, den Lebensvollzug des Kindes zu erleichtern und professionelle Hilfe zu ermöglichen (Bolen, Dessel & Sutter, 2015).

Für die Bewältigung eines sexuellen Missbrauchs wird der Unterstützung durch enge Bezugspersonen des Opfers eine große Bedeutung beigemessen. Hier sind vor allem die Eltern relevant, denn Eltern bzw. der nicht missbrauchende Elternteil sind für die meisten Kinder die wichtigsten und engsten Bezugspersonen. Manchmal wird diese Rolle aber auch von anderen Betreuungspersonen eingenommen, wie Großeltern, älteren Geschwistern, Tagesmüttern oder Erzieher:innen.

Es wurde bereits darauf hingewiesen, dass der Entscheidungsprozess, bis das Opfer seinen Missbrauch offenlegt, sich zumeist schwierig und langwierig gestaltet und es für Betroffene eine deutliche Erleichterung sein kann, wenn sie von engen Bezugspersonen direkt auf Veränderungen und möglicherweise vorhandene Probleme angesprochen werden. Voraussetzung dafür ist jedoch, dass Veränderungen beim Kind auch tatsächlich von den Bezugspersonen wahrgenommen werden. Es ist somit davon auszugehen, dass die *Fähigkeit der Eltern zur Perspektivenübernahme* ein wichtiger Faktor ist, der mit der Entwicklung von Auffälligkeiten und dem Ausmaß an positiver Bewältigung beim Kind in Zusammenhang steht. Jüngere Kinder, die nur eingeschränkt fähig sind, ihre Empfindungen und Gefühle adäquat einzuordnen und mitzuteilen, sind auf Bezugspersonen angewiesen, die über die nötigen Fähigkeiten verfügen, die inneren Befindlichkeiten ihres Kindes wahrzunehmen und das Verhalten und die Reaktionen des Kindes adäquat zu interpretieren. Bei Kindern, die Opfer eines sexuellen Missbrauchs geworden sind, scheint diese Fähigkeit der Eltern von großer Bedeutung, weil Eltern auf diese Weise adäquat auf Belastungen ihrer Kinder reagieren und dem oft schwierigen und manchmal auch rätselhaften Verhalten ihrer Kinder mit mehr Verständnis begegnen können. Insofern können Eltern, wenn sie über hinreichende Kompetenzen zur Perspektivenübernahme verfügen, ihre Kinder bei der Bewältigung von Missbrauchserlebnissen besser unterstützen. Ensink, Bégin, Normandin und Fonagy (2017) gelang es, diese Zusammenhänge zu bestätigen. Bessere Kompetenzen der Mutter zur Perspektivenübernahme hingen mit einer geringer ausgeprägten Symptomatik bei ihren Kindern zusammen. Die Fähigkeit einer Mutter, sich in ihre Kinder hineinzuversetzen, reduzierte nicht nur das Risiko, dass Kinder Auffälligkeiten entwickelten – im internalisierenden und externalisierenden Bereich –, sondern half den Kindern auch die infolge des Missbrauchs entwickelten Auffälligkeiten und Beeinträchtigungen zu bewältigen. Ein interessantes Detailergebnis dieser Studie war, dass Mütter von sexuell missbrauchten Kindern eine deutlich geringer ausgeprägte Fähigkeit zur Perspektivenübernahme besaßen als Mütter, deren Kinder keinen Missbrauch erlebt hatten. Dies kann bedeuten, dass sexuell missbrauchte Kinder es ihren Müttern erschweren, sich in das Erleben ihres Kindes hineinzuversetzen. Es kann aber auch sein, dass diese Mütter bereits vor Stattfinden des Missbrauchs über eingeschränktere Fähigkeiten zur Perspektivenübernahme verfügt haben. Um Kinder in der Bewältigung ihrer traumatischen Erlebnisse zu unterstützen, sollten jedenfalls Bezugspersonen in ihren Kompetenzen zur Perspektivenübernahme gestärkt werden.

Obwohl in der Fachwelt der *mütterlichen Unterstützung* eine hohe Relevanz beigemessen wird, wie ein missbrauchtes Kind seine Erlebnisse bewältigen kann, erbrachten die Studien insgesamt gesehen widersprüchliche Ergebnisse. Ergänzend sei erwähnt, dass ein Großteil dieser Studien die Reaktionen von Müttern untersuchte, nur wenige Studien wurden zu den Reaktionen von nicht missbrauchenden Vätern durchgeführt (Wamser-Nanney, 2017). Leventhal et al. (2010) haben sich – wie bereits weiter oben dargestellt – nicht nur mit den Sorgen und Bedenken der Opfer beschäftigt, sondern berichten auch, welche Themen Eltern bewegen, wenn sie erfahren, dass ihr Kind missbraucht worden ist. Eine zentrale Frage von Eltern ist, ob sie ihrem Kind glauben sollen. Besonders wenn es sich beim mutmaßlichen Täter um eine nahestehende Person handelt, bezweifeln Eltern häufig die Richtigkeit der Aussage ihres Kindes. Aber auch die Umstände der Offenlegung, wem sich das Kind anvertraut und wie detailliert es berichtet hat, können das Vertrauen der Eltern in die Aussagen ihres Kindes erschüttern. Eltern können oft auch nicht verstehen, warum ihnen ihr Kind nicht umgehend von seinen Erlebnissen berichtet hat. Manchmal sind Eltern beunruhigt oder enttäuscht, manchmal auch verletzt über eine verzögerte Offenlegung ihres Kindes. Besonders schwierig kann es für Eltern werden, wenn das Kind sich nicht ihnen, sondern einer anderen Person anvertraut hat. Des Weiteren sind Eltern häufig mit Sorgen beschäftigt, ob ihr Kind durch den Missbrauch körperlich geschädigt wurde. Sie fragen sich auch, wie es ihnen gelingen soll, mit den zum Teil sehr starken Emotionen, die sie selbst in diesem Zusammenhang erleben, umzugehen. Sie sind im Zweifel darüber, wie sie es in Gesprächen – besonders mit ihrem Kind – schaffen können, von diesen heftigen Emotionen nicht überwältigt zu werden. Beschäftigt sind Eltern auch mit der Frage, wie sie mit ihrem Kind über die Vorfälle sprechen können oder ob dies überhaupt empfehlenswert ist. Eltern haben oft Bedenken, ob sie durch Gespräche beim Kind nicht immer wieder die Erinnerungen an den Missbrauch wachrufen und das Kind auf diese Weise einer übermäßigen Belastung aussetzen. Viele Sorgen der Eltern kreisen auch um die Frage, welche behördlichen Maßnahmen nun folgen werden, wie und wann der Täter bestraft wird. Alle diese Bereiche sind von hoher Relevanz in der Beratung und Begleitung der Eltern und Angehörigen, wenn ein Verdacht auf einen sexuellen Missbrauch besteht.

Auf der Basis eines umfassenden Reviews weisen Elliott und Carnes (2001) darauf hin, dass Mütter in der Regel ihren Kindern glauben, wenn diese einen sexuellen Missbrauch offenlegen und ein Großteil der Mütter sich auch beschützend und unterstützend verhält. Auch Ullman (2003) hält fest, dass die Hälfte bis zwei Drittel der Mütter den Aussagen ihrer Kinder vertraut. Erleben die Opfer hingegen, dass sie nach der Offenlegung ihres Missbrauchs von ihren Müttern nicht unterstützt werden, stellt dies eine große Belastung für die Opfer dar. Johnson und Kenkel (1991) konnten nachweisen, dass diese Belastung 23 % der Varianz der Symptomatik aufklärt. Das Ausmaß an mütterlicher Unterstützung dürfte somit die Entwicklung von Folgeproblemen und Beeinträchtigungen beim Opfer wesentlich beeinflussen. Doch selbst jene Mütter, die ihre Kinder unterstützen, zeigen auch inkonsistentes und ambivalentes Verhalten. Zudem scheint das Ausmaß an mütterlicher Unterstützung wesentlich davon abzuhängen, welches Verhältnis zwischen der Mutter und dem Missbrauchstäter besteht. Je enger diese Beziehung war, beispielsweise wenn eine aufrechte Partnerschaft zum Täter bestand, erwies sich die mütterliche Unterstützung als umso geringer (Everson, Hunter, Runyon, Edelsohn & Coulter, 1989). Die erlebte Dissonanz – einerseits ist die Person Täter, andererseits Lebenspartner – sowie Ängste um die eigene emotionale oder finanzielle Sicherheit dürfen als Einflussfaktoren nicht unterschätzt werden. Entsprechend erfährt in einer derartigen Konstellation ein erheblicher Anteil der Opfer nicht die erhoffte Unterstützung, sondern ist mit negativen Reaktionen, wie Schuldzuweisungen oder der Aufforderung, darüber Schweigen zu bewahren, konfrontiert (Lamb & Edgar-Smith, 1994). Pintello und Zuravin (2001) konnten in diesem Zusammenhang nachweisen, dass jene Mütter ihrem Kind eher glaubten und es eher beschützten, die älter waren, keine Beziehung zum Täter hatten und deren Kind kein sexualisiertes Verhalten zeigte.

Wamser-Nanney und Sager (2018) betrachten den Zweifel an den Aussagen des Kindes und die Bereitschaft der Mütter zur Unterstützung ihres Kindes als zwei eng miteinander verknüpfte Variablen, wobei sie das Vertrauen in die Richtigkeit der Aussage des Kindes als Voraussetzung für die Bereitschaft der Mütter sehen, ihre Kinder emotional zu unterstützen. Sie konnten ein höheres Alter des Kindes und einen mehrmaligen Missbrauch als sehr robuste Prädiktoren für Vertrauen und Unterstützung isolieren. Zudem zeigten jene Mütter ein höheres Ausmaß an emotionaler Unterstützung, die besser über den Missbrauch informiert waren und mehr Missbrauchsdetails kannten. Keinen Einfluss auf Vertrauen und Unterstützung hatten hingegen Familiencharakteristika oder Charakteristika der Mütter, wie Einkommen oder Ausbildung.

Im Gegensatz zu den meisten früheren Studien, die einen deutlichen Zusammenhang zwischen dem Ausmaß an mütterlicher Unterstützung und der Anpassung der Kinder aufgezeigt hatten (Elliott & Carnes, 2001; Everson et al., 1989; Guelzow, Cornett & Dougherty, 2002), konnte eine jüngere Metaanalyse diesen Effekt von mütterlicher Unterstützung auf die Folgeprobleme nach einem Missbrauch nicht nachweisen (Bolen & Gergely, 2015). Bereits Merrill, Thomsen, Sinclair, Gold und Milner (2001) gelang es nicht, in einer breit angelegten Untersuchung an Navy-Rekrutinnen den Zusammenhang zwischen elterlicher Unterstützung und späterer Anpassung zu belegen. Zwar zeigte sich ein unidirektionaler Zusammenhang zwischen diesen beiden Variablen, in multivariaten Analysen, die auch die Schwere des Missbrauchs und weitere Bewältigungsstrategien mit einbezogen, war der Zusammenhang zwischen Unterstützung und Anpassung jedoch nicht mehr nachweisbar. Dieses Ergebnis lässt darauf schließen, dass die widersprüchlichen Ergebnisse möglicherweise darauf zurückzuführen sind, dass in manchen Studien die Effekte weiterer relevanter Einflussfaktoren nicht kontrolliert wurden. Zudem wurde elterliche Unterstützung in manchen Studien allgemein konzeptualisiert und nicht die gezielt auf den sexuellen Missbrauch bezogene Unterstützung erfasst. Es ist eine bekannte Tatsache, dass sich soziale Unterstützung generell positiv auf die Anpassung und psychische Gesundheit auswirkt. Daher wäre es für die Untersuchung des spezifischen Effektes von sozialer Unterstützung auf die Folgeprobleme nach einem sexuellen Missbrauch wichtig, den differenziellen Effekt einer missbrauchsspezifischen Unterstützung zu untersuchen.

Auch Wamser-Nanney (2017) konnte in einer neueren Studie der Variable mütterliche Unterstützung einen nur sehr schwachen prädiktiven Wert zuschreiben. Das Ausmaß an mütterlicher Unterstützung erbrachte nur in wenigen Symptombereichen (soziale Probleme, regelverletzendes Verhalten, sexualbezogene Sorgen) einen Effekt. Ein interessantes Nebenergebnis dieser Studie war, dass besonders alleinerziehende Mütter den Schilderungen ihrer Kinder keinen Glauben schenken und diese auch häufiger ihren Kindern die Verantwortung für den Missbrauch zuschreiben. Zudem zeigte sich, dass bei einer längeren Dauer des Missbrauchs und auch bei mehr Vorfällen Mütter ihre Kinder weniger emotional unterstützten. Da in der Entstehung von sexualisiertem Verhalten dem Fehlen von mütterlicher Unterstützung ein besonderer prädiktiver Wert beigemessen wird, führten Wamser-Nanney, Sager und Campbell (2019) eine Folgeuntersuchung spezifisch zu diesem Symptombereich durch. Hier konnten sie zwar einen Zusammenhang zwischen mütterlicher Unterstützung, besonders emotionaler Unterstützung und sexualisiertem Verhalten nachweisen, doch war dieser relativ gering und bei Kontrolle anderer relevanter Prädiktoren (z. B. Gesamtausmaß an Verhaltensauffälligkeiten) verschwand dieser Zusammenhang.

4.3.2 Soziale Unterstützung durch Familie und Freundeskreis

Ob ein Opfer eines sexuellen Missbrauchs von seinem engeren sozialen Umfeld Unterstützung erfährt, ist sehr stark davon bestimmt, wie das Umfeld gegenüber dem Problemkreis des sexuellen Missbrauchs eingestellt ist. Diese Einstellung wiederum ist von kulturellen Faktoren abhängig, wobei kulturelle Einflüsse nicht nur für Minderheiten relevant sind, sondern alle Mitglieder unserer Gesellschaft davon beeinflusst werden (Fontes & Plummer, 2010). Für Opfer eines sexuellen Missbrauchs ist neben der Unterstützung durch enge Bezugspersonen auch die Unterstützung durch den weiteren Familien- und Freundeskreis wichtig. Es gibt Hinweise darauf, dass jugendliche Missbrauchsopfer mehr Unterstützung von ihren Freund:innen erhalten, während kindliche Opfer stärker von Familienmitgliedern unterstützt werden (Feiring, Taska & Lewis, 1998). Allein aufgrund von Unterschieden in ihrer sozialen Entwicklung hat bei jugendlichen und erwachsenen Opfern die soziale Unterstützung durch Freund:innen einen höheren Wert und in der Folge auch einen größeren Effekt auf Gesundheit und Adaptation als bei kindlichen Opfern.

Soziale Unterstützung kann die Wirkung von sexuellem Missbrauch deutlich abmildern (Frazier, Tashiro, Berman, Steger & Long, 2004; Murthi & Espelage, 2005). Runtz und Schallow (1997) konnten für soziale Unterstützung sogar einen stärkeren Effekt auf die Symptomatik und die Anpassung von Missbrauchsopfern nachweisen als für andere Bewältigungsstrategien. Soziale Unterstützung scheint sich besonders positiv auf Schuld- und Verantwortungszuschreibungen auszuwirken (McMilien & Zuravin, 1998). Auch bei psychotischen Erkrankungen konnte eine protektive Wirkung von sozialer Unterstützung nachgewiesen werden. Hervorzuheben ist der positive Effekt von emotionaler und instrumenteller Unterstützung bei weiblichen Opfern im späteren Erwachsenenalter (Gayer-Anderson et al., 2015). Zudem scheint das Erleben von sozialer Unterstützung Missbrauchsopfer dabei zu helfen, ihr Leben in eine positive Richtung zu verändern. Dieser Effekt zeigte sich besonders, wenn es Betroffenen gelungen war, im Bewältigungsprozess eine aktive Rolle einzunehmen (Frazier et al., 2004).

Auch der Erhalt von emotionaler Unterstützung stärkt Opfer in ihren Bemühungen, einen sexuellen Missbrauch zu bewältigen. Dieser Effekt konnte besonders für die Unterstützung durch Personen, die nicht der Familie des Opfers angehören, nachgewiesen werden (Valentine & Feinauer, 1993). Hier scheint ein entspannender und angenehmer sozialer Austausch, der von positiven Gefühlen getragen wird, von besonderer Bedeutung zu sein. So weisen Erkenntnisse darauf hin, dass Opfer eines sexuellen Missbrauchs, die im sozialen Kontakt ein höheres Ausmaß an positiven Gefühlen ausdrücken, auch eine bessere Anpassung zeigen (Bonanno, 2008). Allerdings empfiehlt sich auch hier eine differenziertere Betrachtung. So erwiesen sich jene Opfer, deren Schilderung der Missbrauchserlebnisse von einem positiven Gefühlsausdruck begleitet war, als deutlich schlechter angepasst. Möglicherweise ist ein positiver Gefühlsausdruck in dieser spezifischen Situation als Vermeidungsverhalten einzuordnen. Da traumatische Ereignisse in der Regel negative Gefühlszustände auslösen, werden sie zumeist an negative Emotionen gekoppelt im Gedächtnis abgespeichert. Daher ist zu erwarten, dass eine Schilderung derartiger Ereignisse auch von negativen Gefühlen begleitet wird. Ein positiver Gefühlsausdruck kann somit kein „echter" Gefühlsausdruck sein, vielmehr hilft er den Betroffenen, sich nicht mit jenen negativen Emotionen konfrontieren zu müssen, die eigentlich mit der geschilderten Situation verknüpft sind. Entsprechend ist dieses Verhalten nicht als positiver sozialer Austausch einzuordnen, sondern als Vermeidungsverhalten – jener Bewältigungsstrategie, die mit einem negativen Outcome in Zusammenhang steht (Bonanno et al., 2007).

4.3.3 Professionelle Unterstützung

Legt ein Opfer eines sexuellen Missbrauchs seine Erlebnisse offen, bleibt dieser Prozess zumeist nicht auf das familiäre Umfeld oder auf den Freundeskreis beschränkt. Häufig werden neben Einrichtungen des ärztlichen oder psychologischen Hilfesystems, wie Kinderschutzeinrichtungen, auch Strafverfolgungsbehörden und in der Folge Gerichte involviert.

So konnten Everson et al. (1989) aufzeigen, dass Inzestopfer, die nach der Offenlegung ihres Missbrauchs nur wenig Unterstützung von ihren Müttern erhielten, häufiger aus ihrer Familie herausgenommen und fremduntergebracht wurden. Eine Fremdunterbringung ist für Kinder zumeist ein zutiefst verunsicherndes Erlebnis, weil das Kind von seinen engsten Bezugspersonen getrennt wird und sein gewohntes Lebensumfeld verliert. Dennoch kann diese Maßnahme auch eine Chance bedeuten. So weist Phasha (2010) darauf hin, dass eine Fremdunterbringung das Sicherheitserleben des Kindes erhöht und auch das soziale Netzwerk und die Unterstützungsmöglichkeiten erweitert. Zudem hat sich gezeigt, dass eine

Fremdunterbringung den Zugang zu einer professionellen Behandlung erleichtert. Über diesen positiven Effekt hinaus ist es jedoch wichtig, dem Kind eine Aufrechterhaltung der Kontakte zu seinen früheren Bezugspersonen zu ermöglichen. Regelmäßige geschützte Kontakte zum Familienumfeld unterstützen das betroffene Kind zusätzlich in seiner Bewältigung.

Ob diese Einrichtungen vom Opfer als hilfreich und unterstützend erlebt werden, wird wesentlich vom Ablauf der Kontakte abhängen. Dabei ist von zentraler Bedeutung, ob das Kind die Erfahrung macht, dass man seine Angaben ernst nimmt und ihm glaubt. Professionelle Helfer:innen, Polizist:innen, Staatsanwält:innen und Richter:innen benötigen für die Abklärung von Verdachtsfällen ein fundiertes Wissen und eine entsprechende Erfahrung, um die Spezifika in den Aussagen von Opfern eines sexuellen Missbrauchs adäquat erkennen und einschätzen zu können. Die Studie von Al-Saif et al. (2018) beschäftigt sich mit unterschiedlichsten Berufsgruppen, die mit der Untersuchung und Betreuung von möglichen Missbrauchsfällen betraut sind. Es zeigte sich, dass Frauen, professionelle Helfer:innen im Gesundheitswesen und jene Personen, die eine umfassende Fortbildung zum Thema sexueller Missbrauch erhalten hatten, Verdachtsfälle deutlich sensitiver beurteilten, indem sie versuchten, falsch-negative Urteile möglichst zu vermeiden. Demgegenüber schätzten Männer, Ärzt:innen, Mitglieder der Strafverfolgungsbehörden und Personen, die in diesem Bereich keine Fortbildung erhalten hatten, die Angaben von möglichen Missbrauchsopfern deutlich kritischer ein. Diese Personen tendierten deutlich häufiger zu falsch-negativen Urteilen.

Das Vorgehen und das Verhalten von Strafverfolgungsbehörden haben einen bedeutsamen Einfluss auf das Erleben von Opfern eines sexuellen Missbrauchs. Abhängig davon, ob sich Opfer adäquat behandelt und mit ihrem Anliegen akzeptiert fühlen oder sie den Eindruck gewinnen, dass man sie nicht ernst nimmt und ihren Aussagen nicht glaubt, wird dies die Bewältigung unterstützen oder behindern. Auffallend ist, dass frühere Studien diesen Prozessen zumeist eine zusätzliche schädigende Wirkung auf Folgeprobleme und die Anpassung bei Missbrauchsopfern attestierten, neuere Studien hingegen durchaus auch positive Effekte nachweisen konnten. Vermutlich sind diese Unterschiede auf die deutlich veränderten Rahmenbedingungen zurückzuführen, unter denen Ermittlungen und Gerichtsprozesse geführt werden. Frühe Erkenntnisse, besonders zur potenziell schädigenden Wirkung von Einvernahmen und Befragungen von Missbrauchsopfern, haben zu einem deutlichen Wandel im Vorgehen der Polizei, der Staatsanwaltschaften und der Gerichte geführt. Das Vorgehen ist heute in einem hohen Maß am Opferschutz orientiert. Frühe Studien zeigten, dass Opfer eines sexuellen Missbrauchs, die nie in ein Gerichtsverfahren involviert waren, die geringste Belastung aufwiesen und die positivsten Verläufe nahmen. Demgegenüber zeigten die negativsten Verläufe jene Opfer, die mehrfach als Zeug:innen aussagen mussten, die Angst vor dem Täter hatten und bei denen es außer der Aussage des Kindes keine weiteren Beweise für den stattgefundenen Missbrauch gab. Auch eine längere Verfahrensdauer hatte einen negativen Einfluss auf die Anpassung des Opfers (Goodman et al., 1992; Runyan, Everson, Edelsohn, Hunter & Coulter, 1988). Zudem zeigte es sich, dass nicht der Prozessausgang oder die Anzahl an Befragungen relevant für die Belastung war, sondern vielmehr, ob das Opfer sich vor Gericht wiederholten, langandauernden, intensiven und auch hart geführten Befragungen stellen musste. Derartige Befragungen zeigten die negativsten Auswirkungen (Whitcomb et al., 1994). Demgegenüber scheint eine kontradiktorische Einvernahme der Opfer vor Gericht, bei der das Opfer nicht im Gerichtssaal unter Anwesenheit der gesamten Prozessbeteiligten einschließlich dem Beschuldigten befragt wird, sondern die Befragung in einem getrennten Raum durch Sachverständige oder Richter:innen durchgeführt wird, den Verlauf bei den Betroffenen durchwegs positiv zu beeinflussen.

4.4 Resümee

Opfer eines sexuellen Missbrauchs setzen sowohl intuitiv als auch gezielt und überlegt die unterschiedlichsten Strategien ein, um mit ihren Missbrauchserlebnissen besser zurechtzukommen. Diese Strategien betreffen verschiedene Ebenen des Erlebens und Verhaltens, sie reichen von innerpsychischen Resilienzfaktoren über bestimmte kognitive Prozesse bis zu spezifischen Verhaltensstrategien des Opfers. Auch dem sozialen Umfeld des Opfers kommt eine wichtige Bedeutung für die Bewältigung des sexuellen Missbrauchs zu. Die Reaktionen des sozialen Umfelds oder Prozesse, die vom sozialen Umfeld initiiert werden, können die Bewältigungsbemühungen des Opfers beeinflussen. Insgesamt können diese Strategien, Reaktionen oder Prozesse ihr Ziel erreichen und das Opfer in seiner Bewältigung unterstützen, sie können aber auch den gegenteiligen Effekt bewirken und die Bewältigung beeinträchtigen.

Eine Schwierigkeit, mit der Opfer konfrontiert sind, besteht darin, dass manche dieser Strategien zwar kurzfristig erfolgreich sind, sie langfristig jedoch einer positiven Bewältigung im Weg stehen. Andere Strategien hingegen führen kurzfristig zu mehr Belastungen und entfalten ihren positiven Effekt erst langfristig. Da kurzfristige Effekte deutlich stärker verhaltenswirksam werden als langfristige Effekte, sind Opfer auf jeden Fall dazu verleitet, auf jene Strategien zu setzen, die ihnen kurzfristig Erleichterung und Hilfe bieten, selbst wenn die langfristigen negativen Effekte für die Opfer nicht absehbar sind. Eine generelle Beurteilung, ob die in Gang gesetzten Prozesse als funktional oder dysfunktional einzuschätzen sind, ist auf dieser Basis jedoch nicht möglich. Die Beurteilung wird immer von den Möglichkeiten und Bedürfnissen des Opfers oder den jeweils vorliegenden Bedingungen abhängen. Die aus der Forschung und praktischen Arbeit mit Opfern gewonnenen Erkenntnisse zur Bewältigung liefern insgesamt wichtige Hinweise für die Entwicklung therapeutischer und präventiver Strategien. Ziel dieser

Strategien muss es sein, förderliche Rahmenbedingungen zu schaffen und das Opfer in seiner Bewältigung zu unterstützen, um sowohl kurzfristige als auch langfristige Belastungen und Beeinträchtigungen effektiv zu reduzieren. Viele der in diesem Kapitel angesprochenen Faktoren und Prozesse werden daher in den folgenden Kapiteln wieder aufgegriffen.

5 Psychotherapie der Opfer

5.1 Allgemeine Hinweise

In der psychotherapeutischen Behandlung von Opfern eines sexuellen Missbrauchs ist es immer wichtig, sich zu vergegenwärtigen, dass Missbrauchsopfer ihr Leben und ihren Alltag oft seit langer Zeit um das Trauma und dessen Folgen herum organisiert haben und sie Initiativen, etwas daran zu verändern, oft mit großen Widerständen begegnen. Diese Verhaltenstendenz ist besonders bei erwachsenen Opfern zu beobachten. Zudem muss man sich dessen bewusst sein, dass wir in unserer therapeutischen Arbeit nur mit einer ganz bestimmten Gruppe von Missbrauchsopfern konfrontiert sind. Wir sehen in den meisten Fällen nur Betroffene, die infolge des Missbrauchs Folgestörungen oder Folgeprobleme entwickelt haben und deren Leidensdruck durch vorhandene Störungen und Probleme ein Ausmaß erreicht hat, dass sie sich letztlich doch dazu entschliessen, professionelle Hilfe aufzusuchen. Auch sind sehr viele der Betroffenen erst im Erwachsenenalter bereit, sich einer Behandlung ihrer Probleme zu stellen. Bei jenen, die eine Psychotherapie aufsuchen, handelt es sich somit um eine spezifische und auch kleine Untergruppe aller Missbrauchsopfer. Daran geknüpft ist die wichtige Frage der Generalisierbarkeit von Daten aus Psychotherapiestudien, weil diese Studien sich lediglich auf eine mehr oder minder kleine Teilgruppe von Missbrauchsopfern beziehen.

Warum sich Klient:innen zumeist erst im Erwachsenenalter, oft viele Jahre nach ihrem Missbrauch, therapeutische Hilfe suchen, kann unterschiedliche Ursachen haben. Viele dieser Ursachen haben wir bereits in Kapitel 4.2.3 kennengelernt, denn die Motive, die Betroffene an der Offenlegung ihres Missbrauchs hindern, verhindern auch das Aufsuchen einer psychotherapeutischen Behandlung. Dies bedeutet jedoch keineswegs, dass eine psychotherapeutische Behandlung erst begonnen wird, nachdem der sexuelle Missbrauch bereits offengelegt wurde. Zu einer Offenlegung des Missbrauchs kommt es häufig erst im geschützten Rahmen einer psychotherapeutischen Behandlung. Daher ist es für die psychotherapeutische Praxis wichtig, sich mit jenen Gründen auseinanderzusetzen, die Betroffene an der Aufnahme einer psychotherapeutischen Behandlung und an der Offenlegung ihrer Missbrauchserlebnisse hindern. Denn diese Motive und Gründe weisen auf grundlegende und für die psychotherapeutische Behandlung wichtige kognitiv-emotionale Prozesse hin, die eng mit den Missbrauchserlebnissen in Zusammenhang stehen. Sie erklären auch so manche auf den ersten Blick vielleicht unverständliche Handlung der Klient:innen.

Der wohl bedeutsamste Grund, der Opfern die Aufnahme einer psychotherapeutischen Behandlung erschwert, ist das Bewusstsein, sich im Zuge einer Psychotherapie mit den Missbrauchserlebnissen auseinandersetzen zu müssen. Das Opfer weiß, dass es seine mehr oder weniger generalisierte Vermeidungshaltung gegenüber den Erinnerungen an den Missbrauch oder traumabezogener Stimuli wird aufgeben müssen. Dies bereitet Opfern Angst, denn aus ihrer Sicht haben diese Vermeidungsstrategien bislang immer einen sehr wirksamen Schutz vor negativen Gefühlen und Gedanken geboten. Diese Bewältigungsstrategie aufzugeben, bedeutet für Opfer die Gefahr, sich mit belastenden kognitiv-emotionalen Prozessen auseinandersetzen und schmerzhafte und negative Gefühle wiedererleben zu müssen. Nereo, Farber und Hinton (2002) konnten feststellen, dass Opfer eines sexuellen Missbrauchs eher gewillt sind, fremden Personen gegenüber persönliche Informationen über sich selbst preiszugeben als gegenüber intimen Partner:innen oder nahestehenden Personen. Dieses Ergebnis unterstreicht die Schwierigkeiten von Missbrauchsopfern, im Rahmen einer psychotherapeutischen Behandlung ihre Strategie der Vermeidung aufzugeben. Denn intime Details aus dem eigenen Leben offenzulegen, bedeutet verletzbar und angreifbar zu werden.

Die Zuschreibung von Schuld und Verantwortung für den sexuellen Missbrauch ist ein zentraler kognitiv-emotionaler Prozess, mit dem sich Missbrauchsopfer allerdings nicht auseinandersetzen wollen. Neben negativen Gefühlen wie Schuld, Scham, Ekel und Angst können Kinder im Zusammenhang mit dem sexuellen Missbrauch durchaus auch positive Gefühle erleben. Sie können sich als anerkannt, als etwas Besonderes erleben, die körperliche und möglicherweise auch emotionale Nähe zum Täter kann bei ihnen Wohlbefinden auslösen, auch können sie sexuelle Lust oder Erregung empfinden. Diese widersprüchlichen Empfindungen können bei Missbrauchsopfern ein hohes Maß an Ambivalenz auslösen und die Bewertung nahelegen, dass sie das Erlebte vielleicht doch auch selbst gewollt haben. Missbrauchsopfer fürchten, dass auch andere diese Bewertung teilen und sie deshalb nicht nur als Opfer gesehen, sondern auch als Mitbeteiligte stigmatisiert werden. Ein weiterer Punkt, der diese Ambivalenz noch zusätzlich verstärken kann, ist der Umstand, dass Opfer häufig von den Tätern Vergünstigungen erhalten (z. B. Geschenke, besondere Erlaubnisse) oder einen Sonderstatus bzw. eine besondere Rolle zugeteilt bekommen. Dies wird von manchen Opfern bereitwillig akzeptiert und kann manchmal sogar Gefühle von Stolz und Freude auslösen. Die Zuschreibung von Verantwortung kann auch darin begründet sein, dass sich viele Opfer vorwerfen, die Übergriffe nicht verhindert zu haben. Kinder entwickeln diese Einschätzungen rund um Schuld und Verantwortung, aber zumeist nicht aus eigenem Antrieb. Dies sind vielmehr Rechtfertigungen, die Opfer häufig von den Tätern vermittelt bekommen und entsprechend übernehmen. Es kann aber auch sein, dass ein Opfer von seinem Umfeld mit derartigen Einschätzungen und Zuschreibungen konfrontiert wird, wenn dieses vom Missbrauch erfährt.

Ein weiterer Grund, der Opfern die Entscheidung, eine psychotherapeutische Behandlung aufzusuchen, deutlich erschwert, ist der massive Vertrauensbruch, den sie durch den sexuellen Missbrauch erfahren mussten. Sie mussten erleben, dass eine Person – möglicherweise sogar eine enge Vertrauensperson – unter Ausnutzung der eigenen Position Handlungen setzt, die ausschließlich der Befriedigung eigener Bedürfnisse dienen, ungeachtet dessen, was das Gegenüber dabei empfindet. Sie mussten erfahren, von anderen Menschen nicht respektiert und geschützt zu werden, dass niemand mit ihnen mitfühlt. Dieser Vertrauensbruch und das Bedrohungspotenzial, welches anderen Menschen infolge dieser Erlebnisse zugeschrieben wird, erschweren es deutlich, sich einer anderen Person anzuvertrauen. Diese Erfahrungen lassen eine psychotherapeutische Behandlung im Grunde sinnlos erscheinen.

Alle diese kognitiv-emotionalen Prozesse – Bewertungen, Zuschreibungen, Vorbehalte und negative Emotionen – können in der psychotherapeutischen Behandlung von Missbrauchsopfern bedeutsam sein. Sie können ein hohes Maß an Ambivalenz verursachen, die bei Missbrauchsopfern gerade zu Beginn der Therapie häufig auftritt. Diese Prozesse können auch den Verlauf der Behandlung deutlich behindern, wenn sie unbearbeitet bleiben.

Die Ausführungen in Kapitel 3 haben bereits verdeutlicht, dass Opfer eines sexuellen Missbrauchs häufig unter einer Vielzahl von komplexen und interagierenden Problembereichen leiden. Besonders bei jenen Opfern, die eine psychotherapeutische Behandlung aufsuchen, werden schwerwiegende Beeinträchtigungen vorliegen. Daher ist es wichtig, in einem ersten Schritt unter enger Beteiligung der Klient:innen eine sinnvolle Konzeptualisierung des Einzelfalles zu erarbeiten. Primär sollten sich Therapeut:innen einen Überblick zu den vorhandenen Problembereichen verschaffen und klären, wie diese Problembereiche miteinander in Zusammenhang stehen. Erst im Anschluss an eine sorgfältige Erfassung der individuellen Probleme und Schwierigkeiten sollten Überlegungen zum therapeutischen Vorgehen angestellt werden. Diese sollten aus dem individuellen Bedingungsgefüge abgeleitet und auf die Klient:innen individuell zugeschnitten sein. Ist es nicht möglich, bestehende Problembereiche gleichzeitig zu behandeln, muss aufgrund ihrer Stellung im Bedingungsgefüge und ihrer Relevanz entschieden werden, in welcher Reihenfolge sie behandelt werden sollen. Wird die Veränderung eines Problembereiches erst durch die Veränderung eines anderen Problembereiches ermöglicht und bleibt dies unberücksichtigt, kann es den Therapiefortschritt insgesamt gefährden oder verhindern.

Dabei ist es von zentraler Bedeutung, dass Klient:innen für sich ein plausibles Erklärungsmodell entwickeln. Klient:innen sollten verstehen, wie ihre vielfältigen

Probleme entstanden sind und in welcher Weise sie zusammenhängen. Diese psychoedukative Maßnahme zielt darauf ab, dass Klient:innen ein für sie nachvollziehbares Konzept zur Ätiologie ihrer Störungen aufbauen und auch erkennen, wie ihre Beeinträchtigungen mit den Missbrauchserlebnissen zusammenhängen. Über das Erleben von Sinnhaftigkeit und Bedeutung gelingt es den Klient:innen, Hilflosigkeit zu reduzieren und ein gewisses Maß an Kontrolle aufzubauen. Dieser Prozess des Einordnens, Verstehens und Nachvollziehen-Könnens ist bei den Klient:innen oft mit einer großen Erleichterung verbunden. Aufbauend auf diesen Prozess wird es für Klient:innen auch leichter, Ziele für die Therapie zu entwickeln.

Bei sexuell missbrauchten Klient:innen ist ein hohes Maß an Transparenz im therapeutischen Vorgehen von grundlegender Bedeutung. Durch ihre Erfahrungen des Benutzt-Werdens und des Kontrollverlustes ist die Angst, dass etwas geschehen könnte, was sie nicht wünschen, besonders groß. Daher neigen Opfer eines sexuellen Missbrauchs dazu, ihre Beziehungen und das Umfeld, von dem sie direkt betroffen sind, zu kontrollieren. Deshalb muss es gerade für diese Klient:innen nachvollziehbar sein, wie durch die gemeinsam entworfene therapeutische Strategie die gemeinsam festgesetzten Ziele erreicht werden können. Klient:innen sollten auf alles, was in der Therapie geschieht, vorbereitet werden und damit einverstanden sein. Die psychotherapeutische Behandlung von Opfern eines sexuellen Missbrauchs muss stets am zentralen Leitsatz orientiert sein, dass Entscheidungen über Inhalte und die Zielrichtung der Therapie von Klient:in und Therapeut:in gemeinsam gefällt werden. Sexuell missbrauchten Klient:innen sollte immer so viel Kontrolle wie möglich übertragen werden. Die notwendige Transparenz in der psychotherapeutischen Behandlung von Missbrauchsopfern geht über das normale Maß des erforderlichen Informed Consent hinaus.

5.2 Therapeutische Beziehung

Eine funktionsfähige therapeutische Beziehung ist eine notwendige Bedingung für eine effektive therapeutische Arbeit und die Erreichung der gesetzten Ziele. Die Sicherheit einer tragfähigen und unterstützenden Beziehung ermöglicht es Klient:innen, sich mit dem Trauma und den damit in Zusammenhang stehenden kognitiv-emotionalen Prozessen auseinandersetzen zu können.

In einer psychotherapeutischen Behandlung fungiert die Beziehung zur Therapeutin bzw. zum Therapeuten als Modell für eine Vertrauensbeziehung, die sowohl unterstützend und wertschätzend als auch tragfähig ist (Cohen, 2008). Über die Beziehung zur Therapeutin bzw. zum Therapeuten können die Klient:innen lernen, dass es möglich ist, mit einem anderen Menschen in einer klaren, eindeutigen und verlässlichen Weise verbunden zu sein und von diesem Menschen ohne bestimmte Gegenleistungen Wertschätzung und Unterstützung erfahren zu können. Diese für Klient:innen neue Beziehungserfahrung aktiviert deren Bindungssystem. Im Zuge dieses Prozesses können Klient:innen ihre bisherigen Bindungserfahrungen reflektieren und damit Sichtweisen und Einstellungen gegenüber der eigenen Person und anderen Personen hinterfragen und verändern. Das interne Arbeitsmodell, die verinnerlichten Repräsentationen der eigenen Person und von sozialen Beziehungen können durch die Erfahrungen in der therapeutischen Beziehung sukzessive verändert werden (Fonagy & Bateman, 2006). Auch in diesem Bereich kommt den Therapeut:innen eine wichtige Modellfunktion zu. Durch die Anerkennung, Wertschätzung und das Verhalten, das Therapeut:innen ihren Klient:innen gegenüber zeigen, sollen Klient:innen lernen, ihre Selbsteinschätzungen, ihr Selbstbild und auch das Verhalten sich selbst gegenüber zu verändern.

Der Aufbau einer therapeutischen Beziehung gestaltet sich jedoch bei sexuell missbrauchten Klient:innen häufig schwierig, da diese aufgrund ihrer Erfahrungen davor zurückscheuen, jemandem zu vertrauen. Sich einer anderen Person gegenüber zu öffnen, ist für sexuell missbrauchte Klient:innen häufig mit Hilflosigkeit und Ausgeliefertsein assoziiert. Vielen Klient:innen fällt es daher schwer, sich auf die therapeutische Beziehung einzulassen und die enthaltenen Angebote anzunehmen. Therapeut:innen können ihre Klient:innen in diesem Prozess unterstützen, indem sie die Grenzen ihrer Klient:innen achten und respektieren, wobei sowohl körperliche als auch emotionale Grenzen bedeutsam sind. Klient:innen stehen einer Therapie, die sie oft jahrelang aufgeschoben haben, meist ambivalent gegenüber, da Therapie einerseits Hilfe verspricht, andererseits aber auch die Auseinandersetzung mit Gefühlen und Inhalten bedeutet, was jahrelang vermieden wurde. Diese Ambivalenz zeigt sich häufig darin, dass Klient:innen zu spät kommen, Termine absagen oder diese nicht einhalten. Therapeut:innen können auch auf die Probe gestellt werden, wie tragfähig und verlässlich die von ihnen angebotene Beziehung tatsächlich ist. Verläuft diese von den Klient:innen initiierte Überprüfung erfolgreich, unterstützt dies Klient:innen dabei, ihr internalisiertes Konzept über zwischenmenschliche Beziehungen zu hinterfragen und zu modifizieren. Gelingt es Therapeut:innen, gelassen und akzeptierend auf derartige Provokationen zu reagieren, zeigt dies den Klient:innen, dass Beziehungen möglich sind, in denen die Bedürfnisse beider Partner berücksichtigt werden können, ohne die Beziehung infrage zu stellen (Pearlman & Courtois, 2005).

Auch die konkrete Interaktion mit sexuell missbrauchten Klient:innen kann in einigen Bereichen schwierig werden. Viele dieser Klient:innen sind sehr sensibel gegenüber Kritik und Zurückweisungen. Daher wird für die psychotherapeutische Behandlung von Missbrauchsopfern empfohlen, von der sonst üblichen neutralen und nicht wertenden Haltung abzuweichen. Ein moralisch-solidarischer Umgang würde den spezifischen Bedürfnissen dieser Klient:innen deutlich mehr entsprechen. Das Erleben von Solidarität kann Klient:innen jedenfalls in ihrer Selbstakzeptanz unterstützen. Insgesamt kann die Erfahrung, dass andere Menschen empathisch mitfühlen, die Selbstakzeptanz und die Fähigkeit zur Emotionsregulation deutlich verbessern (Paivio & Laurent, 2001).

Eine besondere Herausforderung in der psychotherapeutischen Behandlung von sexuell missbrauchten Klient:innen ergibt sich, weil Therapeut:innen oft widersprüchliche Botschaften an ihre Klient:innen vermitteln müssen. Einerseits ist es wichtig, die Schwere der traumatischen Erlebnisse und deren Folgen anzuerkennen, gleichzeitig muss den Klient:innen aber auch das Vertrauen vermittelt werden, dass sie in der Lage sind, vorhandene Beeinträchtigungen und Probleme zu bewältigen. Dabei ist es wichtig, den Klient:innen zu zeigen, dass Therapeut:innen mit ihnen mitfühlen und die Schwere der Beeinträchtigungen nachvollziehen können, ohne von den negativen Gefühlen und Bewertungen überwältigt zu werden. Auch hier können Therapeut:innen ein wichtiges Modell für den Aufbau von Fähigkeiten zur Emotionsregulation sein. Von großer Bedeutung ist, den Klient:innen zu vermitteln, dass die Gefühle, die sie nach dem sexuellen Missbrauch erleben, und die Bewertungen, die sie getroffen haben, nachvollziehbar, aber dennoch unangemessen sind. Klient:innen müssen erkennen, dass diese kognitiv-emotionalen Prozesse zu den Beeinträchtigungen und Problemen geführt haben und daher verändert werden sollten (Cohen, 2008).

Manche Klient:innen erleben auch sehr viel Ärger und Wut, die ohne einen für Außenstehende nachvollziehbaren Anlass hervortreten können und für die Betroffenen oft schwer kontrollierbar sind. Diese Gefühle können möglicherweise erstmals im geschützten Rahmen der Therapie gezeigt werden, und sich auch gegen die Therapeutin bzw. den Therapeuten richten. Zudem kann es für Therapeut:innen bei Opfern eines sexuellen Missbrauchs schwierig werden, die für eine therapeutische Arbeit notwendige Distanz zu wahren. Das Thema sexueller Missbrauch im Allgemeinen, besonders aber konkret geschilderte Erlebnisse und Vorfälle berühren Therapeut:innen in deutlich stärkerem Ausmaß als andere Themen, mit welchen sie üblicherweise konfrontiert werden. In solchen Situationen versuchen manche Therapeut:innen, Distanz wiederherzustellen, indem sie die Ebene der gefühlsmäßigen Beteiligung, Bedeutung und Bewertung verlassen und sich mit der rationalen Analyse von Situationen und Entwicklungen beschäftigen. Diese Reaktion ist für den Fortschritt in der Therapie jedoch hinderlich, weil Klient:innen dies als implizite Botschaft auffassen können, dass es selbst im Therapiesetting nicht „erlaubt“ ist, gewisse Themen anzusprechen.

Eine weitere Schwierigkeit in der therapeutischen Beziehung mit sexuell missbrauchten Klient:innen besteht darin, dass Klient:innen sexualisiertes Verhalten auch im Rahmen der Therapie zeigen können. Wenn Therapeut:innen nicht gelernt haben, dieses Verhalten entsprechend einzuordnen und professionell damit umzugehen, kommt es leider nicht selten dazu, dass Klient:innen im Verlauf der Therapie erneut sexuell missbraucht werden. Eine Reviktimisierung im therapeutischen Kontext bedeutet für die Klient:innen einen weiteren und sehr massiven Vertrauensbruch. In dessen Folge werden bestehende negative Bewertungen von sozialen Beziehungen und die erlebte Gefährdung durch andere Menschen bestätigt und konsolidiert. Die Hemmschwelle, sich erneut professionelle Hilfe zu suchen, wird mit Sicherheit noch weiter zunehmen.

Um den therapeutischen Prozess zu optimieren und die therapierelevanten Aspekte wie Stigmatisierung, Tabuisierung, Vermeidung und Betroffenheit der Therapeut:innen in hinreichender Weise zu berücksichtigen, ist für behandelnde Therapeut:innen eine fundierte Selbsterfahrung von grundlegender Bedeutung. Diese Themen müssen im Rahmen der Selbsterfahrung hinreichend bearbeitet werden. Zudem ist eine engmaschige Supervision zu empfehlen. Therapeut:innen, die Missbrauchsopfer behandeln, müssen sich vergegenwärtigen, dass sie mit den Grenzen ihrer Handlungsmöglichkeiten konfrontiert werden können und eventuell auch eigene Verletzungen, die diesen Themenbereich betreffen, erneut auftauchen können. Dies unterstreicht die Notwendigkeit einer gezielten themenspezifischen Selbsterfahrung, um auszuschließen, dass Therapeut:innen in ihrem Handeln von unbearbeiteten eigenen Erfahrungen oder ihrer eigenen Geschichte behindert werden. Denn unbearbeitete Erfahrungen von sexuellen Grenzverletzungen erhöhen die Wahrscheinlichkeit, dass Interventionen gesetzt werden, in welchen Therapeut:innen aus der Ohnmachtsposition des Opfers heraus agieren. Derartige Interventionen sind nicht zielführend und stehen dem Therapiefortschritt und der Zielerreichung deutlich entgegen.

Eine Psychotherapie mit sexuell missbrauchten Klient:innen kann von Behandler:innen durchaus als traumatisierend erlebt werden. In diesem Zusammenhang wird von „stellvertretenden Traumatisierungen“ gesprochen. Harrison und Westwood (2009) konnten unterschiedliche Strategien isolieren, die Therapeut:innen dabei unterstützen, die nicht zu unterschätzenden Belastungen, die aus der Arbeit mit Traumatisierungsopfern für die Therapeut:innen entstehen, besser zu bewältigen. Obgleich es sich durchwegs um allgemein etablierte Bewältigungsstrategien und Resilienzfaktoren handelt, erscheint es zielführend, dennoch an dieser Stelle darauf hinzuweisen. Wichtig für Therapeut:innen ist, sich auszutauschen und trotz der erlebten Belastung bestehende Kontakte aufrechtzuerhalten. Zudem hilft ein achtsamer Umgang mit sich selbst, im aktuellen Erleben und im Hier und Jetzt verankert zu bleiben, sich von der Betroffenheit zu lösen und Entspannung zu finden. Weiter sollte einer möglichen Einengung des eigenen Denkens und der eigenen Perspektive bewusst entgegengearbeitet und die Komplexität menschlichen Erlebens und Verhaltens mit allen positiven und negativen Aspekten akzeptiert werden. Weitere Punkte sind ein aktiver, aber auch pragmatischer Optimismus im therapeutischen Handeln, eine ganzheitliche Achtsamkeit gegenüber dem eigenen Wohlbefinden, in der physische, psychische und emotionale Aspekte in gleicher Weise berücksichtigt werden. Ein sehr wichtiger Punkt besteht darin, die Grenzen des eigenen professionellen Handelns zu erkennen und auf deren Einhaltung zu achten, gleichzeitig aber mit den Klient:innen empathisch verbunden zu bleiben. Dies schließt auch die Einhaltung einer klaren und eindeutig professionellen Beziehung zu den Klient:innen mit ein. Die Erreichung gesetzter Ziele darf nicht aus dem Fokus verloren werden, um zu gewährleisten, dass die therapeutische Arbeit hinreichend befriedigend erlebt wird.

5.3 Psychotherapeutische Prinzipien

5.3.1 Empfehlungen internationaler Gesellschaften

Sowohl die Expert Consensus Guideline Series (ECGS) (Foa, Davidson et al., 1999) als auch die International Society for Traumatic Stress Studies (ISTSS) (Bisson et al., 2019) empfehlen für die Behandlung von Posttraumatischen Belastungsstörungen Therapieansätze, die auf die Bearbeitung der traumabezogenen kognitiv-emotionalen Prozesse abzielen. Die von der International Society for Traumatic Stress Studies (ISTSS) veröffentlichten Richtlinien (Bisson et al., 2019; Forbes, Bisson, Monson & Berliner, 2020) basieren auf den Ergebnissen von 361 Einzelstudien und 208 Metaanalysen zur Therapie von Posttraumatischen Belastungsstörungen. Obgleich dieses Störungsbild nicht spezifisch bei Opfern eines sexuellen Missbrauchs, sondern auch bei anderen Traumata als Folgestörung zu finden ist und nicht alle Opfer eines sexuellen Missbrauchs eine Posttraumatische Belastungsstörung entwickeln, sollen die Empfehlungen der ISTSS dennoch im Überblick dargestellt werden.

Die Empfehlungen der ISTSS zu den unterschiedlichen Therapiestrategien, die in der Behandlung einer Posttraumatischen Belastungsstörung zum Einsatz kommen, erfolgen anhand von vier Abstufungen. Die oberste Kategorie bedeutet eine starke Empfehlung und setzt die stärkste Evidenz voraus, verbunden mit der höchsten Wahrscheinlichkeit für einen Therapieerfolg. Dieser Kategorie nachgeordnet ist eine Standardempfehlung, die bei einer geringeren Stärke der Evidenz ausgesprochen wird. Die folgende Kategorie umfasst Empfehlungen „aufgrund einer sich entwickelnden Evidenz“ und beinhaltet alle Therapiestrategien, zu welchen noch wenige, jedoch vielversprechende Studienergebnisse vorliegen. Für Therapiestrategien der letzten Kategorie kann keine Empfehlung ausgesprochen werden, weil die Evidenz als unzureichend einzustufen ist oder sie zur Gänze fehlt (siehe Tabelle 5.1 und Tabelle 5.2).

Tabelle 5.1: Empfehlungen der International Society for Traumatic Stress Studies (ISTSS) für die psychotherapeutische Behandlung von Erwachsenen (Bisson et al., 2019)

Stufe	Therapiestrategie/Methode
Starke Empfehlung	• Cognitive Processing Therapy (CPT) • Kognitive Therapie (KT) • Eye Movement Desensitization and Reprocessing (EMDR) • Traumafokussierte Kognitiv-behaviorale Therapie (TF-KVT) im Einzelsetting • Prolongierte Konfrontative Therapie (PE)
Standardempfehlung	• Kognitiv-behaviorale Therapie (KVT) ohne Traumafokussierung • Traumafokussierte Kognitiv-behaviorale Therapie (TF-KVT) im Gruppensetting • Internetbasierte Traumafokussierte Kognitiv-behaviorale Therapie (TF-KVT) • Narrative Expositionstherapie • Present-Centered Therapy
Empfehlung aufgrund einer sich entwickelnden Evidenz	• Traumafokussierte Kognitiv-behaviorale Therapie (TF-KVT) im Paarsetting • Traumafokussierte Kognitiv-behaviorale Therapie (TF-KVT) – Gruppe und Einzel • konsolidierende Gedächtnistherapie • Kognitiv-behaviorale Therapie (KVT) – einmalige Sitzung • Konfrontative Schreibtherapie • Konfrontative Therapie in der virtuellen Realität
Keine Empfehlung	• eklektische Kurzzeittherapie • dialogische Konfrontationstherapie • Emotional Freedom Techniques • Interpersonelle Therapie im Einzel- und Gruppensetting • stabilisierende Gruppentherapie • unterstützende Beratung im Einzel- und Gruppensetting • experimentelle Integration unter Beobachtung • Psychodynamische Psychotherapie • Psychoedukation • Entspannungstraining • REM-Desensibilisierung

Alle stark empfohlenen Therapiestrategien bauen im Wesentlichen auf die Methoden der Kognitiven Therapie und der Konfrontation als zentrale Therapieelemente auf. Dies trifft auch weitgehend auf die Therapiestrategien mit einer Standardempfehlung und einer sich entwickelnden Evidenz zu. Manche Strategien – besonders jene für Kinder und Jugendliche (siehe Tabelle 5.2) – verfolgen zusätzlich einen behavioralen Therapieansatz. Die Traumafokussierung ist ein weiteres gemeinsames Element der empfohlenen Therapiestrategien – auch wenn dies nicht aus allen Bezeichnungen direkt ablesbar ist. Bei einem Vergleich der empirischen Evidenz zu psychotherapeutischen Strategien fällt auf, dass die Evidenz im Erwachsenenbereich wesentlich umfangreicher ist als jene für Kinder und Jugendliche. Entsprechend umfassen die Empfehlungen der ISTSS für den Erwachsenenbereich deutlich mehr Therapiestrategien, gleichzeitig sind diese deutlich differenzierter als die Empfehlungen für den Kinder- und Jugendbereich. Die Empfehlungen für Kinder und Jugendliche beschränken sich im Wesentlichen auf die Traumafokussierte Kognitiv-behaviorale Therapie (TF-KVT) in unterschiedlichen Therapiesettings (Jensen, Cohen, Jaycox & Rosner, 2020). Auch das von Kim, Noh und Kim (2016) durchgeführte Review unterstreicht die hohe Effektivität von Kognitiv-behavioralen Strategien in der psychotherapeutischen Behandlung von kindlichen oder jugendlichen Missbrauchsopfern.

Tabelle 5.2: Empfehlungen der International Society for Traumatic Stress Studies (ISTSS) für Kinder und Jugendliche (Bisson et al., 2019)

Stufe	Therapiestrategie/Methode
Starke Empfehlung	• Traumafokussierte Kognitiv-behaviorale Therapie (TF-KVT) – Einzel (mit Bezugsperson) • Eye Movement Desensitization and Reprocessing (EMDR)
Empfehlung aufgrund einer sich entwickelnden Evidenz	• Traumafokussierte Kognitiv-behaviorale Therapie (TF-KVT) im Gruppensetting
Keine Empfehlung	• Traumafokussierte Kognitiv-behaviorale Therapie (TF-KVT) – Bezugsperson

Zum Bereich der komplexen Posttraumatischen Belastungsstörungen wird vermerkt, dass aufgrund der nur sehr geringen Datenbasis lediglich erste Hinweise auf die Wirksamkeit unterschiedlicher Therapiestrategien möglich sind. Die vorläufigen Ergebnisse deuten darauf hin, dass eine Intensivierung und eine spezifische Anpassung der Interventionen durch Sequenzierung der unterschiedlichen Therapiekomponenten indiziert sein dürften. Zudem hat es sich als zielführend erwiesen, die unterschiedlichen Therapiemodule flexibler einzusetzen und in stärkerem Ausmaß den spezifischen Bedürfnissen der Klient:innen anzupassen. Besonders bei diesem Störungsbild wird der Einsatz von Booster-Sitzungen dringend empfohlen.

5.3.2 Ansätze, Elemente und Strukturen in der Psychotherapie von Missbrauchsopfern

Das bedeutsamste Element der wirksamen psychotherapeutischen Strategien in diesem Bereich ist die Modifikation der mit dem Trauma in Zusammenhang stehenden kognitiven bzw. kognitiv-emotionalen Prozesse. Dabei handelt es sich um das zentrale Therapieziel aller Therapiestrategien, die für eine psychotherapeutische Behandlung von Klient:innen mit einer Posttraumatischen Belastungsstörung empfohlen werden. Eine Veränderung der beeinträchtigenden kognitiv-emotionalen Prozesse ist jedoch nur möglich, wenn sich Klient:innen jenen Stimuli, Situationen etc. stellen, durch welche diese kognitiv-emotionalen Prozesse ausgelöst werden. Da sich Klient:innen im Zuge dieses Therapieprozesses mit z. T. sehr starken Emotionen konfrontieren müssen, sollte die psychotherapeutische Behandlung von Opfern eines sexuellen Missbrauchs neben der Strategie der Traumaexposition auch Strategien enthalten, die dem Aufbau von Fähigkeiten zur Emotionsregulation dienen. Diese beiden Therapiestrategien sind die zentralen Bausteine einer evidenzbasierten Psychotherapie von Opfern eines sexuellen Missbrauchs. Beginnen Klient:innen im Rahmen der psychotherapeutischen Behandlung ihre zumeist sehr umfassende Vermeidungsstrategie sukzessive aufzugeben, ist dies anfänglich mit einer deutlichen Belastung der Klient:innen verbunden. Bei der Konfrontation müssen sich Klient:innen mit belastenden kognitiv-emotionalen Prozessen auseinandersetzen – wie dem Empfinden von Schuld, Ekel bzw. Selbst- oder Fremdabwertungen. Die Konfrontation und Auseinandersetzung mit den zumeist lange vermiedenen negativen kognitiv-emotionalen Prozessen kann zu einer deutlichen Destabilisierung der psychischen Situation der Klient:innen führen und in der Folge das Vermeidungsverhalten erneut verstärken, wenn die Betroffenen nicht in der Lage sind, die auftauchenden negativen Prozesse hinreichend zu regulieren. Daher ist der Aufbau entsprechender Ressourcen von entscheidender Bedeutung für den Therapieerfolg.

Bei Missbrauchsopfern – wie bei allen Opfern von Typ-II-Traumatisierungen – ist es besonders wichtig, die konkrete Therapieplanung mit den jeweils vorhandenen Kompetenzen und Ressourcen der Betroffenen abzustimmen. Opfer von frühen und schwereren Traumatisierungen können von einem zu raschen und forcierten Vorgehen überfordert sein. Das hohe Ausmaß an Erregung, das Klient:innen in solchen Situationen erleben, kann die Verarbeitung neuer Informationen und Erfahrungen deutlich behindern. Bei Überforderung können bestehende Angststrukturen sogar weiter stabilisiert und verfestigt werden (Ehlers et al., 1998; Johnson, Pike & Chard, 2001; Wolfsdorf & Zlotnick, 2001). Wenn Klient:innen das nötige Mindestmaß an Kontrolle nicht herstellen können, fühlen sie sich ihren negativen Gedanken und Gefühlen hilflos ausgeliefert und brechen häufig die Therapie ab. Daher wird besonders bei Klient:innen mit frühen Traumatisierungen und einer ausgeprägten emotionalen Instabilität empfohlen, eine Traumaexposition erst durchzuführen, wenn dafür nötige Kompetenzen und Ressourcen aufgebaut wurden. Klient:innen müssen lernen, Emotionen zuzulassen, diese zu beeinflussen und zu modellieren, sie müssen Sicherheit gewinnen, diese Prozesse tatsächlich kontrollieren zu können (Cloitre et al., 2010). Diese Empfehlung eines zweiphasigen Vorgehens trägt dazu bei, die häufig stattfindenden Therapieabbrüche zu reduzieren.

Wie generell bei psychotherapeutischen Behandlungen ist auch bei der Psychotherapie mit Opfern eines sexuellen Missbrauchs der *Therapieabbruch* ein wichtiges Thema. Denn Therapieabbrüche bergen immer die Gefahr einer Exazerbation und Chronifizierung der bestehenden Symptomatik. Eine sehr breit angelegte Metaanalyse zu psychotherapeutischen Behandlungen im Allgemeinen ergab eine Dropout-Rate von 19.7 %. Höhere Dropout-Raten wiesen jüngere Klient:innen und Klient:innen mit schlechterer Ausbildung auf. Höhere Raten waren auch bei Therapiestrategien zu finden, die nicht spezifisch auf ein bestimmtes oder das jeweils vorliegende Störungsbild ausgerichtet waren. Auch Strategien, die nicht manualisiert oder zeitlich begrenzt waren oder von Therapeut:innen in Ausbildung durchgeführt wurden, wiesen höhere Dropout-Raten auf. Keinen Einfluss hatte hingegen die Therapieschule oder das Therapiesetting (Einzel- oder Gruppensetting) (Swift & Greenberg, 2012).

In Therapien mit Opfern eines sexuellen Missbrauchs kann auf der Basis vorliegender Daten von einer Dropout-Rate zwischen 20 % und 25 % ausgegangen werden (z. B. Harte, Hamilton & Meston, 2013). Diese Rate liegt somit geringfügig höher als in der allgemeinen Psychotherapiepopulation. Bei kindlichen Opfern weist die Studie von Chasson, Mychailyszyn, Vincent und Harris (2013) sogar auf eine Rate von 40 % hin. Die Analyseergebnisse zu Prädiktoren für ein Dropout bei Missbrauchsopfern decken sich im Großen und Ganzen mit jenen, die für psychotherapeutische Behandlungen generell relevant sind. Die Ergebnisse bei Missbrauchsopfern sind allerdings nicht sehr konsistent. Während manche Studien für jüngere Klient:innen höhere Dropout-Raten nachweisen konnten (z. B. Cloitre, Stovall-McClough, Miranda & Chemtob, 2004; Harte et al., 2013), erwies sich in anderen Studien das Alter als kein signifikanter Prädiktor (z. B. Fletcher, Elklit, Shevlin & Armour, 2017). Auch hinsichtlich der Schwere der Symptomatik sind die Ergebnisse nicht einheitlich (z. B. Fletcher et al., 2017; Zayfert et al., 2005). Konsistentere Ergebnisse liegen zum Einfluss des sozioökonomischen Status vor. Missbrauchsopfer mit einem geringeren Status und einer schlechteren Ausbildung brechen häufiger eine psychotherapeutische Behandlung ab (Fletcher et al., 2017; Harte et al., 2013). Zudem konnte ein schwerer Missbrauch und das gleichzeitige Vorkommen von Vernachlässigung, d.h. eine Polyviktimisierung, als relevanter Prädiktor für Therapieabbrüche isoliert werden (z.B. Fletcher et al., 2017; McDonagh et al., 2005).

Auf der Basis der vorliegenden Literatur gelten Traumafokussierende Kognitiv-behaviorale Therapiestrategien zumindest in den USA als der Goldstandard (z.B. Cohen & Mannarino, 2012) und sind dort entsprechend breit etabliert (Collin-Vézina & Garrido, 2017). Für diese Verfahren konnten hohe Effektstärken nachgewiesen werden (d=2.10 bis 2.82). Demgegenüber erwiesen sich traditionelle Verfahren, die im Wesentlichen auf die psychische Stabilisierung der Klient:innen abzielen, als nicht effektiv im Bereich der Traumasymptomatik. Sie werden daher für die psychotherapeutische Behandlung von Missbrauchsopfern nicht empfohlen (siehe Tabelle 5.1).

Die Publikationen der International Society for Traumatic Stress Studies (ISTSS) (Bisson et al., 2019; Forbes et al., 2020) verdeutlichen, dass für die psychotherapeutische Behandlung von Missbrauchsopfern unterschiedliche Strategien und Methoden entwickelt wurden, die sich trotz gemeinsamer Ziele und Elemente doch in ihren Schwerpunktsetzungen und Herangehensweisen unterscheiden. An den Empfehlungen der ISTSS (siehe Tabelle 5.1) fällt jedoch auf, dass der auf Marsha Linehan zurückgehende Ansatz der *Dialektischen Verhaltenstherapie* (DVT) (Swales, 2017) nicht aufscheint. Dieser Ansatz wird weder empfohlen noch wird er wegen mangelnder Wirksamkeit verworfen. Auch in der älteren Expert Consensus Guideline (Foa, Davidson et al., 1999) bleibt dieser Therapieansatz unerwähnt. Dies ist insofern interessant, weil auch dieser Ansatz sich auf die Bearbeitung kognitiv-emotionaler Prozesse und die Konfrontation als zentrale Therapieelemente stützt. Trotz der Tatsache, dass vereinzelt Studien zu finden sind (z.B. Kimbrough, Magyari, Langenberg, Chesney & Berman, 2010; Steil, Dyer, Priebe, Kleindienst & Bohus, 2011), ist der dialektisch-verhaltenstherapeutische Ansatz im internationalen Raum möglicherweise in der Behandlung von Posttraumatischen Belastungsstörungen zu wenig verbreitet. Die vorliegende empirische Evidenz weist jedoch auf eine hohe Wirksamkeit bei Opfern von sexuellem Missbrauch hin (Bohus & Priebe, 2018; Steil et al., 2018). Diese Strategie erwies sich besonders bei der Veränderung von Scham, Schuld, Ekel, Angst und bei der Akzeptanz von Gedanken, Emotionen und Umständen, die nicht verändert werden können, als sehr wirksam (Görg et al., 2017).

Auch im Ansatz der *Narrativen Expositionstherapie* sind die Traumaexposition und die Modifikation relevanter kognitiv-emotionaler Prozesse zentrale Elemente. Dieser Therapieansatz erhält von der ISTSS zwar keine starke Empfehlung, er wird jedoch der Stufe der Standardtherapien zugeordnet. Dieser biografisch-trauma-aufarbeitende Ansatz unterstützt die Auseinandersetzung mit der eigenen Biografie, mit traumatischen Erfahrungen im Lebensverlauf und den Entwicklungen, die an bestimmte Ereignisse im Leben geknüpft sind. Das übergeordnete Ziel dieses Ansatzes ist, die Kontrolle über die eigene Geschichte wiederzugewinnen (Schauer, Neuner & Elbert, 2005). Bei der PTSD-Symptomatik konnten für diesen Therapieansatz hohe Effektstärken nach Therapieabschluss (g=1.18) und auch im Follow-up (g=1.37) berechnet werden, die Effektstärken für die Behandlung einer komorbiden depressiven Symptomatik bewegen sich im mittleren Bereich (g=0.47 bis 0.60). Im Vergleich mit kognitiv-behavioralen Therapiestrategien zeigt die narrative Expositionstherapie hingegen eine geringere Wirksamkeit (Lely, Smid, Jongedijk, Knipscheer & Kleber, 2019).

Der Ansatz des *Eye Movement Desensitization and Reprocessing* (EMDR) (Shapiro & Forrest, 2010; Shapiro, 2017) wird von der ISTSS für die Behandlung von Posttraumatischen Belastungsstörungen sehr empfohlen (siehe Tabelle 5.1). Diese starke Empfehlung basiert auf der hohen Wirksamkeit dieses Ansatzes. Bei EMDR handelt es sich gleichfalls um ein traumafokussierendes Verfahren. Die zentralen Ziele bestehen jedoch in der Weiterverarbeitung von fragmentiert abgespeicherten traumaspezifischen Erinnerungen und deren Integration in das autobiografische Gedächtnis. Diese Weiterverarbeitung soll durch eine gleichzeitige bilaterale Stimulation erreicht werden, die zumeist über Augenbewegungen erfolgt. Es können aber auch akustische oder sensorische Stimulationen eingesetzt werden. Diese Strategie verfolgt das Ziel, positive kognitiv-emotionale Prozesse aufzubauen, diese zu implementieren und in der Folge alternative Verhaltens- und Bewältigungsstrategien zu erarbeiten. Der Wirkmechanismus der für diesen Therapieansatz spezifischen Intervention, die bilaterale Stimulation, liegt in einer nachgewiesenen Veränderung neurophysiologischer Prozesse (Pagani, Högberg, Fernandez & Siracusano, 2013). Im Zuge einer EMDR-Behandlung kommt es zu einer erhöhten Aktivität in bestimmten Gehirnregionen, die Konnektivität zwischen unterschiedlichen Gehirnregionen wird verbessert und damit werden relevante Gedächtnisprozesse erleichtert. Insgesamt wird die neuronale Aktivität verschoben – weg von den limbischen Regionen, die im Wesentlichen für die Verarbeitung von emotionalen Zuständen verantwortlich sind, hin zu kortikalen Regionen, wo Inhalte auf einer höheren kognitiven Ebene verarbeitet werden. Die Ergebnisse von Mutluer et al. (2018) bestätigen die Fundiertheit von Therapiestrategien, die auf eine Konfrontation mit dem Trauma, die Verarbeitung und Integration dieser Erlebnisse und eine gleichzeitige bilaterale Stimulation der neuronalen Strukturen setzen (van der Hart, Nijenhuis & Steele, 2006). Studien belegen, dass diese therapeutischen Interventionen nicht nur Effekte auf der Ebene des Verhaltens und Erlebens der Betroffen erbringen, sondern dass sich auch neuronale Strukturen nachhaltig verändern lassen (z. B. Laugharne et al., 2016).

Das *Therapierationale* all dieser unterschiedlichen therapeutischen Strategien besteht darin, die Erinnerungen an das Trauma in Form von emotionalen Assoziationen in das autobiografische Gedächtnis zu integrieren und auf diese Weise neue

Gedächtnisrepräsentationen auszubilden. In diesem Prozess soll das Traumagedächtnis mit bestehenden Gedächtnisinhalten neu verknüpft und in das „normale" deklarative Gedächtnis überführt werden. Dadurch gehen die negativen Begleiterscheinungen der emotionalen Assoziationen verloren – wie Flashbacks, Alpträume und das damit verbundene Hyperarousal. Dieser Prozess ebnet zudem den Weg für eine Modifikation der daran geknüpften negativen kognitiv-emotionalen Prozesse, wie negative Bewertungen, Schuld- und Schamgefühle, Selbstabwertungen etc. Die Therapie darf sich jedoch nicht darauf beschränken, lediglich die Erinnerungen an die Missbrauchserlebnisse anzustoßen oder über die damit verbundenen Gefühle zu sprechen. Eine konstruktive und effektive Verarbeitung schließt auch mit ein, dass sich Klient:innen damit auseinandersetzen, welche Bedeutungen und Bewertungen sie diesen Erlebnissen über die Jahre hinweg zugeschrieben haben und wie sie durch diese Bewertungen in ihrem Verhalten beeinflusst wurden. Insgesamt orientieren sich diese Strategien somit an den in Kapitel 3.1 skizzierten Ätiologiemodellen und setzen an jenen Faktoren an, denen bei der Entstehung von Störungen und Problemen nach einem sexuellen Missbrauch Relevanz zugeschrieben wird.

Es wurde bereits mehrfach darauf hingewiesen, dass Opfer eines Missbrauchs häufig Vermeidung und Verleugnung als zentrale Strategien einsetzen, um die Missbrauchserlebnisse und deren Folgen zu bewältigen. Diese Vermeidungsstrategien zeigen sich auf allen Ebenen des Erlebens und Verhaltens – davon betroffen sind somit nicht nur das konkrete Verhalten, sondern auch Kognitionen und Emotionen. Bereits ausgeführt wurde auch, dass Vermeidung das Opfer zwar kurzfristig entlastet, langfristig jedoch wesentlich zu einer Verstärkung und Generalisierung der Folgeprobleme beiträgt. Indem Vermeidung die kognitiv-emotionale Verarbeitung des Erlebten verhindert, drängen Gedanken und Erinnerungen an den Missbrauch immer wieder ungewollt ins Bewusstsein. Dies wiederum ist dafür verantwortlich, dass Betroffene vielfältige Folgeprobleme entwickeln können. Eine effektive psychotherapeutische Behandlung muss daher diesen Kreislauf der Vermeidung und Verleugnung unterbrechen, um eine kognitiv-emotionale Verarbeitung zu ermöglichen.

Darüber hinaus müssen in der Psychotherapie von Missbrauchsopfern noch weitere relevante Themenbereiche bearbeitet werden. Vor allem die Selbstwahrnehmung der Klient:innen, ihre bisher im Verlauf genutzten Bewältigungsstrategien und deren Effektivität im Umgang mit den Folgeproblemen des sexuellen Missbrauchs sollten unbedingt im Rahmen der Psychotherapie thematisiert werden. Ziel sollte es sein, funktionale Strategien beizubehalten oder zu verstärken und dysfunktionale Strategien entsprechend abzubauen. Zudem wird es in den meisten Fällen nötig sein, die Folgestörungen und Probleme, die sich im Verlauf entwickelt haben, durch den Einsatz von spezifischen, für die jeweiligen Störungsbereiche entwickelten Strategien und Methoden zu behandeln. Die Auffassung, dass eine Verarbeitung der Missbrauchserlebnisse auch das Verschwinden der aktuellen Probleme und Schwierigkeiten zur Folge hat, ist noch heute sehr verbreitet. Dies gelingt leider nur sehr selten, weil die Probleme der Klient:innen zwar als Folge des Missbrauchs entstanden sind, sie haben sich zumeist im Verlauf der Jahre soweit verselbständigt, dass sie nur durch eine spezifische und unabhängige Behandlung überwunden werden können.

Ein an den Einzelfall angepasstes Therapiekonzept ist daher von grundlegender Bedeutung. Eine manualgestützte Therapie schließt nicht aus, das therapeutische Vorgehen in seinen konkreten, zu bearbeitenden Inhalten individuell zu gestalten und den konkreten Therapieablauf individuellen Erfordernissen anzupassen – auch hinsichtlich des Einsatzes unterschiedlicher Therapiemodule für bestehende Störungsbereiche. Zu Beginn einer psychotherapeutischen Behandlung sollten sich Therapeut:innen einen Überblick über jene kognitiv-emotionalen Prozesse verschaffen, die das Denken und Fühlen der jeweiligen Klient:innen dominieren. Der Einsatz des Posttraumatic Cognitions Inventory (PTCI) (Foa, Ehlers, Clark, Tolin & Orsillo, 1999) kann dabei sehr hilfreich sein. Das Verfahren wurde von Ehlers und Boos ins Deutsche übersetzt (Fragebogen zu Gedanken nach traumatischen Erlebnissen) (Ehlers, 1999). Gegebenenfalls sollte ergänzend erhoben werden, welche Erinnerungen von den Klient:innen als besonders belastend erlebt werden. In diesem Zusammenhang sollte auch exploriert werden, welche Bewertungen mit diesen Erinnerungen in Zusammenhang stehen, welche Emotionen durch die Erinnerung und die damit verknüpften Bewertungen ausgelöst werden. Zudem ist es wichtig zu explorieren, ob und in welchem Ausmaß die Klient:innen vermeiden, sich mit diesen Erinnerungen zu konfrontieren und ob diese Erinnerungen vielleicht auch mit dissoziativen Symptomen verknüpft sind.

In einem nächsten Schritt sollten sich Therapeut:innen einen umfassenden Überblick zu weiteren vorhandenen Problembereichen verschaffen und klären, wie diese Problembereiche miteinander in Zusammenhang stehen. Hier empfiehlt sich der Einsatz von strukturierten klinischen Interviews, durch welche systematisch und in strukturierter Form Informationen erhoben werden können, welche psychischen Störungen tatsächlich vorliegen. Strukturierte Interviews unterstützen Therapeut:innen in ihrem diagnostischen Vorgehen. Sie helfen, systematisch alle relevanten Bereiche abzuklären und keine Störung bzw. keinen Problembereich zu übersehen. Klinische Interviews sind hoch effizient und sehr praktikabel, um sich einen umfassenden Überblick über vorhandene Auffälligkeiten und Störungen zu verschaffen und werden zudem von Klient:innen sehr positiv aufgenommen (Bruchmüller, Margraf, Suppiger & Schneider, 2011; Suppiger et al., 2009). Für den Kinderbereich existieren das *Kinder-DIPS* (Schneider, Pflug, In-Albon & Margraf, 2017) und das *Potsdamer Kinder-Interview für 6- bis 12-Jährige* (POKI) (Esser et al., 2017). Auch der Einsatz der Achenbach-Skalen ist durchaus geeignet (Döpfner, Plück & Kinnen, 2014; Plück, Scholz & Döpfner, 2022). Ebenso können Diagnose-Checklisten angewandt werden, diese bergen jedoch die Gefahr, Störungsbereiche zu übersehen, die nicht direkt von den Klient:innen angesprochen werden. In diesem Bereich existiert das *Diagnostik-System für psychische Störungen nach ICD-10 und DSM-5 für Kinder und Jugendliche* (DISYPS-III) (Döpfner & Görtz-Dorten, 2017) und das *Psychopathologische Befund-System für Kinder und Jugendliche* (CASCAP-2) (Döpfner et al., 2022). Bei erwachsenen Klient:innen stehen folgende klinische Interviews zur Verfügung: das *Strukturierte Klinische Interview für DSM-5-Störungen – Klinische Version* (SCID-5-CV) (Beesdo-Baum, Zaudig & Wittchen, 2019a) und das *Strukturierte Klinische Interview für DSM-5 – Persönlichkeitsstörungen* (SCID-5-PD) (Beesdo-Baum, Zaudig & Wittchen, 2019b), das *Diagnostische Interview bei psychischen Störungen* (DIPS) (Margraf, Cwik, Suppiger & Schneider, 2017) und das *Diagnostische Expertensystem für Psychische Störungen* (DIA-X) (Wittchen, Perkonigg & Pfister, 1997). Achenbach-Skalen (Achenbach, 2014) und *Diagnose-Checklisten für ICD-10* (IDCL) (Hiller, Zaudig & Mombour, 1995) stehen auch für Erwachsene zur Verfügung.

Ergänzend zur Erfassung vorhandener Störungen und Beeinträchtigungen ist es wichtig zu explorieren, wie die Betroffenen diese Beeinträchtigungen selbst einschätzen und bewerten. Erst danach sollten Überlegungen zum therapeutischen Vorgehen angestellt werden. Dabei ist zu beachten, das konkrete therapeutische Vorgehen aus dem individuell vorliegenden Bedingungsgefüge abzuleiten und die zu bearbeitenden Themen und Prozesse individuell den Klient:innen anzupassen. Die Therapieplanung ist oftmals mit dem Problem verbunden, dass es nicht möglich ist, die manchmal sehr vielfältigen Störungen und Probleme durch eine einzige gezielte Intervention zu beseitigen. Deshalb ist es erforderlich zu entscheiden, in welcher Reihenfolge man die Störungen und Probleme in Angriff nehmen will. Diese Entscheidung sollte immer davon geleitet sein, welchen Einfluss die unterschiedlichen Beeinträchtigungen auf die psychische Situation und das Wohlbefinden der Klient:innen insgesamt haben. Ein weiteres relevantes Kriterium ist ihre jeweilige Stellung im Bedingungsgefüge. Oftmals sind Problembereiche oder Störungen funktional miteinander verknüpft und die erfolgreiche Veränderung eines Problembereiches setzt die Veränderung eines anderen Problembereiches voraus. Daher ist es für eine zielführende Therapieplanung wichtig, die insgesamt bestehenden funktionalen Zusammenhänge immer im Auge zu behalten. Bleiben diese unberücksichtigt, kann dies den Therapiefortschritt gefährden oder sogar verhindern.

5.4 Empirische Evidenz

Die generelle Wirksamkeit psychotherapeutischer Behandlungen von Opfern eines sexuellen Missbrauchs wurde im Rahmen unterschiedlicher Metaanalysen überprüft. Die letzten verfügbaren Analysen stammen von Harvey und Taylor sowohl zu kindlichen als auch zu erwachsenen Opfern und stützen sich jeweils auf eine breite Datenbasis (Harvey & Taylor, 2010; Taylor & Harvey, 2010). Eine weitere Metaanalyse zu kindlichen Opfern wurde von Trask, Walsh und Dilillo (2011) durchgeführt, deren Stichprobe sich ca. zur Hälfte mit jener von Harvey und Taylor (2010) deckt. Die im Rahmen dieser Metaanalysen berechneten Effektstärken sind in Tabelle 5.3 dargestellt.

Tabelle 5.3: Effektstärken psychotherapeutischer Behandlungen erwachsener und kindlicher Missbrauchsopfer

Symptombereiche	Kinder					Erwachsene	
	Harvey & Taylor (2010)[a]			Trask et al. (2011)[b]		Taylor & Harvey (2010)[a]	
	Gesamt	Prä-Post	Gruppenvergleich	Prä-Post	Gruppenvergleich	Prä-Post	Gruppenvergleich
Global outcome/ overall	1.37	1.37	0.99	0.54	0.54	0.60	0.57
PTSD/traumaspezifisch	1.12	1.13	0.77	0.51	0.63	0.72	0.77
Internalisierende Symptome	0.74	0.61	0.80	0.50	0.56	0.68	0.72
Selbstwert	0.63	0.49	1.15	–	–	0.58	0.56
Externalisierende Symptome	0.52	0.60	1.39	0.47	0.39	0.41	0.53
Sexualisierung	0.49	0.48	0.49	–	–	–	–
Coping	0.44	0.42	0.39	–	–	–	–
Interpersonelle Funktion	–	–	–	–	–	0.61	0.05
Outcome Bezugsperson	0.43	0.45	–	–	–	–	–
Soziale Skills	0.38	0.32	1.07	–	–	–	–

Anmerkungen: [a] Effektstärkemaß *g*, [b] Effektstärkemaß *d*

Während Trask et al. (2011) und Taylor und Harvey (2010) für die unterschiedlichen Studiendesigns – Prä-Post-Vergleiche und Intergruppenvergleiche – getrennte Effektstärken berechnen, liefern Harvey und Taylor (2010) über die Studiendesigns hinweg zusätzlich übergreifende Effektstärken. Für den Bereich der kindlichen Opfer zeigt sich, dass mit Ausnahme des Global Outcomes und der PTSD-Symptomatik die Gruppenvergleichsstudien höhere Effekte erbrachten als die

Prä-Post-Vergleiche (Harvey & Taylor, 2010). Auch Trask et al. (2011) konnten für fast alle Störungsbereiche stärkere bzw. gleich starke Effekte für die Gruppenvergleichsstudien berechnen – die einzige Ausnahme waren hier externalisierende Symptome. Im Erwachsenenbereich sind die Effekte insgesamt ausgewogener, hier sind nur wenige Unterschiede zu finden. Eine Abweichung betrifft die externalisierende Symptomatik, wo Gruppenvergleichsstudien größere Effekte erbrachten. Als besonders auffällig erweis sich jedoch die interpersonelle Funktion. Während Gruppenvergleichsstudien hier keinen Effekt nachweisen konnten, zeigte sich in Prä-Post-Vergleichsstudien ein moderater Effekt.

Im Vergleich der Ergebnisse von Harvey und Taylor (2010) und Trask et al. (2011) fällt auf, dass die Metaanalyse von Trask et al. (2011) durchgängig geringere Effekte erbrachte. Zwar werden in den beiden Analysen unterschiedliche Parameter berechnet, jedoch handelt es bei Hedge's *g* und Cohen's *d* um zwei Größen, die sich kaum in ihrer Berechnung unterscheiden und daher in gleicher Weise zu interpretieren sind. Allerdings kommt es bei kleinen Stichproben (<20) zu einer Überschätzung der Effektstärken. Da bei Harvey und Taylor (2010) deutlich mehr der analysierten Studien kleine Stichproben aufweisen, kann es hier zu einer Überschätzung der Effekte gekommen sein. Möglich wäre jedoch auch, dass die Unterschiede in den Effektstärken auf die höhere Anzahl von unveröffentlichten Dissertationen in der Stichprobe von Trask et al. (2011) zurückzuführen sind.

Für die Gegenüberstellung der Effektivität von Psychotherapien für kindliche und erwachsene Opfer bietet sich ein Vergleich der Analysen von Harvey und Taylor (2010) und Taylor und Harvey (2010) an. Hier zeigt sich, dass Psychotherapien mit kindlichen Opfern höhere Effekte erzielen als Psychotherapien mit erwachsenen Opfern. Die Effekte im Erwachsenenbereich bewegen sich insgesamt auf einem geringeren Niveau, sind aber über die Symptombereiche hinweg konsistenter. Allerdings sind die von Trask et al. (2011) für den Kinderbereich ermittelten Effekte mit den Effekten von Taylor und Harvey (2010) für den Erwachsenenbereich vergleichbar. Da der Analyse von Taylor und Harvey (2010) für den Erwachsenenbereich kaum Studien mit kleinen Stichproben zugrunde liegen, kann es tatsächlich bei Harvey und Taylor (2010) zu einer Überschätzung der Effekte gekommen sein. Dies legt nahe, dass sowohl im Kinder- als auch im Erwachsenenbereich von vergleichbaren Effekten auszugehen ist.

Zur Frage der Stabilität der erzielten Ergebnisse konnten die Psychotherapiestudien an kindlichen Opfern einen stabilen Effekt eindeutig belegen. Die Studien an Kindern legen häufig Follow-up-Daten vor, die teilweise den Zeitraum von 6 Monaten nach Therapieende übersteigen. Demgegenüber überprüfen Psychotherapiestudien an erwachsenen Opfern nur selten die langfristigen Erfolge ihrer Interventionen. Die wenigen vorgelegten Follow-up-Daten sind jedoch sehr vielversprechend und weisen zum Teil auf eine Zunahme des Effektes während des Follow-up-Zeitraumes hin.

5.4.1 Psychotherapie mit kindlichen Opfern

Die Metaanalyse von Harvey und Taylor (2010) zur Psychotherapie von kindlichen Opfern erbrachte hohe Effektstärken in den Bereichen der globalen Outcomes und der traumaspezifischen Symptomatik. Moderate Effekte zeigten sich bei internalisierenden und externalisierenden Symptomen, und auch in den spezifischeren Bereichen des Selbstwertes und des sexualisierten Verhaltens. Demgegenüber wurden geringe Effekte in jenen Bereichen erzielt, die nicht direkt Ansatzpunkte der psychotherapeutischen Interventionen waren: dem Bereich des Copings, dem Outcome bei Bezugspersonen des Kindes und dem Bereich der sozialen Fertigkeiten. Bei Trask et al. (2011) bewegen sich die Effekte im unteren mittleren Bereich, nur für die externalisierende Symptomatik wurden geringe Effekte berechnet. Bei allen diesen Werten ist jedoch eine mögliche Überschätzung der Effekte aufgrund der großteils kleinen Stichproben zu bedenken.

In weitergehenden Analysen konnten das Alter und das Geschlecht des Kindes, die Art der Behandlung, die Modalität und bestimmte Rahmenbedingungen der Therapie als relevante Moderatorvariablen isoliert werden. Es ist interessant und eigentlich nicht nachvollziehbar, warum die Umstände des sexuellen Missbrauchs in Therapiestudien weitgehend unberücksichtigt bleiben. Die Art und die Rahmenbedingungen des Missbrauchs werden in vielen Bereichen als hochrelevant für das Outcome betrachtet. Diese Variablen werden sehr häufig als mögliche Moderatorvariable in epidemiologische Studien, in Studien zu Folgen oder zur Bewältigung eines sexuellen Missbrauchs einbezogen. Entsprechend häufig wurde der Nachweis erbracht, dass diesen Variablen ein deutlicher Effekt zukommt (siehe Kapitel 1.2, 3, 4). Diese Erkenntnisse legen die Vermutung nahe, dass die Umstände des Missbrauchs auch die Effekte von Psychotherapien beeinflussen könnten. Dennoch gibt es kaum Untersuchungen, die Informationen zu diesen Zusammenhängen liefern. Es kann daher nicht verlässlich beurteilt werden, ob beispielsweise der Schwere oder den Rahmenbedingungen des Missbrauchs ein Einfluss auf die Wirksamkeit einer psychotherapeutischen Behandlung zukommt.

Das *Alter* der Kinder konnte als wichtige Moderatorvariable isoliert werden. Die Analyse von Trask et al. (2011) ergab, dass ältere Kinder von den angebotenen Psychotherapien mehr profitieren. Demgegenüber konnten Harvey und Taylor (2010) für unterschiedliche Symptombereiche einen differenziellen Effekt des Alters nachweisen. Während in den Bereichen globale Belastung, Selbstwert und soziale Skills die Therapien bei älteren Kindern (d.h. ab 6 Jahren) bessere Effekte erzielten, war die Therapie im Bereich der Sexualisierung bei jüngeren Kindern effektiver. Im Bereich der traumaspezifischen Symptomatik, der internalisierenden und externalisierenden Störungen, zeigte sich hingegen kein Alterseffekt. Hinsichtlich des Moderators *Geschlecht* erwiesen sich die psychotherapeutischen Behandlungen bei Jungen in den Bereichen soziale Skills und Sexualisierung als effektiver. Kognitiv-behaviorale und einsichtsorientierte *Therapiestrategien* erbrachten im Bereich der traumaspezifischen Symptomatik deutlich bessere Effekte als eklektische Therapieansätze, wobei traumafokussierende Verfahren die besten Effekte erzielten. Bei externalisierenden Verhaltensweisen waren hingegen kognitiv-behaviorale Therapien weniger effektiv. Auch die Untersuchung unterschiedlicher *Therapiemodalitäten* erbrachte ein differenziertes Bild. Im Bereich der traumaspezifischen Symptome zeigten einzel- und familienorientierte Verfahren höhere Effekte als ein gruppentherapeutisches Setting. In den Bereichen Externalisierung und Selbstwert erwies sich hingegen ein gemischtes Setting als effektiver (Harvey & Taylor, 2010). Demgegenüber konnten Trask et al. (2011) keine Unterschiede zwischen einzeltherapeutischen und gruppentherapeutischen Therapieansätzen finden. Hinsichtlich der Manualisierung der Therapie zeigte sich, dass in der Behandlung von traumaspezifischen Symptomen eine manualisierte Therapie, bei Sexualisierung eine halbstrukturierte Therapie und im Aufbau von sozialen Fertigkeiten eine halb- oder unstrukturierte Therapie effektiver waren. Symptomübergreifend erbrachten therapeutische Interventionen, die über mehr als 20 Wochen andauerten, größere Effekte als kürzere Behandlungen. Ergänzend sei erwähnt, dass sich eine längere Therapiedauer zwar in Gruppenvergleichsstudien als effektiver erwies, nicht jedoch in Studien, die auf einem Prä-Post-Vergleich beruhen. Interessanterweise hatte weder die Anzahl an Sitzungen noch das Ausmaß an Erfahrung der Therapeut:innen einen Einfluss auf die Effektivität einer psychotherapeutischen Behandlung.

5.4.2 Psychotherapie mit erwachsenen Opfern

Psychotherapeutische Behandlungen erwachsener Opfer erbrachten in den unterschiedlichen Outcome-Bereichen fast durchwegs moderate Effekte (Taylor & Harvey, 2010). Große Effektstärken, wie sie bei kindlichen Opfern gefunden werden konnten, waren bei Erwachsenen nicht nachweisbar. Es wurde bereits darauf hingewiesen, dass diese Unterschiede möglicherweise auf die kleinen Stichproben bei Harvey und Taylor (2010) zurückzuführen sind, weil ein Vergleich mit den Ergebnissen von Trask et al. (2011) ein vergleichbares, teilweise sogar geringfügig höheres Niveau in den Effekten bei erwachsenen Opfern aufzeigt. Auffällig im Erwachsenenbereich sind die Effekte im interpersonellen Funktionsniveau. Während hier bei Prä-Post-Vergleichsstudien ein moderater Effekt nachgewiesen wurde, erbrachten Gruppenvergleichsstudien keinen Effekt.

Die für den Erwachsenenbereich durchgeführten *Moderatoranalysen* erbrachten nur wenig signifikante und übergreifende Ergebnisse. Im Bereich der traumaspezifischen Symptomatik erbrachten Therapien, die im Einzelsetting durchgeführt wurden, und jene, die Hausaufgaben verordneten, deutlich bessere Effekte. Bei Personen mit geringem Einkommen waren in der traumaspezifischen Symptomatik deutlich geringere Effekte nachweisbar. Kognitiv-behaviorale Therapiestrategien erbrachten in den Bereichen Internalisierung und Selbstwert die höchsten Effekte. Interessant ist, dass spezifisch im Bereich des Selbstwertes ein deutlicher Zusammenhang zwischen dem Ausmaß an therapeutischer Erfahrung und der Effektivität einer Therapie gefunden werden konnte, und zwar abhängig vom Studiendesign. Wenig erfahrene Therapeut:innen erwiesen sich im Prä-Post-Vergleich als effektiver, in Gruppenvergleichsstudien konnten hingegen erfahrene Therapeut:innen die höheren Effekte erzielen. Auch dieses Ergebnis ist möglicherweise auf ein methodisches Artefakt zurückzuführen. Ein Gruppenvergleichsdesign erfordert deutlich mehr Mittel und ist deutlich aufwändiger in der Durchführung, weswegen bei diesen Studien mit größerer Wahrscheinlichkeit auch besser ausgebildete und erfahrenere Therapeut:innen zum Einsatz kommen. In den Bereichen Externalisierung, interpersonelles Funktionsniveau und Global Outcome konnten hingegen keine bedeutsamen Moderatoren gefunden werden.

5.5 Spezifische psychotherapeutische Strategien – ausgewählte Beispiele

5.5.1 Kognitiv-emotionale Verarbeitung – Veränderung der inneren Repräsentationen

Ein zentraler Bereich in der Psychotherapie von sexuellen Missbrauchsopfern ist die Veränderung von inneren Repräsentationen. Besonders relevant sind Repräsentationen, die Klient:innen von sich selbst und ihrer Umwelt und über Beziehungen mit anderen Menschen aufgebaut haben. Gerade diese Bereiche innerer Repräsentationen wurden bei vielen Missbrauchsopfern aufgrund der Missbrauchserlebnisse grundlegend in eine negative Richtung hin verändert. Bei Missbrauchsopfern sind neben einer Vielzahl an dysfunktionalen Kognitionen häufig auch negative Emotionen, wie Schuld, Scham, Ekel, Traurigkeit, Hilflosigkeit, Angst oder Ärger, in diesen inneren Repräsentationen verankert. Es wurden nun unterschiedliche therapeutische Strategien entwickelt, um diese inneren Repräsentationen zu verändern.

Der Einsatz von imaginativen Strategien hat sich als sehr erfolgreich erwiesen, um innere Repräsentationen, Bewertungen und Emotionen zu modifizieren (Hackmann, Holmes & Bennett-Levy, 2011; Rodomonti, Fedeli, Luca, Gazzillo & Bush, 2021). Imaginationen können gezielt eingesetzt werden, um Missbrauchserlebnisse, in der Form wie sie abgespeichert sind, retrospektiv einer alternativen Lösung zuzuführen. Diese Interventionen zielen darauf ab, die Bedeutungen und Bewertungen, die mit den Erlebnissen verknüpft sind, zu verändern und einen Konnex mit anderen Emotionen herzustellen. Dabei konfrontieren sich Klient:innen in der Fantasie mit den vergangenen Missbrauchssituationen und versuchen, den Ablauf dieser Situationen, so wie er erinnert wird, zu verändern (Mota et al., 2015; Nijdam, Baas, Olff & Gersons, 2013; Steil, Benner, Müller-Engelmann & Hadouch, 2015). Eine Möglichkeit wäre, dass eine unterstützende Person eingeführt wird, welche die Klientin bzw. den Klienten in dieser Situation vor dem Täter beschützt und auf diese Weise den Missbrauch verhindert. Die neu etablierte Person kann aber auch dem Kind selbst in seinen Bemühungen um Gegenwehr helfen, den Missbrauch zu verhindern oder zu beenden. Diese Person kann eine Vertrauensperson des Kindes oder auch die Klientin bzw. der Klient selbst als erwachsene Person sein. Eine weitere Möglichkeit wäre, dass die Klientin bzw. der Klient als damaliges Kind von sich aus, ohne unterstützende Person, abgrenzendes Verhalten zeigt und es auf diese Weise gelingt, den Missbrauch zu verhindern oder zu beenden. Die imaginierte und veränderte Situation kann durchaus unrealistisch sein. Klient:innen müssen sich jedoch im Klaren sein, dass sie mit ihrem Wissen und ihren Fähigkeiten als Erwachsene zurückgehen, um der Situation von damals eine alternative Wendung zu geben – sie im Vergleich zum Kind von damals also über deutlich mehr Wissen, Erfahrung und Möglichkeiten verfügen.

Ziel dieser Interventionen ist, dass Klient:innen alternative Erlebniszugänge zu den Missbrauchssituationen entwickeln. Über ein alternatives Erleben soll in diesen Situationen ein Gefühl der Kontrolle, Macht und Stärke entstehen, welches die Betroffenen den vorherrschenden Gefühlen von Hilflosigkeit und Ausgeliefertsein entgegensetzen können. Das Imaginieren einer unterstützenden Person kann Klient:innen zudem dabei helfen, sich von Gefühlen des Alleingelassen-Werdens zu distanzieren und ein Gefühl der Sicherheit und des Beschützt-Werdens aufzubauen. Im Anschluss sollten diese Erlebenszustände in das aktuelle Erleben und Verhalten übertragen werden. Ein nachhaltiger Erfolg dieser Intervention setzt voraus, dass Zusammenhänge zwischen den veränderten inneren Repräsentationen und aktuellen kognitiv-emotionalen Prozessen und heutigem Verhalten hergestellt werden.

Opfer eines sexuellen Missbrauchs leiden häufig unter Alpträumen und Intrusionen. Wie es zu diesen unwillkürlichen Wiedererinnerungen an ein Missbrauchserlebnis kommt und welche Faktoren dafür verantwortlich sind, wurde ausführlich in Kapitel 3.1.3 beschreiben. Intrusionen werden von Betroffenen als ausgesprochen belastend erlebt. Durch Intrusionen sind Betroffene gezwungen, den Missbrauch und die damit verbundenen Empfindungen, Gefühle und Gedanken immer wieder erneut erleben zu müssen. Zudem tauchen sie unwillkürlich und nicht vorhersehbar auf und lösen dadurch bei den Betroffenen große Hilflosigkeit und Ängste aus. Diese Ängste führen entsprechend zur Vermeidung von Situationen, in denen Betroffene es für möglich halten, dass sie mit Intrusionen konfrontiert werden.

Die Behandlung von Intrusionen und Alpträumen erfolgt im Wesentlichen durch die kognitiv-emotionale Verarbeitung der Missbrauchserlebnisse. Wenn es gelingt, das traumaspezifische Gedächtnis mit seinen emotionalen Assoziationen auszuarbeiten und in das autobiografische Gedächtnis zu integrieren, werden sich Intrusionen und Alpträume abschwächen, möglicherweise sogar zur Gänze verschwinden. Zumindest anfangs bleiben jedoch Ängste vor dem erneuten Auftreten von Intrusionen und auch das daran geknüpfte Vermeidungsverhalten bestehen. Zur Behandlung dieses Problembereiches empfiehlt sich – wie bei allen Angststörungen – eine Konfrontation mit den relevanten Situationen und den darin auftauchenden Bildern und Inhalten (siehe Kapitel 5.5.2). Allerdings ist es wichtig, mit den Klient:innen Strategien zu erarbeiten, wie es ihnen gelingen kann, die negativen Emotionen und Kognitionen zu regulieren, die von den Intrusionen unwillkürlich ausgelöst werden. Eine von Betroffenen häufig angewandte, jedoch dysfunktionale Strategie ist, zu versuchen, die auftauchenden Bilder, Gedanken und Emotionen zu unterdrücken. Um Klient:innen die Dysfunktionalität dieser Strategie zu demonstrieren, hat es sich als zielführend erweisen, mit ihnen ein allgemein bekanntes Experiment zur Unterdrückung von Gedanken durchzuführen. Dabei werden Klient:innen instruiert, beispielsweise nicht an einen großen rosaroten Elefanten zu denken. Dieses Experiment soll den Klient:innen veranschaulichen, dass die Unterdrückung von Gedanken Intrusionen verstärken kann. Als deutlich funktionalere Strategie kann den Klient:innen angeboten werden, die Gedanken und Bilder einfach zuzulassen und wie einen Zug zu betrachten, der in einen Bahnhof einfährt und diesen auch wieder verlässt (Ehlers & Clark, 2000).

Eine weitere Strategie der Distanzierung besteht darin, die bei Intrusionen auftauchenden und angstauslösenden Bilder zu entfremden. Eine Entfremdung kann erreicht werden, indem man die Bilder wie einen Film ablaufen lässt, dabei jedoch die Geschwindigkeit variiert – so, wie wenn Zeitlupe oder Zeitraffer aktiviert würden. Es besteht auch die Möglichkeit die Farben zu verändern, die Bilder schwarzweiß oder grün einzufärben oder die Tonlage der Stimmen zu variieren, die Beteiligten mit tiefer oder hoher Stimme sprechen zu lassen. Diese Interventionen zielen darauf ab, den Intrusionen den Schrecken zu nehmen und den Betroffenen Sicherheit zu vermitteln. Sie sollen sich in der Lage fühlen, mit auftauchenden Intrusionen umgehen zu können, ohne von ihnen überwältigt zu werden. Dadurch sollen die Koppelung zwischen bestimmten Stimuli oder Situationen und negativen kognitiv-emotionalen Prozessen gelöst, die Verbindung zu alternativen Prozessen hergestellt und bestehende Repräsentationen erweitert werden.

Ein wichtiges Ziel in der Psychotherapie von Opfern eines sexuellen Missbrauchs besteht darin, dass Opfer ein Gefühl von Sicherheit entwickeln und das allgemeine Erleben von Gefährdung und Bedrohung reduzieren. Missbrauchsopfer mussten erfahren, dass sie von anderen, zumeist nahestehenden Personen nicht beschützt wurden, obwohl sie deren Mitgefühl und Schutz dringend benötigt hätten. Derartige Erfahrungen prägen innere Repräsentationen über sich selbst, die Umwelt und Beziehungen mit anderen Menschen ganz wesentlich. Das Erleben von Hilflosigkeit und Ausgeliefertsein wird zum zentralen Element dieser Repräsentationen, die das Bindungsverhalten und das Verhalten in sozialen Beziehungen bis ins Erwachsenenalter bestimmen können. Bereits Bowlby hat festgestellt, dass diese Repräsentationen wie Sich-selbst-erfüllende-Prophezeiungen funktionieren (Bowlby, 1973/2000). Entsprechend haben Missbrauchsopfer häufig Probleme, anderen gegenüber Grenzen zu setzen, sich bei Konflikten zu verteidigen sowie die Gefahr von neuerlichen Übergriffen zu erkennen und abzuwenden (Briere, 1992). Diese Zusammenhänge wurden bereits ausführlich in Kapitel 3.1.1 dargestellt. Daher ist es neben der Veränderung dieser inneren Repräsentationen auch wichtig, mit den Klient:innen aktuelle Situationen zu reflektieren, in welchen Grenzüberschreitungen stattgefunden haben und gemeinsam mit ihnen zu erarbeiten, welche Möglichkeiten es gäbe, diese zu verhindern oder sich dagegen zur Wehr zu setzen. In diesem Zusammenhang sollten auch aktuelle Beziehungen der Klient:innen auf ihr Gefährdungspotenzial hin überprüft werden. Auf das erhöhte Risiko von Reviktimisierungen oder Polytraumatisierungen bei Missbrauchsopfern wurde bereits hingewiesen (siehe Kapitel 3.3.2.1 und 3.4.3.16). Daher ist es in der Therapie wichtig zu reflektieren, ob sich Klient:innen gegenwärtig in einer missbräuchlichen Beziehungssituation befinden, um eine mögliche aktuelle Gefährdung abwenden zu können. In diesem Zusammenhang hat sich der Aufbau eines entsprechenden Unterstützungsnetzwerkes als sehr zielführend erwiesen (Cohen, 2008).

Insgesamt sollten Klient:innen dabei unterstützt werden, jene dysfunktionalen Kognitionen zu verändern, die im Zusammenhang mit Erinnerungen an den Missbrauch sowie mit den Schuld- und Schamgefühlen, den Selbstabwertungen und den Abwertungen der Beziehungen zu anderen Menschen auftreten. Klient:innen sollten befähigt werden, alternative Bewertungen in diesen Bereichen zu finden und alternative Konzeptualisierungen aufzubauen. Zur Erreichung dieser Ziele müssen die gesamten Überzeugungen der Klient:innen in Bezug auf den erlebten Missbrauch, dessen Entstehungsbedingungen und den damit zusammenhängenden Selbstbeschuldigungen systematisch und genau erfasst und bestehende funktionale Zusammenhänge geklärt werden. Auch die Bewertungen der langfristigen Folgen und die daran geknüpften Erwartungen sind hier zu berücksichtigen. Im Anschluss sollte mit der Modifikation zentraler dysfunktionaler Kognitionen begonnen werden. Als Methode bieten sich die von Beck entwickelten Techniken der kognitiven Therapie an (Beck, Rush, Shaw & Emery, 2017). Dabei ist es wichtig, die Umstrukturierungen besonders zu Beginn unter enger therapeutischer Anleitung durchzuführen, wobei darauf zu achten ist, dass keine alternativen Erklärungen vorgegeben werden. Durch die Anwendung der Methode des Sokratischen Dialogs sollten bestehende dysfunktionale Kognitionen infrage gestellt und die Klient:innen schrittweise angeleitet werden, selbst alternative Bewertungen und Erklärungen zu finden. Nur wenn die erarbeiteten korrigierenden Informationen ich-synton sind, wird der Modifikationsprozess tatsächlich erfolgreich sein. Die Frage der Ich-Syntonität ist bei Missbrauchsopfern besonders bedeutsam, da bei diesen Klient:innen dysfunktionale Kognitionen zumeist über lange Zeit bestanden haben. Besonders erwachsene Missbrauchsopfer haben zumeist ihre gesamte Lebensgestaltung an diesen dysfunktionalen Repräsentationen orientiert. Dadurch ist eine Veränderung dieser kognitiv-emotionalen Prozesse besonders schwierig und schmerzhaft und häufig mit großem Widerstand verbunden.

Das Vorhandensein von Ekel und des Gefühls, infolge des Missbrauchs „beschmutzt zu sein", gelten als besonders schwer zu behandelnde Störungsbereiche. Auch hier hat sich der Einsatz von imaginativen Verfahren als durchaus effektive therapeutische Strategie erwiesen. Steil und Mitarbeiter:innen haben für diesen Störungsbereich spezifische Imaginationstechniken entwickelt – wie „aus der eigenen Haut steigen" oder die Strategie der imaginativen Hauterneuerung. Erste Studien erbrachten für diese Techniken sehr hohe Effektstärken ($d = 1.83$ bis 2.79). Diese Techniken erwiesen sich insgesamt als sehr erfolgversprechend (Jung, Dyer, Priebe, Stangier & Steil, 2011; Steil, Jung & Stangier, 2011; Steil et al., 2015). Es hat sich gezeigt, dass imaginative Verfahren besonders geeignet sind, Emotionen zu verändern. Auch in der Modifikation von stabilen Überzeugungen und Bewertungen haben sie sich bewährt. Der Einsatz von Imaginationen kann besonders bei schwierigen Klient:innen die Akzeptanz und Compliance in der Psychotherapie verbessern.

Ein weiterer wichtiger Ansatzpunkt in der psychotherapeutischen Behandlung von Missbrauchsopfern besteht im Aufbau von Kompetenzen, die für das Erkennen und Differenzieren von Emotionen benötigt werden. Viele Opfer versuchen Situationen zu vermeiden, von welchen sie emotional berührt werden, oder sie unterdrücken Emotionen, wenn sie auftreten. Betroffene fühlen sich ihren Emotionen hilflos ausgeliefert und befürchten, emotionale Zustände nicht mehr kontrollieren zu können, wenn sie diese zulassen. Entsprechend liegen gerade bei Opfern von sexuellem oder körperlichem Missbrauch oft Defizite in den Fähigkeiten zur Emotionsregulation vor (Pelcovitz et al., 1997). Der Aufbau von Fähigkeiten zur Emotionsregulation in der Psychotherapie von Missbrauchsopfern ist daher ein wichtiger Aspekt. Auch eine Alexithymie ist bei Opfern von sexuellem Missbrauch häufig zu finden (Polusny, Dickinson, Murdoch & Thuras, 2008).

5.5.2 Ängste

Ängste und Angststörungen sind bei Opfern eines sexuellen Missbrauchs weit verbreitet. Zumeist erleben Missbrauchsopfer Ängste, wenn sie mit Situationen oder Stimuli konfrontiert werden, die mit den Missbrauchserlebnissen in Zusammenhang stehen. Im Verlauf generalisieren die Ängste jedoch manchmal so stark auf andere Situationen und Bereiche, dass der Zusammenhang zwischen den Ängsten und dem sexuellen Missbrauch für die Klient:innen nicht mehr nachvollziehbar ist. Häufig versuchen Betroffene ihre Ängste zu bewältigen, indem sie alle Situationen und Stimuli vermeiden, die Ängste auslösen könnten. Dies kann massive Einschränkungen im Lebensvollzug zur Folge haben und depressive Verstimmungen bzw. das Vollbild einer Depression auslösen oder diese verstärken. Wie bei zahlreichen anderen Klient:innen mit psychischen Problemen ist auch bei sexuell missbrauchten Klient:innen häufig der Teufelskreis „Ängste – Vermeidungsverhalten – Depression“ zu finden, der in der psychotherapeutischen Behandlung durchbrochen werden muss.

In der Psychotherapie von Ängsten ist eine Konfrontationsbehandlung aufgrund ihrer hohen Wirksamkeit die Methode der Wahl (Teismann & Margraf, 2018), dies gilt auch für Opfer eines sexuellen Missbrauchs. Besonders wichtig bei der Durchführung einer Konfrontationsbehandlung ist, dass Klient:innen die Grundprinzipien dieses Vorgehens verstehen, welches aus der Konfrontation mit den angstauslösenden Stimuli, der Verhinderung der Vermeidung und der Habituation der Angstreaktion besteht. Zudem müssen sich Klient:innen in der Lage fühlen, sich der Konfrontation mit den angstauslösenden Stimuli bzw. Situationen zu stellen. Bei einer Konfrontationsbehandlung ist darauf zu achten, dass die für die Habituation nötige Angst ausgelöst wird, diese Angst jedoch nie ein Ausmaß erreicht, das von Betroffenen nicht mehr bewältigt werden kann. Daher empfiehlt es sich, in der Angstbehandlung von Missbrauchsopfern mit einer Konfrontation in sensu zu beginnen, doch sollten nach Möglichkeit auch Konfrontationen in vivo folgen.

5.5.3 Dissoziative Störungen

Manche Opfer setzen dissoziative Strategien oder Selbstverletzungen ein, um Emotionen, die sie als unkontrollierbar erleben, kontrollieren und bewältigen zu können. Es existieren Hinweise auf einen Zusammenhang zwischen Bindungsverhalten und einer dissoziativen Symptomatik, wobei besonders jene Missbrauchsopfer, die ein unsicher-vermeidendes Bindungsverhalten zeigen, verstärkt von Dissoziationen betroffen sein dürften (Mikulincer & Shaver, 2003). Entsprechend konnte nachgewiesen werden, dass mit der Verbesserung des Bindungsverhaltens im Rahmen einer psychotherapeutischen Behandlung auch eine Reduzierung der dissoziativen Symptomatik zu erreichen ist (Lahav & Elklit, 2016).

Im Bereich der dissoziativen Störungen sind Missbrauchsopfer am häufigsten von dissoziativen Amnesien betroffen. „Ich muss mich erinnern, um zu vergessen“ kann als Leitsatz in der Therapie für jene Opfer gelten, die ein ausgeprägtes Vermeidungsverhalten oder eine dissoziative Amnesie zeigen (Wolf & Nochajski, 2013). Dissoziative Störungen, wie dissoziative Amnesien, sind nicht nur als Beeinträchtigungen kognitiver Abläufe zu sehen, sie beeinträchtigen Betroffene deutlich grundlegender in ihrer Selbstwahrnehmung und in ihrem Selbstbild. Manche Klient:innen berichten, dass sie aufgrund fehlender Erinnerungen unter dem

Gefühl leiden, den Bezug zu sich selbst oder zum eigenen Leben verloren zu haben (Edwards et al., 2001; McNally, Perlman, Ristuccia & Clancy, 2006). Betroffene werden sich nicht plötzlich wieder an alles erinnern können, selbst wenn sie dies wollen. Der Zugang zu den Erinnerungen an die Erlebnisse des sexuellen Missbrauchs wird kurzfristig nicht zur Gänze möglich sein. Vielmehr findet ein Wiedererinnern im Rahmen eines graduellen und längerdauernden Prozesses statt, der in der Regel durch die sukzessive Konfrontation mit bestimmten Erinnerungsbestandteilen angestoßen werden muss. Allerdings ist die psychotherapeutische Behandlung dissoziativer Amnesien eine Gratwanderung zwischen zwei Zielen, einerseits den Zugang zu Erinnerungen an den sexuellen Missbrauch herzustellen, andererseits aber Interventionen zu vermeiden, die falsche Erinnerungen zu Erlebnissen aufbauen könnten, die so nie stattgefunden haben. Dieser Gefahr sollten sich Therapeut:innen immer bewusst sein. Daher wird empfohlen, die therapeutische Arbeit auf jene Erinnerungen zu beschränken, die den Klient:innen tatsächlich zugänglich sind. Von diesen Erinnerungsbestandteilen ausgehend sollten Bezüge mit dem aktuellen kognitiv-emotionalen Erleben hergestellt und in der Folge diese Erinnerungen in das autobiografische Gedächtnis integriert werden (Wolf & Nochajski, 2013). Es gilt abzuwarten, ob im Zuge dieses Verarbeitungsprozesses den Klient:innen dann neue Erinnerungsbestandteile zugänglich werden. Bei Vorgabe von Erinnerungscues, die nicht von den Betroffenen selbst stammen, oder einem zu forcierten Vorgehen ist die Gefahr groß, falsche Erinnerungen zu generieren. Diese Problematik wurde sehr ausführlich und umfassend im Zusammenhang mit dem „False-Memory-Syndrom“ diskutiert (z. B. Brewin & Andrews, 2017; Loftus, 1996).

Bei einer dissoziativen Persönlichkeitsstörung besteht das Ziel psychotherapeutischer Interventionen darin, die unterschiedlichen Persönlichkeitsanteile in einer kohärenten und einheitlichen Persönlichkeit zusammenzuführen. Um dies zu erreichen, sollten vorhandene Self-states aktiv in die Therapie einbezogen werden (Reddemann, Hofmann & Gast, 2011). Die kohärente Persönlichkeit, die am Ende dieses Prozesses steht und bestehende Selbstanteile integriert, soll bei den Betroffenen ein Funktionieren ihres Erlebens und Verhaltens sicherstellen und auch ein Erinnern an den sexuellen Missbrauch ermöglichen, ohne die psychischen Funktionen zu destabilisieren. Ein zentraler Ansatzpunkt in diesem Prozess wird darin bestehen, die Fähigkeit der Klient:innen zu verbessern, jene Bewusstseinszustände bzw. Self-states aufrechtzuerhalten, die einen Verbleib in der Realität und in der Gegenwart sicherstellen. Dadurch soll ein Abgleiten in einen Self-state verhindert werden, der den Realitätsbezug vermeidet. Bei unterschiedlichen Self-states, zu denen ein bewusster Zugang möglich ist, aber auch bei widersprüchlichen Emotionen oder Bewertungen, hat sich der Einsatz der Zwei-Stuhl-Technik bewährt. Diese Technik erleichtert es Klient:innen, unterschiedliche Positionen oder Zustände direkt zu erleben, unterstützt sie dabei, Hintergründe zu reflektieren und in der Folge wichtige Zusammenhänge herzustellen.

5.5.4 Sexualisiertes Verhalten – Sexualisierung

Sexualisiertes Verhalten kann sich bei Opfern eines sexuellen Missbrauchs in vielfältiger Weise zeigen. Es reicht von verführerischem Verhalten und Aufforderungen zu sexuellen Aktivitäten – auch in unangemessenen Situationen – bis hin zu Promiskuität und Prostitution (siehe Kapitel 3.3.2.6 und 3.4.3.15). Bei der Entstehung von sexualisiertem Verhalten und einer Sexualisierung des Opfers spielen operante Mechanismen eine wichtige Rolle. Indem der Täter dem Intimbereich des Opfers und Aktivitäten oder Körperteilen, die mit Sexualität assoziiert sind, eine übermäßige Beachtung schenkt und er sexualisiertes Verhalten des Opfers belohnt, wird dem Opfer vermittelt, dass es als sexuelles Wesen einen besonderen Wert hat. Das Opfer erhält positive Zuwendung nur über Sexualität bzw. sexuelle Handlungen und sieht in der Folge seinen Selbstwert ausschließlich in diesem Bereich begründet. Im Selbstkonzept der Opfer wird der Bereich der Sexualität zur dominierenden Variable. Missbrauchsopfer mit ausgeprägtem sexualisiertem Verhalten haben die Überzeugung aufgebaut, dass sie nur als sexuelle Wesen für andere attraktiv sind und es ihnen nur über diesen Bereich gelingt, Beziehungen aufzubauen und aufrechtzuerhalten.

Die psychotherapeutische Behandlung sollte darauf abzielen, die mit Sexualität assoziierten Bereiche des Selbstkonzeptes und die daran geknüpften Überzeugungen und Bewertungen zu reflektieren und Alternativen zu entwickeln. In diesem Prozess sollten Klient:innen andere Bereiche erkennen, in welchen sie sich als wertvoll und liebenswert einschätzen. In vielen Fällen werden Veränderungen im Selbstkonzept und in den Überzeugungen aber nicht zwangsläufig zu Veränderungen im sexualisierten Verhalten führen. Es kann auch wichtig sein, mit den Klient:innen jene Trigger zu erarbeiten, die sexualisiertes Verhalten auslösen. Entsprechend sollten auch im Bereich des konkreten Verhaltens mit den Klient:innen Alternativen entwickelt und aufgebaut werden.

5.5.5 Partnerschaft – Sexualität

Missbrauchsopfer können im Bereich der Sexualität in unterschiedlicher Weise beeinträchtigt sein. Einerseits können sie ein gesteigertes sexuelles Interesse und gesteigerte sexuelle Aktivitäten zeigen, andererseits können sexuelle Aktivitäten stark angstbesetzt sein, was bei erwachsenen Opfern zu ausgeprägten sexuellen Funktionsstörungen führen kann (siehe Kapitel 3.4.3.15). Ängste, die negative Bewertung des eigenen Körpers, Intrusionen und Probleme, der Partnerin bzw. dem Partner zu vertrauen, sind zentrale Faktoren, um die Entstehung und Aufrechterhaltung sexueller Funktionsstörungen zu erklären. Bei Opfern eines sexuellen Missbrauchs löst die Konfrontation mit Sexualität häufig negative kognitiv-emotionale Prozesse aus. Diese Prozesse sind dafür verantwortlich, dass sexuelle Kontakte oft vermieden werden, dies wiederum führt zu Selbstabwertungen und beeinträchtigt das Selbstkonzept des Opfers. Viele Opfer bauen die Überzeugung auf, keine „richtige Frau“ oder kein „richtiger Mann“ zu sein. Probleme mit sexueller Lust und Erregung und die Vermeidung von Sexualität führen darüber hinaus zu starken Schuldgefühlen der Partnerin bzw. dem Partner gegenüber. Sexueller Missbrauch und sexuelle Gewalt sind wahrscheinlich die am meisten unterschätzten Antezedenzien sexueller Dysfunktionen.

Bestimmte Situationen, Stimuli oder Erlebenszustände, die den Missbrauchserlebnissen in bestimmten Aspekten ähneln oder lediglich an den Missbrauch erinnern, können negative kognitiv-emotionale Prozesse in Gang setzen und entsprechende negative Reaktionen auslösen. Dies kann in der Folge auf andere Situationen, in welchen Nähe oder Intimität erlebt wird, oder generell auf sexuelle Situationen und sexuelles Verhalten generalisieren. In der Folge werden vom Betroffenen derartige Situationen vermieden, wodurch jedoch die negativen Reaktionen aufrechterhalten werden. An der Entstehung und Aufrechterhaltung sexueller Funktionsstörungen sind somit nicht nur Lernprozesse im Sinne eines Reiz-Reaktions-Lernens beteiligt, sondern auch kognitiv-emotionale Prozesse. In sexuellen Situationen oder beim Erleben von sexueller Erregung werden negative Gefühle und Gedanken ausgelöst, die beim Betroffenen zu einer Hemmung der sexuellen Erregung führen. Aufgrund der Missbrauchserlebnisse kann beispielsweise sexuelle Erregung mit einem Verbot belegt sein, was zur Folge hat, dass das Opfer unfähig ist, sexuelle Erregung bei sich wahrzunehmen. Es können aber auch Ängste auftauchen, die eigene Erregung nicht kontrollieren zu können.

Ziele einer psychotherapeutischen Behandlung von sexuellen Funktionsstörungen bei Missbrauchsopfern bestehen somit darin, ein positives Konzept von Nähe, Intimität und Sexualität zu entwickeln und sexuelle Verhaltensweisen aufzubauen, die Klient:innen dabei unterstützen, zu einer für sie befriedigenden Sexualität zu finden. Klient:innen sollen die Kontrolle über ihre eigene Sexualität wiedererlangen, dysfunktionale Kognitionen und Konzepte modifizieren und lernen, eigene Wünsche und Vorlieben wahrzunehmen und zu äußern.

In der Bearbeitung dieses Problembereiches ist es wichtig, mit den Klient:innen zu Beginn der Therapie die möglichen Auswirkungen eines sexuellen Missbrauchs auf das spätere sexuelle Erleben und Verhalten zu reflektieren. Dies trägt in hohem Maß zur Entlastung der Klient:innen bei, weil für viele Betroffene diese Zusammenhänge nicht in dem Ausmaß erkennbar sind, wie es erforderlich wäre. Durch eine veränderte Sichtweise auf die Zusammenhänge fällt es Klient:innen leichter, Ziele für die Therapie zu entwickeln. Dabei ist besonders darauf zu achten, dass Klient:innen für sich reflektieren, was ihre eigenen, selbstgewählten Ziele sind, welche Bereiche sie tatsächlich verändern und was sie tatsächlich erreichen wollen. Klient:innen sollten sich in diesem Prozess nicht an Zielen der Partnerin oder des Partners oder an gesellschaftlich akzeptierten Zielen orientieren. Es ist wichtig, das Bewusstsein dafür zu schärfen, was Klient:innen tatsächlich selbst erreichen wollen. Darüber hinaus sollte reflektiert werden, ob nicht ein ausgeprägter Leistungsanspruch, der bei Missbrauchsopfern häufig im Bereich der Sexualität vorliegt, einer befriedigenden Sexualität im Wege steht.

Die Arbeit am Körperbild und Körpererleben ist ein weiterer zentraler Aspekt in der psychotherapeutischen Behandlung von sexuellen Funktionsstörungen. Opfer eines sexuellen Missbrauchs erleben sich häufig als unattraktiv, sie lehnen ihren Körper oder bestimmte Körperteile stark ab und fühlen sich durch den sexuellen Missbrauch oft „verunreinigt" und „beschmutzt". Hier ist es wichtig, dass Klient:innen lernen, ihren Körper positiv zu sehen und mit angenehmen Empfindungen zu verbinden. In diesem Bereich haben sich die oben beschriebenen imaginativen Verfahren als sehr wirksam erwiesen (siehe Kapitel 5.5.1). Zudem bieten sich unterschiedliche Übungen zur körperlichen Selbsterfahrung an, wie sie von Hauch, Arentewicz und Gaschae (1986) und Hauch (2020) beschrieben werden. Da diese Übungen besonders bei Missbrauchsopfern sehr starke negative Emotionen auslösen können, ist hier ein vorsichtiges und schrittweises Vorgehen dringend zu empfehlen.

In der psychotherapeutischen Behandlung von sexuellen Funktionsstörungen sollte immer auch die Einbeziehung der Partnerin bzw. des Partners der Missbrauchsopfer überlegt werden. Wenn Klient:innen Sexualität neu entdecken oder modifizierende neue Erfahrungen in diesem Bereich machen wollen, ist es bedeutsam, dass Klient:innen selbst bestimmen können, wann und wie sie sexuell aktiv werden. Nur wenn Klient:innen hier weitgehend selbst die Kontrolle haben, werden sie sich sicher genug fühlen, Neues auszuprobieren und sich auf neue Erfahrungen einzulassen. Dies wird aber nur auf der Basis einer funktionierenden Kommunikation mit der Partnerin bzw. dem Partner gelingen. Viele Missbrauchsopfer haben Probleme, sich auf soziale Beziehungen einzulassen, enge und vertraute Beziehungen aufzubauen und aufrechtzuerhalten ist für sie schwierig. Daher sind der Austausch und die Kommunikation mit ihren Partner:innen häufig gestört, und auch die Beziehungsqualität ist beeinträchtigt. Oft sind die Reaktionen der Missbrauchsopfer für ihre Partner:innen unverständlich, was häufige Konflikte zur Folge hat. Wenn missbrauchte Klient:innen als Ziel eine verbesserte Partnerschaft und eine befriedigende gemeinsame Sexualität formulieren, ist es daher erforderlich, bestehende Beeinträchtigungen gemeinsam mit ihren Partner:innen zu bearbeiten.

Missbrauchsopfer entwickeln aufgrund ihrer Erfahrungen und dysfunktionalen Einstellungen häufig unrealistische Erwartungen gegenüber anderen Personen. Besonders ihren Partner:innen gegenüber zeigen Missbrauchsopfer eine überhöhte Anspruchshaltung. Auch in diesem Zusammenhang kann es wichtig sein, Kompetenzen dahingehend zu vermitteln, wie ein Gleichgewicht zwischen den eigenen Wünschen und Bedürfnissen und den Wünschen und Bedürfnissen des Gegenübers zu ermöglichen ist. Ein weiteres Ziel kann darin bestehen, den Umgang mit interpersonellen Stressoren, die in Partnerschaften häufig auftreten, zu verbessern. Alle diese Bereiche können selbstverständlich auch mit den Klient:innen alleine bearbeitet werden, in den meisten Fällen wird die Einbeziehung der Partner:innen die Erreichung der gesetzten Ziele jedoch erleichtern.

Nach einer sorgfältigen Problemanalyse des sexuellen Erlebens, der sexuellen Schwierigkeiten und der sexuellen Wünsche der Klient:innen empfiehlt es sich, nach dem von Annon (1976) entwickelten PLISSIT-Modell vorzugehen. Dieses Modell ist stufenweise nach dem Prinzip der minimalen Intervention aufgebaut und ermöglicht bei jeder Klientin bzw. jedem Klienten individuell zu entscheiden, in welchem Ausmaß eine therapeutische Unterstützung benötigt wird, um die für die Behandlung festgelegten Ziele zu erreichen. Bei der ersten Stufe handelt es sich um die Stufe P (= Permission), auf welcher die Klient:innen lernen, dass sie berechtigt sind, sich gewisse Dinge einfach zu erlauben. Die nächste Stufe wäre LI (= Limited Information), auf welcher Klient:innen grundlegende Informationen über sexuelle Verhaltensweisen und Reaktionen erhalten, die ihr Problem betreffen. Darauf folgt die Stufe SS (= Specific Suggestions), auf welcher spezifische Vorschläge zur Veränderung ihrer Probleme erarbeitet werden, falls Klient:innen nicht in der Lage sind, derartige Strategien selbst zu entwickeln. Erst bei der letzten Stufe IT (= Intensive Therapy) wird eine umfassendere psychotherapeutische Behandlung vorgeschlagen. Diese Stufe ist nur dann indiziert, wenn die anderen Stufen nicht zum nötigen Erfolg geführt haben oder schwerwiegende emotionale oder Beziehungsprobleme bei den Klient:innen vorhanden sind, die eine Psychotherapie erfordern. Dieses Modell hat seine Brauchbarkeit und Effizienz in der Beratung und Behandlung von sexuellen Problemen vielfach bewiesen (z. B. Laan, Rellini & Barnes, 2013; Mohammadzadeh Moghaddam, Moradi, Mirzaii Najmabadi, Ramezani & Shakeri, 2019).

5.5.6 Empowerment

Empowerment ist ein weiteres wichtiges Ziel in der Psychotherapie mit Opfern eines sexuellen Missbrauchs (Blumer, Papaj & Erolin, 2013). Viele Opfer leiden unter einem geringen Selbstwert und fühlen sich hilflos, besonders wenn es darum geht, eigene Bedürfnisse gegenüber anderen durchzusetzen. Manche Klient:innen haben ein Konzept von sich selbst entwickelt, das sie als wertlose Person beschreibt, die den Wünschen anderer hilflos ausgeliefert ist, die keine Kontrolle über ihr Leben hat und keine Perspektiven für die Zukunft entwickeln kann. Klient:innen schildern manchmal, dass sie das Gefühl hätten, in der Zeit, in welcher der Missbrauch stattgefunden hat, gefangen zu sein, es ihnen noch nicht gelungen ist, diese Zeit zu verlassen und sich weiterzuentwickeln.

Hier ist es wichtig, dieses Konzept sukzessive zu hinterfragen und neu zu gestalten. Möglicherweise ist es zielführend, das Konzept des „Opfers“ gegen das Konzept der bzw. des „Überlebenden“ auszutauschen und dabei den Fokus auf jene Stärken zu legen, die den Betroffenen ein Überleben ermöglicht haben. Walker-Williams und Fouché (2017) gehen sogar noch einen Schritt weiter und formulieren für Betroffene das Ziel „from survivor to thriver“. Dies ist möglich, wenn das Denken nicht nur davon bestimmt ist, überlebt zu haben, sondern auch Möglichkeiten gesehen werden, an den Herausforderungen zu wachsen. Um dieses Ziel zu erreichen, wird es wichtig sein, Kompetenzen und Ressourcen aufzubauen, um eigene Bedürfnisse zu erkennen und sich gegenüber anderen durchzusetzen. Gleichzeitig wird es aber auch nötig sein, Ängste vor Zurückweisung abzubauen, ein Gefühl der Kontrolle vor allem über das eigene Leben wiederzuerlangen und tragfähige Zukunftsperspektiven zu entwickeln.

5.5.7 Gruppentherapie

Von einer gruppentherapeutischen Behandlung können besonders jene Opfer profitieren, die ein Gefühl des Andersseins entwickelt haben und stark von Gefühlen der Stigmatisierung beeinträchtigt sind. Die Gemeinschaftserlebnisse, die eine Gruppentherapie bietet, können Klient:innen dabei unterstützen, diese Gefühle zu bewältigen. Klient:innen können erfahren, dass auch andere Personen Ähnliches erlebt haben. Dies kann ihnen helfen, Zuschreibungen von persönlicher Verantwortung für den Missbrauch zu reduzieren, die sozialen und gesellschaftlichen Aspekte des Phänomens „sexueller Missbrauch“ zu erkennen und zu akzeptieren. Zudem sind Klient:innen in der Gruppe darauf angewiesen, Vertrauen zu anderen Menschen aufzubauen. Diese Erfahrungen tragen wesentlich dazu bei, die inneren Repräsentationen von Beziehungen zu anderen Menschen zu modifizieren. Eine Gruppentherapie ermöglicht es, Fortschritte und Rückschritte in der Bewältigung der Missbrauchserlebnisse bei anderen Personen mitzuerleben und eigene Erfahrungen in diesem Zusammenhang mit anderen zu teilen. Zudem können Klient:innen in der Gruppe erleben, dass sie von anderen Menschen unterstützt werden, sie aber auch selbst Unterstützung geben können. Diese Erfahrungen verändern das Selbstbild der Betroffenen und können deren Selbstvertrauen und Selbstwirksamkeit deutlich verbessern.

5.6 Psychotherapie mit kindlichen Opfern eines sexuellen Missbrauchs

Kognitiv-behaviorale Therapieansätze, die sich an kindliche oder jugendliche Opfer eines sexuellen Missbrauchs richten, schließen neben traditionellen kognitiv-behavioralen Strategien auch Psychoedukation, Konfrontation, Spieltechniken, Lernen am Modell und den Aufbau adäquater Bewältigungsstrategien mit ein (z.B. Cohen, Deblinger, Mannarino & Steer, 2004; Springer, Misurell & Hiller, 2012).

In ihrem Review konnten Kim et al. (2016) nachweisen, dass durch den Einsatz von kognitiv-behavioralen Therapiestrategien in der psychotherapeutischen Behandlung von kindlichen Missbrauchsopfern wesentliche Verbesserungen in einem breiten Spektrum psychosozialer Auffälligkeiten und Störungen erreicht und auch aufrechterhalten werden können. Der Nachweis einer Stabilität der Therapieeffekte wurde mehrfach auch von Mannarino und Mitarbeiter:innen erbracht (Cohen & Mannarino, 1997; Deblinger, Steer & Lippmann, 1999; Deblinger, Mannarino, Cohen & Steer, 2006; Mannarino, Cohen, Deblinger, Runyon & Steer, 2012). Neben Verbesserungen in der zentralen Symptomatik, wie Intrusionen, Ängsten, Depressionen, sexualisiertem Verhalten oder externalisierenden Problemen, zielen kognitiv-behaviorale Interventionen bei kindlichen Opfern auch auf die Verbesserung des Wissens über den sexuellen Missbrauch und damit zusammenhängende Sicherheitsstrategien ab. Bei jenen Therapieansätzen, die auch nicht missbrauchende Eltern(teile) in die Psychotherapie mit einbeziehen, ist das zentrale Ziel, die Belastungen und negativen Reaktionen der Eltern infolge des Missbrauchs ihrer Kinder zu reduzieren und das elterliche Erziehungsverhalten zu verbessern. Durch diese Maßnahmen scheint sich die elterliche Belastung im Follow-up sogar noch weiter zu reduzieren (Mannarino et al., 2012). Ob es durch den Einbezug der Eltern jedoch gelingt, die Therapieeffekte bei den Kindern zu erhöhen, erscheint fraglich (King et al., 2000). Wenn das Kind selbst allerdings die Teilnahme an einer Psychotherapie verweigert, kann es sinnvoll sein, ausschließlich den Eltern eine psychotherapeutische Behandlung anzubieten. Neben den bereits genannten Bereichen zielen diese Interventionen auch darauf ab, beim Kind eine entsprechende Therapiebereitschaft aufzubauen.

Kim et al. (2016) betonen in ihrem Review explizit die Wirksamkeit eines gruppentherapeutischen Settings in der Behandlung von kindlichen Opfern. Eine Gruppe von Kindern bzw. Jugendlichen, die ähnliches erlebt haben und unter vergleichbaren Problemen leiden, kann Missbrauchsopfern die nötige Sicherheit bieten, Belastungen und negative Gedanken und Gefühle offenzulegen. Diese Rahmenbedingungen können auch junge Missbrauchsopfer wesentlich dabei unterstützen, Gefühle der Isolation und des Andersseins abzubauen und im Gegenzug das Erleben von Vertrauen und Zugehörigkeit zu verstärken. Zudem schafft ein gruppentherapeutisches Setting eine sehr einfache und umfassende Möglichkeit des sozialen Lernens. So konnten Nolan et al. (2002) nachweisen, dass zusätzliche gruppentherapeutische Interventionen die Wirksamkeit einer Einzeltherapie, besonders im Bereich einer depressiven Symptomatik, deutlich verbessern können. Bei der Bearbeitung bestehender Sorgen im Bereich der Sexualität scheinen alleinige gruppentherapeutische Interventionen hingegen keine Effekte zu erbringen. Allerdings lässt sich die Wirksamkeit einer Gruppentherapie durch zusätzliche einzeltherapeutische Sitzungen verbessern. Dies scheint jedoch auf den

Symptombereich der sexuellen Sorgen beschränkt zu sein. Vergleichsstudien zu anderen Störungsbereichen konnten keinen zusätzlichen Effekt nachweisen (Cohen, Mannarino & Knudsen, 2005; Liotta, Springer, Misurell, Block-Lerner & Brandwein, 2015). Die Entscheidung zwischen einzel- und/oder gruppentherapeutischen Therapiemaßnahmen sollte somit, wenn es die Praxis zulässt, an der vorliegenden Symptomatik orientiert und evidenzbasiert erfolgen.

Alle Kinder empfinden Angst, wenn sie erstmals mit einer Therapiesituation konfrontiert sind. Die Angst und die Vorbehalte gegenüber einer therapeutischen Behandlung und Therapeut:innen sind bei Kindern noch stärker vorhanden als bei erwachsenen Klient:innen. Kindliche Missbrauchsopfer zeigen aufgrund ihrer Erfahrungen ein sehr ausgeprägtes Misstrauen gegenüber Erwachsenen. Deren Vertrauen zu gewinnen erfordert von den Therapeut:innen viel Geduld und Einfühlungsvermögen. Dies ist jedoch eine unabdingbare Voraussetzung, um kindliche Opfer für die therapeutische Arbeit zu öffnen und zu erreichen, dass sie sich aktiv am therapeutischen Prozess beteiligen. Bei Opfern von intrafamiliärem Missbrauch stellt der Aufbau einer tragfähigen und vertrauensvollen therapeutischen Beziehung eine besondere Herausforderung dar.

In der psychotherapeutischen Behandlung von kindlichen und jugendlichen Missbrauchsopfern gelten im Prinzip dieselben Regeln wie in der Therapie mit erwachsenen Opfern. Die Therapie folgt denselben Strukturen und die bereits skizzierten ätiologischen Modelle zur Erklärung der Folgestörungen gelten in gleicher Weise für kindliche Opfer wie für Erwachsene. Diese Parallelen spiegeln auch die Forderung von van der Kolk (2005) wider, welche Bereiche als zwingend in der Behandlung von kindlichen Opfern eines sexuellen Missbrauchs zu betrachten sind: der Aufbau von Sicherheit und Kompetenz, die Bearbeitung von Intrusionen und Neuinszenierungen, die Integration des Traumas und der Aufbau von Kontrolle.

In der psychotherapeutischen Behandlung von kindlichen Opfern kommen dieselben therapeutischen Strategien und Methoden zum Einsatz wie bei Erwachsenen. Allerdings ist es wichtig, die Methoden dem Entwicklungsstand der jeweiligen kindlichen oder jugendlichen Klient:innen anzupassen (Doherr, Reynolds, Wetherly & Evans, 2005). Steht in der Arbeit mit Erwachsenen das therapeutische Gespräch im Vordergrund, so ist es bei Kindern und Jugendlichen notwendig, die therapeutische Arbeit in das Medium Spiel zu integrieren. Je jünger die Kinder sind, umso stärker muss den Kindern durch konkretes Erleben eine Veränderung ihres Verhaltens und ihrer kognitiv-emotionalen Prozesse ermöglicht werden. Mit zunehmendem Alter wird das Spiel dann vom therapeutischen Gespräch abgelöst.

In kognitiv-behavioralen Therapiestrategien sind Interventionen, die auf der kognitiven Ebene ansetzen, ein essenzieller Bestandteil des therapeutischen Vorgehens. Daher müssen die konkreten Interventionen unbedingt mit der Fähigkeit des Kindes im Hinblick auf kognitive Operationen in Abstimmung gebracht werden. Befindet sich das Kind in einem Entwicklungsstadium, in welchem es noch nicht über jene Kompetenzen zur kognitiven Verarbeitung verfügt, die eine bestimmte Intervention voraussetzt, wird diese Intervention zwangsläufig nicht den gewünschten Effekt erbringen. Legen wir die grobe Einteilung der kognitiven Entwicklungsstadien von Piaget (1974, 2003) zugrunde, können wir beispielsweise davon ausgehen, dass es Kindern im präoperationalen Stadium aufgrund ihrer Egozentriertheit schwerfällt, sich das Denken anderer Menschen zu eigen zu machen. Sie haben Probleme, sich in andere Menschen hineinzuversetzen. Setzt eine Intervention nun daran an, das Denken und Fühlen anderer Menschen zu reflektieren oder zu erarbeiten, was eigene Handlungen in anderen Menschen auslösen können, ist diese Intervention erst bei Kindern sinnvoll, die sich bereits im Stadium des konkret-operationalen Denkens befinden. Kinder im präoperationalen Stadium haben zudem Schwierigkeiten, relationale Begriffe zu bilden, d.h. das Denken dieser Kinder ist eher absolut. Eine Einschätzung von „mehr oder weniger als" ist erst Kindern im Stadium des konkreten Denkens möglich. Die Fähigkeit zum Problemlösen, zum Abwägen unterschiedlicher Lösungsmöglichkeiten mit ihren jeweiligen Konsequenzen, ist erst bei Kindern vorhanden, die sich im formal-operationalen Stadium befinden. Dementsprechend sind Interventionen, die auf dem Problemlöseansatz beruhen, nur bei Kindern ungefähr ab dem 11. Lebensjahr sinnvoll.

Studienergebnisse zeigen, dass sich in der Psychotherapie von kindlichen Missbrauchsopfern bestimmte Therapiestrategien differenziell auf bestehende Störungsbereiche auswirken. Dies liefert wichtige Erkenntnisse für eine störungsgeleitete Therapieplanung. So konnten Hetzel-Riggin, Brausch und Montgomery (2007) im Rahmen einer Metaanalyse nachweisen, dass kognitiv-behaviorale, traumaspezifische und unterstützende Interventionen die besten Effekte auf der behavioralen Ebene erbrachten, während eine Spieltherapie am besten geeignet war, soziale Probleme zu beseitigen und die soziale Anpassung zu verbessern. Bestehende Belastungen ließen sich am besten durch kognitiv-behaviorale und familientherapeutische Strategien sowie Interventionen im Einzelsetting behandeln. Bei einem geringen Selbstwert zeigten hingegen traumaspezifische und kognitiv-behaviorale Strategien sowie Interventionen im Gruppensetting die größte Wirksamkeit.

Das Erleben von Kontrolle über den Ablauf einer psychotherapeutischen Behandlung ist bei Opfern eines sexuellen Missbrauchs besonders wichtig. Darauf wurde bereits hingewiesen. Dieses Kontrollbedürfnis gilt für kindliche Opfer in gleichem Maß wie für Erwachsene. Es ist sehr bedeutsam, dass Kinder in die Entscheidung einbezogen werden müssen, wann und mit wem über die Missbrauchserlebnisse und die im Rahmen der Therapie gewonnenen Informationen gesprochen wird. Kindliche Opfer reagieren im Vergleich zu erwachsenen Opfern auch deutlich sensibler, wenn sie aufseiten der Therapeut:innen Vorbehalte gegenüber den eigenen

Aussagen wahrnehmen. Bemerken Kinder diesbezüglich auch nur ansatzweise ein mangelndes Verständnis oder Misstrauen, besteht die Gefahr, dass sie sich der Therapie verschließen und nicht mehr mitarbeiten. Daher ist es in der therapeutischen Arbeit mit Kindern besonders wichtig, die Aussagen des Kindes ernst zu nehmen und kindlichen Klient:innen zu vermitteln, dass ihnen geglaubt und ihren Angaben vertraut wird.

In noch viel stärkerem Ausmaß als bei Erwachsenen sollten sich Therapeut:innen in der Behandlung von kindlichen Missbrauchsopfern in der Rolle von Anwält:innen sehen, welche die Interessen des Kindes vertreten. Therapeut:innen übernehmen als „Anwält:innen des Kindes“ einen Teil der elterlichen Verantwortung – zumindest für die Dauer der Therapiestunde. Man muss sich jedoch immer bewusst sein, dass man in keinem Fall die Mutter oder den Vater ersetzen kann – auch nicht in jenen Fällen, in welchen Kinder mit sehr schwierigen Beziehungsgefügen konfrontiert sind. Zudem sollten Therapeut:innen immer bedenken, dass sie zwangsläufig in Gefahr geraten, von den Eltern ihrer kindlichen Klient:innen als Konkurrenz wahrgenommen zu werden – vor allem in der Rolle als wichtigste Bezugsperson und Expertin bzw. Experte in Belangen des Kindes. Besonders bei intrafamiliärem Missbrauch müssen diese Aspekte mit der nötigen Sensibilität betrachtet und gehandhabt werden.

5.7 Resümee

Für Opfer eines sexuellen Missbrauchs wurden im Verlauf der Jahre unterschiedlichste psychotherapeutische Behandlungsstrategien entwickelt. Dies betrifft sowohl kindliche und jugendliche als auch erwachsene Opfer. Entsprechend des breiten Störungsspektrums an Initialeffekten und Langzeitfolgen, die ein sexueller Missbrauch verursachen kann, und den unterschiedlichen Ätiologiekonzepten, um die Entstehung dieser Folgestörungen zu erklären, ist die Bandbreite an therapeutischen Strategien sehr groß. Sie reichen von sehr spezifischen und fokussierten Therapieangeboten bis zu breiten und eher allgemein ausgerichteten psychotherapeutischen Ansätzen. Die empirische Basis an Studien, in welchen diese Strategien evaluiert wurden, ist umfangreich und lässt fundierte und verlässliche Schlüsse zur Wirksamkeit einer psychotherapeutischen Behandlung von Missbrauchsopfern zu. Insgesamt betrachtet existieren sowohl für kindliche und jugendliche als auch für erwachsene Opfer sehr wirksame psychotherapeutische Interventionen, durch welche signifikante und auch stabile Effekte in einem breiten Spektrum an Folgestörungen erzielt werden können. Die unterschiedlichen Ansätze unterscheiden sich jedoch in ihrer Wirksamkeit. Von den internationalen Fachgesellschaften wurden Empfehlungen für manche Ansätze ausgesprochen, von der Anwendung anderer Ansätze wird hingegen abgeraten. Auch sind die unterschiedlichen Ansätze nicht in allen Symptom- und Problembereichen in gleichem Ausmaß effektiv. Die spezifische Indikationsstellung sollte daher immer an den jeweiligen Problemkonstellationen und Rahmenbedingungen orientiert sein.

Insgesamt lässt die vorliegende empirische Evidenz den Schluss zu, dass von einem kognitiv-behavioralen Therapieansatz, der auf einer traumafokussierenden Konfrontation und der Elaboration des Traumagedächtnisses als zentrale Elemente aufbaut, die höchste Wirksamkeit zu erwarten ist. Eine Modifikation der mit dem Trauma zusammenhängenden kognitiv-emotionalen Prozesse und des daran geknüpften Verhaltens sind die wesentlichen Ziele dieses Therapieansatzes. Dennoch gilt es, die konkrete Planung jeder psychotherapeutischen Behandlung immer an den spezifischen Konstellationen des Einzelfalles zu orientieren, differenzielle Indikationsstellungen zu berücksichtigen und Entscheidungen über mögliche Sequenzierungen einzelner Interventionsschritte zu treffen. Alle diese Entscheidungen müssen die jeweils vorliegenden Rahmenbedingungen berücksichtigen und sollten immer an der empirischen Evidenz orientiert sein.

Zusammenfassend betrachtet lassen sich die einzelnen Schritte einer psychotherapeutischen Behandlung von Opfern eines sexuellen Missbrauchs folgendermaßen beschreiben: Der erste Schritt sollte in der Elaboration des Traumagedächtnisses bestehen, darauf sollte eine Modifikation der negativen kognitiv-emotionalen Prozesse folgen. In einem letzten Schritt müssen ungünstige behaviorale und kognitive Bewältigungsstrategien abgebaut und im Gegenzug positive Strategien aufgebaut werden (Ehlers et al., 1998). Zur Erreichung der Therapieziele können sowohl kognitive und imaginative als auch behaviorale Methoden zum Einsatz kommen, die sich in der Behandlung der jeweils betroffenen Bereiche bewährt haben.

6 Prävention von sexuellem Missbrauch

6.1 Entwicklung von Maßnahmen zur Prävention von sexuellem Missbrauch

Die ersten Initiativen zur Prävention von sexuellem Missbrauch fanden in den 1970er Jahren in den USA statt. Sie gehen auf Gruppen zurück, die sich im Vorfeld auch gegen sexuelle Gewalt an Frauen engagiert haben. Anfangs waren die Präventionsbemühungen in erster Linie von privaten Initiativen (z.B. Berater:innen, Erzieher:innen, Eltern) getragen und ausschließlich von lokalen Behörden finanziell unterstützt. Ab 1983 entwickelte sich der Bereich der Prävention zu dem am schnellsten wachsenden rund um das Thema sexueller Missbrauch. Es wurde zunehmend erkannt, dass sexueller Missbrauch kein vernachlässigbares Randphänomen unserer Gesellschaft ist, sondern alle gesellschaftlichen Schichten und Bereiche davon betroffen sind. Mit steigender Akzeptanz dieses Problems und verstärkten Forschungsbemühungen wurde die tatsächliche Tragweite dieses Problems für Betroffene und auch die Gesellschaft als Ganzes erfasst. In den 1980er Jahren erhielten Betroffene noch selten adäquate Hilfestellungen. Missbrauchserlebnisse wurden von den Betroffenen kaum offengelegt, wenn Eltern dennoch davon erfuhren, suchten sie aus Unverständnis oder Angst vor negativen Konsequenzen oft keine Unterstützung. Dies lag auch darin begründet, weil geeignete Hilfs- und Unterstützungsangebote weitgehend fehlten.

Berufsgruppen, die in die Beratung und Behandlung von Missbrauchsopfern involviert waren, wie Sozialarbeiter:innen, Ärzt:innen, Pädagog:innen, Psycholog:innen oder Psychotherapeut:innen, haben zunehmend erkannt, dass sich der Fokus nicht auf die Behandlung und Betreuung der Opfer beschränken darf, um die aus dem Phänomen des sexuellen Missbrauchs entstehenden Probleme in den Griff zu bekommen. Die Prävention wurde als die geeignetere Strategie erkannt, den Opfern von vornherein viel Leid zu ersparen. Anfangs richteten sich Präventionsmaßen in erster Linie an Kinder als die potenziellen Opfer. Diese Strategien verfolgten im Wesentlichen das Ziel, Kindern zu vermitteln, dass sexuelle Angebote von Erwachsenen inadäquat sind und dass es in Ordnung ist, diese abzulehnen. Mit diesen Maßnahmen sollten einerseits möglichst viele Kinder erreicht werden, um einem sexuellen Missbrauch vorzubeugen, andererseits die Anzahl jener Opfer erhöht werden, die adäquate Hilfestellungen bekommen (Finkelhor, 1986a).

Nach jahrzehntelangen Bemühungen um die Prävention von sexuellem Missbrauch wird leider deutlich, dass das gewünschte Präventionsparadox in diesem Bereich noch immer nicht zu greifen scheint. Im Verlauf der Jahre wurden unterschiedlichste Präventionsstrategien entwickelt und besonders in den USA liegt ein breites Angebot und eine Fülle an Maßnahmen vor. Auf dieser Grundlage wäre eine deutliche Reduktion neuer Fälle zu erwarten gewesen, sodass eine Prävention von sexuellem Missbrauch als überflüssig erachtet wird. Dieses Präventionsparadox wurde von Geoffrey Rose erstmals im Jahr 1985 beschrieben und bezeichnet folgendes Phänomen: Je erfolgreicher eine Präventionsmaßnahme greift, umso weniger wird sie als notwendig erachtet. Denn je erfolgreicher eine Krankheit, ein Risikofaktor oder ein schädigendes Ereignis verhindert wird, umso seltener treten in der Folge diese Krankheit oder Ereignisse auf, was zur Meinung führt, dass diese Maßnahme etwas verhindern will, was gar nicht vorkommt (Rose, 2001). Dieses Präventionsparadox ist bei vielen anderen erfolgreichen Präventionsmaßnahmen zu beobachten – denken wir an die gängigen Impfungen, z. B. gegen Kinderlähmung. Da im Bereich des sexuellen Missbrauchs das Präventionsparadox nicht thematisiert wird, kann geschlossen werden, dass es den bisher gesetzten Maßnahmen zur Prävention von sexuellem Missbrauch nur begrenzt gelungen ist, das Auftreten von sexuellem Missbrauch zu verhindern und Kinder vor Übergriffen zu schützen. Dies bestätigen ja auch die hohen Zahlen zur Prävalenz von sexuellem Missbrauch.

In den letzten Jahren ist eine deutliche Trendwende in der Ausrichtung und Zielsetzung präventiver Strategien zu beobachten. Heute wird vorgeschlagen, das weithin akzeptierte Public-Health-Modell, das sich in vielen gesellschaftlichen Bereichen, wie dem Gesundheits- oder Sozialwesen, als brauchbares Modell für präventive und gesundheitsfördernde Maßnahmen erwiesen hat, auch im Problembereich des sexuellen Missbrauchs einzusetzen (Broadley, 2018; Hunter, 2011). Das Public-Health-Modell sieht vor, in einem ersten Schritt bevölkerungsstatistische und auch epidemiologische Daten zu nutzen, um die gesamte Tragweite des infrage stehenden Problems zu erfassen. Auf diesen Daten aufbauend sollen sowohl Risiko- als auch protektive Faktoren und Risikogruppen isoliert werden, um in einem nächsten Schritt spezifisch auf diese Faktoren und Gruppen zugeschnittene Interventionsstrategien zu entwickeln, diese anzuwenden und deren Wirksamkeit zu überprüfen. In einem letzten Schritt sollten die Ergebnisse dieser Evaluationsstudien der Fachöffentlichkeit und relevanten Gruppen zugänglich gemacht werden, um diese zu motivieren, die Maßnahmen und Strategien abhängig von den spezifischen Evaluationsergebnissen weiterzuentwickeln und breiter anzuwenden.

Die Isolation von Risikogruppen erscheint in diesem Modell als besonders zielführende Strategie, weil sie einen gezielteren Einsatz der zur Verfügung stehenden Mittel erlaubt. Doch sie birgt auch die Gefahr, dass es zu einer Stigmatisierung oder auch Ausgrenzung bestimmter Bevölkerungsgruppen kommen kann. Diese Aspekte untereinander abzuwägen ist immer wichtig, wobei sich die Kriterien der Autonomie der Betroffenen, des generellen Nutzens und Schadens durch die Intervention und die Gerechtigkeit gegenüber Betroffenen als Beurteilungskriterien anbieten (Beauchamp & Childress, 2001). Dabei geht es nicht so sehr um die Einteilung in adäquate oder nicht adäquate Maßnahmen, das Ziel sollte vielmehr sein, auf der Grundlage der gewonnen Erkenntnisse die geplanten Maßnahmen entsprechend anzupassen. Broadley (2018) demonstriert diesen Prozess der Abwägung und Beurteilung sehr eindrücklich am Beispiel der indigenen Bevölkerung in Australien, in welcher Kinder unter einem 6.6-fach höheren Risiko stehen, einen sexuellen Missbrauch zu erleiden. Dabei wird die Wichtigkeit betont, sich nicht auf die Identifizierung von Risikogruppen zu beschränken, sondern zu analysieren, welche Faktoren dafür verantwortlich sind, dass diese spezifische Gruppe zur Risikogruppe geworden ist. Im Fall der indigenen Bevölkerung sind dies beispielsweise ein verstärkter Alkoholmissbrauch und schwierige sozioökonomische Verhältnisse. Durch die Kenntnis von Risikofaktoren wird es möglich, die geplanten Maßnahmen entsprechend anzupassen, um Schaden zu verhindern.

Prinzipiell müssen Maßnahmen zur Prävention eines sexuellen Missbrauchs, wenn sie erfolgreich sein wollen, an jenen Faktoren ansetzen, die einen sexuellen Missbrauch verursachen, und sie müssen versuchen, diese Faktoren zu verändern. Die Ausführungen in Kapitel 2 zu den Entstehungsbedingungen des sexuellen Missbrauchs verdeutlichen das hohe Maß an Komplexität und Vielschichtigkeit der für die Entstehung eines Missbrauchs verantwortlichen Faktoren. Entsprechend existiert eine große Bandbreite an Präventionsmöglichkeiten. Es gibt die unterschiedlichsten Ansatzpunkte, darüber hinaus sind unterschiedliche Zielrichtungen und Strategien möglich.

Die im Verlauf der Jahre entwickelten Präventionskonzepte fußen auf unterschiedlichen Konzepten, besonders anfangs dominieren Strategien, die sich an feministischen Theorien orientieren. In diesen Theorien wird die vorherrschende Erziehung in unserer Gesellschaft als wesentliche Bedingung betrachtet, die einen sexuellen Missbrauch an Kindern erleichtert. Diese Erziehung unterstützt Kinder wenig in ihrem Selbstkonzept und vermittelt ihnen kaum brauchbares Wissen über Sexualität. Täter nutzen das bei Kindern vorhandene Geborgenheitsbedürfnis gepaart mit der Gehorsamkeitserziehung und der Unwissenheit in sexuellen Dingen für die Durchsetzung ihrer eigenen Bedürfnisse aus. Zusätzlich wird bei Mädchen durch eine geschlechtsspezifische Sozialisation das Selbstwertgefühl, das Vertrauen in die eigenen Stärken und die eigene Widerstandskraft in einem noch deutlich stärkeren Ausmaß untergraben als bei Jungen. Mädchen sind daher innerhalb der gesellschaftlichen Strukturen vom Machtgefälle, das sich die Täter zunutze machen, doppelt betroffen – sowohl als Kind als auch als Mädchen.

Präventive Strategien, die eine Veränderung jener gesellschaftlichen Bedingungen anstreben, die für dieses Machtgefälle verantwortlich sind, haben einen Vorteil. Eine emanzipatorische Erziehung stärkt Kinder und erhöht damit deren Resilienz gegenüber einem sexuellen Missbrauch, ohne das Thema Sexualität direkt anzusprechen. Dies kommt der Einstellung vieler Eltern entgegen, die das Thema Sexualität im Austausch mit ihren Kindern auch heute noch tabuisieren (z.B. Braecker & Wirtz-Weinrich, 1994). Diese Strategien verfolgen auch ein breiteres und eher unspezifisches Präventionskonzept, das Kinder generell in ihrer Entwicklung und psychischen Gesundheit unterstützen will, und zielen nicht spezifisch auf sexuellen Missbrauch ab.

6.2 Formen von Prävention

Präventive Maßnahmen im Bereich des sexuellen Missbrauchs lassen sich anhand ihrer Ziele und der zu erwartenden Effekte, aber auch hinsichtlich der Zielgruppen, an die sich die Maßnahmen richten, unterscheiden. Die generell gültige Einteilung in Maßnahmen primärer, sekundärer und tertiärer Prävention kann auch auf das Gebiet des sexuellen Missbrauchs übertragen werden. Darüber hinaus existieren aber noch weitere Differenzierungsmerkmale, die sich zur Unterscheidung von Präventionsstrategien im Bereich des sexuellen Missbrauchs anbieten (siehe Kasten).

Formen und Ziele präventiver Maßnahmen im Bereich sexueller Missbrauch

Primäre, sekundäre und tertiäre Prävention

- *Primäre Prävention* hat das Ziel, das Auftreten neuer Fälle von sexuellem Missbrauch zu verhindern.
- *Sekundäre Prävention* hat das Ziel, einen sexuellen Missbrauch sobald wie möglich zu erkennen und zu beenden sowie dessen negative Auswirkungen und Folgen möglichst zu minimieren.
- *Tertiäre Prävention* hat das Ziel, die Langzeitfolgen eines sexuellen Missbrauchs zu reduzieren und Betroffene in deren Bewältigung von Folgeproblemen zu unterstützen.

Spezifische vs. unspezifische Prävention

- *Spezifische Prävention* fokussiert gezielt den Problembereich des sexuellen Missbrauchs.
- *Unspezifische Prävention* umfasst generelle und globale Maßnahmen, die neben anderen Bereichen auch auf den Problembereich des sexuellen Missbrauchs abzielen.

Proaktive vs. retroaktive Prävention

- *Proaktive Prävention* umfasst Maßnahmen, die vor Stattfinden des sexuellen Missbrauchs gesetzt werden.
- *Retroaktive Prävention* umfasst Maßnahmen, die auf die Bewältigung von Folgen nach einem sexuellen Missbrauch abzielen.

Kurzfristige vs. langfristige Prävention

- *Kurzfristige Prävention* zielt auf unmittelbare Veränderungen im Problembereich des sexuellen Missbrauchs ab.
- *Langfristige Prävention* zielt auf verzögerte Effekte im Problembereich des sexuellen Missbrauchs ab.

Prävention auf der personalen vs. strukturellen Ebene

- Prävention auf der *personalen Ebene* zielt auf Personen ab, die von einem sexuellen Missbrauch betroffen sind oder zukünftig betroffen sein können, entweder als Opfer oder als Bezugs- bzw. Kontaktperson eines Opfers.
- Prävention auf der *strukturellen Ebene* zielt auf breitere Veränderungen in gesellschaftlichen Systemen oder der Gesellschaft als Ganzes ab.

Prävention setzt sowohl bei Kindern und Jugendlichen als auch bei Erwachsenen an – in ihrer Rolle als potenzielle oder reale Opfer, potenzielle oder reale Täter, Bezugspersonen oder Zeug:innen. Die Ausführungen in den vorhergehenden Kapiteln weisen umfassend auf mögliche Ansatzpunkte präventiver Maßnahmen hin. Forschungsergebnisse zu den Bereichen Epidemiologie und Entstehungsbedingungen eines sexuellen Missbrauchs, zu Folgen, zur Bewältigung und Therapie der Opfer liefern die zentralen Grundlagen für die Entwicklung zielführender Maßnahmen zur Prävention. Aus den Erkenntnissen zu diesen Bereichen lassen sich die Ziele und Ansatzpunkte präventiver Strategien direkt ableiten.

Das vorrangige Ziel in der Prävention von sexuellem Missbrauch liegt sicherlich darin, das Vorkommen von sexuellem Missbrauch zu reduzieren, da nur durch eine erfolgreiche primäre Prävention das Leid und die z. T. schwerwiegenden Folgen, die Opfer eines sexuellen Missbrauchs erleben können, von vornherein zu verhindern sind. Primäre Prävention muss an jenen Faktoren ansetzen, die einen sexuellen Missbrauch verursachen. Hier sind vor allem Variablen relevant, die der Persönlichkeit oder der Entwicklung des Täters zuzuordnen sind, infrage kommen aber auch gesellschaftliche Faktoren, die sich aus den epidemiologischen Daten und den daraus abzuleitenden Risikofaktoren ergeben. Primäre Prävention kann somit auch auf gesellschaftliche Rahmenbedingungen fokussieren, die das Risiko für einen sexuellen Missbrauch erhöhen, wie gesellschaftliche

Strukturen und Diskriminierungen, Einstellungen, gesetzliche Bestimmungen oder Möglichkeiten der Bildung oder der psychosozialen Versorgung (siehe Kapitel 2).

Demgegenüber liegen die Ansatzpunkte von sekundärer Prävention einerseits bei jenen Faktoren, die dem Opfer eine Offenlegung seines sexuellen Missbrauchs erleichtern (siehe Kapitel 4.2.3), andererseits stehen aber auch Faktoren im Fokus, die das Opfer bei der Bewältigung der Missbrauchserlebnisse und der Folgeprobleme unterstützen (siehe Kapitel 4). Hier kommen Strategien infrage, die darauf abzielen, die Resilienz von Kindern im Allgemeinen oder von spezifischen Risikogruppen zu verbessern. In diese Kategorie fallen aber auch Maßnahmen, die Kinder spezifisch in der Bewältigung eines sexuellen Missbrauchs unterstützen, wie der Aufbau von funktionalen Einstellungen, Bewertungen und Verhaltensweisen und der Abbau dysfunktionaler Einstellungen, Bewertungen und Verhaltensweisen. Sekundär präventive Maßnahmen richten sich somit sowohl an potenzielle als auch tatsächliche Opfer eines sexuellen Missbrauchs. Dabei können die Kinder direkt angesprochen werden, die Maßnahmen können sich aber auch an Bezugspersonen oder das soziale Umfeld des Kindes richten, um dort relevante Faktoren zu modifizieren.

Sekundäre und auch tertiäre Prävention zielen darauf ab, jene Faktoren aufzubauen bzw. zu verstärken, die eine Reduzierung von Problemen und Störungen zur Folge haben und die sich somit insgesamt positiv auf die weitere Entwicklung und den Verlauf auswirken. Zudem sollen jene Faktoren abgebaut bzw. reduziert werden, die mit schwerwiegenderen Folgen in Zusammenhang stehen. Tertiär präventive Maßnahmen beziehen sich primär auf das Betreuungs- und Behandlungsangebot, das Opfern eines sexuellen Missbrauchs und deren Bezugspersonen zur Verfügung steht, um das Risiko von Langzeitfolgen zu reduzieren (siehe Kapitel 5).

Die bisherigen Ausführungen verdeutlichen die große Bandbreite an Möglichkeiten, die der Prävention von sexuellem Missbrauch offenstehen. Entsprechend groß ist die Vielfalt an isolierteren Präventionsmaßnahmen und breiter angelegten Präventionsstrategien, die im Verlauf der letzten Jahrzehnte entwickelt wurden. Trotz dieser Bandbreite verfolgen alle Maßnahmen und Strategien dieselben Ziele, wobei durchaus unterschiedliche Schwerpunktsetzungen vorliegen. Insgesamt betrachtet zielen die Maßnahmen darauf ab, neue Fälle eines sexuellen Missbrauchs zu verhindern, die Aufdeckung eines erfolgten sexuellen Missbrauchs zu erleichtern und die Bewältigung des Traumas und dessen Folgen zu unterstützen. Weiter sollen betroffenen Personen adäquate Betreuungsmaßnahmen und Behandlungen zur Verfügung gestellt werden.

6.3 Prävention durch Öffentlichkeitsarbeit

6.3.1 Ziele und mögliche Inhalte von Öffentlichkeitsarbeit

Eine adäquate Öffentlichkeitsarbeit darf in den Bemühungen um die Prävention von sexuellem Missbrauch nicht vernachlässigt werden. Denn die öffentliche Meinung bestimmt wesentlich, wie sexueller Missbrauch in der Bevölkerung gesehen und wie mit diesem Problembereich umgegangen wird. Entsprechend kann Öffentlichkeitsarbeit auch unterschiedliche Ziele verfolgen. Manche der Maßnahmen zielen darauf ab, das Bewusstsein für das Thema zu stärken, zur Enttabuisierung beizutragen, über sexuellen Missbrauch aufzuklären und adäquate Informationen zu vermitteln. Relevante Inhalte für derartige Aufklärungsmaßnahmen wären: was unter sexuellem Missbrauch zu verstehen ist, wie häufig es zu einem sexuellen Missbrauch kommt, welche Entstehungsbedingungen es gibt und welche Rahmenbedingungen und Faktoren das Risiko für Kinder erhöhen, Opfer eines sexuellen Missbrauchs zu werden. Sinnvoll wäre es auch darüber zu informieren, dass ein Opfer eines sexuellen Missbrauchs nicht nur an bestimmten Verhaltensauffälligkeiten zu erkennen ist, sondern Opfer in fast allen Bereichen des Erlebens und Verhaltens Auffälligkeiten zeigen können. Ein weiterer wichtiger Bereich betrifft Informationen bzw. Empfehlungen, wie bei einem Verdacht auf einen sexuellen Missbrauch vorzugehen ist, welche Einrichtungen es gibt, an die sich Betroffene wenden können, um selbst Unterstützung zu erhalten bzw. welche Einrichtungen oder Anlaufstellen dem Kind oder dessen Bezugspersonen zu empfehlen sind. Durch eine adäquate Öffentlichkeitsarbeit sollten Personen insgesamt in die Lage versetzt werden, Gefährdungen zu erkennen, gefährdete Kinder zu schützen und den Kindern in adäquater Weise Hilfestellungen anzubieten.

Es gibt Kampagnen, die verstärkt darauf abzielen, bestehende Mythen rund um das Thema sexueller Missbrauch abzubauen, Einstellungen und Überzeugungen zu verändern, um damit letztlich auch Verhaltensänderungen sowohl bei Betroffenen als auch in der Bevölkerung herbeizuführen. Derartige Kampagnen zielen darauf ab, Sichtweisen aufzubauen, die einen sexuellen Missbrauch als Straftat mit zum Teil schwerwiegenden und langandauernden Folgen für das Opfer anerkennen und ihn nicht als Fantasie des Kindes, als Kavaliersdelikt oder als harmlose, von den Kindern selbst gewünschte Handlungen abtun. Dadurch könnte es gelingen, die Motivation von (potenziellen) Tätern deutlich herabzusetzen. Wäre es möglich, diese Einstellung gegenüber sexuellem Kindesmissbrauch umfassend und tiefgehend in der Gesellschaft zu verankern, würde diese Einstellung als äußeres und in der Folge auch als inneres Hemmnis einer Tätermotivation deutlich entgegenstehen und könnte somit die Ausführung geplanter Tathandlungen verhindern (siehe Kapitel 2.1). Zugleich würde diese Einstellung es potenziellen Opfern erleichtern, sexuellen Übergriffen Widerstand entgegenzusetzen, vor allem aber würde es ihnen helfen, derartige Erlebnisse offenzulegen. Auch Bezugspersonen und das soziale Umfeld des Opfers würden auf der Basis dieser Einstellung positiver und unterstützender reagieren, wenn ein sexueller Missbrauch in ihrem Umfeld bekannt würde.

Heute hat das Thema sexueller Missbrauch fast alle Teile unserer Gesellschaft erreicht und wird inzwischen von einigen als schwerwiegendes Problem anerkannt. Gleichzeitig verfügt die Bevölkerung aber noch heute über ein wenig fundiertes Wissen zu diesem Thema. Selbst zentrale gesellschaftliche und politische Meinungsträger:innen informieren sich eher über die Medien, als dass sie Expert:innen zu Rate ziehen. Doch das über Medien transportierte Wissen war schon immer unvollständig, oft einseitig und mit Blick auf die Verkaufszahlen von Voyeurismus und Effekthascherei getragen (Amann & Wipplinger, 2005). Auch heute noch sind Berichte über sexuellen Missbrauch oft mehr skandalisierend als um Aufklärung und ehrliche Wissensvermittlung bemüht, was dazu führt, dass Risikofaktoren falsch eingeschätzt werden, es entsprechend zu falschen Schwerpunktsetzungen in der Prävention und im Opferschutz kommt und inadäquate Strategien entwickelt werden (Kemshall & Moulden, 2017; Weatherred, 2015, 2017). Dies ist umso bedauerlicher, als es durch Medienberichte und Öffentlichkeitsarbeit viel besser gelingen würde, verzerrte Sichtweisen und Einstellungen zu korrigieren als durch die Veröffentlichung und Verbreitung von Erkenntnissen im Rahmen von wissenschaftlichen Publikationen (Mejia, Cheyne & Dorfman, 2012). Allerdings gelingt es Berichten in Massenmedien nur schlecht, komplexe Materien und Zusammenhänge darzustellen, was Berichte über sexuellen Missbrauch jedoch zumeist erfordern würden. Dafür sind Massenmedien nur bedingt geeignet (Saunders & Goddard, 2002).

6.3.2 Kampagnen gegen sexuellen Missbrauch

International betrachtet wurde seit Beginn der 1990er Jahre ein breites Spektrum an öffentlichen Kampagnen durchgeführt. Als ein Beispiel wäre die US-Initiative „Stop It Now!“ zu nennen, die neben einem gesteigerten Bewusstsein für sexuellen Missbrauch und einer entsprechenden Aufklärung zum Thema auch auf die Veränderung von Einstellungen in der Bevölkerung abzielt (https://www.stopitnow.org/). Eine über den Verlauf von 4 Jahren durchgeführte Evaluation konnte eine deutliche Verbesserung im Wissen über sexuellen Missbrauch in der Bevölkerung nachweisen (Tabachnick, Chasan-Taber & McMahon, 2001). Als weiteres Beispiel einer aus Europa stammenden Initiative wäre die „Zero-Tolerance“-Kampagne zu nennen, die 1992 in Edinburgh gestartet wurde und über Plakate die Gewalt an Frauen und Mädchen thematisierte (Kitzinger, 1994). Diese Kampagne sprach erstmals verstärkt gesellschaftliche Hintergründe von sexuellen Übergriffen an, versuchte ein Bewusstsein dafür zu schaffen, dass sexuelle Übergriffe häufig im häuslichen Umfeld stattfinden, und fokussierte erstmals die Gruppe der Täter für präventive Strategien. Diese Kampagne fand viel Beachtung, löste eine grundlegende Debatte zu diesem Thema aus und wurde sowohl in Großbritannien als auch international vielfach kopiert (Gillan & Samson, 2000).

Insgesamt ist ein Trend hin zu zielgruppenspezifischen Kampagnen zu verzeichnen. Der Fokus rückt zunehmend ab von den (potenziellen) Opfern hin zu (potenziellen) Tätern, Eltern oder Lehrkräften. In neueren Initiativen wird versucht, die Wirksamkeit von Kampagnen zu verbessern, indem neben der Vermittlung von Wissen auch die Verantwortlichkeit jedes Einzelnen herausgearbeitet wird, um sexuellen Missbrauch zu verhindern. Diese sog. „Bystander"-Programme verschieben die Verantwortung weg vom Opfer hin zur Bevölkerung und zielen darauf ab, in der Bevölkerung verstärkt ein Verantwortungsbewusstsein zu verankern, aktiv und konkret gegen sexuellen Missbrauch auftreten zu müssen. Besonders bei Menschen mit Beeinträchtigungen und Behinderungen, eine gegenüber sexuellem Missbrauch sehr vulnerable Gruppe, scheint dies ein sehr zielführender Ansatz zu sein (McEachern, 2012). Derartige „Bystander"-Programme haben sich in der Prävention von sexuellen Übergriffen unter Studierenden – ein großes Problem an den amerikanischen Universitäten – als sehr zielführend erwiesen. Hier zeigten sich auch längerfristig stabile Effekte (Coker et al., 2011).

Neuere Kampagnen, wie die „Enough-abuse"-Kampagne (https://www.enoughabuse.org; Massachusetts Citizens for Children, 2023; Schober, Fawcett & Bernier, 2012) verfolgen zunehmend einen multidimensionalen Ansatz. Hier werden neben einer breiten Öffentlichkeitsarbeit auch Veranstaltungen für spezifische Zielgruppen angeboten. Die Distribution erfolgt multimedial über TV, Radio, Printmedien, eine eigene Website mit verfügbaren Materialien und eine Helpline. Auch soziale Medien werden im Rahmen dieser Kampagne genutzt.

Bis auf wenige Ausnahmen wird die Wirksamkeit derartiger Initiativen oder Kampagnen jedoch kaum überprüft. Die Ergebnisse einer US-weit durchgeführten unabhängigen Evaluationsstudie sind nicht sehr erfolgversprechend. In dieser Studie konnten Rheingold et al. (2007) zwar nachweisen, dass direkt im Anschluss an derartige Kampagnen Verbesserungen in Bezug auf das Wissen über sexuellen Missbrauch und in adäquaten Verhaltensstrategien, einen Missbrauch zu verhindern, auftraten; diese Verbesserungen erwiesen sich jedoch nicht als stabil. Nach einem einmonatigen Follow-up war der Effekt nicht mehr nachweisbar. Darüber hinaus gehende Veränderungen, beispielsweise im Bereich von Einstellungen oder weiteren Verhaltensstrategien, konnten nicht nachgewiesen werden. Als deutlich erfolgreicher erwies sich die „Enough-abuse"-Kampagne. Diese führte in der Bevölkerung zu einer deutlichen Zunahme der Bereitschaft, Verantwortung in der

Prävention von sexuellem Missbrauch zu übernehmen. Nahezu alle Befragten (93%) gaben an, dass sie im Fall von sexuellem Missbrauch aktiv handeln würden. Darüber hinaus zeigte sich die Wirksamkeit auch in den konkreten Inzidenzzahlen. So kam es in Massachusetts, wo die Kampagne implementiert wurde, zwischen 1990 und 2007 zu einer Reduktion an Fällen von sexuellem Missbrauch um 69% (Schober et al., 2012).

6.4 Prävention durch politische Initiativen

Auch von politischer Seite sind zahlreiche Maßnahmen und Initiativen zur Prävention von sexuellem Missbrauch möglich und wünschenswert. In welcher Form die Politik die Prävention von sexuellem Missbrauch unterstützen kann, lässt sich sehr gut anhand einer Initiative demonstrieren, die in Deutschland in den Jahren ab 2010 stattgefunden hat. In dieser Zeit waren Berichte über systematischen institutionellen Missbrauch und Vernachlässigung in deutschen Kinderheimen in den 1950er und 1960er Jahren bekannt geworden, und in der Folge wurden ein Runder Tisch und ein unabhängiger Kommissar eingesetzt, um diese Vorkommnisse aufzuarbeiten und Vorschläge für eine Verbesserung der Situation zu unterbreiten. Derartige Initiativen hatte es bereits früher im Zusammenhang mit Institutionen der katholischen Kirche in Irland (Commission to Inquire into Child Abuse, 2003), in den USA (John Jay College Study, 2004), in Belgien (Adriaenssens, 2010) und in den Niederlanden (Deetman et al., 2011) gegeben.

Um Opfern eine möglichst niedrigschwellige Möglichkeit zu bieten, Informationen einzubringen und Vorschläge zu unterbreiten, wurde in Deutschland ein System etabliert, über welches Opfer Fälle von sexuellem Missbrauch melden konnten. Dieses System (Critical Incidence Reporting System, CIRS; Rassenhofer, Spröber, Schneider & Fegert, 2013) umfasste eine Hotline, Opfer konnten aber auch über Post oder E-Mail Meldungen einbringen. Das CIRS wurde der Bevölkerung über eine breite Medienkampagne (TV-Spots, Plakate, Werbematerial, Website) bekannt gemacht. Die beim CIRS von den Opfern eingebrachten Hauptanliegen können im Wesentlichen drei Bereichen zugeordnet werden: eine Verbesserung von Therapie- und Beratungsmöglichkeiten für Opfer und deren Familien, sowohl im Hinblick auf Zugangsmöglichkeiten als auch hinsichtlich der spezifischen Expertise der Therapeut:innen; eine Aufhebung der Verjährungsfrist in Fällen von sexuellem Missbrauch; ein Anspruch auf Schadensersatz und Schmerzensgeld für Opfer. Auf der Grundlage der erhobenen Daten und Empfehlungen des Runden Tisches wurden von politischer Seite Gesetzesänderungen vorgenommen. Die Verjährungsfristen bei sexuellem Missbrauch wurden auf bis zu 30 Jahre erhöht und es wurden spezifische Regelungen für die gerichtliche Behandlung von Missbrauchsfällen erlassen. Diese Regelungen sehen für Opfer eines sexuellen Missbrauchs eine kostenlose anwaltliche Vertretung sowie in

Belangen von Kindern und Jugendlichen besonders geschulte Richter:innen und Anwält:innen vor. Zudem soll ein gerichtlicher Verfahrensablauf gewährleistet werden, in dem es nicht zu belastenden Mehrfachbefragungen der Opfer kommt. Im Jahr 2013 kam es zur Einrichtung eines Fonds, der Missbrauchsopfer bei der Finanzierung von Hilfs- und Therapiemaßnahmen unterstützen soll. Auch wurden von politischer Seite Mittel zur Finanzierung einschlägiger Forschungsprojekte zur Verfügung gestellt (Rassenhofer et al., 2013).

6.4.1 Legislative und Judikative

Wichtige Bereiche in diesem Zusammenhang sind die Gesetzgebung und die Rechtsprechung. Im Bereich der Legislative sollten bestehende Gesetze laufend überprüft und ggf. neuen Erkenntnissen angepasst werden, wie dies zuletzt im Hinblick auf den Tatbestand der Kinderpornografie erfolgt ist. Die Gesetzgebung sollte insgesamt dazu beitragen, das Machtgefälle zwischen den Geschlechtern und auch den Generationen abzubauen. Weiter sollte der Opferschutz in der Beweisfeststellung und in den Gerichtsverfahren in einem noch stärkeren Ausmaß berücksichtigt werden. Von zentraler Bedeutung für die Exekutive wäre, auf eine konsequente Strafverfolgung der Täter zu drängen, sodass die Generalprävention auch in diesem Bereich verstärkt zum Tragen kommen kann und mit dem Mythos, dass es sich bei den Delikten des sexuellen Missbrauchs eigentlich um Kavaliersdelikte handelt, auch in diesem Bereich aufgeräumt wird.

Vor allem wäre es wichtig, die Rechte der Kinder besonders in ihrer Durchsetzung zu stärken und den Kinderschutz auszubauen. Als zentrales sozial- und gesundheitspolitisches Instrument sieht hier der Gesetzgeber nahezu weltweit eine Berichts- oder Anzeigepflicht bestimmter Berufsgruppen vor. Durch diese Maßnahme soll ein fortgesetzter sexueller Missbrauch verhindert, Verdachtsfälle sollen den Strafverfolgungsbehörden übermittelt und möglichen Opfern soll eine adäquate Betreuung oder Behandlung ermöglicht werden. Das Problem ist jedoch, dass in den Bereichen Psychiatrie, Psychotherapie und Klinische Psychologie in den Explorationen von Patient:innen bzw. Kient:innen nicht routinemäßig auch ein Screening auf mögliche Vorfälle von sexuellem Missbrauch durchgeführt wird (Hepworth & McGowan, 2013). Eine derartige routinemäßige Befragung würde Opfern eine Offenlegung sicherlich erleichtern und wäre für alle Formen von Misshandlung und Vernachlässigung zu überlegen. Von der Berichts- bzw. Anzeigepflicht sind in der Regel jene Berufsgruppen betroffen, die in die Betreuung oder Behandlung von Kindern involviert sind, wie Lehrkräfte, Ärzt:innen, Therapeut:innen, Polizist:innen. Doch nur wenn diese Berufsgruppen über das notwendige Wissen verfügen, Hinweise von Opfern und deren Familien richtig einzuschätzen und Angaben von Opfern korrekt einzuordnen, werden sie ihrer Anzeigepflicht in adäquater Form nachkommen können. Kenny und Abreu (2015) liefern einen guten Überblick, über welches Wissen diese Berufsgruppen verfügen sollten.

Eine Anzeige bei bestehendem Verdacht eines sexuellen Missbrauchs hat in der Regel bei der Jugendschutzbehörde zu erfolgen, von welcher dann die Strafverfolgungsbehörden eingeschalten werden. Während die Aufgabe des Jugendschutzes darin besteht, den Schutz des Kindes und dessen Gesundheit sicherzustellen, dessen Familie zu unterstützen und geeignete Maßnahmen zu ergreifen, um dem Kind und dessen Familie geeignete Behandlungs- und Betreuungsmaßnahmen zur Verfügung zu stellen, sind die Aufgaben der Strafverfolgungsbehörden jedoch gänzlich andere. Strafverfolgungsbehörden haben zu ermitteln, ob ein Straftatbestand vorliegt, und sie haben die entsprechenden rechtlichen Schritte zum Vollzug der gesetzlichen Bestimmungen zu unternehmen. Diese unterschiedlichen Aufgabenstellungen wirken sich entsprechend im konkreten Handeln der unterschiedlichen Institutionen aus (Mathews & Kenny, 2008). Die Anzeige- und Berichtspflicht fällt insgesamt unter die Maßnahmen der sekundären und tertiären Prävention und ist nicht unumstritten (z.B. Melton, 2005). Ob durch diese Maßnahme die skizzierten Ziele tatsächlich erreicht werden, wurde bisher nur selten untersucht. Eine Studie aus Australien, wo 2009 eine Anzeigepflicht eingeführt wurde, zeigte, dass sich seit deren Einführung die Anzeigen um das 3.7-fache erhöht haben und sich die Anzahl der bestätigten Fälle verdoppelt hat. 2009 bis 2012 haben sich die Anzeigen dann auf einem Niveau von einer Anzeige pro 210 Kinder eingependelt (Mathews, Lee & Norman, 2016). Insgesamt ist es in Australien somit durch die Einführung einer Anzeigepflicht gelungen, vielen Kindern, die Auffälligkeiten zeigen, den Weg in eine Betreuung oder Behandlung zu erleichtern, und es ist gelungen, die Anzahl der Offenlegungen zu verdoppeln.

Leider werden von involvierten Behörden Anzeigen eines sexuellen Missbrauchs oft nicht ernst genommen, sondern eher als falsche Anschuldigungen eingeschätzt. Dies trifft besonders auf Anzeigen zu, die im Rahmen von Familienrechtsstreitigkeiten vorgebracht werden. So ergaben Analysen von Familiengerichtsurteilen in Australien für die Jahre 2013 bis 2015 (Ferguson, Wright, Death, Burgess & Malouff, 2018) und 2012 bis 2019 (Webb, Moloney, Smyth & Murphy, 2021), dass nur 10 % resp. 14 % der Anschuldigungen von Richter:innen als begründet eingeschätzt wurden. Eine von Meier (2021) in den USA durchgeführte Analyse von 2189 Gerichtsurteilen ergab, dass nur in 19 % der Fälle Müttern geglaubt wird, wenn sie einen sexuellen Missbrauch anzeigen. Es zeigt sich, dass bei derartigen Anzeigen Aussagen der Kinder selbst kaum berücksichtigt werden, sondern Richter:innen solche Anschuldigungen nur ernst nehmen, wenn die vorbringende Person – zumeist handelt es sich um Mütter – als glaubwürdig eingeschätzt wird. Auf der Suche nach alternativen Erklärungen für die Anschuldigungen wird zumeist die Motivation oder der psychische Zustand dieser Person hinterfragt. Die Aussagen der Mutter werden eher ernst genommen, wenn die Aussage des Angeschuldigten – zumeist sind es die Väter – als nicht verlässlich eingestuft wird. An diesem Prozess der Prüfung derartiger Anschuldigungen fällt insgesamt auf, dass das Risiko der betroffenen Kinder zumeist als gering eingeschätzt bzw. minimiert wird (Foote,

2010). Bei Webb et al. (2021) sahen die Richter:innen in 82% der Fälle keine Gefahr für die Kinder gegeben, und in der Folge wurde in 59% der Fälle das Kontaktrecht zwischen den Angeschuldigten und den Kindern gerichtlich erweitert. In 21% der Fälle wurde dem Angeschuldigten sogar das alleinige und in 33% das geteilte Sorgerecht zugesprochen. In 25% der Fälle wurde das Aufenthaltsrecht bei den Beschuldigten belassen oder es diesen zugesprochen, während es nur in 2% der Fälle dem beschuldigenden Elternteil zugesprochen wurde. Möglicherweise ist die Tatsache, dass Anschuldigungen des sexuellen Missbrauchs in Familiengerichtsverfahren nicht ernst genommen werden, auch auf bestehende Mythen zurückzuführen, die selbst Richter:innen dazu bringen, die Häufigkeit von sexuellem Missbrauch und die damit einhergehenden Folgen für das Opfer zu unterschätzen (Meier, 2021; Middleton et al., 2014). Auf der Grundlage dieser Ergebnisse wäre eine entsprechende Schulung der richterlichen Entscheidungsträger:innen anzuraten, um Urteilsfindungen zu vermeiden, die von einem Confirmation Bias geprägt sind und zu einer Häufung von falsch-negativen Urteilen führen (Ferguson et al., 2018).

Auch die im Rahmen der Rechtsprechung übliche Praxis, eine Ersttäterschaft durch einen besonderen Bonus in die Strafzumessung einfließen zu lassen, sollte überprüft und überdacht werden. Dieser Bonus besteht darin, Ersttätern mit einer bedingten Verurteilung den Verbleib im sozialen Gefüge unserer Gesellschaft bzw. dessen Wiedereingliederung zu erleichtern und auch das Strafmaß entsprechend anzupassen. Bei Ersttätern wird üblicherweise davon ausgegangen, dass die bloße Strafandrohung genügt, um die Täter von weiteren strafbaren Handlungen abzuhalten. Da sich sexueller Missbrauch jedoch kaum auf einzelne Taten beschränkt, sondern Opfer zumeist mehrfach über eine längere Zeitspanne missbraucht werden und insgesamt von einer hohen Anzahl nicht offengelegter Fälle auszugehen ist, kann aus meiner Sicht das Prinzip der Ersttäterschaft auf diesen Straftatbestand nicht direkt übertragen werden. Coburn, Chong und Connolly (2017) stellen zwar fest, dass mit zunehmender Intrusivität und steigender Anzahl der Übergriffe sowie mit geringerem Alter des Opfers das Strafausmaß bei einer Verurteilung zunimmt. Doch auf Grundlage einer sicherlich subjektiv geprägten Außensicht ergibt sich vielmehr der Eindruck, dass die vom Gesetz gegebenen Möglichkeiten im Hinblick auf das Strafausmaß oft zu wenig berücksichtigt werden.

Interessante Erkenntnisse in diesem Zusammenhang liefern auch Duron (2018) und Falligant, Fix und Alexander (2017). Aufgrund deutlicher Unterschiede zwischen dem amerikanischen und dem europäischen Rechtssystem sind die Ergebnisse dieser Studien sicherlich nicht uneingeschränkt übertragbar. Sie können aber dennoch einen Einblick geben, welche Kriterien für Strafverfolgungsbehörden und Juror:innen generell relevant sein dürften, wenn es um die Entscheidung geht, ob ein Fall von sexuellem Missbrauch weiterverfolgt oder fallengelassen wird oder wie über ihn entschieden wird. Eine Offenlegung des sexuellen Missbrauchs durch das Kind wird von den Staatsanwält:innen als notwendige Voraussetzung für die Weiterverfolgung eines Falles gesehen, wobei Wert darauf gelegt wird, dass die Offenlegung unverzüglich, detailliert und glaubhaft erfolgt. Weitere relevante Entscheidungskriterien sind: das Ausmaß, in dem das mögliche Opfer von seinen Bezugspersonen – besonders von seinen Eltern – unterstützt wird; das Ausmaß an Details über den konkreten Ablauf der Erlebnisse und die Konsistenz der Schilderungen des Kindes; das Vorliegen von objektiven Beweisen oder bestätigenden Indizien. Staatsanwält:innen betrachten die elterliche Unterstützung oder die Unterstützung durch Bezugspersonen als notwendige Voraussetzung, die das Kind dazu befähigt, hinreichend detailliert von seinen Erlebnissen zu berichten und im gerichtlichen Verfahren zu bestehen. Aus der Analyse der tatsächlich weiterverfolgten Fälle ergaben sich die Unterstützung des Kindes, weitere bestätigende Evidenz und der Umfang an fallspezifischen Services, wie Beratungen, Fallkonferenzen oder das Ausmaß an professioneller Prozessbegleitung, als relevante Prädiktoren. Der mit Abstand stärkste Prädiktor ist jedoch die Unterstützung durch Eltern oder Bezugspersonen. Liegt dieser Prädiktor vor, besteht eine 400-mal höhere Chance, dass ein Fall weiterverfolgt wird.

Darüber hinaus zeigt sich, dass für Juror:innen andere Entscheidungskriterien relevant sind als für Staatsanwält:innen. Für Juror:innen scheint das Vorhandensein von medizinischen Befunden das zentrale Entscheidungskriterium zu sein. Das Geschlecht oder das Alter des Opfers und die Qualität der Aussage des Opfers scheinen hingegen die Entscheidung nicht zu beeinflussen. Dies ist insofern problematisch, als sich nur in wenigen Fällen medizinische Befunde feststellen lassen und medizinische Befunde oft unspezifisch sind, d.h. ihnen insgesamt eine nur geringe Beweiskraft im Hinblick auf den zur Frage stehenden Tatbestand – den sexuellen Missbrauch – zukommen. Medizinische Befunde werden somit von Laien in ihrer Aussagekraft überbewertet und andere Evidenzen, wie die Qualität der Aussage des Kindes, im Gegenzug unterbewertet. Dies liegt möglicherweise darin begründet, dass Laien medizinische Befunde als objektiv und damit als eindeutigen Beleg einschätzen, jedoch in der Einschätzung anderer Evidenzen, wie der Aussage des Kindes, überfordert sind und diese daher eher außer Acht lassen.

Unter diesem Aspekt erscheint es besonders wichtig, dass bei einem bestehenden Verdacht auf einen sexuellen Missbrauch möglichst umgehend eine medizinische Untersuchung durchgeführt werden sollte. Daten zeigen jedoch, dass solche akuten Untersuchungen weniger häufig veranlasst werden, wenn Kinderschutzeinrichtungen involviert sind (Palusci, Cox, Shatz & Schultze, 2006). Medizinische Untersuchungen sind besonders für Opfer eines sexuellen Missbrauchs natürlich belastend und müssen immer gründlich abgewogen werden. Werden medizinische Untersuchungen jedoch nicht durchgeführt, verliert das Opfer die Chance, dass brauchbare und gewichtige körperliche Evidenzen, wie Verletzungen oder DNA-Spuren, sichergestellt werden. Wie Palusci et al. (2006) nachweisen, sind diese Evidenzen bei verzögerten Untersuchungen deutlich weniger häufig zu generieren. Eine möglichst umgehende Untersuchung des Opfers, ohne einen vorherigen Wechsel der Kleidung, würde die Chancen auf eine Verurteilung der Täter deutlich erhöhen. Gleichzeitig könnte das Vorliegen von medizinischem Beweismaterial dem Opfer auch die Belastung durch wiederholte Befragungen ggf. auch vor Gericht ersparen.

Alle diese Erkenntnisse können dazu genutzt werden, das Umfeld des Kindes in wichtigen Bereichen zu stärken und Abläufe innerhalb von Kinderhilfseinrichtungen und Strafverfolgungsbehörden zu optimieren. Wenn Entscheidungsträger:innen über das erforderliche Wissen und die erforderlichen Kompetenzen verfügen, ließen sich die Chancen erhöhen, dass dem Opfer Gerechtigkeit widerfährt und Täter bestraft werden. Insgesamt könnte eine konsequentere Ausschöpfung der vom Gesetzgeber geschaffenen Möglichkeiten viel zur Prävention von sexuellem Missbrauch beitragen. Neben einer Verurteilung der Täter sind auch darüber hinausgehende Maßnahmen sinnvoll, wie ein Berufs- oder Näherungsverbot oder die Verpflichtung zu einer spezifischen, auf diese Tätergruppe ausgerichteten und evidenzbasierten psychotherapeutischen Behandlung. Voraussetzung dafür ist allerdings, dass für Täter ein entsprechendes Angebot flächendeckend zur Verfügung steht. Dieses Angebot liegt derzeit leider, ohne dies durch objektiv vorliegende Daten belegen zu können, weder im ambulanten noch im stationären Bereich vor. Zusätzlich auferlegte Maßnahmen könnten jedoch wesentlich dazu beitragen, Rückfälle zu verhindern.

Eine Registrierungspflicht und die Verpflichtung zur Veröffentlichung von Listen sexueller Missbrauchstäter, wie sie in den USA auch für jugendliche Täter besteht, existiert meines Wissens im europäischen Raum derzeit nicht und wird auch nicht ernsthaft angedacht. Neben den massiven ethischen und rechtlichen Bedenken, die an eine derartige Maßnahme geknüpft sind, zeigen Studien, dass es durch diese Maßnahme nicht gelingt, die Rückfallraten zu reduzieren (Caldwell & Dickinson, 2009; Letourneau, Schaeffer, Bradshaw & Feder, 2017). Vielmehr führen diese Maßnahmen zu einer massiven Verschlechterung der Lebensbedingungen von Missbrauchstätern. Besonders beeinträchtigt werden jene Bereiche, welche die Adaptation der Betroffenen, deren weiteren Lebensverlauf und damit auch die Prognose positiv beeinflussen würden, wie eine bessere Ausbildung, stabile berufliche und häusliche Verhältnisse sowie stabile und positive soziale Beziehungen (z.B. Levenson, D'Amora & Hern, 2007; Mercado, Alvarez & Levenson, 2008). Darüber hinaus sind Missbrauchstäter auch häufig Bedrohungen und Übergriffen ausgesetzt. Infolge der Veröffentlichung ihrer Daten erleben Betroffene und auch deren Angehörige Gefühle von Stigmatisierung, Scham, Depression und Hilflosigkeit. Bei jugendlichen Missbrauchstätern sind die psychosozialen Beeinträchtigungen durch diese Maßnahme besonders gravierend und von Expert:innen wird gerade bei dieser Gruppe das Rückfallrisiko infolge dieser Maßnahme als noch höher eingeschätzt (Comartin, Kernsmith & Miles, 2010; Harris, Walfield, Shields & Letourneau, 2016).

6.4.2 Prävention durch Beratung und Therapie

Eine wichtige Aufgabe der Politik besteht auch darin, adäquate Beratungs- und Therapiemöglichkeiten bereitzustellen, um den Opfern und deren Familien, aber auch den Tätern geeignete Hilfestellungen und eine effektive Behandlung zu ermöglichen. Um dem Risiko einer Exazerbation und Chronifizierung der Symptomatik vorzubeugen, ist es von zentraler Bedeutung, dass Betroffene möglichst umgehend geeignete Behandlungsmaßnahmen erhalten. Lange Wartelisten und ein deutlich verzögerter Behandlungsbeginn sind hier kontraindiziert. Da besonders in ländlichen Gebieten kaum adäquate therapeutische Angebote existieren – worauf vielfach von Opferseite hingewiesen wird – sollte dort ein weitgehend flächendeckendes Angebot ausgebaut wird.

Eine wesentliche Voraussetzung für ein adäquates Beratungs- und Therapieangebot ist eine fundierte Ausbildung der relevanten Berufsgruppen zum Thema sexueller Missbrauch. Pelisoli, Herman und Dell'Aglio (2015) weisen nach, dass Psycholog:innen, Mediziner:innen, Krankenpfleger:innen und Sozialarbeiter:innen nur 55 % der Items eines Fragebogens, der Wissen über sexuellen Missbrauch überprüft, korrekt beantworten konnten. Diese Rate liegt somit nur geringfügig über der Zufallsrate. Psycholog:innen erreichten mit 76 % noch das beste Ergebnis. Interessanterweise zeigte sich über die Berufsgruppen hinweg nur ein geringer Zusammenhang zwischen dem Ausmaß an einschlägiger professioneller Erfahrung und der Korrektheit des Wissens. Ein zu geringes Wissen und eine fehlende oder mangelhafte Ausbildung können jedoch zu deutlich dysfunktionalem und inadäquatem Verhalten in der Beratung und Behandlung von Missbrauchsopfern und deren Familien führen. Die Probleme professioneller Helfer sind in diesem Bereich vielfältig. Sie begegnen Offenlegungen, die mit Verzögerung erfolgen, mit großen Vorbehalten und reagieren mit Verlegenheit und Ekel auf Schilderungen von Opfern. Von den Erzählungen der Opfer fühlen sie sich häufig überwältigt und hilflos und es findet eine starke Identifikation mit den Opfern statt (Frenken & van Stolk, 1990). Die Sicherstellung einer fundierten und umfassenden Ausbildung, die Aufnahme des Themas sexueller Missbrauch in die Ausbildungscurricula aller Berufsgruppen, die im Beratungs- und Behandlungsnetzwerk von Missbrauchsopfern involviert sind, würde die Situation sowohl für professionelle Helfer als auch für Opfer und deren Familien deutlich verbessern. Entsprechendes wird auch von Kenny und Abreu (2015) gefordert.

Bei bestehendem Verdacht oder wenn Kinder einen sexuellen Missbrauch offenlegen, sind Kinderschutzeinrichtungen häufig erste Anlaufstellen für Kinder und deren Familien. In dieser Situation sind Betroffene zumeist sehr verunsichert und erleben Ängste in Bezug auf das, was auf sie zukommen wird. Zumeist folgen polizeiliche und forensische Untersuchungen und der Fall wird gerichtlich verfolgt. Neben klinisch-psychologischen oder psychiatrischen Untersuchungen, die der Abklärung psychischer Beeinträchtigungen dienen, sind manchmal auch medizinische Untersuchungen erforderlich. Möglicherweise stehen auch Veränderungen innerhalb der Familie bevor. In diesem Prozess benötigen Familien eine professionelle Begleitung und entsprechende Unterstützung. Um Opfer und deren Familien adäquat begleiten und unterstützen zu können, sollte in einem ersten Schritt abgeklärt werden, ob ein sexueller Missbrauch, eine Misshandlung oder eine Vernachlässigung vorliegt und welche Form des Missbrauchs oder der Misshandlung das Kind konkret erleben musste. Dabei sollten Betroffene Klarheit über das Trauma und dessen Umstände gewinnen und es sollten die vom Trauma ausgelösten Gefühle angesprochen werden. Eltern sind durch den Missbrauch ihres Kindes oft schwer belastetet und sie benötigen ihrerseits Unterstützung und Hilfestellungen, um dem Kind die für die Bewältigung nötige Hilfe geben zu können. Trotz ihrer eigenen Belastung sollten Eltern in der Lage sein, ihre Handlungen und die Interaktionen mit ihrem Kind nicht an den eigenen Bedürfnissen, sondern an den Bedürfnissen des Kindes zu orientieren. Sie sollten ihren Kindern konsequent und umfassend Hilfestellungen und Schutz bieten können. Häufig wird es erforderlich sein, eine ausreichende Vertrauens- und Kommunikationsbasis zwischen Opfer und Familie herzustellen, sodass innerhalb der Familie ein Austausch über das Erlebte möglich wird. Darüber hinaus ist es auch wichtig, ein breites Screening auf aktuell vorhandene Störungen und Beeinträchtigungen vorzunehmen, parallel aber auch zu prüfen, über welche Ressourcen das Opfer und dessen Familie verfügt. Kinderschutzeinrichtungen fungieren zumeist als Weichensteller für weitergehende Betreuungs- und Behandlungsmaßnahmen. Erst auf einer entsprechend breiten Informationsbasis kann eine fundierte Entscheidung getroffen werden, welche Interventionen im Einzelfall gesetzt werden sollten und welche Formen der Behandlung jeweils indiziert wären (Tavkar & Hansen, 2011).

Eine rasche und auch stringente Abklärung und Intervention in dieser Form unterstützt das Opfer und dessen Familie wesentlich in der Bewältigung eines sexuellen Missbrauchs. Kinderschutzeinrichtungen müssen von politischer Seite entsprechend ausgestattet sein, um diese Hilfestellungen rasch und effektiv anbieten und diese wichtige präventive Funktion erfüllen zu können. Grosz, Kempe und Kelly (2000) stellen fest, dass 24 % der Betroffenen nach einer derartigen Krisenintervention keine weiterführenden Therapieangebote mehr benötigen. Um den Opfern und deren Familien aber auch eine darüber hinausgehende umfassendere Behandlung zu ermöglichen, müssen neben den Anlaufstellen der Kinderschutzeinrichtungen auch breitere und auf sexuellen Missbrauch spezialisierte Therapiemöglichkeiten existieren.

Eine adäquate Unterstützung für Missbrauchsopfer scheitert aber häufig daran, dass Eltern oder andere Erziehungspersonen der Kinder keinen Kontakt zu Einrichtungen aufnehmen, um sich Hilfe zu holen. Viele Erziehungspersonen suchen keine Kinderhilfseinrichtung auf, weil sie der Überzeugung sind, dass ihre Kinder keine Hilfe benötigen würden. Diese Überzeugung liegt in den meisten Fällen darin begründet, dass bei ihren Kindern lediglich ein unbestätigter Verdacht vorliegen würde und die Kinder zudem im Verhalten nicht auffällig wären. Viele Eltern befürchten auch eine Retraumatisierung und Stigmatisierung ihrer Kinder, wenn sie von einer Kinderschutzeinrichtung befragt oder untersucht würden. Sie ziehen es deshalb vor, selbst mit ihren Kindern zu sprechen. Eltern geben auch an, über derartige Hilfsangebote zu wenig informiert zu sein. Interessant ist, dass auch praktische Probleme, wie eine mangelnde Verfügbarkeit dieser Einrichtungen, als Grund für eine Nichtinanspruchnahme angegeben werden, diese werden jedoch nicht als vorrangig betrachtet. Erziehungspersonen sehen derartige praktische Hürden als durchaus überwindbar an (Fong et al., 2016). Diese Erkenntnisse zeigen auf, dass die Informationen über Hilfsangebote deutlich verbessert werden müssen, um die Bedenken bei Eltern und Erziehungspersonen auszuräumen und eine Inanspruchnahme dieser wichtigen Hilfestellungen zu erleichtern.

6.4.3 Prävention in Institutionen

Ein spezifisches Problem im Hinblick auf gesellschaftliche Maßnahmen und politische Initiativen ist die Häufung von sexuellem Missbrauch in bestimmten Institutionen. Die katholische Kirche, bestimmte Erziehungseinrichtungen, wie Heime, Internate oder Schulen, die zum Teil auch klerikal geführt waren, und Einrichtungen des Sports oder der Freizeit sind im Verlauf durch die Offenlegung von Missbrauchsfällen in den Fokus der Öffentlichkeit und Justiz geraten. Manche dieser Institutionen haben nichts oder wenig unternommen, um sexuellen Missbrauch innerhalb ihrer Einrichtung zu verhindern oder in adäquater Form darauf zu reagieren. Andere haben vielfältige, oft jedoch wenig koordinierte und evidenzbasierte Strategien entwickelt (Wurtele, 2012). Analysen wie die Untersuchung der Royal Commission in Australien (Mathews, 2017; Wright, 2017) haben gezeigt, dass innerhalb dieser Institutionen oftmals eine bis in die obere Führungsebene reichende Praxis der Vertuschung und Korruption vorherrscht. Diese Praxis zielt darauf ab, die Reputation einzelner Mitglieder oder der gesamten Institution zu schützen. Fehlentwicklungen und Hinweise einzelner Mitglieder werden selbst von Führungskräften ignoriert. Es hat sich gezeigt, dass in diesen Institutionen das Wohl der Kinder eine nur untergeordnete Bedeutung hat und Maßnahmen des Kinderschutzes grundlegend vernachlässigt werden. Ein gemeinsames Bemühen in diese Richtung findet kaum statt. Es fehlt an Regeln und Vorgehensweisen, wie mit Verdachtsfällen verfahren werden soll – sowohl innerhalb der Institution als auch nach außen hin. Darüber hinaus wird eine effektive externe Kontrolle verhindert. Die Institution lässt einen Kontakt mit Kindern zu, der nicht kontrolliert oder supervidiert wird und bereits auffällig gewordenen Personen wird weiterhin der Zugang zu Kindern ermöglicht.

Auf der Suche nach Faktoren und Bedingungen, die das Risiko für Kinder erhöhen, einen sexuellen Missbrauch zu erleiden, ergeben sich deutliche Parallelen in

Strukturen und Rahmenbedingungen dieser Institutionen (Hartill, 2013). Zum einen sind diese Institutionen zumeist geschlossene, hierarchisch organisierte und nach außen hin oft intransparente Systeme. Kinder werden diesen Systemen anvertraut, die Kinder selbst und auch deren Familien sind oft auf das Wohlwollen und die Unterstützung dieser Institutionen bzw. deren Führungspersonen angewiesen. Eine externe Kontrolle der konkreten Vorgänge innerhalb der Institution ist oft nur eingeschränkt möglich. Zudem herrscht innerhalb derartiger Institutionen häufig ein falsch verstandener Korpsgeist. Das Vertrauen in andere Mitglieder der Institution und ein Gefühl der Solidarität hindert Personen daran, Fehlentwicklungen oder Missstände wahrzunehmen bzw. etwas dagegen zu unternehmen. Selbst bei Verdacht oder eindeutigen Wahrnehmungen werden diese nicht offengelegt oder angezeigt, weil die innerhalb der Institution geltenden Regeln über gesellschaftliche Regeln oder gesetzliche Bestimmungen gestellt werden. Ein Skandal soll vermieden werden, um die Institution zu schützen. In den hierarchischen Strukturen dieser Institutionen werden Machtpositionen von oben her monokratisch festgelegt. Die Leitungsposition der jeweiligen Führungsebene ist mit der Entscheidungsgewalt über diese Ebene ausgestattet, gleichzeitig wird von ihr Loyalität und „Gehorsam" nach oben verlangt. Personen, die abweichende Meinungen oder Gegenpositionen vertreten, werden nicht akzeptiert und ausgegrenzt. In derartigen Strukturen haben manche Mitglieder eine Machtposition inne, die dazu verleiten kann, diese für eigene Zwecke und zur Befriedigung eigener Bedürfnisse zu nutzen, besonders dann, wenn es an Aufsicht und Kontrolle mangelt. Personen, die sich in dieser Hinsicht Gewinn und Nutzen versprechen, fühlen sich von derartigen Strukturen und Positionen in besonderer Weise angesprochen. Ähnliche Strukturen und Dynamiken sind aus Familien mit intrafamiliärem Missbrauch bekannt, hier existieren deutliche Parallelen. Auch in diesen Familien fällt es Mitgliedern schwer, Übergriffe wahrzunehmen, die erlebten Abhängigkeiten und die erlebten Inkongruenzen bzgl. des Täters aufzulösen, vielmehr wird das Opfer für den Missbrauch verantwortlich gemacht. Auch die Angst vor Stigmatisierung und Ausgrenzung spielt in diesen Familien eine zentrale Rolle.

Lebensverläufe von Missbrauchstätern belegen, dass sie sich beruflich oder im Rahmen eines Ehrenamtes häufig Tätigkeitsfelder suchen, die mit einem engeren Kontakt zu Kindern oder Jugendlichen verbunden sind. Dies kann darin begründet sein, dass ihnen aufgrund eigener Entwicklungsdefizite die Lebenswelt von Kindern näher ist als jene der Erwachsenen und sie sich im Kontakt mit Kindern auch wohler fühlen. Als weiterer Motivationsfaktor können jedoch auch explizite pädophile Bedürfnisse eine Rolle spielen und die Hoffnung, diese Bedürfnisse in einem derartigen Umfeld eher befriedigen zu können. Im Hinblick auf die Institution der katholischen Kirche vertritt Klaus Beier, Direktor des Instituts für Sexualwissenschaft und Sexualmedizin der Charité in Berlin, sogar die etwas provokante, aber auch nachvollziehbare These, dass Männer mit pädophilen Neigungen sich besonders vom Priestertum der katholischen Kirche angezogen fühlen, weil sie sich durch die Verpflichtung zum Zölibat eine „Heilung“ ihrer pädophilen Neigungen erhoffen (Pifan, 2010).

Der folgende Kasten fasst wichtige präventive Maßnahmen zusammen. Ein interessantes Modell zur Prävention von sexuellem Missbrauch im Bereich des Sports wurde beispielsweise auch von Parent und Demers (2011) vorgelegt.

Strukturelle Maßnahmen zur Prävention von sexuellem Missbrauch in Institutionen (nach Mathews, 2017; Wurtele, 2012)

- umfassendes Regelwerk zur Verhinderung von sexuellem Missbrauch (Definition, Ziele, Bereiche, Null-Toleranz-Politik, Kontaktregeln)
- Erhöhung der Sicherheit durch geeignete Mitgliederaufnahme (Screening, Überprüfung)
- eindeutiger und klarer Verhaltenskodex (Situationen, Rahmenbedingungen, Verbote)
- Supervision und Monitoring (Regeln, Maßnahmen, extern und intern)
- Sichere Umgebung für Kinder (transparenter Verhaltenskodex in Veröffentlichungen, Verträgen, Räumlichkeiten; Adaptierung bzw. Schaffung von sicheren, offenen Räumlichkeiten)
- standardisierte Vorgehensweisen bei Verdachtsfällen (Regeln für Meldungen, an wen und in welcher Form, Protokollierung, Abläufe)
- Aufklärung und Schulung der Mitglieder (sexueller Missbrauch und Folgen, Regelwerk und Vorschriften, Verhaltenskodex, Meldungen, ethische und rechtliche Aspekte)

Institutionen, die sexuellen Missbrauch innerhalb ihrer Einrichtung verhindern wollen, müssen die genannten innerpsychischen und institutionellen Dynamiken und Strukturen auflösen. Es müssen die Abläufe, Entscheidungen und deren Grundlagen transparent gemacht und einer externen Kontrolle unterzogen werden. Abhängigkeiten und Machtpositionen müssen relativiert und die Entscheidungsgewalt muss aufgeteilt werden. Neben strukturellen Veränderungen ist aber auch die Sensibilisierung aller Institutionsmitglieder gegenüber dem Thema sexueller Missbrauch wichtig. Es sollten klare und eindeutige Verhaltensregeln eingeführt werden, die eine Einhaltung der körperlichen und auch psychischen Grenzen der anvertrauten Kinder und Jugendlichen sicherstellen. Darüber hinaus wird es auch notwendig sein, durch Veränderungen und Umgestaltung der Räumlichkeiten und Umgebungen die Sicherheit der Kinder zu erhöhen. Transparente und zur Gänze überschaubare Räume können in gleicher Weise dazu beitragen, wie die Regeln der offenen Türen und der Privatsphäre in Waschräumen (McKillop, Brown, Smallbone & Pritchard, 2015). Im Vorfeld wird es notwendig sein, eine offene Diskussion darüber zu führen, wo in der Interaktion mit Kindern die Grenzen anzusiedeln sind – unter Berücksichtigung der jeweiligen Erfordernisse und Rahmenbedingungen. Alle Mitglieder sollten aktiv in diesen Prozess eingebunden werden. Dies erhöht die Motivation, sich mit Engagement zu beteiligen und an Veränderungen mitzuwirken. Allen Beteiligten sollte klar sein, wie bei Verstößen gegen aufgestellte Regeln zu verfahren ist und welche Schritte jeweils unternommen werden müssen. Die Einführung von spezifischen Vertrauenspersonen hat sich sehr bewährt. Kinder sollten wissen, an wen sie sich vertraulich wenden können, wenn sie unangemessenes Verhalten oder einen sexuellen Missbrauch erlebt haben. Diese Vertrauenspersonen sollten aber nicht nur den Kindern, sondern auch Institutionsmitgliedern oder den Eltern zur Verfügung stehen, sodass auch dieser Personenkreis einen Verdacht melden und einen Regelverstoß oder sexuellen Missbrauch anzeigen kann.

In Belangen der öffentlichen Gesundheit, dem auch das Problemfeld des sexuellen Missbrauchs zuzuordnen ist, stellt sich immer die Frage, in welchem Ausmaß vonseiten der Öffentlichkeit oder des Gesetzgebers auf die Bereitschaft und die Fähigkeit zur Selbstregulation vertraut werden kann bzw. in welchem Ausmaß politische Maßnahmen, öffentliche Kontrolle und gesetzliche Regelungen erforderlich sind. Die Entscheidung zwischen einer überbordenden staatlichen Regulierung und Kontrolle einerseits und der Gewährung von zu großen Freiräumen andererseits, die zu Lasten der anvertrauten Kinder gehen kann, ist nicht immer einfach. Unstrittig ist jedoch, dass eine funktionierende Selbstregulation nur auf der Basis von ausreichendem Wissen und den entsprechenden Einstellungen möglich ist. Nur so wird es gelingen, sexuellen Missbrauch als inakzeptables Verhalten innerhalb einer Institution zur Norm zu erheben. Darüber hinaus sind hinreichende zeitliche und materielle Ressourcen nötig, um die Maßnahmen nicht nur auf dem Papier festzuschreiben, sondern auch deren konkrete Umsetzung und Einhaltung kontrollieren zu können. Vor allem in diesem Bereich sind die Institutionen auf Unterstützung von politischer Seite angewiesen.

6.5 Prävention durch Eltern, in der Schule und im Kindergarten

Bei der Zielgruppe der Eltern, Erzieher:innen und Lehrkräfte sind – wie auch in den anderen Bereichen – Maßnahmen der primären, sekundären und tertiären Prävention zu unterscheiden. Eltern, Erzieher:innen und Lehrkräfte tragen die Hauptverantwortung für die Sozialisation der Kinder und prägen wesentlich deren Sichtweisen, Einstellungen und Verhalten. Ein traditioneller Erziehungsstil und eine geschlechtstypische Sozialisation haben einen deutlichen Einfluss auf die Ausprägung des Selbstwertes, das Gehorsamkeitsverhalten und das geschlechtstypische Rollenverhalten von Kindern. Kinder, besonders aber Mädchen, werden durch einen traditionellen Erziehungsstil darin behindert, sich als eigenständige Personen mit eigenen Bedürfnissen und auch eigenen Rechten wahrzunehmen und diese gegenüber anderen Menschen durchzusetzen. Bei Jungen steht eine geschlechtstypische Sozialisation der Entwicklung von Empathie und prosozialem Verhalten entgegen und sie kann auch den Einsatz von Zwang und Gewalt zur Durchsetzung eigener Bedürfnisse rechtfertigen. Daher verstärken derartige Sozialisationsbedingungen einerseits die Vulnerabilität von Kindern, Opfer sexueller Übergriffe zu werden. Dies trifft besonders auf Mädchen zu. Andererseits können diese Sozialisationsbedingungen die Vulnerabilität für sexuell übergriffiges Verhalten erhöhen, was in besonderem Maß Jungen betrifft. Demgegenüber wäre ein Erziehungsverhalten, das Kindern Selbstbewusstsein vermittelt, dem Machtgefälle zwischen Kindern und Erwachsenen entgegenwirkt, Geschlechterrollen hinterfragt und Empathie sowie prosoziales Verhalten aufbaut, deutlich zielführender. Ein derartiges Erziehungsverhalten würde dazu beitragen, die Vulnerabilität von Kindern sowohl im Opfer- als auch im Täterbereich zu reduzieren. Eine Stärkung dieser Inhalte im Erziehungsverhalten von Eltern, Erzieher:innen und Lehrkräften stellt somit eine wichtige proaktive Maßnahme der primären Prävention dar.

Für eine effektive Prävention wäre es sinnvoll, wenn die Vermittlung dieser Grundsätze und Einstellungen nicht nur punktuell erfolgen, sondern in die alltäglichen Erziehungsmaßnahmen einfließen würde und die Kinder nicht nur einmalig mit den entsprechenden Inhalten konfrontiert wären. In der Schule könnte dies im Rahmen eines fächerübergreifenden emanzipatorischen Unterrichts umgesetzt werden. Ein derartiger Unterricht verfolgt das Ziel, Schüler:innen zu einem selbstbestimmten und verantwortungsvollen Umgang mit körperlichen Kontakten, Gefühlen und Bedürfnissen zu erziehen, ein ehrliches Selbstverständnis gegenüber dem eigenen Körper und den eigenen Gefühlen aufzubauen, Körper und Gefühle gegenüber anderen zu verteidigen und auch die Grenzen anderer zu akzeptieren (Braecker & Wirtz-Weinrich, 1994).

Neben breiten und unspezifischen Maßnahmen bieten sich in diesem Bereich auch spezifische, an Risikogruppen gerichtete Interventionen an. Die Identifizierung möglicher Risikogruppen sollte an jenen Faktoren orientiert sein, die für Kinder das Risiko erhöhen, Opfer eines sexuellen Missbrauchs zu werden (siehe Kapitel 1.2.4 und 2.4). Eine nur gering ausgeprägte elterliche Fürsorge, geringes Monitoring, Feindseligkeiten der Mutter, Konflikte, Gewalt und psychische Probleme in der Familie, die Isolation der Familie, das Vorhandensein von Stiefeltern bzw. eines Stiefvaters oder eine Behinderung des Kindes sind zentrale Risikofaktoren in diesem Zusammenhang (z.B. Madu & Peltzer, 2000; McCloskey & Bailey, 2000; Schechter, Brunelli, Cunningham, Brown & Baca, 2002; Testa, Hoffman & Livingston, 2011). Auch eine permissive Erziehungseinstellung, eine liberale Einstellung im Bereich der Sexualität und ein geringer Austausch zwischen Kindern und Eltern stellen wichtige Risikofaktoren dar (Meston, Heiman & Trapnell, 1999; Ramírez, Pinzón-Rondón & Botero, 2011; Testa et al., 2011). In diesem Zusammenhang kann ein allgemeines Erziehungsprogramm eingesetzt werden, das darauf abzielt, Eltern in ihrer Erziehungskompetenz zu stärken, wie das im amerikanischen und deutschen Raum verbreitete Triple P (Dirscherl, Hahlweg, Born, Kulessa, Sanders & Wulfen, 2011; Naumann, Kuschel, Bertram, Heinrichs & Hahlweg, 2007). Ein Nebeneffekt dieser Erziehungsprogramme ist, dass sie auch Risikofaktoren für einen sexuellen Missbrauch beseitigen, und sie tragen damit indirekt zur Prävention von sexuellem Missbrauch bei. Engagierte, aufmerksame und an ihren Kindern interessierte Eltern, die über den Alltag ihrer Kinder Bescheid wissen und sich mit ihren Kindern über deren Freuden und Sorgen austauschen, schaffen ein sicheres Umfeld für ihre Kinder und reduzieren die Gefährdung ihrer Kinder, sexuell missbraucht zu werden. Dies gilt auch für Eltern, die sich der Bedeutung von elterlicher Präsenz, einer engen Beziehung zu ihren Kindern und einer funktionierenden Kommunikation bewusst sind.

Daten weisen darauf hin, dass sich mit jedem zusätzlichen Risikofaktor das Missbrauchsrisiko linear erhöht. Somit ist die Einbeziehung der Eltern in präventive Maßnahmen besonders dann indiziert, wenn es zu einer Häufung familiärer Risikofaktoren kommt. Zudem erscheint auf dem Hintergrund der Erkenntnis einer transgenerationalen Weitergabe des Missbrauchsrisikos die Entwicklung spezifischer präventiver Strategien für Mütter, die selbst Opfer eines sexuellen Missbrauchs geworden sind, äußerst zielführend und erfolgversprechend.

Eltern, Erzieher:innen und Lehrkräfte benötigen, um ihre Möglichkeiten in der Prävention von sexuellem Missbrauch adäquat ausschöpfen zu können, ein fundiertes Wissen und hinreichende Fähigkeiten. Daher ist es wichtig, diesen Zielgruppen nicht nur Wissen über den Problembereich des sexuellen Missbrauchs zu vermitteln, sondern auch konkrete und brauchbare Strategien, die Erwachsene für die Kommunikation mit den Kindern und eine Offenlegung benötigen. Präventive Maßnahmen für diese Zielgruppen sollten deshalb auch Skilltrainings und konkrete Verhaltensschulungen miteinschließen. Eine an Lehrkräften durchgeführte Befragung belegt den großen Bedarf in diesem Bereich. Über die Hälfte der befragten Lehrkräfte (65.3 %) hatte keinerlei Schulung zu diesem Thema erhalten, zeigte umfangreiche Wissenslücken und Fehlinformationen und der Großteil der befragten Lehrkräfte (90.7 %) war nicht in der Lage, einen sexuellen Missbrauch korrekt zu identifizieren (Márquez-Flores, Márquez-Hernández & Granados-Gámez, 2016).

Wurtele (2009b) begründet ihren Appell, in der Prävention von sexuellem Missbrauch stärker die Eltern und weniger die (potenziellen) Opfer zu fokussieren, durch einen sehr anschaulichen und nachvollziehbaren Vergleich. Maßnahmen zur Unfallprophylaxe für die Zielgruppe der Kinder richten sich gleichfalls in erster Linie an Eltern, indem diese geschult werden, wie sie ihren Kindern eine sichere Umgebung bieten können. Kaum jemand käme ernsthaft auf die Idee, Kinder darin zu schulen, wie sie sich von Giften, Badewannen, Schwimmbecken oder offenen Fenstern fernhalten können. Wenn auch im Bereich des sexuellen Missbrauchs ein vergleichbarer Transfer der Verantwortung für die Sicherheit der Kinder gelingen würde, wäre dies ein sehr wichtiger Beitrag für die Prävention von sexuellem Missbrauch.

Insgesamt sollten Eltern, Lehrkräfte und Erzieher:innen darüber Bescheid wissen, in welcher Form und wie häufig sexueller Missbrauch auftritt, welche Faktoren für die Entstehung von sexuellem Missbrauch verantwortlich sein können, unter welchen Rahmenbedingungen sexueller Missbrauch gehäuft vorkommt und welche Faktoren die Vulnerabilität von Kindern erhöhen, Opfer zu werden. Dieses Wissen ist von zentraler Bedeutung, um bei gefährdeten Kindern entsprechende Schutzmaßnahmen zu ergreifen. Eltern haben hier die wichtige Funktion des „Torwächters" für ihre Kinder, denn sie bestimmen im Wesentlichen, wer Kontakt zu ihren Kindern hat, und wem die Kinder alleine anvertraut werden. Nur wenn Eltern hinreichend über die Mechanismen und Abläufe eines sexuellen Missbrauchs Bescheid wissen – auch über die entsprechenden Groomingstrategien der Täter – können sie ihre Aufsichtsfunktion umfassend wahrnehmen (Mendelson & Letourneau, 2015). Zudem sollten Eltern, Erzieher:innen und Lehrkräfte informiert sein, wie und in welchen Bereichen des Erlebens und Verhaltens Missbrauchsopfer Auffälligkeiten zeigen können, um einen sexuellen Missbrauch rechtzeitig erkennen und bei einem bestehenden Verdacht adäquat handeln zu können. Dies erscheint im Hinblick auf männliche Opfer besonders bedeutsam. Es hat sich gezeigt, dass Eltern und Pädagog:innen bei Mädchen deutlich sensibler reagieren als bei Jungen, wenn diese Verhaltensauffälligkeiten zeigen. Bei Jungen hingegen erwägen Eltern und Pädagog:innen deutlich seltener einen sexuellen Missbrauch als Ursache für das auffällige Verhalten. Dies ist möglicherweise auf die vorherrschende Meinung zurückzuführen, dass in erster Linie Mädchen Opfer eines Missbrauchs werden und entsprechend die Raten bei Jungen unterschätzt werden (Julius & Boehme, 1997).

Eltern, Lehrkräfte und Erzieher:innen sollten wissen, wie ein Kind bei einem Verdacht auf einen sexuellen Missbrauch sinnvoll unterstützt werden kann, welche Einrichtungen es gibt, an die sie sich bei einem Verdacht wenden können, um selbst Unterstützung zu bekommen, und auch, welche Einrichtungen einer betroffenen Familie empfohlen werden können. Insgesamt sollen diese Gruppen dazu befähigt werden, in adäquater Form mit Kindern über diesen Themenkomplex zu sprechen und die Interaktionen mit den Kindern weniger an den eigenen, sondern verstärkt an den Bedürfnissen der Kinder zu orientieren. Dies soll dazu beitragen, betroffenen Kindern eine Offenlegung zu erleichtern. Eine umfangreiche Informationsbasis liefert Eltern, Erzieher:innen und Lehrkräften die nötige Sicherheit im Umgang mit diesem Thema. So werden sie in die Lage versetzt, dem Opfer ein Gefühl von Sicherheit und Vertrauen zu vermitteln, das dieses für eine Offenlegung benötigt. Denn auf der Basis von umfangreichem Wissen gelingt es besser, jene negativen und verwirrenden Emotionen zu bewältigen, die zumeist im Zuge einer Offenlegung auftauchen. Eltern und Pädagog:innen können auf dieser Basis konstruktiver mit der Situation umgehen (Barron & Topping, 2010; Barron, Miller & Kelly, 2015).

Eltern, Lehrkräfte und Erzieher:innen setzen zu ihrer Unterstützung manchmal themenspezifische Bilderbücher ein, um sie den Kindern zu geben oder mit ihnen gemeinsam durchzuarbeiten. Allerdings sind manche der erhältlichen Bilderbücher nur bedingt geeignet, weil sie bestehende Stereotype oder Mythen bedienen und zudem nur wenig hilfreiche Strategien vermitteln. Von Lampert (2012) wurde eine interessante Analyse verfügbarer englischsprachiger Kinderbücher durchgeführt, wobei die problematischen Aspekte dieser Bücher sich durchwegs auch in deutschsprachigen Kinderbüchern finden lassen. Für die Distribution von adäquatem Wissen über sexuellen Missbrauch sind Beratungs- oder Schulungseinrichtungen deutlich besser geeignet. Eltern können sich an diese wenden, wenn Unsicherheiten in der Betreuung oder Erziehung ihrer Kinder bestehen und Interaktions- oder Kommunikationsprobleme auftauchen. Einen niedrigschwelligeren Zugang zu Informationen bieten Online-Programme, die im englischsprachigen Raum von Initiativen wie „Stop It Now!“ (https://www.stopitnow.org) oder „Darkness to Light“ (https://www.d2l.org) entwickelt wurden (Mendelson & Letourneau, 2015).

Um Eltern oder sonstige Kontaktpersonen zielgerichteter im Prozess der Offenlegung unterstützen zu können, ist die Kenntnis der Faktoren wichtig, die diesen Prozess beeinflussen. Das Geschlecht der Kontaktperson erwies sich als wichtiger Prädiktor dafür, ob diese Person einen sexuellen Missbrauch, von dem sie erfährt, tatsächlich offenlegt. Zwar scheinen sich Frauen und Männer nicht in ihren Einstellungen gegenüber einer Offenlegung zu unterscheiden (Humphries, Debowska, Boduszek & Mattison, 2016), Frauen äußern jedoch häufiger einen Verdacht und legen auch häufiger einen sexuellen Missbrauch offen (Ashton, 2010; Fraser, Mathews, Walsh, Chen & Dunne, 2010; Pecnik & Brunnberg, 2006). Eine positive Einstellung gegenüber einer Offenlegung dürfte somit bei Frauen stärker verhaltenswirksam werden als bei Männern. Zudem zeigte sich bei weiblichen Bezugspersonen, dass diese eher bereit sind, einen Missbrauch offenzulegen, wenn sie über mehr soziale Unterstützung verfügen. Bei Männern scheint der soziale Rückhalt keine Rolle zu spielen. Auch ein höheres Alter erwies sich ausschließlich bei weiblichen Bezugspersonen als bedeutsamer Prädiktor.

Trotz des großen Vorteils, den eine Einbindung von Eltern in die Prävention von sexuellem Missbrauch mit sich bringt, wurden Eltern bisher nur sehr wenig in präventive Strategien integriert. Dies ist sicherlich auch darauf zurückzuführen, dass viele Eltern sich nur schwer zu einer Teilnahme an entsprechenden Maßnahmen motivieren lassen. Die Integration von Eltern hat sich jedoch in vielen Evaluationsstudien als sehr wirksam erwiesen (z.B. Hébert, Lavoie & Parent, 2002). Bei engagierten Eltern gelingt dies besser als bei Eltern von Risikofamilien. Bei diesen Eltern dürften Ängste vor Schuldzuweisungen oder Stigmatisierung und auch Ängste vor Behörden wie der Jugendhilfe wichtige Barrieren darstellen. Wenn es gelänge, die Präventionsangebote hinsichtlich des Umfangs und der Intensität stärker an die jeweiligen Erfordernisse und Bedürfnisse der Eltern anzupassen, wären Eltern wahrscheinlich eher zu einer Teilnahme zu motivieren.

Eltern können nicht nur im Rahmen von eigens für sie entwickelten Strategien einen wichtigen präventiven Beitrag leisten, auch bei Präventionsprogrammen, die sich an Kinder richten (siehe das folgende Kapitel 6.6), hat es sich als sehr zielführend erwiesen, parallel zu den Kindern auch die Eltern mit einzubeziehen. Eltern überschätzen die Fähigkeiten ihrer Kinder, von Präventionsprogrammen zu profitieren, und übersehen deshalb die Notwendigkeit, die gelernten Inhalte mit ihren Kindern zu Hause zu wiederholen und zu vertiefen (Tutty, 1993). Ein derartiger Booster wird aber nur dann gelingen, wenn Eltern in das Programm eingebunden sind und die im Programm vermittelten Inhalte kennen. Manche Präventionsprogramme setzen sogar ausschließlich auf Eltern als Mediatoren und verzichten auf eine direkte Intervention bei den Kindern. Der zentrale Vorteil eines derartigen Vorgehens besteht darin, dass durch die Präsentation der Inhalte zu Hause es Eltern sehr gut gelingt, das Tabu um das Thema sexueller Missbrauch aufzuheben. Dadurch wird innerhalb der Familie eine offenere Kommunikation über dieses Thema und wahrscheinlich auch über Sexualität im Allgemeinen möglich (Swift Burgess & Wurtele, 1998; Wurtele & Kenny, 2010). Bereits Finkelhor (1984) hat darauf hingewiesen, dass Eltern die Themen Sexualität und Missbrauch nur sehr selten mit ihren Kindern besprechen und wenn sie dies tun, dann oft in inadäquater Art und Weise (z.B. durch die Beschränkung auf die Gefahr, von einem Fremden mitgenommen zu werden). Interessant ist, dass dies quer durch alle Bevölkerungsschichten der Fall ist und sich keine Unterschiede hinsichtlich sozialer Klasse, Bildung und ethnischer Zugehörigkeit zeigen. Familien werden durch derartige Maßnahmen nicht nur in ihrer Kommunikationsfähigkeit und in ihrem Austausch gestärkt, es zeigt sich auch ein breiterer Effekt. Durch die verbesserten Fähigkeiten der Eltern, auf einen möglichen sexuellen Missbrauch zu reagieren, geben Eltern ihren Kindern insgesamt mehr emotionale Unterstützung, die Kinder werden in ihren Problemlösefähigkeiten unterstützt und die Familie ist insgesamt fähig, auf adäquatere Hilfesuchstrategien zurückzugreifen.

6.6 Präventionsprogramme für Kinder

Seit dem Beginn der Bemühungen um die Prävention von sexuellem Missbrauch in den 1970er Jahren haben Präventionsprogramme, die sich an Kinder richten, einen wahren „Boom“ erlebt. Bereits in den frühen 1980er Jahren zeigte eine vom

National Comittee for the Prevention of Child Abuse in den USA durchgeführte Studie, dass an mehr als 25 % aller öffentlichen Schulen irgendeine Form von Präventionsmaßnahmen durchgeführt wird (Daro, Duerr & LeProhn, 1986) und in der Mitte der 1990er Jahre dürften zwei Drittel der 10- bis 16-Jährigen an einem schulischen Präventionsprogramm teilgenommen haben (Finkelhor & Dziuba-Leatherman, 1995). Auch im europäischen Raum wurden an Schulen und Kindergärten vielfach Maßnahmen zur Prävention von sexuellem Missbrauch durchgeführt, jedoch hat die Verbreitung derartiger Programme selbst heute noch nicht das Ausmaß erreicht wie in den USA. Warum gerade Präventionsprogramme, die an Schulen oder Kindergärten durchgeführt werden können, diese Verbreitung gefunden haben, ist sicherlich darauf zurückzuführen, dass auf diese Weise relativ einfach sehr viele Kinder erreicht werden können. Zudem ist es durch eine teilweise Einbindung von Eltern und Lehrkräften gelungen, systemrelevante Personen anzusprechen und zu schulen. Präventionsprogramme für Kinder ermöglichen somit, eine große Gruppe in der Bevölkerung für dieses Thema zu sensibilisieren und dieser Gruppe adäquates Wissen und brauchbare Kompetenzen zu vermitteln (Walsh, Zwi, Woolfenden & Shlonsky, 2015).

Eines der ersten, weit verbreiteten Präventionsprogramme in diesem Bereich ist das von Cooper, Lutter und Phelps (1983) entwickelte CAP-Programm mit dem Leitsatz „stay save, strong and free“. Das zentrale Ziel dieses Programmes besteht darin, die Resilienz von Kindern so weit zu stärken, dass sie ihr Recht auf Selbstbestimmung hinreichend wahrnehmen können. Den Kindern werden Kompetenzen vermittelt, ihre Gefühle zu erkennen und diese zu artikulieren, ihre emotionalen und körperlichen Grenzen anderen gegenüber zu verbalisieren und zu verteidigen, aber auch die persönlichen Grenzen anderer Kinder zu respektieren. Das Selbstbestimmungsrecht des Kindes, auch über den eigenen Körper, ist somit ein wesentliches Element dieses Programmes. Insgesamt geht es um die Vermittlung von Wissen und Fähigkeiten, die Kinder benötigen, um einen Missbrauch verhindern zu können. Auf der Basis von CAP wurden weitere Programme entwickelt und von unterschiedlichen Gruppen eingesetzt. Zu nennen wären hier beispielsweise das „Body Safety Training“ (Wurtele, 1986, 2007), das „Safe Child Program“ (Kraizer, 2002), das Programm „Talking about Touching“ (Commitee for Children, 1996, 2001), das „Feeling Yes, Feeling No“ Programm (Simpson, 1984), das „Good Touch, Bad Touch“ Programm (Church, 1983).

Heutige Präventionsprogramme orientieren sich häufig am Leitsatz der drei „r“ („recognize, resist, report“). Wichtige Ziele sind somit, die Kinder dahingehend aufzuklären, was unter sexuellem Missbrauch zu verstehen ist, wie sie sich bei Übergriffen verhalten sollen und wem sie von derartigen Erlebnissen berichten sollten. Viele dieser Programme verwenden jedoch problematische Strategien und Konzepte, die das Erreichen dieser Ziele behindern. So wird besonders bei jüngeren Kindern sexueller Missbrauch häufig nicht direkt benannt, sondern anhand bestimmter Verhaltensweisen der Täter lediglich umschrieben. Viele Programme greifen auf das Konzept der „guten und schlechten Berührungen“ zurück und versuchen, Kinder darin zu unterstützen, „schlechte Berührungen“ zu erkennen. Inhalt zahlreicher Präventionsprogramme ist auch das Konzept der „guten und schlechten Geheimnisse“. Insgesamt versuchen die Programme, den teilnehmenden Kindern bestimmte Verhaltensregeln zu vermitteln, die häufigsten sind im untenstehenden Kasten zusammengefasst. Ein Teil der Programme erarbeitet mit den Kindern aber auch konkrete Strategien, wie sie sich gegen Grenzüberschreitungen, Übergriffe oder unangemessene Aufforderungen zur Wehr setzen können. Im Gegensatz zu früheren Programmen, in welchen primär vor einem fremden Täter gewarnt wurde, versuchen heutige Programme zu vermitteln, dass Täter zumeist dem näheren Umfeld des Kindes entstammen und Kinder ebenso von Vertrauenspersonen missbraucht werden können. Auch Informationen zum häufigen Vorkommen von sexuellem Missbrauch und zur Tatsache, dass Opfer selbst nie für einen Missbrauch verantwortlich sind, wurden zunehmend in die Programme aufgenommen. Dies soll dazu beitragen, den Kindern, falls sie zu Opfern werden, Gefühle der Stigmatisierung und der Schuld zu nehmen und es ihnen zu erleichtern, sich mitzuteilen. Einige wenige Programme beinhalten auch eine adäquate und altersgerechte Sexualerziehung.

Präventive Verhaltensregeln für Kinder

- Dein Körper gehört dir!
- Vertraue deinen Gefühlen!
- Es gibt gute und schlechte Berührungen!
- Nein sagen ist erlaubt!
- Es gibt gute und schlechte Geheimnisse!
- Erzähle und hole Hilfe!

Auch wenn sich Präventionsprogramme für Kinder in Zielen und Inhalten weitgehend decken, existieren doch deutliche Unterschiede in der konkreten Umsetzung, den eingesetzten Methoden und Materialien und der Dauer bzw. des Umfangs der Programme (Topping & Barron, 2009). Am häufigsten werden diese Programme im Kindergarten oder in der Schule durchgeführt, weil dies einen einfachen und gleichzeitig breiten Zugang zur Zielpopulation erlaubt. Es gibt aber auch Ansätze, die auf eine digitalisierte Vermittlung bauen (z.B. Bae & Panuncio, 2009). Im deutschsprachigen Raum existiert beispielsweise das von der Theaterpädagogischen Werkstatt entwickelte Programm „Mein Körper gehört mir“ (https://www.tpwerkstatt.de/programme), dessen Wirksamkeit im Rahmen einer Evaluationsstudie nachgewiesen wurde (Andresen, Gade & Grünewalt, 2015). Ein weiteres Beispiel wäre das IGEL-Programm von Körner, Bauer und Kreuz (2016), das gleichfalls auf seine Effektivität überprüft wurde (Alfes, Finne, Czerwinski & Kolip, 2017; Czerwinski, Finne, Alfes & Kolip, 2018). Mit „Cool and

Safe" existiert auch ein deutschsprachiges webbasiertes Programm, das kostenlos und frei zugänglich ist (https://www.coolandsafe.eu/de/)

Das Review von Fryda und Hulme (2015) liefert einen umfassenden Überblick zu Präventionsprogrammen, die in den Jahren 1984 bis 2012 in der Schule oder im Kindergarten durchgeführt und veröffentlicht wurden. Allerdings wird von dieser Studie nur ein kleiner Ausschnitt aller in diesem Bereich tatsächlich durchgeführten Präventionsmaßnahmen erfasst, da viele Anbieter ihre Maßnahmen weder veröffentlichen noch einer Evaluation unterziehen. Die meisten der Programme aus der von Fryda und Hulme (2015) durchgeführten Analyse bestehen lediglich aus einer maximal 60-minütigen Sitzung, die zumeist von externen Personen durchgeführt wird. In einigen Programmen werden jedoch auch Bezugspersonen der Kinder, wie Lehrkräfte oder die Eltern, als Distributor:innen eingesetzt. In manchen Programmen werden Eltern oder Lehrkräfte neben den Kindern in die Programme mit einbezogen. Nur wenige Programme umfassen mehrere Sitzungen und nur vereinzelt werden Booster-Sitzungen durchgeführt, um die Effekte des Programmes zu vertiefen und zu stabilisieren. Briggs und Hawkins (1994) setzen zum Boostern der Kinder sogar auf die Strategie, den Kindern das gesamte Programm mehrmals im Abstand von jeweils einem Jahr anzubieten. Die Programme unterscheiden sich auch dahingehend, wie offen das Thema Sexualität angesprochen wird. In den meisten Programmen werden der sexuelle Missbrauch selbst und die damit verbundenen Handlungen des Täters nicht klar benannt. Vielmehr werden diese Handlungen nur grob umschrieben, z. B. durch das Konzept der guten und schlechten Berührungen oder Berührungen an Stellen, „die vom Badeanzug bedeckt sind". Zudem weisen die Programme zum Teil deutliche methodische Unterschiede auf und differieren daher auch im Ausmaß, in dem eine Auseinandersetzung mit dem Thema und dem Material erfolgt.

Das Alter der teilnehmenden Kinder reicht vom Kindergarten bis in die Adoleszenz, wobei ein deutlicher Schwerpunkt auf Kindern zwischen 6 und 13 Jahren liegt. Zumeist richten sich die Programme an Kinder ohne Beeinträchtigungen. Nur wenige Programme wurden mit beeinträchtigten Personen durchgeführt (z. B. Lee & Tang, 1998; Lumley, Miltenberger, Long, Rapp & Roberts, 1998). Die Wirksamkeit der Programme wird in den meisten Fällen im Rahmen der Programmdurchführung überprüft. Nur wenige Studien erheben die Daten unabhängig von der Programmdurchführung. MacIntyre und Carr (1999) beispielsweise evaluierten die Wirksamkeit eines Programmes anhand der Anzahl an Verdachtsfällen, die im lokalen Krankenhaus vorstellig wurden, und Pelcovitz, Adler, Kaplan, Packman und Krieger (1992) beschränkten sich in ihrer Studie auf jene Kinder, die trotz Programmteilnahme ihren erlebten sexuellen Missbrauch nicht offengelegt haben. Die Evaluationsstudien unterscheiden sich sehr deutlich in ihren Stichprobengrößen, diese reichen vom niedrigen zweistelligen bis zu einem niedrigen fünfstelligen Bereich. Die Evaluation des TRUST-Projektes von Oldfield, Hays und Megel (1996) basiert beispielsweise auf einer Stichprobengröße von 1269 Kindern.

Fryda und Hulme (2015) führen in ihrem Review eine umfassende Analyse der Programminhalte durch und ordnen diese Inhalte insgesamt sieben unterschiedlichen Kategorien zu (siehe Tabelle 6.1), wobei die meisten Programme sich mit mehreren dieser Inhalte auseinandersetzen. Tabelle 6.1 weist zudem auf deutliche Unterschiede in der Häufigkeit hin, mit der die genannten Inhalte in den einzelnen Programmen behandelt werden. Der Bereich Offenlegung und Geheimnisse wird von nahezu drei Viertel der Programme behandelt. Das Thema Grooming findet sich hingegen nur im Programm von Munday und Joyce (1999). Dieses Programm wurde mit 11- bis 14-jährigen Schüler:innen durchgeführt und verfolgt als zentrales Ziel, über pädophile Täter aufzuklären. Die von Fryda und Hulme vorgenommene Auflistung ist um einen weiteren Inhalt zu ergänzen, der gleichfalls von manchen Programmen thematisiert wird: die Zuschreibung von Verantwortung und Schuld für den Missbrauch. Darüber hinaus basieren manche der neueren Programme auf einem breiteren präventiven Ansatz, in dem nicht nur das Thema sexueller Missbrauch, sondern auch psychische Gesundheit, Sexualerziehung, respektvolle Beziehungen oder generell das Thema Sicherheit behandelt werden.

Tabelle 6.1: Inhalte von Präventionsprogrammen für Kinder (nach Fryda & Hulme, 2015)

Kategorie	Inhalte	Häufigkeit
Missbrauchsspektrum	Aufklärung über Kindesmissbrauch und sexuellen Missbrauch	65 %
körperliche Selbstbestimmung	Informationen über den Körper und Unterscheidung einzelner Körperteile; Recht der Kinder, über ihren Körper selbst zu bestimmen	43 %
Grooming	verbreitete Verhaltensweisen und Taktiken des Täters, sich den Kindern zu nähern	4 %
Nein sagen/ Selbstsicherheit	Empowerment der Kinder, um Annäherungen potenzieller Täter zurückzuweisen; genereller Aufbau von Selbstwert und selbstsicherem Verhalten	57 %
sichere/unsichere Situationen	Situationen und Bedingungen, die mit einem Missbrauchsrisiko verbunden sind, erkennen, vermeiden oder beenden	26 %
Offenlegung und Geheimnisse	Offenlegung von (potenziellen) Missbrauchserlebnissen gegenüber erwachsenen Vertrauenspersonen; Gefährdung durch Geheimnisse, die nicht mitgeteilt werden	74 %
Berührungen	unterschiedliche Formen von Berührungen; Unterscheidung von angemessenen und unangemessenen Berührungen	65 %

Die in den Programmen angewandten didaktischen Methoden lassen sich im Prinzip zwei Gruppen zuordnen: Einerseits handelt es sich um Methoden, die auf eine ausschließliche Präsentation der Programminhalte setzen, wie Vorträge, Filme, Theater oder andere Demonstrationen, wie Puppenspiel, aber auch schriftliches Material, wie Plakate, Bücher oder Comic-Strips. Diese Methoden zielen darauf ab, dass sich die Teilnehmenden durch passive Rezeption die übermittelten Wissensinhalte aneignen. Andere Methoden basieren auf Interaktion und einer aktiven Einbindung der Kinder in Form von Diskussionen, Spielen, Liedern oder Modelllernen oder einem Verhaltenstraining in Form von Rollenspielen und wiederholten Übungen, das auch manchmal mit operanten Methoden kombiniert wird. In den meisten Programmen kommen verschiedene didaktische Methoden zum Einsatz, häufiger sind jedoch Methoden, die sich auf eine reine Präsentation der Inhalte beschränken, als jene, die Kinder aktiv einbinden.

Zur Verbesserung der Wirksamkeit empfehlen Kenny et al. (2008), Eltern und auch Lehrkräfte in die Präventionsprogramme mit einzubeziehen. Von Wurtele (2009b) wird sogar gefordert, dass kein Präventionsprogramm mit Kindern durchgeführt werden sollte, solange nicht das häusliche Umfeld der Kinder vorher auf die Maßnahme vorbereitet wurde. Wurtele ist der Ansicht, dass ein besserer Informationsstand Eltern und Lehrkräfte dazu befähigen würde, adäquater auf Offenlegungen zu reagieren und Kinder in besserer Form zu unterstützen. Zudem würde ein Einbezug dieser Personen die Wahrscheinlichkeit erhöhen, dass Opfer jene Hilfen bekommen, die sie benötigen (Lemaigre et al., 2017). Weitere wichtige Programmpunkte für Eltern und Lehrkräfte wären, diese zu schulen, Veränderungen bei ihren Kindern wahrzunehmen, die auf einen möglichen Missbrauch hindeuten können, und ihnen aufzuzeigen, wie sie ihren Kindern ein sicheres Aufwachsen und eine sichere Umgebung bieten können.

Interessant in diesem Zusammenhang sind die Ergebnisse einer qualitativen Studie von Gesser-Edelsburg, Fridman und Lev-Wiesel (2017). Die Akzeptanz und in der Folge auch die Effektivität eines Präventionsprogrammes ließe sich verbessern, wenn die spezifischen Einstellungen und Bedürfnisse der jeweiligen Zielgruppen stärker in die inhaltliche Gestaltung des Programmes einfließen würden. Es zeigte sich, dass Personen aus einer niedrigeren sozioökonomischen Schicht angaben, deutlich mehr von der Teilnahme an einem Präventionsprogramm profitiert zu haben als sozioökonomisch besser gestellte Personen und auch Angehörige religiöser Gruppen. Diese schätzten das Programm und dessen Wirksamkeit deutlich negativer ein.

6.6.1 Wirksamkeitsstudien – methodische Aspekte

Insgesamt ist leider festzustellen, dass trotz der breiten Anwendung von Präventionsprogrammen für Kinder diese nur selten auf ihre Effekte und ihre Wirksamkeit überprüft werden. Verschiedene Metaanalysen und Reviews konnten trotz eines langen Analysezeitraumes nur eine geringe Anzahl an Studien finden, die für eine Analyse geeignet waren. Rispens, Aleman und Goudena (1997) fanden für den Zeitraum bis 1993 nur 16 Studien, Davis und Gidycz (2000) bis 1996 27 Studien, die Analyse von Kenny et al. (2008) basiert auf einem Zeitraum ab dem Jahr 1990 und ergab 21 Studien, Topping und Barron (2009) konnten für die Jahre 1990 bis 2005 22 Studien finden, Walsh et al. (2015) und Walsh, Zwi, Woolfenden und Shlonsky (2018) für den Zeitraum bis 2014 24 Studien. Diese geringe Zahl liegt sicherlich darin begründet, dass eine Evaluation mit zusätzlichem Aufwand verbunden ist und die Finanzierung für eine fundierte Evaluation vielen Anbietern zumeist fehlt (Wurtele, 2009b). Möglicherweise fehlt es aber auch den Praktiker:innen, welche diese Programme häufig anbieten, an Wissen und Kompetenzen, wie sich Programmeffekte sinnvoll evaluieren lassen (Barron & Topping, 2008).

Die Evaluation der meisten Programme erfolgt in der Regel über ein Kontrollgruppendesign – entweder eine Wartelistenkontrollgruppe oder ein alternatives Programm. Einige der Studien beschränken sich auf Prä-Post-Messungen, andere führen auch nur Post-Messungen durch. Ein Teil der Studien überprüft die langfristige Wirksamkeit durch Follow-up-Messungen, wobei der Zeitraum von wenigen Wochen bis zu mehreren Jahren (z. B. Pelcovitz et al., 1992) reichen kann.

Programme zur Prävention von sexuellem Missbrauch sind vor allem angetreten, um neue Fälle von sexuellem Missbrauch zu verhindern. Da eine Messung dieses direkten Effektes schwierig und mit erheblichem Aufwand verbunden ist, liegt der Schwerpunkt der Evaluation von Präventionsprogrammen auf einer indirekten *Messung ihrer Effektivität*. Die Wirksamkeit wird daher vorwiegend anhand jener Variablen gemessen, von welchen man annimmt, dass sie die Fähigkeit von Kindern beeinflussen, sich vor einem sexuellen Missbrauch zu schützen. Darüber hinaus wurde in manchen Studien neben der Evaluation von erwünschten und positiven Effekten überprüft, ob Präventionsprogramme auch unerwünschte und negative Effekte haben können. Folgender Kasten bietet eine Zusammenstellung möglicher Outcome-Maße.

Die Messung des Outcomes erfolgt zumeist über Fragebögen oder anhand von Interviews, wobei diese Methoden streng genommen nur geeignet sind, Wissen zu erfassen, eine Messung von konkretem Verhalten ist damit nicht möglich. Durch Fragebögen und Interviews kann eigentlich nur das Wissen erfasst werden, welches Verhalten ein Kind in bestimmten Situationen als geeignet einschätzt bzw. welches Verhalten ein Kind in diesen Situationen zeigen würde. Dieser Bereich wird zumeist als „Kompetenzen" bezeichnet. Eine Evaluation von Präventionsprogrammen ausschließlich über das Erfassen von Wissen wirft jedoch immer die Frage auf, ob die Teilnehmenden nur über mehr relevantes Wissen verfügen, oder ob es ihnen tatsächlich auch gelingt, die vermittelten Inhalte in ihr alltägliches Leben zu übertragen und dort anzuwenden.

Maße zur Überprüfung der Wirksamkeit von Präventionsprogrammen

Indirekte Maße:
- Zufriedenheit mit dem Programm – subjektives Erleben
- Wissen
- Risikowahrnehmung (z. B. unangemessenes Verhalten)
- Fähigkeit, sich zu schützen
- allgemeine psychische Variablen (z. B. Selbstwert, Kontrollüberzeugungen)

Negative Effekte:
- negative emotionale Reaktionen auf die Programmteilnahme

Direkte Maße:
- Verhaltenstests in Gefährdungssituationen
- Offenlegungsraten
- Inzidenzraten

Diese Frage des Transfers ist von zentraler Bedeutung für die Evaluation, sie ist jedoch deutlich schwieriger zu erfassen als Wissen über Inhalte oder Skills. Eine Möglichkeit, diese Frage zu beantworten, liegt in der Durchführung von Verhaltenstests. Dabei werden Kinder potenziellen Gefahrensituationen ausgesetzt und es wird geprüft, ob und in welchem Ausmaß sie das Gelernte tatsächlich umsetzen (z. B. Kraizer, Witte & Fryer, 1989). Aufgrund des deutlichen Aufwandes von Verhaltenstests, der Schwierigkeit, adäquate Situationen dafür zu generieren, aber vor allem wegen ethischer Bedenken (Conte, 1987) wird diese Art der Evaluation nur sehr selten umgesetzt. Eine alternative Methode wurde von Finkelhor, Asdigian und Dziuba-Leatherman (1995a) gewählt. In dieser Studie wurden die Kinder retrospektiv befragt, welche Verhaltensweisen sie in bestimmten Situationen – auch Risikosituationen – konkret gezeigt haben. Ein gelungener Transfer lässt sich aber auch über den Vergleich von Offenlegungsraten und Inzidenzraten messen. Die Offenlegungsraten geben Aufschluss darüber, wie wirksam die vermittelten Strategien für den Teilbereich der Offenlegung waren. Gelingt es den Kindern, das zu diesem Thema vermittelte Wissen und die Kompetenzen im Alltag umzusetzen, müsste dies zu einer Erhöhung der Offenlegungsraten führen. Allerdings hat ein Präventionsprogramm, wenn es effektiv ist, auch eine Reduktion neuer Fälle von sexuellem Missbrauch zur Folge, was aufgrund der geringeren Basisrate gleichzeitig auch die Offenlegungsraten senkt und die Effekte im Bereich der Offenlegung sich somit aufheben können. Änderungen in den Inzidenzraten stellen somit den einzig verlässlichen Indikator dar, um die primärpräventive Wirkung eines Präventionsprogrammes zu messen. Nur der Vergleich der Inzidenzraten gibt verlässlich Aufschluss darüber, ob es durch die Anwendung eines Programmes tatsächlich gelingt, Fälle von sexuellem Missbrauch zu verhindern.

Studien zu Präventionsprogrammen setzen zum Teil standardisierte *Messinstrumente* ein, um die Effekte zu messen (siehe folgenden Kasten), häufig werden auch modifizierte Versionen standardisierter Instrumente oder selbstkonstruierte Fragebögen verwendet. Auch in den wenigen im deutschsprachigen Raum durchgeführten Effektivitätsstudien, die auf standardisierte Instrumente zurückgreifen, kommen Instrumente aus der im Kasten genannten Auflistung in Übersetzung zum Einsatz (z.B. Müller et al., 2014). Insgesamt dienen die Instrumente der Erfassung von Wissen zum Thema sexueller Missbrauch. Relevante Bereiche sind der Missbrauch selbst, das Erkennen von Gefährdungen bzw. Gefahrensituationen und Strategien, um Gefährdungen abzuwenden, sich Hilfe zu suchen und unangemessenes Verhalten bzw. einen sexuellen Missbrauch offenzulegen. Neben Fragebögen werden auch Vignetten oder Videovignetten eingesetzt, wie im WIST oder WWYD. Der Vorteil von Vignetten besteht darin, dass Kinder mit anschaulichen Szenarios oder visuellen Hilfen konfrontiert werden, die sie dabei unterstützen, bevorzugte Strategien für die entsprechende Situation zu generieren. Die Erfassung negativer Effekte erfolgt entweder über die Kinder selbst oder über die Eltern. Einen umfassenden Überblick zu den in Studien eingesetzten Methoden liefert die Metaanalyse von Walsh et al. (2015).

Standardisierte Messinstrumente zur Erfassung von Wissen und Fähigkeiten im Bereich sexueller Missbrauch

- Children's Knowledge of Abuse Questionnaire (CKAQ-R; Tutty, 1995, CKAQ-Short; Tutty, 2020)
- Children Need to Know Knowledge/Attitude Test (CNTKKAT; Kraizer, 1981)
- Children's Safety and Knowledge Skills Questionnaire (Kraizer et al., 1989)
- Personal Safety Questionnaire (PSQ; Saslawsky & Wurtele, 1986)
- „What If" Situations Test (WIST; Saslawsky & Wurtele, 1986, WIST-III-R; Wurtele, 2009a)
- What Would You Do? (WWYD; Hazzard, Webb, Kleemeier, Angert & Pohl, 1991)
- Child Sexual Behavior Inventory (CSBI; Friedrich, 1997; Friedrich et al., 2001)

In der Evaluation wird am häufigsten das Wissen der Kinder erfasst. Seltener gemessen werden die potenziellen Fähigkeiten der Kinder zum Selbstschutz oder zur Risikowahrnehmung. Im Bereich der Kompetenzen erfolgt die Messung zumeist über die Befragung der Kinder unter Vorlage von Situationsvignetten. Die meisten Studien basieren somit auf einer indirekten Messung der Wirksamkeit, wobei Variablen erfasst werden, von denen man annimmt, dass sie die Resilienz von Kindern erhöhen. Manchmal werden aber auch jene Variablen erfasst, die im Sinne einer sekundären Prävention ein Kind dabei unterstützen, einen sexuellen Missbrauch möglichst rasch zu erkennen und zu beenden, um dessen negative Auswirkungen und Folgen weitgehend zu minimieren. Konkrete Offenlegungsraten, als direktes Maß für die Wirksamkeit eines Programmes spezifisch in diesem Bereich, werden hingegen nur selten erfasst. Noch seltener wird überprüft, wie wirksam Präventionsprogramme tatsächlich sind, um Fälle von sexuellem Missbrauch zu verhindern.

6.6.2 Empirische Evidenz

Die empirische Evidenz ist aufgrund der großen Heterogenität der Studien und deutlicher methodischer Probleme oft schwer vergleichbar. Trotz dieser Problematik konnten in den im Verlauf der Jahre durchgeführten Metaanalysen durchwegs positive Effekte für die Präventionsprogramme berechnet werden (siehe Tabelle 6.2). Die Effektstärken liegen im mittleren bis hohen Bereich. Zudem zeigte sich die Wirksamkeit der Programme unabhängig vom Alter und sozioökonomischen Status der Teilnehmenden.

Tabelle 6.2: Ergebnisse der Metaanalysen zu Präventionsprogrammen mit Kindern (Effektstärke: Cohen's *d*)

	Rispens et al. (1997)		Davis & Gidycz (2000)		Topping & Barron (2009)	
Messzeitpunkt	Post	0.71	Post	0.81	Post	0.61
	Follow-up	0.62				
Alter der Teilnehmenden	< 5 J.	0.97	< 5 J.	0.94	–	
	≥ 5 J.	0.67	5–8 J.	1.24		
			8–12 J.	0.77		
Dauer/Anzahl der Sitzungen	≤ 1 Std.	0.52	1 Sitzung	0.60	–	
	> 1 Std.	0.98	2–3 Sitzungen	0.66		
			> 3 Sitzungen	1.54		
Methode	Instruktion	0.56	Instruktion	0.45	–	
	behavioral	1.07	behavioral	1.21		
Outcome-Maße	–		Interview	0.62	–	
			Fragebogen	0.84		
			Verhalten	1.19		

Die Follow-up-Daten belegen jedoch ein Nachlassen der Effekte im weiteren zeitlichen Verlauf nach Programmende, wobei sich die Reduktion besonders in Bereichen zeigte, in welchen bereits zu Programmende geringere Effekte zu finden waren, aber auch in jenen Bereichen, die in größerem Widerspruch zu den Einstellungen und Erwartungen der Kinder standen. Aus diesem Grund wird die Durchführung von Booster-Sitzungen empfohlen. Allerdings wurde die Wirksamkeit von Booster-Sitzungen bisher noch kaum überprüft (Hazzard et al., 1991).

Insgesamt zeigt sich ein stabilerer Effekt im Bereich Wissen, weniger stabil sind die Effekte im Bereich der Kompetenzen (Topping & Barron, 2009). Ein Vergleich von Programmen mit unterschiedlicher Programmlänge und unterschiedlicher Methodik erbringt deutliche Unterschiede in den langfristigen Effekten. Während bei kürzeren Programmen im Follow-up kaum mehr ein Effekt nachweisbar war ($d = .21$), blieb der Effekt bei längeren Programmen relativ stabil auf höherem Niveau ($d = .78$). Auch bei Programmen, die ausschließlich Instruktionen und keine behavioralen Methoden einsetzen und damit den Kindern kein aktives Lernen ermöglichen, kommt es zu einer deutlichen Reduktion des Effektes im Follow-up ($d = .27$). Demgegenüber reduziert sich der Effekt bei behavioral orientierten Programmen zwar auch, die Wirksamkeit bleibt jedoch auf hohem Niveau bestehen ($d = .89$; Rispens et al., 1997).

Über diese zentralen Effekte hinaus konnten die Metaanalysen bedeutsame *Moderatorvariablen* im Hinblick auf die Wirksamkeit der Programme finden. Als sehr wirksamer Moderator erwiesen sich die im Programm eingesetzte *Methode* und die damit zusammenhängende Involvierung der Teilnehmenden in den Programmablauf. Die Methode als Moderator wurde bereits durch die Ergebnisse der Follow-up-Daten nahegelegt. Je stärker die Teilnehmenden durch den Einsatz behavioraler Strategien in den Programmablauf involviert waren, umso wirksamer erwies sich das jeweilige Programm. Behaviorale Strategien werden zumeist mit dem Ziel eingesetzt, Fähigkeiten bei Kindern aufzubauen, sich selbst zu schützen. Dabei erzielte die Methode des Rollenspiels besonders bei jüngeren Teilnehmenden höhere Effekte. Auch die *Programmdauer* zeigte sich als signifikanter Moderator. Längere Programme bzw. Programme, die mehr Sitzungen aufwiesen, erbrachten eine deutlich bessere Effektivität. Somit können von zeitlich umfangreicheren Präventionsprogrammen, die auch behaviorale Strategien anwenden, nicht nur größere, sondern auch stabilere Effekte erwartet werden.

Davis und Gidycz (2000) konnten zudem die *methodische Qualität* der Studien als deutlichen Moderator für die Effekte isolieren. In Studien mit einer geringeren methodischen Qualität waren höhere Effektstärken zu finden. Aufgrund der deutlichen Heterogenität in der methodischen Qualität der Studien hatten bereits Finkelhor und Strapko (1992) vermutet, dass die vorliegenden Evaluationsdaten möglicherweise von der Studienqualität beeinflusst sind. Da jedoch auch nicht veröffentlichte Programme, die aufgrund methodischer Aspekte nicht in den

Metaanalysen berücksichtigt werden konnten, eine vergleichbare Wirksamkeit zeigten, wurde von Finkelhor und Strapko ein Publikationsbias ausgeschlossen. Üblicherweise wird von einem positiven Publikationsbias ausgegangen. Dieser beruht auf der Vermutung, dass nur Studien mit ausgeprägten Effekten und einer hohen methodischen Qualität publiziert werden und daher die veröffentlichten Effekte größer sind als in der tatsächlichen Praxis. Die Ergebnisse von Davis und Gidycz (2000) weisen jedoch auf den gegenteiligen Effekt hin – einen negativen Publikationsbias. Diese Metaanalyse zeigt, dass aufgrund von Studien mit geringerer methodischer Qualität die Effekte der untersuchten Programme überschätzt werden.

Als weiterer bedeutsamer Moderator erwies sich das *Alter der Kinder*, allerdings finden sich zu dieser Variable durchaus widersprüchliche Ergebnisse. Davis und Gidycz (2000) konnten bei Kindern zwischen 5 und 8 Jahren die größte Wirksamkeit nachweisen, bei Kindern unter 5 Jahren zeigten sich in dieser Analyse sogar größere Effekte als in der ältesten Gruppe zwischen 8 und 12 Jahren (siehe Tabelle 6.2). Die Autor:innen führen die geringen Effekte in der ältesten Gruppe auf einen möglichen Deckeneffekt zurück, weil ältere Kinder vielleicht von vornherein über ein umfangreicheres Wissen und bessere Fähigkeiten in diesem Bereich verfügen. Zudem sind Programme mit älteren Teilnehmenden in der Regel kürzer und binden diese zumeist weniger aktiv in das Programm ein. Im Gegensatz zu den Ergebnissen von Davis und Gidycz (2000) weisen Topping und Barron (2009) auf einen höheren Zugewinn an Wissen bei älteren Kindern hin, und auch Walsh et al. (2015, 2018) beschreiben größere Effekte in höheren Altersgruppen. Auch in diversen Einzelstudien wurde der Nachweis erbracht, dass jüngere Kinder weniger von einer Programmteilnahme profitieren (z. B. Jin, Chen & Yu, 2016; Tutty, 2000). Die Metaanalyse von Rispens et al. (1997) trägt möglicherweise dazu bei, diese insgesamt gesehen doch sehr widersprüchlichen Ergebnisse zu erklären. Wenn neben dem Alter der Kinder auch der Zeitverlauf mit einbezogen wird, ergeben sich hier deutliche differenzielle Zusammenhänge. Rispens et al. (1997) konnten zwar direkt im Anschluss an die Programmdurchführung eine höhere Wirksamkeit bei jüngeren Kindern nachweisen (d=.97 vs. .67; siehe Tabelle 6.2), dieser Unterschied verschwand jedoch bei der Follow-up-Messung. Im Follow-up reduzierte sich bei jüngeren Kindern der Effekt deutlich, während er bei älteren Kindern weitgehend aufrecht blieb (d=.62 in beiden Gruppen).

Jüngere Kinder scheinen somit das Gelernte selbst nach kurzer Zeit vermehrt zu vergessen, während bei älteren Kindern die Inhalte länger verfügbar bleiben. Dies kann darin begründet sein, dass manche Programminhalte von älteren Kindern leichter zu rezipieren waren als von jüngeren Kindern. Die Evaluationsdaten bestätigen die Vermutung, dass besonders die vermittelten abstrakten und vielschichtigen Konzepte von jüngeren Kindern weniger gut verstanden und verarbeitet werden können. Hier handelt es sich um die Konzepte der „guten und schlechten Berührungen“, der „guten und schlechten Geheimnisse“ und dass auch von einer vertrauten Person Gefahr drohen kann. Besonders im Bereich des Missbrauchs durch vertraute Personen sind bei jüngeren Kindern selbst nach Beendigung des Programmes häufig noch Fehleinschätzungen zu finden (z. B. Kenny & Wurtele, 2010). Jüngere Kinder verfügen noch nicht über die nötigen kognitiven Fähigkeiten, um abstrakte und komplexe Konzepte zu verstehen und diese entsprechend differenzieren oder abwägen zu können. Auch bereitet es gerade jüngeren Kindern Probleme, zu erfassen, warum es überhaupt zu einem sexuellen Missbrauch kommt (Pohl & Hazzard, 1990). Das fehlende Verständnis der Entstehungsbedingungen ist möglicherweise dafür verantwortlich, dass sich viele Opfer selbst die Schuld am Missbrauch zuschreiben. Es besteht aber durchaus die Möglichkeit, dass bei einer Intensivierung des Programmes durch eine wiederholte oder vertiefende Darbietung der Inhalte die Defizite bei jüngeren Kindern ausgeglichen werden können. Deshalb wird empfohlen, dass Programme, die sich an jüngere Kinder richten, abstrakte Konzepte eher vermeiden und den Kindern vielfältige Möglichkeit bieten sollten, das Gelernte vertiefend zu verarbeiten und praktisch anzuwenden. Dies kann vor allem über anregendes Material oder verhaltensnahe Methoden wie Rollenspiele erreicht werden. Auch mehrfache Wiederholungen und die Anwendung unterschiedlicher didaktischer Methoden könnten einen positiven Effekt erbringen. Zudem sollte in der konkreten Programmdurchführung darauf geachtet werden, dass jene Kinder, die sich mit der Rezeption von Programminhalten schwerer tun, stärker in Demonstrationen und Übungen eingebunden werden. In diesem Zusammenhang sollte stets beachtet werden, dass das chronologische Alter nicht immer dem tatsächlichen Entwicklungsstand entsprechen muss. Gerade bei jüngeren Kindern kann auch die Einbindung der Eltern die Wirksamkeit der Programme zusätzlich erhöhen (Kenny et al., 2008; Topping & Barron, 2009; Tutty, 2000).

Über das Alter der Kinder hinaus existiert noch ein weiterer Bereich, in dem eine spezifische Anpassung der Präventionsprogramme an die jeweilige Zielgruppe zielführend erscheint. Morris et al. (2017) konnten feststellen, dass Programme, die in einem Einzugsgebiet mit einer hohen Missbrauchs- und Vernachlässigungsrate durchgeführt wurden, nur eine geringere Wirksamkeit aufweisen. Dies lässt darauf schließen, dass die gängigen Interventionen zwar in „normalen" Populationen effektiv sind, das vermittelte Wissen oder die vermittelten Kompetenzen jedoch nicht ausreichen, um ihre Wirksamkeit in *Risikopopulationen* hinreichend entfalten zu können.

Auch den *Distributoren* dürfte ein Einfluss auf die Effektivität der Programme zukommen. So scheint die Wirksamkeit von Programmen, die von Lehrkräften durchgeführt werden, höher zu sein als die von Programmen, die auf externe Personen zurückgreifen (Jin, Chen, Jiang & Yu, 2017). Zudem dürfte die Teilnahme der Eltern an einem Präventionsprogramm dessen Wirksamkeit erhöhen (Boyle & Lutzker, 2005; Deblinger, Stauffer & Steer, 2001). Es wurde bereits darauf hingewiesen, dass es durch die Einbindung der Eltern gelingen kann, das in vielen

Familien bestehende Tabu rund um die Themen sexueller Missbrauch und Sexualität zu beseitigen. Dies kann in der Folge den Weg für einen verstärkten Austausch zwischen Eltern und Kindern zu diesen Themen ebnen. Gerade bei jüngeren Kindern scheint es Eltern besser als anderen Personen zu gelingen, sexuelle Themen zu besprechen und Wissen zu vermitteln, was sich entsprechend in stabileren Effekten niederschlagen dürfte. Ebenso kann eine wiederholte Thematisierung und Bearbeitung der Inhalte zwischen Eltern und Kindern auch nach Abschluss des Programmes zur Stabilisierung der Effekte beitragen (z.B. Wurtele, Kast & Melzer, 1992). Die Einstellung der Eltern gegenüber Präventionsprogrammen ist jedoch ambivalent. Insgesamt sehen Eltern zwar die Notwendigkeit von Präventionsmaßnahmen gegen sexuellen Missbrauch und erachten Programme, die sich an Kinder richten, für sinnvoll und effektiv. Besonders Eltern, die selbst Opfer eines sexuellen Missbrauchs geworden sind, zeigen eine höhere Bereitschaft, sich in diesem Bereich zu engagieren. Allerdings sind sich Eltern oft unsicher, welche Inhalte Kindern vermittelt werden sollten und welche Altersspanne für eine Teilnahme an einem derartigen Programm geeignet ist. Zudem zweifeln viele Eltern an ihren Fähigkeiten, adäquat mit ihren Kindern über dieses Thema sprechen zu können (Hunt & Walsh, 2011). Um die Kooperation mit den Eltern zu verbessern und mehr Eltern zu einer aktiven Mitwirkung an Präventionsmaßnahmen zu motivieren, sollten diese Erkenntnisse in die Entwicklung und Überarbeitung von Präventionsprogrammen einfließen.

Neben den Ergebnissen von Metaanalysen zur allgemeinen Wirksamkeit von Präventionsprogrammen bringt auch die Analyse der *spezifischen und differenziellen Effekte* in den unterschiedlichen *Zielbereichen* wichtige Erkenntnisse für die Weiterentwicklung von Programmen. Die *Zufriedenheit* der Teilnehmenden und deren Eltern bzw. Lehrkräften mit dem Programm ist zumeist hoch, obwohl manche Eltern befürchten, dass ihre Kinder bei einer Teilnahme überfordert wären und sich diese Überforderung auch negativ auswirken könnte.

Einzelne Studien konnten für die Bereiche *Wissen und Fähigkeiten* zum Teil deutliche, zumeist über die Ergebnisse von Metaanalysen hinausgehende und auch stabile Effekte verzeichnen. Diese Effekte zeigten sich sowohl im Prä-Post- als auch im Kontrollgruppenvergleich. So konnten Morris et al. (2017) bereichsabhängig Effektstärken von $d = 1.56$ bis $d = 2.13$ berechnen. Das webbasierte Programm „Cool and Safe“, das in seiner Präsentation und Durchführung doch deutlich von anderen Programmen abweicht und einen neuen, effizienteren Weg beschreitet, erreichte bereichsabhängige Effekte zwischen $d = 1.24$ und $d = 0.03$. Der größte Effekt wurde in der Zunahme an Wissen erzielt, als unwirksam erwies sich das Programm hingegen im Bereich des Verständnisses für eigene Emotionen (Müller, Röder & Fingerle, 2014).

In Kapitel 6.6.1 wurde bereits ausgeführt, dass die Evaluation der Programmeffekte zumeist über Selbsteinschätzungen erfolgt. Ko und Cosden (2001) werfen deshalb die berechtigte Frage auf, ob die gemessenen Effekte nicht eher auf den Response-Bias, „durch die Teilnahme am Programm weiß ich alles“, zurückzuführen ist als auf einen tatsächlichen Zugewinn an Wissen. So besteht die Möglichkeit, dass Programmteilnehmende ihr Wissen und ihre Fähigkeiten lediglich überschätzen. Die von Ko und Cosden erhobenen Daten weisen jedoch auf einen etwas komplexeren und differenzierteren Zusammenhang hin. Zwar verfügen auch jene Kinder, die nicht an einem Programm teilgenommen haben, über ein gewisses Kernwissen zu sexuellem Missbrauch, das Wissen der Programmteilnehmenden ist aber gerade in schwierigeren und relevanteren Bereichen deutlich ausgeprägter vorhanden – beispielsweise in Fragen der Schuld oder in Fragen des Missbrauchs durch eine nahestehende Person. Auch Topping und Barron (2009) relativieren in ihrem Review die deutlichen Unterschiede in den Programmevaluationen und stellen fest, dass in manchen Studien der Zugewinn an Wissen so gering ausfällt, dass sich die Frage der praktischen Signifikanz dieses Effektes stellt. In einigen Studien ist der geringe Wissenszuwachs möglicherweise auch auf einen Deckeneffekt zurückzuführen. So konnten Morris et al. (2017) nachweisen, dass Programme, die in einem Einzugsgebiet mit einem höheren Pro-Kopf-Einkommen durchgeführt wurden, geringere Effekte erzielten.

Insgesamt stellt sich die Frage, wie groß der Zugewinn an Wissen und Fähigkeiten sein müsste, um von einem hinreichend großen protektiven Effekt sprechen zu können (Walsh et al., 2015). Bei differenzierterer Betrachtung der Ergebnisse zeigt sich, dass sich besonders bei jüngeren Teilnehmenden im Vorschulalter der Aufbau von Fähigkeiten, einen Missbrauch offenzulegen, als sehr schwierig erweist. Vielleicht verfügen Kinder in diesem Alter noch nicht über die erforderlichen kommunikativen Fertigkeiten, um entsprechende Vorkommnisse einer anderen Person gegenüber mitzuteilen (Kenny et al., 2008). Deshalb erscheint die Aufklärung gerade der jüngeren Kinder über mögliche Bezeichnungen ihrer Genitalien sehr bedeutsam. Wenn Kinder nicht über die Terminologie verfügen, sexuelle Übergriffe verständlich und korrekt zu benennen, werden sie sich scheuen, sich jemandem anzuvertrauen, sie werden vielleicht sogar missverstanden und nicht ernst genommen (Deblinger et al., 2001; Wurtele, 1993).

Da Präventionsprogramme zumeist gesamten Klassen in der Schule oder Gruppen im Kindergarten angeboten werden, ist unklar, ob auch Kinder am Programm teilnehmen, die bereits Opfer eines sexuellen Missbrauchs geworden sind. Hier stellt sich die Frage, welche Effekte die Programme in dieser Gruppe haben und ob Missbrauchsopfer in spezifischer Weise auf die Programminhalte reagieren. Currier und Wurtele (1996) haben sich dieser spezifischen Frage angenommen und konnten feststellten, dass Missbrauchsopfer und nicht missbrauchte Kinder in gleicher Weise ihr Wissen und ihre Skills verbessern. Infolge der Programmteilnahme legten mehr als die Hälfte der Missbrauchsopfer Informationen über ihre Erlebnisse offen. Darüber hinaus konnte in dieser Gruppe eine deutliche Reduktion an sexualisiertem Verhalten festgestellt werden.

Über die Effekte im Bereich Wissen und Fähigkeiten hinaus führten die Präventionsprogramme auch zu Veränderungen in *allgemeinen psychischen Variabl*en. So konnte bei Programmteilnehmenden ein verstärktes Erleben von Kontrolle und Selbstwirksamkeit, ein höheres Selbstwertgefühl, ein verstärktes Sicherheitsgefühl, eine geringere Ängstlichkeit in sozialen Situationen, eine positivere Wahrnehmung der eigenen Genitalien und eine Reduktion der Zuschreibung von Verantwortung nachgewiesen werden. Zudem kam es bei den teilnehmenden Kindern zu einem verstärkten Austausch mit ihren Eltern über das Thema sexueller Missbrauch. Diese Kinder waren mehr davon überzeugt, dass sie derartige Erlebnisse selbst dann offenlegen würden, wenn der Täter sie dazu auffordern würde, dies als Geheimnis zu wahren.

Vergleichsweise selten werden Ergebnisse zu konkreten *Verhaltensänderungen* nach der Teilnahme an einem Präventionsprogramm vorgelegt. Es wurde bereits darauf hingewiesen, dass Verhaltenstests aufgrund ethischer Bedenken nur selten durchgeführt werden (siehe Kapitel 6.6.1). Eine frühe Studie von Fryer, Kraizer und Mlyoshi (1987) ergab, dass bei Vorgabe eines inszenierten Szenarios 22 % der Teilnehmenden an einem Präventionsprogramm mit einem Fremden das Schulgelände verließen, während die Rate bei den Nichtteilnehmenden 50 % betrug. Besonders Kinder, die über ein ausgeprägtes Selbstbewusstsein verfügen, scheinen nach der Teilnahme an einem Programm konkrete Verhaltensänderungen zu zeigen. Allerdings konnte dieser Effekt nur bei der Post-Messung und nicht mehr im Follow-up nachgewiesen werden. Die Metaanalyse von Walsh et al. (2015) ergab mehr als 5-fach erhöhte Raten von protektivem Verhalten ($OR = 5.16$) in der Gruppe der Programmteilnehmenden, allerdings ist hier die Datenbasis sehr gering, denn nur in drei der analysierten Studien wurden Verhaltenstests durchgeführt.

Finkelhor, Asdigian und Dziuba-Leatherman (1995a, 1995b) wählten eine alternative Erhebungsmethodik und erfassten Verhaltensänderungen über eine retrospektive Befragung der Kinder. Diese zeigte, dass Kinder seit der Teilnahme an einem Präventionsprogramm Strategien des Selbstschutzes erfolgreicher einsetzen konnten, sie sich sicherer fühlten und sie zudem häufiger einen sexuellen Missbrauch offengelegt hatten. Doch insgesamt waren die Unterschiede zu Kindern, die nicht an einem Präventionsprogramm teilgenommen hatten, nur sehr klein. Ähnliche Ergebnisse erbrachte auch eine retrospektive Befragung von Ko und Cosden (2001). 40 % der Programmteilnehmenden geben zwar an, vom im Programm Gelernten profitiert zu haben, um gefährliche Situationen zu vermeiden. Wenn die Kinder jedoch tatsächlich mit einem sexuellen Missbrauch konfrontiert waren, reagierten sie in ähnlicher Weise und zeigten auch vergleichbare Strategien, unabhängig davon, ob sie an einem Programm teilgenommen hatten oder nicht. Der einzige Unterschied zwischen den Gruppen besteht darin, dass Programmteilnehmende den Missbrauch häufiger offenlegen. Ein weiteres sehr interessantes Ergebnis dieser Studie war, dass keine der im Rahmen des Präventionsprogramms gelernten Strategien sich als erfolgreich erweis, eine Schädigung abzuwenden bzw. diese zu verringern. Dies lässt den Schluss zu, dass in den Programmen Strategien vermittelt werden, die weder funktional noch hilfreich für die Kinder sind. Allerdings muss berücksichtigt werden, dass in der Studie von Ko und Cosden (2001) die Effekte von Programmen aus den 1990er Jahren untersucht wurden, die noch verstärkt vor Übergriffen von Fremden warnten, ein Großteil der befragten Kinder jedoch einen Missbrauch durch ein Familienmitglied erlebt hatte. Neben der Befragung von Kindern zu Verhaltensänderungen wurden punktuell auch Elternbefragungen durchgeführt. Bei Hébert, Lavoie, Piché und Poitras (2001) berichteten Eltern, dass ihre Kinder nach der Programmteilnahme autonomer und selbstsicherer wären und verstärkt ihre Vorlieben oder Abneigungen äußern würden.

Ein weiterer Verhaltensparameter zur Wirksamkeit von Präventionsprogrammen sind die *Offenlegungsraten*. Barron und Topping (2008) konnten in ihrem Review nur eine geringfügige Erhöhung der Offenlegungsraten feststellen. Auch Gibson und Leitenberg (2000) fanden keinen Unterschied in den Offenlegungsraten von Frauen, die als Kinder an einem Präventionsprogramm teilgenommen hatten, und solchen die nicht teilgenommen hatten. Bei den Programmteilnehmenden ist jedoch die Zeitspanne zwischen den Missbrauchserlebnissen und der Offenlegung etwas geringer. Insgesamt betrachtet legt die zu diesem Bereich vorliegende Evidenz jedoch nahe, dass von Programmteilnehmenden häufiger ein sexueller Missbrauch offengelegt wird. Walsh et al. (2015) konnten in ihrer Metaanalyse eine fast 3-fach höhere Offenlegungsrate nachweisen ($OR = 2.95$). Auch in diesem Bereich zeigt sich bei jüngeren Kindern ein geringerer Effekt. Interessant in diesem Zusammenhang ist die Erkenntnis von Oldfield et al. (1996), dass sich in der Gruppe der Programmteilnehmenden auch weniger falsche Beschuldigungen finden lassen.

Das zentrale und im Prinzip auch einzig verlässliche Verhaltensmaß, mit welchem die Wirksamkeit der Präventionsprogramme im Hinblick auf eine primäre Prävention gemessen werden kann, sind *Inzidenzraten.* Nur diese Daten geben Aufschluss darüber, ob sich die Anzahl neuer Fälle von sexuellem Missbrauch tatsächlich reduzieren ließ. Sowohl Ko und Cosden (2001) als auch Gibson und Leitenberg (2000) können niedrigere Inzidenzraten bei jenen Personen nachweisen, die in ihrer Kindheit an einem Präventionsprogramm teilgenommen hatten. Bei Gibson und Leitenberg (2000) liegt die Inzidenzrate in der Gruppe der Nichtteilnehmenden bei 14 %, bei den Teilnehmenden hingegen lag sie bei 8 %. Während Ko und Cosden (2001) High-School-Schüler:innen untersuchten, bestand die Stichprobe bei Gibson und Leitenberg (2000) aus Collegestudierenden. Beide Studien unterscheiden sich somit in der Zeitspanne zwischen der Programmteilnahme und der Erhebung der Inzidenz. Bei diesen Befunden müssen einschränkend auch Gedächtniseffekte bedacht werden, die bei retrospektiver Erhebung über diese langen Zeiträume durchaus zum Tragen kommen können, wobei deren Effekt sich wahrscheinlich in beiden Gruppen in gleicher Weise auswirken dürfte.

Häufig diskutiert und im Verlauf der Jahre zunehmend in die Evaluation von Präventionsprogrammen mit einbezogen wird das Auftreten von *negativen Begleiterscheinungen.* Diese können sich bei Kindern in Form von Ängsten, Sorgen, Misstrauen gegenüber Erwachsenen oder Verhaltensauffälligkeiten im Anschluss an die Programmteilnahme zeigen. Diskutiert wird auch die Frage, ob die Teilnahme an einem Präventionsprogramm längerfristig das sexuelle Erleben und Verhalten negativ beeinflussen kann. Es existieren nur wenige Studien, die neben den erwünschten Effekten ihrer Programme auch negative Begleiterscheinungen untersucht haben. Bei Kindern werden zwar negative Effekte nachgewiesen, diese treten jedoch selten, nur punktuell und kurzfristig auf und sind nur von geringfügigem Ausmaß (Topping & Barron, 2009; Walsh et al., 2015, 2018). Inhaltlich zeigt sich eine verstärkte Ängstlichkeit und Abhängigkeit, Angst vor Fremden, Verlegenheit und einer verstärkten Vorsicht bei Berührungen (Topping & Barron, 2009). Gibson und Leitenberg (2000) untersuchten an einer großen Stichprobe von 16- bis 28-jährigen Frauen längerfristige Effekte auf das Sexualverhalten und sexuelle Erleben und konnten in beiden Bereichen keine Unterschiede zwischen Programmteilnehmenden und Nichtteilnehmenden nachweisen. Interessant in diesem Zusammenhang sind die Erkenntnisse von Finkelhor und Dziuba-Leatherman (1995), die feststellten, dass Teilnehmende mit den ausgeprägtesten Ängsten nach einer Programmteilnahme am meisten von dem Programm profitierten. Dies lässt den Schluss zu, dass Kinder ein gewisses Ausmaß an Angst benötigen, um ein Gefährdungspotenzial zu erkennen, was sie in der Folge Maßnahmen ergreifen lässt, um sich selbst zu schützen. Allerdings muss im Hinblick auf negative Effekte auf ein besorgniserregendes Ergebnis hingewiesen werden. Finkelhor et al. (1995a) konnten höhere Verletzungsraten bei jenen Kindern finden, die sich nach Teilnahme an einem Präventionsprogramm einem sexuellen Missbrauch widersetzten – wie es ihnen im Programm beigebracht wurde.

6.6.3 Kritik an den Präventionsprogrammen

Studien zu Präventionsprogrammen mit Kindern weisen darauf hin, dass diese Programme in der Lage sind, Kindern zumindest kurzfristig ein verbessertes Wissen und verbesserte Fähigkeiten zu vermitteln, um sich vor einem sexuellen Missbrauch zu schützen und Erlebnisse eines sexuellen Missbrauchs offenzulegen. Zudem sind diese Programme in der Lage, die Häufigkeit von sexuellem Missbrauch zu reduzieren. Unklarheiten existieren jedoch weiterhin dahingehend, unter welchen Umständen es Kindern gelingt, das im Rahmen der Programme gelernte Wissen und die gelernten Fähigkeiten tatsächlich im Alltag umzusetzen. Ebenso bleibt unklar, ob die in den Programmen enthaltenen Bausteine zur Prävention von sexuellem Missbrauch notwendig oder hinreichend sind, auch wenn es aufgrund von theoretischen Überlegungen so erscheint.

MacIntyre und Carr (2000) geben für den Aufbau und die Gestaltung von Präventionsprogrammen folgende Empfehlungen. Zum einen sollte es sich um ein Mehrebenenprogramm handeln, das neben einem kindzentrierten Curriculum auch Curricula für Eltern und Lehrkräfte enthält. Der Programmbaustein, der sich an die Kinder richtet, sollte ein breites Spektrum von Fähigkeiten und Konzepten zur Erhöhung der Sicherheit vermitteln und neben didaktischen Instruktionen und Diskussionen auch Modelllernen unter Einsatz unterschiedlicher Medien und ein aktives Verhaltenstraining beinhalten. Diese Empfehlung gründet sich auf die zentrale Erkenntnis, dass jene Programme sich als wirksamer erwiesen haben, in welchen die Fähigkeiten der Teilnehmenden direkt trainiert werden und die genügend Zeit darauf verwenden, dass Kinder das Gelernte sinnvoll verarbeiten und stabilisieren können. Die Curricula für Eltern und Lehrkräfte sollten Aspekte zur Erhöhung der Sicherheit der Kinder und Informationen über lokale Initiativen zum Schutz der Kinder behandeln und darüber hinaus einen Überblick zu den Inhalten des Kinderprogrammes bieten. Stärker zu empfehlen sind nach MacIntyre und Carr längere, von trainierten Personen durchgeführte Programme, die aus dem Kreis von Lehrkräften, Eltern, Fachkräften des Gesundheitswesens und Exekutivbeamt:innen stammen können. Im Gegensatz zu diesen Empfehlungen zeigt jedoch die Praxis, dass Programme, die sich an (potenzielle) Opfer richten, zumeist aus nur einer Sitzung bestehen.

An Präventionsprogrammen mit Kindern ist grundlegend zu kritisieren, dass sie beim schwächsten Glied in der Kette des sexuellen Missbrauchs ansetzen und damit den Kindern – wenn schon nicht explizit, so doch implizit – die Verantwortung für die Verhinderung oder Beendigung eines sexuellen Missbrauchs zuschreiben. Diese Einschätzung wird in der Fachwelt weitgehend geteilt. Doch offenbar bietet sich die Zielgruppe der Kinder gerade deswegen an, weil sie leichter verfügbar und leichter zu pädagogisieren ist.

Ein weiterer Kritikpunkt besteht darin, dass eine Einbindung von Personen aus dem persönlichen Nahbereich der Kinder, wie Eltern oder Lehrkräfte, nur selten erfolgt. Das alltägliche Umfeld der Kinder bleibt somit vom Programm unberührt und die Inhalte des Programmes fließen nicht in die Erziehungsbedingungen der Kinder ein. Dies wäre allerdings ein wichtiger Aspekt, denn die Inhalte, das Wissen und die Kompetenzen, die Kinder im Rahmen der Präventionsprogramme erlernen, können durchaus den Erziehungsmaßnahmen der Eltern, Erzieher:innen und Lehrkräfte entgegenstehen. Somit kann es vorkommen, dass Bezugspersonen auf das veränderte Verhalten der Kinder wenig verständnisvoll oder unterstützend reagieren und das Verhalten der Kinder nicht akzeptiert wird. Dies kann die Hilflosigkeit und Unsicherheit der Kinder noch zusätzlich verstärken. So konnte Briggs (1991) nachweisen, dass Kinder, selbst wenn sie belastende Geheimnisse Lehrkräften oder den Eltern mitteilen, sehr häufig keine Unterstützung oder Hilfe erhalten. Ein beträchtlicher Teil der Kinder (22%) gibt an, dass sie nicht auf die elterliche Unterstützung zählen konnten, sondern die Eltern ihren Widerstand eigentlich amüsant fanden, wenn sie von anderen Erwachsenen auf eine für sie unangenehme Weise berührt wurden (z. B. Kitzeln, Umarmungen, Küsse). Diese Ergebnisse unterstreichen die Notwendigkeit, Eltern, Erzieher:innen und Lehrkräfte darin zu schulen, Kinder mit ihren Problemen ernst zu nehmen und deren Recht auf Selbstbestimmung anzuerkennen.

Ein zentraler Kritikpunkt an den Präventionsprogrammen mit Kindern ist, dass viele Programme es vermeiden, das *Thema Sexualität* direkt anzusprechen. Diese Strategie ist zwar einerseits zielführend, als sie den Einsatz der Programme und auch die Aufnahme der Programminhalte in Unterrichtscurricula erleichtert, da mit weniger Widerständen vonseiten der Eltern und den Schulen zu rechnen ist. Andererseits wird durch dieses Vorgehen einer Tabuisierung von Sexualität und sexuellen Themen noch weiter Vorschub geleistet, was Kinder daran hindert, unangemessenes Verhalten und sexuellen Missbrauch offenzulegen. Programme, die Sexualität nicht direkt ansprechen, vermitteln eigentlich eine doppelbödige Botschaft. Kinder sollen zwar über einen sexuellen Missbrauch sprechen, aber im Programm selbst wird es vermieden, den Kindern die dafür nötigen verbalen Fähigkeiten zu vermitteln, indem Sexualität, Geschlechtsteile und sexuelle Handlungen nicht direkt angesprochen und erklärt werden. Die Vermittlung eines geeigneten Vokabulars an die Kinder wäre jedoch von grundlegender Bedeutung. Kinder benötigen diese Fähigkeiten, um einen sexuellen Missbrauch verständlich und auch eindeutig offenlegen zu können. In den Programmen wird hingegen ein diffuses, verwirrendes, geheimnisbehaftetes und überwiegend negatives Bild von Sexualität gezeichnet. Es wird das für jüngere Kinder oft schwer verständliche Konzept der guten und schlechten Berührungen eingeführt oder man benennt die Handlungen als Berührungen an den „private zones“ oder an Körperteilen, die vom Badeanzug bedeckt sind. Gaenslen-Jordan, Wehnert-Franke und Richter-Appelt (1994) haben dies einmal sehr treffend auf den Punkt gebracht: „Ich will dich vor sexuellem Missbrauch warnen, aber ich sage dir nicht, was das ist!“ (S. 81).

Zudem lassen die *Risikosituationen* und das *„Berührungskonzept“*, die den Kindern im Rahmen der Programme vermittelt werden, relevante Situationen, in welchen ein sexueller Missbrauch häufig stattfindet, außer Acht. Das vermittelte Konzept von sexuellem Missbrauch berücksichtigt nicht, dass Kinder sich in der Groomingphase anfangs oft wohl und geborgen fühlen. In solchen Situationen kommt Kindern das Konzept der schlechten Berührungen gar nicht in den Sinn und sie fühlen sich daher auch nicht gefährdet. Auch sexuelle Nichtkontakthandlungen, wie Exhibitionismus, das Betrachten des nackten Körpers des Kindes oder das Anfertigen von pornografischem Material werden in den meisten Programmen nicht explizit behandelt. Dies wäre jedoch wichtig, weil nicht davon ausgegangen werden kann, dass Kinder in der Lage sind, das gelernte Berührungskonzept auch auf Nichtkontakthandlungen zu übertragen. Besonders wichtig erscheint es, die immer bedeutsamer werdenden Übergriffe in den sozialen Medien gleichfalls in Präventionsprogramme zu integrieren.

Insgesamt betrachtet werden Kinder in den gängigen Präventionsprogrammen viel zu wenig auf die sehr subtilen Strategien und das tatsächliche *Vorgehen der Missbrauchstäter* vorbereitet, mit welchen sich die Täter schrittweise den Kindern nähern. Durch diese sukzessive Annäherung versuchen Täter, das Vertrauen der Kinder zu gewinnen und deren Bereitschaft oder deren Widerstand auszutesten (siehe Kapitel 2.4.1). Diese Handlungen des Täters werden von den Kindern lange nicht als sexuelle Annäherungen wahrgenommen. Wenn es den Kindern im Verlauf gelingt, diese Handlungen korrekt einzuordnen, sind sie bereits so weit verstrickt, dass ihnen die im Rahmen von Präventionsprogrammen gelernten Strategien oft nicht mehr weiterhelfen. Besonders die Warnung vor fremden Tätern ist hier kontraproduktiv.

Obwohl im Rahmen der Programme Kindern Strategien des Widerstandes und der Abwehr vermittelt werden, ist es durchaus möglich, dass Kinder diese Strategien bei einem späteren Übergriff, in einer hochemotionalen und ängstigenden Situation, nicht adäquat einsetzen können und es ihnen nicht gelingt, sich erfolgreich zu wehren. Dies wird besonders der Fall sein, wenn es sich beim Täter um eine nahestehende Person handelt. Kinder werden der Autorität, der körperlichen, kognitiven und materiellen Überlegenheit der Erwachsenen immer unterlegen sein. In der Folge besteht somit die Gefahr, dass Kinder glauben, falsch reagiert oder versagt zu haben und für das Geschehene verantwortlich zu sein. So sinnvoll und zielführend der „Empowerment"-Ansatz insgesamt einzuschätzen ist, kann diese Intervention aber dazu führen, dass Gefühle der Verantwortung und Schuld beim Kind noch zusätzlich verstärkt werden. Obwohl manche Programme die Themen Schuld und Verantwortung explizit ansprechen, ist die Gefahr bei Kindern, die bereits Opfer eines sexuellen Missbrauchs geworden sind, diesbezüglich besonders groß.

Die eingeschränkte Wirksamkeit der Programme bei jüngeren Kindern verdeutlicht die Relevanz, die Inhalte des Programmes und dessen Durchführung dem jeweiligen *Entwicklungsstand* der teilnehmenden Kinder anzupassen. Eine Prüfung der Programme lässt trotz allen Bemühens um eine kindgerechte Didaktik den Schluss zu, dass die Entwicklung der Programme zu sehr von „erwachsenem Denken" geleitet war. In diesem Zusammenhang ist nicht nur der *kognitive,* sondern auch der *moralische Entwicklungsstand* der Kinder relevant. Zwei Beispiele sollen dies verdeutlichen. Jüngere Kinder, besonders jene im Vorschulalter, können aufgrund ihres egozentrierten Denkens zumeist noch nicht zwischen intern und extern unterscheiden. Sie fühlen sich daher für alles, was mit ihnen bzw. um sie herum geschieht, verantwortlich, selbst wenn dies objektiv betrachtet nicht der Fall ist. Entsprechend schwierig wird es für ein jüngeres Kind sein, sich nach einem sexuellen Missbrauch nicht schuldig zu fühlen. Auch der Ansatz, Kinder anzuleiten, dem Täter Widerstand entgegenzusetzen, kollidiert mit dem Entwicklungsstand jüngerer Kinder. Auf der ersten Stufe ihrer moralischen Entwicklung nach Kohlberg (2017) werden Handlungen der Kinder von Bestrafung, Gehorsam und Belohnung bestimmt. Daher werden Kinder sich in erster Linie gehorsam verhalten, und sie werden aus Angst davor, bestraft zu werden, kaum ein vom Täter aufgetragenes Geheimnis enthüllen. Das Verhalten von Kindern dieser Entwicklungsstufe ist vielmehr daran orientiert, den Wünschen und Erwartungen von Erwachsenen – als Autoritätsinstanz – zu entsprechen, zum einen, um ihnen zu gefallen und entsprechende Belohnungen oder Anerkennung zu erhalten, zum anderen, um einer Bestrafung zu entgehen.

In diesem Zusammenhang sind die Erkenntnisse von Briggs (1991), die sich mit dem Denken und den Konzepten von Kindern zu den zentralen Inhalten von Präventionsprogrammen beschäftigen, besonders aufschlussreich. Kinder im Alter von 5 bis 8 Jahren betrachten Erwachsene grundsätzlich als beschützende Personen und fühlen sich in ihrer Anwesenheit immer sicher. Selbst nachdem Kinder die Information erhalten hatten, dass auch Eltern ihren Kindern etwas Schlimmes antun können, bleibt diese Sichtweise unverändert erhalten. 5- bis 6-jährige Kinder fürchten sich nicht vor erwachsenen Personen, sondern nur vor imaginären Figuren wie Monstern, Geistern oder gefährlichen Tieren. Bei Kindern im Alter zwischen 7 und 8 Jahren verschwinden diese Ängste dann zunehmend, aber auch in dieser Altersspanne tauchen keine Ängste vor Erwachsenen auf. Zudem sind jüngere Kinder durchgängig der Meinung, dass sie Erwachsenen immer gehorchen müssen und Geheimnisse nicht erzählt werden dürfen. Ein besonders interessantes Ergebnis dieser Studie war, dass Kinder, die an einem Präventionsprogramm teilgenommen hatten, zwar gelernt hatten, dass „nichts so schlimm sein kann, dass man nicht mit jemandem darüber sprechen könnte" (p. 66), dass sie aber dennoch an ihrer Überzeugung festhielten, Geheimnisse für sich behalten zu müssen. Aufschlussreich ist auch die Sichtweise der Kinder zu sexuellen Belangen. Bereits 5-Jährige hatten eine Vorstellung von ungehörigem Verhalten. Ungehörig sein heißt, über den Körper, die Genitalien, Nacktheit oder Exkremente zu sprechen und die Genitalien bzw. die Unterwäsche zu zeigen oder diese zu berühren. Alle Kinder gaben an, dass Erwachsene böse und Kinder bestrafen würden, wenn sie ungehöriges Verhalten zeigen. Zudem waren sie der Meinung, dass Kinder bereits für das Erzählen von ungehörigen Dingen bestraft würden. Die befragten Kinder gaben auch an, dass sie aus Angst vor Strafe ungehörige Dinge, wie Erlebnisse eines sexuellen Missbrauchs, immer für sich behalten würden, selbst dann noch, wenn man sie auffordern würde, darüber zu erzählen. Kinder waren überzeugt, im Fall eines sexuellen Missbrauchs selbst daran schuld und deshalb auch ungezogen und böse zu sein. Bei Kindern ab 6 Jahren kommt noch die Angst vor einer öffentlichen Demütigung hinzu, was diese Kinder zusätzlich daran hindert, einen sexuellen Missbrauch offenzulegen. Besonders bemerkenswert ist das von Briggs (1991) erhobene Konzept zu einer „fremden Person". Für Kinder sieht eine fremde Person böse aus, sie ist haarig und gleicht jenen Monstern, vor welchen sie sich fürchten. Diese Fremden würden in Häuser einbrechen und Kinder entführen. Auf der Basis dieses Konzeptes ist es nicht überraschend, dass alle der befragten Kinder angaben, noch nie einen Fremden gesehen zu haben.

Diese Erkenntnisse zum Denken und zu den kognitiven Konzepten von Kindern sind von zentraler Bedeutung für die inhaltliche Konzeption von Präventionsprogrammen und sie sollten zwingend in die Gestaltung von Programmen einfließen. Besonders für Programme, die sich an jüngere Kinder richten, ist dies ein wichtiger Punkt. Insgesamt sollten Präventionsprogramme in ihren Inhalten und ihrer Durchführung besser auf die jeweilige Zielpopulation zugeschnitten werden. Hier ist vor allem der Wissens- und Entwicklungsstand der Teilnehmenden von großer Bedeutung. In der Bearbeitung von Themen sollten vor allem abstrakte, diffuse und mehrdimensionale Konzepte vermieden und die Sichtweise der Kinder in der konkreten Programmgestaltung berücksichtigt werden. Zudem sollten die Programme in weitaus stärkerem Ausmaß reale Missbrauchssituationen behandeln und die Kinder besser auf Groomingstrategien der Täter vorbereiten. Kinder sollten erfassen und verstehen können, was sexueller Missbrauch konkret ist und welche situativen Bedingungen oder Handlungsweisen mit einem erhöhten Risiko verbunden sind, sexuell missbraucht zu werden. Vor allem aber sollten Kinder darin bestärkt werden, über dieses Thema und derartige Erlebnisse sprechen zu dürfen. Dieses Ziel wird jedoch nur erreicht werden können, wenn das Thema Sexualität in den Programmen offen, ehrlich und altersadäquat angesprochen wird.

6.7 Prävention durch Maßnahmen für (potenzielle) Täter und Tätertherapie

Trotz der deutlichen Dominanz an Präventionsprogrammen, die sich an (potenzielle) Opfer richten, ist sich die Fachwelt einig, dass die Fokussierung der Prävention ausschließlich auf die Gruppe der Kinder nicht nur als unethisch zu werten ist, sondern auch gegen die Regel der Effizienz verstößt (Letourneau, Eaton, Bass, Berlin & Moore, 2014; Wurtele, 2009b). Zudem erweckt die große Verbreitung von Präventionsprogrammen mit Kindern den Eindruck, dass präventive Maßnahmen mit anderen Zielgruppen zu schwierig und auch nicht wirkungsvoll wären (Renk, Liljequist, Steinberg, Bosco & Phares, 2002). Eltern und die Gesellschaft können sich in falscher Sicherheit wiegen, weil sie annehmen, ausreichend für die Sicherheit der Kinder gesorgt zu haben, wenn Kindern die Teilnahme an Präventionsprogrammen ermöglicht wird (Rudolph & Zimmer-Gembeck, 2018).

Aufgrund dieser Überlegungen wird dringend empfohlen, den Fokus von präventiven Maßnahmen stärker auf die Gruppe der (potenziellen) Täter zu legen. Diese Empfehlung gründet sich auch auf die Erkenntnis, dass Missbrauchstäter – besonders pädophile Täter – zu einem nicht unerheblichen Anteil als Wiederholungstäter einzustufen sind und im Verlauf von einer hohen Opferrate pro Täter auszugehen ist (Seto, 2009; siehe auch Kapitel 2.1.7). Die Ergebnisse eines an pädophile Männer gerichteten Präventionsprojektes der Charité in Berlin unterstreichen die Forderung auf eine stärkere Täterfokussierung in der Prävention von sexuellem Missbrauch (Beier, Neutze et al., 2009; Schaefer et al., 2010). Dieses Projekt zeigt, dass viele Pädophile sich ihrer Neigung bereits früh bewusst sind, als Jugendliche erste Übergriffe begehen und gerne bereits früher, in jüngeren Jahren, ein therapeutisches Angebot in Anspruch genommen hätten. Mit 82.5 % hatte ein relativ großer Anteil der Jugendlichen vor Projektteilnahme erste Übergriffe begangen, die unerkannt blieben (Beier et al., 2016). Diese Erkenntnisse unterstreichen, dass gerade Jugendliche mit pädophilen Neigungen eine wichtige Zielgruppe präventiver Strategien darstellen. Auch Untersuchungen an Missbrauchstätern, ohne eine Spezifikation auf pädophile Täter zu treffen, zeigen, dass auch diese Gruppe bereits als Kinder oder Jugendliche beginnt, gleichaltrige oder jüngere Kinder sexuell zu missbrauchen (Conte, Wolf & Smith, 1989; Weinrott & Saylor, 1991).

6.7.1 Erziehung und Schule

Präventive Strategien für (potenzielle) Täter sollten bereits in der Adoleszenz beginnen. Durch eine entsprechende Erziehung und Aufklärung von Kindern könnte verhindert werden, dass vulnerable Kinder oder Jugendliche zu Missbrauchstätern werden. Neben der Vermittlung von Wissen über sexuellen Missbrauch und dessen Folgen sollte ein besonderer Schwerpunkt im Aufbau von adäquaten sozialen Fertigkeiten und Kompetenzen liegen. Um einen stabilen Effekt zu erreichen, wird auch in diesem Bereich ein schulbasiertes Vorgehen empfohlen, diese Form von Präventionsarbeit ließe sich sogar insgesamt in die schulische Erziehung integrieren (z. B. Born, 1994; Marquardt-Mau, 1995). Viele schulische Curricula in Europa enthalten die Gesundheitsförderung als übergreifendes Unterrichtsprinzip. Dieses Prinzip verfolgt das Ziel, Schüler:innen Kompetenzen für ein höheres Ausmaß an Selbstbestimmung zu vermitteln und sie auf diese Weise zu befähigen, ihr Wohlbefinden und ihre Gesundheit zu erhalten und zu verbessern. In dieses Unterrichtsprinzip könnte das Thema sexueller Missbrauch sehr gut integriert werden. Spezifische Erziehungsstrategien könnten an jenen Faktoren ansetzen, die das Risiko für sexuell übergriffiges Verhalten erhöhen. Wichtige Themen und Ziele für die schulische Erziehung sind: der Bagatellisierung von sexueller Gewalt entgegenzuwirken, die vorherrschende Auffassung von Männlichkeit, Weiblichkeit und Sexualität in Verbindung mit Gewalt zu hinterfragen, Einsicht in die Machtverhältnisse zwischen Männern und Frauen zu vermitteln, mit Machtbedürfnissen und Ohnmachtsgefühlen umgehen zu lernen, Empathie zu entwickeln, die Grenzen anderer Personen zu erkennen und zu respektieren und Alternativen zu sexuell gewalttätigem Verhalten aufzubauen.

Von zentraler Bedeutung ist auch eine adäquate und evidenzbasierte Sexualerziehung (Schneider & Hirsch, 2018). Diese sollte eine akzeptierende Haltung gegenüber unterschiedlichen sexuellen Orientierungen aufbauen und Kompetenzen für ein sexuelles Verhalten vermitteln, das die Bedürfnisse beider Partner:innen in gleicher Weise berücksichtigt. Den Schüler:innen sollte ein Bewusstsein dafür vermittelt werden, welches Verhalten konkret als übergriffig und schädigend einzuordnen ist und was dieses Verhalten im Gegenüber auslöst. Zudem sollten Schüler:innen Modelle für sexuelle Beziehungen erhalten, die auf gegenseitigem Respekt und Empathie aufbauen. Sie sollten jene Kommunikationsstrategien vermittelt bekommen, die sie dazu befähigen, derartige Beziehungen tatsächlich verwirklichen zu können. Befragungen zeigen, dass Kinder und Jugendliche die Sexualerziehung ihrer Eltern als wenig hilfreich erleben und Jungen eher mit männlichen Rollenmodellen (z. B. Peers) das Thema Sexualität behandeln würden als mit Lehrkräften. Diese Erkenntnisse sind für eine adäquate Sexualerziehung wichtig.

Eine adäquate Sexualerziehung muss das Thema sexuelle Entwicklung behandeln und auf Entwicklungsunterschiede eingehen, die sich zwischen jüngeren und älteren Kindern ergeben. Kinder und Jugendliche sollten erkennen, welche Probleme aus Entwicklungsunterschieden entstehen können, wenn Kinder und Jugendliche unterschiedlichen Alters sexuell miteinander in Kontakt kommen (McKibbin, Humphreys & Hamilton, 2017; Mellanby, Newcombe, Rees & Tripp, 2001; Smallbone, Marshall & Wortley, 2013). Ein weiterer wichtiger Bereich ist der Aufbau von Kompetenzen im Umgang mit pornografischem Material. Vielfach konnte ein deutlicher Zusammenhang zwischen proaktivem Pornografiekonsum und partnerschädigendem sexuellen Verhalten nachgewiesen werden (Flood, 2009; Wright, Tokunaga & Kraus, 2016). In diesem Zusammenhang ist es erforderlich, auf die Bedeutung sexueller Fantasien einzugehen und eine klare Differenzierung zwischen sexuellen Fantasien und tatsächlichem sexuellen Verhalten herauszuarbeiten. Kinder und Jugendliche sollten verstehen, dass es sich hier um verschiedene, trennbare Bereiche handelt und Fantasien nicht verhaltenswirksam werden müssen. Diese Intervention kann bei vorhandenen Tendenzen für übergriffiges und schädigendes Verhalten zur Verbesserung der Impulskontrolle beitragen (McKibbin et al., 2017; Smallbone et al., 2013). Darüber hinaus sollten im Rahmen schulischer Gesundheitsförderung auch mögliche Viktimisierungserfahrungen angesprochen werden – nicht nur im Hinblick auf sexuelle, sondern auch auf körperliche und emotionale Übergriffe. Die Behandlung dieses Themas sollte strikt aus der Perspektive des Opfers erfolgen und gleichzeitig auch die Themen Verantwortung und Schuld mit einschließen. Um die Gefahr einer Opfer-Täter-Entwicklung durch die Identifikation mit dem Täter und seinen Handlungen entgegenzuwirken, ist eine auf das Opfer fokussierende Haltung von zentraler Bedeutung.

In den letzten Jahren wurden entsprechend einige Präventionsprogramme für Schulen entwickelt, die entweder Gewalt im Allgemeinen thematisierten oder sich spezifisch mit sexueller Gewalt befassten. Als Beispiel ist das Programm „Responsible Behavior With Younger Children“ (RBYC; Letourneau et al., 2017) zu nennen, das neben der Vermittlung von Wissen über Sexualität und sexuellen Missbrauch auch Entwicklungsunterschiede zwischen jüngeren und älteren Kindern behandelt. Letzteres verfolgt die Ziele, die Perspektivenübernahme und Empathie gegenüber jüngeren Kindern zu unterstützen und einen verantwortungsvolleren Umgang von älteren mit jüngeren Kindern sicherzustellen. Das Programm thematisiert sowohl die Seiten der Täter und der Opfer als auch jene der „Bystander“ und sieht zudem einen Einbezug der Eltern vor. Über gemeinsame Arbeitsaufträge für zu Hause sollen die themenbezogene Kommunikation zwischen Kindern und Eltern gestärkt, das Bewusstsein der Eltern für eventuell vorhandene Risikofaktoren erhöht und in der Familie klare Regeln gegen sexuelle Kontakte mit jüngeren Kindern etabliert werden. Da sich sexuelle Übergriffe an jüngeren Kindern von Tätern ab einem Alter von 14 Jahren häufen, wird ein Einsatz dieses Programmes in der Zeitspanne zwischen Prä-Adoleszenz und Adoleszenz, d.h. zwischen 11 und 13 Jahren empfohlen. Zudem sollte das Programm nicht nur Jungen, sondern auch gemischten Gruppen angeboten werden.

6.7.2 Risikogruppen

Neben den im vorherigen Kapitel beschriebenen präventiven Strategien, die sich allgemein an Kinder und Jugendliche richten, bieten sich selbstverständlich auch spezifisch auf Risikogruppen zugeschnittene Präventionsprogramme an. Der Vorteil von Präventionsprogrammen für Risikogruppen liegt in einem effizienteren Einsatz der zumeist begrenzt zur Verfügung stehenden Ressourcen. Eine derartige Strategie kann jedoch nur erfolgreich sein, wenn Personen mit einem erhöhten Risiko für sexuelle Missbrauchshandlungen verlässlich identifiziert werden können. Beier, Neutze et al. (2009) sehen ausgeprägte auf Kinder bezogene sexuelle Fantasien, die sich zudem in Konsum von kinderpornografischem Material äußern, als zentrales diagnostisches Merkmal für die Risikogruppe jugendlicher Missbrauchstäter. Das Risikopotenzial einer Person lässt sich auch durch standardisierte Messinstrumente erfassen. Der wesentliche Vorteil dieser Messinstrumente ist, dass im Gegensatz zu einem subjektiven Expertenurteil die Risikoeinschätzung anhand objektiver Kriterien erfolgt. Für Gewaltprognosen und zur Einschätzung der Rückfallgefahr bei Sexualstraftätern wurden zahlreiche Messinstrumente entwickelt, die im forensischen Kontext entsprechend verbreitet angewendet werden (siehe Kasten Seite 298). Zu unterscheiden sind spezifische, für die Gruppe der Sexualstraftäter entwickelte Instrumente und allgemeine, eher unspezifische Instrumente, die zur Risikoabschätzung und für Gewaltprognosen bei allen Formen von Straffälligkeit eingesetzt werden können.

Bei den Static-Skalen (Static-99 und Static-2002) handelt es sich um die am breitesten eingesetzten Messinstrumente. Sie verfügen über eine moderate prädiktive Validität für einen Zeitraum bis zu 15 Jahren. Allerdings ist deren Vorhersagekraft bei negativen Fällen (kein Rückfall) größer als bei positiven Fällen (Rückfall), zudem ist bei Tätern mit hohem oder niedrigem Risiko die Vorhersage valider als bei Tätern mit moderatem Risiko (Reeves, Ogloff & Simmons, 2018). Die SAPROF-Skala verfolgt mit der zusätzlichen Erhebung von protektiven Faktoren einen etwas anderen Ansatz und erwies sich in der Vorhersage von Sexual-

Standardisierte Messinstrumente zur Risikoabschätzung

Spezifische Messinstrumente

- Sexual-Violence-Risk-Skala – Version 2 (SVR-20 V2) (Boer, Hart, Kropp & Webster, 2020); deutsche Fassung der SVR-20 (Boer, Hart, Kropp & Webster, 2000)
- Static-99 (Hanson & Anderson, 2021); deutsche Version des Static-99 (Rettenberger & Eher, 2006)
- Static-2002 (Langton, Barbaree, Hansen, Harkins & Peacock, 2007); Kurzform BARR-2002 (Babchishin, Hanson & Blais, 2016)
- Structured Risk Assessment–Forensic Version (SRA-FV) (Thornton & Knight, 2015)
- SAPROF-Skala (de Vogel, de Ruiter, Bouman & de Vries, 2009; Yoon, Spehr, de Vries Robbé, de Vogel & Briken, 2011)
- Juvenile Sexual Offense Recidivism Risk Assessment Tool–II (JSORRAT-II) (Ralston, Epperson & Edwards, 2016)
- MOLEST-Skala (Bumby, 1996); deutsche Fassung KV-M (Feelgood, Schaefer & Hoyer, 2009)

Unspezifische Messinstrumente

- Hare Psychopathy Checklist – Deutsche Version (PCL-R) (Mokros, Hollerbach, Nitschke & Habermeyer, 2017)
- Historical Clinical Risk Management-20, Version 3 (HCR-20 V3) Douglas, Hart, Webster & Belfrage, 2013a); deutsche Fassung (Douglas, Hart, Webster & Belfrage, 2013b)
- Violence Risk Appraisal Guide-Revised (VRAG-R) (Harris, Rice, Quinsey & Cormier, 2015); deutsche Fassung (Rettenberger, Gregório Hertz & Eher, 2017)

Zielgruppenspezifische Messinstrumente

- Child Pornography Offender Risk Tool (CPORT) (Seto & Eke, 2015)
- Juvenile Sexual Offense Recidivism Risk Assessment Tool–II (JSORRAT-II) (Ralston et al., 2016)

straftaten als sehr brauchbar. Ihr prädiktiver Wert übersteigt jenen der unspezifischen HCR-20, aber auch jenen der spezifischen SVR-20 (de Vries Robbé, de Vogel, Koster & Bogaerts, 2015). Der unspezifische Violence Risk Appraisal Guide (VRAG; Harris et al., 1993) erwies sich hingegen als ungeeignet in der Prognose von Sexualstraftaten und Straftaten im häuslichen Kontext, weil diese Skala zwar Risikofaktoren für typische Gewaltdelikte erfasst, jedoch spezifische, für diese Tätergruppe relevante Faktoren in diesem Instrument zu wenig berücksichtigt sind (Habermeyer, Gairing & Lau, 2010). Selbst spezifische Verfahren haben sich für spezielle Untergruppen von Missbrauchstätern, wie für Konsumenten von Kinderpornografie, nur als eingeschränkt brauchbar erwiesen – sie überschätzen das Rückfallrisiko deutlich. Aus diesem Grund haben Seto und Eke (2015) mit dem Child Pornography Offender Risk Tool (CPORT) ein spezifisch auf dieser Tätergruppe ausgerichtetes Tool entwickelt. In einer ersten Evaluationsstudie konnte die Brauchbarkeit dieses Instruments zur Vorhersage des Rückfallrisikos bei dieser Tätergruppe bestätigt werden. Beim Juvenile Sexual Offense Recidivism Risk Assessment Tool-II (JSORRAT-II) handelt es sich um ein weiteres Messinstrument, das für eine spezifische Untergruppe der Missbrauchstäter – jugendliche Sexualstraftäter – entwickelt wurde. Diese Skala hat ihren Wert in der Vorhersage von Sexualstraftaten bei Jugendlichen bewiesen, allerdings ist sie zur Vorhersage anderer Straftaten nicht geeignet (Ralston et al., 2016).

Insgesamt erfassen diese Instrumente großteils stabile, lebensgeschichtliche Faktoren und die als spezifisch einzustufenden Instrumente decken sich weitgehend in den von ihnen erfassten Konstrukten. Hier handelt es sich im Großen und Ganzen um die Konstrukte deviante sexuelle Interessen, antisoziale Persönlichkeit bzw. antisoziales Verhalten und emotionale Distanziertheit. Während das Konstrukt der devianten sexuellen Interessen das spezifische Risiko für Sexualstraftaten abbildet, erfassen die beiden anderen Konstrukte das unspezifische Risiko für Straftaten im Allgemeinen. Das Konstrukt emotionale Distanziertheit ist jedoch weniger homogen als die beiden anderen Konstrukte. Es ist im Wesentlichen durch ein jüngeres Alter des Täters, fremde Opfer und gewalttätige Übergriffe gekennzeichnet. Für Brouillette-Alarie, Proulx und Hanson (2018) ist dies das einzige Konstrukt, das auch die Motivation abbildet, einem anderen Menschen Schaden zuzufügen, und sie wählen dafür die alternative Bezeichnung „youthful stranger aggression".

Aufgrund der Stabilität der erfassten Faktoren sind die bisher beschriebenen Skalen für therapierelevante Aspekte, wie Zielfindung und Veränderungsmessung, nur bedingt geeignet. Für diese Aspekte wäre eine Erfassung von dynamischen Risikofaktoren erforderlich. Zwar sind manche der in den Skalen erfassten Faktoren, wie kriminogene Bedürfnisse oder Einstellungen, auf längere Sicht gesehen durchaus veränderbar, andere Faktoren, die akute und kurzfristig beeinflussbare Risikofaktoren bei Missbrauchstätern darstellen, werden hingegen nicht erfasst, wie die Nähe zu potenziellen Opfern oder Drogen- bzw. Alkoholeinfluss. Diese Überlegungen führten zur Entwicklung der MOLEST-Skala (Bumby, 1996; dt.

Feelgood, Schaefer & Hoyer, 2009), durch welche dynamische Faktoren, besonders dysfunktionale Kognitionen, erhoben werden können. Diese Skala wird häufig in der Missbrauchstäterbehandlung eingesetzt. Allerdings konnte ihre Brauchbarkeit für die Vorhersage von Rückfällen bisher noch nicht nachgewiesen werden (Nunes, Pettersen, Hermann, Looman & Spape, 2016).

Insgesamt gesehen darf sich die Risikoeinschätzung bei Sexualstraftätern nicht nur auf das Risiko für einschlägige Gewalttaten beziehen, es ist auch wichtig, das Risiko für Straftaten im Allgemeinen abzuschätzen. Untersuchungsergebnisse zeigen sehr übereinstimmend, dass Sexualstraftäter deutlich häufiger in Form von allgemeinen Straftaten – Gewaltdelikten oder anderen Delikten – rückfällig werden als spezifisch durch Sexualstraftaten (Hanson & Bussière, 1998). So konnten Smid, Kamphuis, Wever und van Beek (2016) bei Sexualstraftätern nach einer psychotherapeutischen Behandlung eine Rückfallrate im Bereich von Sexualstraftaten von 15 % feststellen, im Bereich von Gewaltstraftaten lag die Rate mit 38 % mehr als doppelt so hoch. Daher empfiehlt es sich, bei der Risikoeinschätzung sowohl spezifische als auch unspezifische Skalen anzuwenden.

Eine Isolation von Risikogruppen ist jedoch nicht nur über pädophile Neigungen oder standardisierte Messinstrumente möglich, Studienergebnisse weisen auf weitere Faktoren hin, die zur Einschätzung des Rückfallrisikos herangezogen werden können. Eine breit angelegte Verlaufsstudie an Sexualstraftätern in Schweden von Fazel et al. (2007) konnte zeigen, dass mit zunehmendem Alter das Rückfallrisiko sinkt. Bei Straftätern unter 25 Jahren war die Rate von erneuten Verurteilungen mit 10.7 % beinahe doppelt so hoch wie in der Gruppe der über 55-Jährigen. Dieser Effekt kann auf verbesserte Fähigkeiten zur Selbstkontrolle, einen geringeren Sexualtrieb oder eingeschränktere Möglichkeiten im Alter zurückgeführt werden. Darüber hinaus erwies sich ein Übergriff an einem unbekannten Opfer als bedeutsamer Risikofaktor für erneute Übergriffe. Dies zeigte sich besonders bei älteren Straftätern (55 Jahre und älter). Auch eine gewisse Flexibilität in den Handlungen des Täters konnte als Risikofaktor isoliert werden. Eine Flexibilität in den Missbrauchshandlungen liegt vor, wenn der Täter sich nicht auf ein bestimmtes Alter des Opfers oder auf intrafamiliäre oder extrafamiliäre Opfer beschränkt, sondern bisherige Opfer eine gewisse Bandbreite im Alter aufweisen und die Beziehungen zu den Opfern unterschiedlicher Natur waren. Dieser Polymorphismus in der Auswahl der Opfer hängt mit einem deutlich höheren Rückfallrisiko zusammen. Das Geschlecht des Opfers scheint hingegen das Rückfallrisiko nicht zu beeinflussen (Stephens, Seto, Goodwill & Cantor, 2018).

Gray et al. (2015) ist es im Rahmen einer über 15 Jahre dauernden Längsschnittstudie gelungen, ein sehr interessantes Maß zur Abschätzung des Rückfallrisikos bei Missbrauchstätern zu isolieren. In dieser Studie erwies sich die Reaktionszeit auf visuelle Stimuli, die Kinder betrafen, als Variable mit hoher prädiktiver Valenz. Alle Täter, die eine Standardabweichung oder mehr unterhalb der mittleren Reaktionszeit einzuordnen waren, blieben für einen Zeitraum von 15 Jahren ohne Rückfall. In der Gruppe mit mittlerer Reaktionszeit kam es bei 7 % zu einem Rückfall und in der Gruppe, die eine Reaktionszeit von einer Standardabweichung oder mehr über dem Mittelwert aufwies, lag die Rückfallrate bei 27 %. Diese Daten sind beeindruckend, und es erscheint durchaus lohnenswert, sich Gedanken darüber zu machen, wie auf der Grundlage dieser Erkenntnisse eine praxistaugliche Methode zur Erfassung des Rückfallrisikos bei Missbrauchstätern entwickelt werden könnte.

Auch bestimmte Lebensumstände, psychische Probleme oder Verhaltensauffälligkeiten können für die Vorhersage des Rückfallrisikos herangezogen werden. Bei Sexualstraftätern konnte ein Zusammenhang zwischen dem Ausmaß an Fehlverhalten während des Gefängnisaufenthaltes sowie der Länge der Inhaftierung und dem Rückfallrisiko gefunden werden (Hsieh, Hamilton & Zgoba, 2018). Bei Missbrauchstätern erwiesen sich die Anzahl bisheriger Straftaten (allgemeine Straffälligkeit) und bestehende Auffälligkeiten in den Bereichen Alkohol/Drogen und Aggressionen als relevante Indikatoren für einen Rückfall (van der Put & Asscher, 2015).

6.7.3 Psychotherapie der Täter

Im Bereich des sexuellen Missbrauchs kann von einem umfangreichen Dunkelfeld ausgegangen werden. Viele Fälle werden nicht angezeigt, und selbst nach einer Anzeige wird abhängig von der Tathandlung nur ein Teil der Täter tatsächlich verurteilt (siehe Kapitel 2.3.2). Die Strafandrohung als allgemeines Mittel der Generalprävention scheint also im Bereich des sexuellen Missbrauchs nicht zu greifen. Daher ist neben der präventiven Arbeit mit potenziellen Tätern und spezifischen Risikogruppen die Kontrolle jener Täter wichtig, die bereits auffällig geworden sind. Da zumindest bei einem Teil der Missbrauchstäter eine hohe Rückfallgefahr besteht und zudem die Zahl der Kinder, die von einem Täter missbraucht werden, groß sein kann, erscheint gerade eine effektive Behandlung der Täter als präventive Maßnahme äußerst vielversprechend.

Eine effektive psychotherapeutische Behandlung von sexuellen Missbrauchstätern muss an jenen Faktoren orientiert sein, die das Risiko für einen sexuellen Missbrauch erhöhen. Dies sind primär die kriminogenen Bedürfnisse dieser Tätergruppe, d. h. Charakteristika der Person oder ihrer Umgebung, die einen sexuellen Missbrauch begünstigen. Therapieprogramme, die auf eine Veränderung dieser spezifischen Risikofaktoren abzielen, können Rückfälle deutlich effektiver verhindern als eher unspezifische Therapieansätze. Zudem hat sich gezeigt, dass Therapieprogramme, die möglichst viele dieser Risikofaktoren behandeln, aber unspezifische Faktoren außer Acht lassen, die besten Therapieeffekte bei dieser Tätergruppe erbringen (Hanson & Bourgon, 2008; Hanson, Bourgon, Helmus &

Hodgson, 2009). Dennoch ist es in einer psychotherapeutischen Behandlung von Missbrauchstätern wichtig, auch jene Faktoren zu berücksichtigen, die sich positiv auf die Compliance und das Engagement der Täter in der Therapie auswirken, wie ein geringer Selbstwert oder eine geringe Selbstwirksamkeitserwartung (McGrath et al., 2010).

Jede psychotherapeutische Behandlung eines pädophilen Täters sollte von der grundlegenden Erkenntnis getragen sein, dass Pädophilie eine stabile sexuelle Präferenz bedeutet, die sich in gleicher Weise wie bei einer hetero- oder homosexuellen Orientierung nicht verändern lässt. Daher besteht heute in der Fachwelt Konsens darüber, dass es nicht möglich ist, Täter von ihrer Pädophilie zu „heilen“, indem ihre pädophilen sexuellen Bedürfnisse eliminiert werden. Das einzig wirksame Therapierationale in der Therapie mit dieser Tätergruppe wird heute in der Vermittlung von Strategien gesehen, die den Täter dabei unterstützen, seine sexuellen Impulse und sein Verhalten gegenüber Kindern zu kontrollieren. Erforderliche Bereiche einer Behandlung liegen entsprechend im Aufbau einer intentionalen Kontrolle über die sexuelle Erregung, im Aufbau von Selbstmanagementfähigkeiten für eine funktionierende Kontrolle der sexuellen Bedürfnisse und in der Reduktion der Dominanz des Sexualtriebes über das Verhalten des Täters (Seto, 2009). Eine Zusammenstellung der zentralen Ziele einer psychotherapeutischen Behandlung von Missbrauchstätern finden sich im nachfolgenden Kasten. Die in diesem Kapitel skizzierten Behandlungsstrategien gründen sich auf Erkenntnisse aus Studien, die sich ausschließlich auf Populationen männlicher Täter beziehen. Inwieweit diese Ziele auch in der Behandlung von Täterinnen relevant sind, ist für McGrath et al. (2010) wegen fehlender Evidenz noch offen.

Bisherige Ausführungen haben verdeutlicht, dass die Gruppe der Missbrauchstäter durchaus differenziert zu betrachten ist. So wird ein sexueller Missbrauch nicht nur von pädophilen Tätern begangen, sondern auch von Tätern, bei denen die Missbrauchshandlungen durch andere Bedürfnisse motiviert sind (siehe Kapitel 2.1.3). Deshalb wird im Folgenden die Grundstruktur eines evidenzbasierten therapeutischen Vorgehens dargestellt, das nicht nur bei der Untergruppe der pädophilen Täter, sondern generell bei Missbrauchstätern indiziert ist.

Ein erster wichtiger Schritt in der psychotherapeutischen Behandlung von Missbrauchstätern ist, den Täter zur Mitarbeit in der *Therapie zu motivieren.* Missbrauchstäter erleben, wenn ihre Taten öffentlich werden, zumeist ein hohes Maß an Ablehnung, Abwertung und Stigmatisierung. Daher ist es für Therapeut:innen wichtig, die Ängste und die beim Täter bestehenden Barrieren zu überwinden und Zugang zur „Welt des Täters“ zu gewinnen. Sich auf die Suche nach Ursachen für die Missbrauchshandlungen zu begeben, kann ein sinnvoller Einstieg sein. Daran kann sich der Täter beteiligen, ohne noch selbst Verantwortung für seine Handlungen übernehmen zu müssen. Täter müssen aufseiten der Therapeut:innen die Bereitschaft erleben, sich mit deren Sicht der Dinge auseinanderzusetzen. Ein wichtiger Leitsatz in der psychotherapeutischen Behandlung von Straftätern ist, den Täter als Person zu akzeptieren, aber nicht seine Tathandlungen. Es ist möglich, dem Täter Wertschätzung entgegenzubringen, ohne seine Taten gutzuheißen. Studienergebnisse weisen darauf hin, dass die therapeutische Beziehung sowohl von Therapeut:innen als auch von Tätern als tragfähiger eingeschätzt wird, wenn beide Teile stärker beziehungsorientiert und weniger sachorientiert agieren (Watson, Daffern & Thomas, 2017). Auch das Ausmaß an einschlägiger Erfahrung der Therapeut:innen scheint ein wichtiger Faktor für den Aufbau einer positiven Klient-Therapeut-Beziehung zu sein (Carmel & Friedlander, 2009).

Ziele und Bereiche der psychotherapeutischen Behandlung von Missbrauchstätern (nach Duffek, 2005; McGrath et al., 2010; Seto, 2009)

- *Förderung der Therapiemotivation*
  Wertschätzung, Akzeptanz
- *Selbstverantwortung und Opferempathie*
  Verantwortung für eigene Handlungen, Respekt gegenüber dem Opfer
- *Kontrolle des sexuellen Arousals*
  sexuelle Fixierung, hypersexuelles Verhalten, sexuelle Fantasien
- *Kontrolle der sexuellen Impulse und des Missbrauchsverhaltens*
  riskante Einstellungen und Überzeugungen, situative Bedingungen, Verhaltensweisen
- *Emotionsregulation*
  negative Gefühle und Stimmungsschwankungen
- *soziale Netzwerke*
  unterstützende Personen aus Familie und Freundeskreis
- *Skillstraining*
  soziale und intime Beziehungen
- *Problemlösungskompetenzen*
  Konflikte in allen Lebensbereichen

Ist es gelungen, eine hinreichende Therapiemotivation aufzubauen, besteht der nächste Schritt der Behandlung im Aufbau von *Selbstverantwortung und Opferempathie*. Der fehlenden Bereitschaft, Verantwortung für die Missbrauchshandlungen zu übernehmen, und der mangelnden Fähigkeit zur Perspektivenübernahme und Empathie kommt eine zentrale Rolle im Erklärungszusammenhang von sexuellem Missbrauch zu (siehe Kapitel 2). Missbrauchstäter zeigen nicht nur eine sehr ausgeprägte Abwehrhaltung gegenüber der eigenen Verantwortung für den Missbrauch, häufig werden die Missbrauchshandlungen sogar zur Gänze geleugnet. Täter versuchen, Verantwortung zu verschieben, ihre eigene Schuld zu minimieren, das Geschehene zu verharmlosen oder die eigenen Handlungen zu rechtfertigen. Deegener (2005) hat für diese Dynamik den Begriff „Verantwortungs-Abwehr-System“ geprägt. Die in diesem System enthaltenen Strategien dienen der positiven Selbstdarstellung und dem Erhalt des eigenen Selbstwertes, sie reichen von einer vollständigen Leugnung des Missbrauchs über die Leugnung der eigenen Verantwortung und der Schädlichkeit des Missbrauchs bis zur Leugnung der Schwierigkeit, das Missbrauchsverhalten zu ändern. Daher besteht das zentrale Ziel dieses Therapiebausteines, das Verantwortungs-Abwehr-System des Täters schrittweise abzubauen. Missbrauchstäter sollen sukzessive lernen, Verantwortung für den Missbrauch und die eigenen Handlungen zu übernehmen. Sie sollen einräumen, durch den Missbrauch das Opfer beeinträchtigt und geschädigt zu haben, und sie sollen Schwierigkeiten eingestehen, ihr Missbrauchsverhalten ändern zu können. Dieser Prozess sollte von der Frage geleitet sein: „Was hat Sie daran gehindert und was könnte Sie in Zukunft daran hindern, verantwortlich zu handeln und Kindern mit Respekt und Sensibilität zu begegnen?“

In einem weiteren Schritt müssen Täter lernen, ihr *sexuelles Arousal* zu kontrollieren. Bei pädophilen Tätern soll das sexuelle Arousal gegenüber Kindern reduziert werden, um sie in die Lage zu versetzen, ihren sexuellen Impulsen Kindern gegenüber nicht nachzugeben. Dabei hat sich der Einsatz von behavioralen Techniken bewährt, wobei sich aversive Konditionierungstechniken als deutlich effektiver erwiesen haben als Techniken der positiven Verstärkung (Laws & Marshall, 2003; Marshall & Laws, 2003). Bei jenen Missbrauchstätern, deren sexuelles Arousal nicht ausschließlich an Kinder gebunden ist, sollte zusätzlich ein angemessenes, nicht auf Kinder bezogenes sexuelles Verhalten entwickelt bzw. verstärkt werden. Neben der Bewältigung der sexuellen Fixierung ist es wichtig, Kompetenzen zur Kontrolle von hypersexuellem Verhalten und missbrauchsbezogenen sexuellen Fantasien zu vermitteln. Hier können die Methoden der verdeckten oder offenen Sensibilisierung zum Einsatz kommen, wobei missbrauchsbezogene Gedanken, Fantasien und Verhaltensabläufe unterbrochen werden müssen. Ergänzend können auch Medikamente zur Reduktion des sexuellen Arousals verabreicht werden, wie Antiandrogene oder Antidepressiva der Wirkstoffgruppe der selektiven Serotonin-Wiederaufnahme-Inhibitoren (SSRI).

Der nächste Therapiebaustein verfolgt das Ziel, dem Täter Strategien zu vermitteln, um seine auf Kinder bezogenen *sexuellen Impulse* und das damit verknüpfte *sexuelle Verhalten* kontrollieren zu lernen. Auch in diesem Bereich hat sich der Einsatz kognitiv-behavioraler Therapiestrategien bewährt, die auf eine Verbesserung der Fähigkeiten zur Selbstregulation in diesem Bereich abzielen. Es sollen jene Einstellungen, Überzeugungen, Rationalisierungen und Verhaltensweisen verändert werden, die das Risiko von sexuellen Übergriffen erhöhen. Von zentraler Bedeutung ist dabei, dass dem Täter Kompetenzen vermittelt werden, riskante Situationen und dabei automatisiert ablaufende kognitive Prozesse zu erkennen, die zumeist in einem sexuellen Missbrauch münden. Täter sollen Kompetenzen vermittelt bekommen, Vorläufer von Rückfällen wahrzunehmen und diese effektiv zu beenden oder zu beseitigen, wie das Masturbieren zu devianten Fantasien. Sie sollen lernen, Risikosituationen zu vermeiden, beispielsweise mit einem Kind alleine zu sein oder einen Spielplatz aufzusuchen. Wenn ein Vermeiden von Risikosituationen nicht möglich ist, sollen alternative kognitive Prozesse und ein alternatives Verhalten aufgebaut werden, um einen effektiven Umgang mit Risikosituationen zu ermöglichen.

Im Therapiebaustein *Emotionsregulation* sollen den Tätern Kompetenzen vermittelt werden, negative Gefühle und Stimmungsschwankungen bei sich wahrzunehmen, die Hintergründe und Mechanismen dieser negativen Gefühle und Stimmungen zu verstehen und adäquat mit solchen Zuständen umzugehen.

Ein weiteres wichtiges Ziel einer psychotherapeutischen Behandlung besteht darin, Täter in ein funktionierendes *soziales Netzwerk* zu integrieren. Hierzu sollen Kontakte zu Familienangehörigen oder Freunden aufgebaut bzw. diese intensiviert werden. Mitglieder des sozialen Netzwerkes sollten hinreichend über die beim Täter bestehende Problematik informiert sein. Ein funktionierendes Unterstützungsnetzwerk soll prosoziale Einstellungen des Täters und entsprechendes Verhalten verstärken und zu einer Stabilisierung seiner Lebenssituation beitragen – auch im Bereich der Berufstätigkeit. Zudem sollen die Personen des sozialen Netzwerkes die Betroffenen dabei unterstützen, Risikosituationen zu vermeiden bzw. adäquat damit umzugehen.

Das *Training der sozialen Skills* ist ebenso ein wichtiger Bereich in der Behandlung von Missbrauchstätern. Es sollen vor allem Kompetenzen für einen befriedigenden sozialen Austausch und eine funktionierende Kommunikation aufgebaut werden. Diese Kompetenzen sollen Täter dazu befähigen, freundschaftliche und auch intime Beziehungen zu Gleichaltrigen einzugehen und aufrechtzuerhalten. Ziel ist es, ein altersgerechtes soziales Netzwerk zu entwickeln sowie dem jeweiligen Alter entsprechende sexuelle Kontakte und Beziehungen einzugehen und diese zu vertiefen.

Da es Missbrauchstätern häufig an Kompetenzen mangelt, in adäquater Form mit *Konflikten und Belastungen* umzugehen und bestehende *Probleme* zu lösen, stellen Konflikte oder Probleme einen deutlichen Stressfaktor dar. Belastungen und Stresssituationen fungieren häufig als Auslöser für Missbrauchshandlungen (siehe Kapitel 2.1.4). Daher ist es in der Therapie mit Missbrauchstätern wichtig, den Tätern adäquatere Formen der Konfliktbewältigung und Problemlösung zu vermitteln. Neben Konflikten und Problemen in engeren persönlichen Beziehungen sind im Prinzip alle Lebensbereiche betroffen, auch Konflikte in Beruf und Freizeit sind relevant. Ein entsprechender Aufbau von prosozialem Verhalten sollte Täter dazu befähigen, eigene Bedürfnisse in adäquater Weise zu äußern und auch umzusetzen.

In der psychotherapeutischen Behandlung von Sexualstraftätern ist die Gruppentherapie einer einzeltherapeutischen Behandlung überlegen. Der deutliche

Vorteil einer gruppentherapeutischen Behandlung liegt darin, dass andere Täter deutlich konfrontativer und schonungsloser mit Verleugnungstendenzen und Bagatellisierungsversuchen ihrer Gruppenmitglieder umgehen als Therapeut:innen. Bei einer kognitiven Umstrukturierung werden alternative Kognitionen oder Verhaltensweisen, die von Gruppenmitgliedern vorgeschlagen werden, deutlich besser akzeptiert, weil sich Täter untereinander verbundener und näher fühlen und auch mehr Ähnlichkeit unter ihnen besteht als mit Therapeut:innen. Deshalb übernehmen Täter Veränderungsvorschläge, die von Therapeut:innen eingebracht werden, weniger bereitwillig als Hinweise von anderen Gruppenmitgliedern. Darüber hinaus können weiter fortgeschrittene Mitglieder gerade in offenen Gruppen als wichtige Verhaltensmodelle fungieren. Forschungsergebnisse weisen zudem darauf hin, dass in der Behandlung von jugendlichen Tätern ergänzende systemische Interventionen den Therapieerfolg erhöhen können (McGrath et al., 2010).

Die subjektive Einschätzung der Missbrauchstäter deckt sich weitgehend mit den Erkenntnissen der Psychotherapieforschung zu diesem Bereich. Interventionen, die von den Tätern selbst in ihrer Behandlung als hilfreich und zielführend erlebt wurden, werden auch durch die Ergebnisse der Psychotherapieforschung als relevante Bereiche ausgewiesen. In ihrer qualitativen Studie konnten Cooper und Holgersen (2016) folgende Themenbereiche als bedeutsam für die Täter isolieren: Motivation für die Therapie, Ursachen für die Missbrauchshandlungen, Unterstützung durch die Therapie, frühere und aktuelle soziale Beziehungen und das Thema „Ich lebte in einer Fantasiewelt, in der alles in Ordnung war".

In letzter Zeit gewinnen sexuelle Übergriffe an Kindern, die online im Internet, auch durch den Konsum von kinderpornografischem Material, begangen werden, zunehmend an Bedeutung, und es stellt sich die Frage, ob die für Missbrauchstäter entwickelten psychotherapeutischen Strategien auch für die Gruppe der Online-Täter geeignet sind. Zwar sind die Ergebnisse widersprüchlich, aber insgesamt gesehen dürfte es sich bei den Online-Tätern um eine spezifische Untergruppe der Missbrauchstäter handeln (siehe Kapitel 1.2.7). Deshalb ist davon auszugehen, dass für diese Tätergruppe Adaptierungen in den empfohlenen Strategien vorgenommen werden sollten. In Großbritannien wurde mit dem „Inform Plus"-Programm ein spezifisch auf Online-Täter und Konsumenten von Kinderpornografie zugeschnittenes psycho-edukatives Gruppentherapieprogramm entwickelt. Dieses besteht aus 10 Sitzungen, in welchen die Themen Analyse der Übergriffe, Bedeutung sexueller Fantasien für die Übergriffe, Suchtcharakter und Zwang, Offenlegung, soziale Skills und Beziehungen, Empathie mit dem Opfer, rechtliche Informationen, Änderungen der Lebensgewohnheiten und Zukunftsorientierung behandelt werden. Eine Evaluation dieses Programmes erbrachte Verbesserungen im affektiven Bereich (Depression, Ängste), in der sozialen Kompetenz und in internetbezogenen Einstellungen. Hier handelt es sich um wichtige Risikofaktoren spezifisch für die Gruppe der Online-Täter. Im Bereich der Opferempathie konnten hingegen keine Verbesserungen erreicht werden (Gillespie et al., 2018). Ein weiteres spezifisch für Online-Täter entwickeltes Programm ist das Internet Sexual Offender Treatment Program (i-SOTP) (Middleton, Mandeville-Norden & Hayes, 2009), das neben den oben besprochenen Aspekten auch das Internetnutzungsverhalten und zwanghaftes Sexualverhalten fokussiert.

Insgesamt betrachtet ist die empirische Evidenz zur psychotherapeutischen Behandlung von Missbrauchstätern eher ernüchternd. Eine breit angelegte Metaanalyse von Grønnerød, Grønnerød und Grøndahl (2015) über alle seit dem Jahr 1980 veröffentlichten Psychotherapiestudien erbrachte mit $r=.08$ keinen Effekt. Trotz der hohen Anzahl an Studien zu diesem Thema ist die Studienqualität in diesem Bereich ausgesprochen mangelhaft. Deshalb konnten die Autor:innen dieser Analyse für den gesamten Zeitraum nur 14 Studien finden, die für eine Metaanalyse geeignet waren und selbst 5 dieser 14 Studien wiesen noch eine schwache methodische Qualität auf. Der Ausschluss dieser Studien mit schwacher Qualität führt zu einer weiteren Reduktion der Effektstärke auf $r=.03$. Zwar existieren zahlreiche Studien, welche die Wirksamkeit einer psychotherapeutischen Behandlung von sexuellen Missbrauchstätern nachweisen konnten, aber aufgrund ihrer unzureichenden Methodik ist es nicht möglich, diese metaanalytisch auszuwerten. Der Bedarf an qualitativ hochwertigen Therapiestudien in diesem Bereich ist somit groß. Trotz der geringen Datenbasis und der insgesamt fehlenden Effektivität lässt die Analyse von Grønnerød et al. (2015) dennoch den Schluss zu, dass gerade jene Behandlungen, die sich am oben beschriebenen Behandlungskonzept orientieren, ihre Wirksamkeit in der Behandlung von Missbrauchstätern unter Beweis stellen.

Eine mögliche Ursache für die Inhomogenität der Studienergebnisse in diesem Bereich kann sowohl in methodischen Aspekten der Studien als auch in wirksamen Moderatoren begründet sein, die in den Studien nicht kontrolliert wurden. Auch unterschiedliche Erfolgsmaße können für widersprüchliche Studienergebnisse verantwortlich sein, die letztlich die fehlenden Effekte begründen. Im Hinblick auf die Frage relevanter Prädiktoren für einen Therapieerfolg erscheint die von Wakeling, Freemantle, Beech und Elliott (2011) an einer großen Stichprobe von Strafgefangenen ($N=3\,773$) durchgeführten Studie aussagekräftig. Untersucht wurden Sexualstraftäter, die während ihrer Inhaftierung an einer psychotherapeutischen Behandlung teilnahmen. Bei diesen erweisen sich ein jüngeres Alter bei der Entlassung, die insgesamte Anzahl an Strafregistereintragungen – unabhängig davon, ob diese einschlägig waren – und das Ausmaß an psychischer Auffälligkeit vor Beginn der psychotherapeutischen Behandlung als signifikante Prädiktoren für einen Therapieerfolg.

In Therapiestudien mit Sexualstraftätern wird die Rückfallrate nach Beendigung der Therapie häufig als zentrales Outcome-Maß herangezogen. Studienübergreifend existieren jedoch Unterschiede, welches Ereignis als Rückfall gewertet wird. Manche Studien berücksichtigen nur einschlägige Rückfälle, d.h. eine neuerliche Sexualstraftat, andere Studien schließen hingegen auch andere Straftaten – wie

Gewalttaten – mit ein. So konnten Smid et al. (2016) zwar die Wirksamkeit einer psychotherapeutischen Behandlung im Hinblick auf Gewalttaten, nicht jedoch bei Sexualstraftaten nachweisen. Auch zeigte sich in dieser Studie, dass eine psychotherapeutische Behandlung die Rückfälle nur bei Straftätern mit moderatem oder hohem Rückfallrisiko reduzieren konnte, jedoch nicht bei Straftätern mit geringerem Risiko. Als alternatives Outcome-Maß für einen Therapieerfolg würde sich eine Veränderung im Gewaltrisiko anbieten. Für Gewaltprognosen existieren zahlreiche Instrumente, die entweder spezifische Risiken im Hinblick auf Sexualstraftaten oder Risiken für Gewalthandlungen im Allgemeinen erfassen (siehe Kapitel 6.7.2). Studien weisen jedoch darauf hin, dass diese Maße nur wenig geeignet sein dürften, die Wirksamkeit psychotherapeutischer Behandlungen tatsächlich abzubilden. So konnten Viljoen et al. (2017) bei jugendlichen Sexualstraftätern keinen Zusammenhang zwischen den konkreten Rückfallraten und den gemessenen Veränderungen in Risikofaktoren und protektiven Faktoren nachweisen.

6.8 Resümee

Obgleich heute auf internationaler Ebene Konsens besteht, dass ein sexueller Missbrauch mit einer massiven Verletzung der Unversehrtheit einer Person einhergehen kann, und ein sexueller Missbrauch entsprechend konsequent strafrechtlich zu ahnden ist, fehlt es noch immer an umfassenden Maßnahmen, die den Schutz von Kindern und Jugendlichen vor derartigen Übergriffen sicherstellen. Leider ist es bis heute noch nicht in notwendigem Ausmaß gelungen, sexuellen Missbrauch als eine Angelegenheit des öffentlichen Gesundheitswesens anzuerkennen. Derart komplexe Aufgaben des Gesundheitswesens erfordern umfassende und vielschichtige Strategien in vielen Bereichen unserer Gesellschaft, um bestehende Probleme effektiv bekämpfen zu können. Aufgrund von Vorurteilen und Unwissenheit sehen sich auch heute noch viele Opfer nicht in der Lage, ihren erlebten Missbrauch offenzulegen, oder sie tun dies viel zu spät. Und es ist auch heute für sie und ihre Angehörigen noch schwierig, eine adäquate Unterstützung oder Behandlung zu erhalten. Das Gleiche gilt für (potenzielle) Täter. Möglicherweise ist es für diese Gruppe noch schwieriger, ihre Neigungen, Fantasien und Bedürfnisse offenzulegen, um effektiv behandelt zu werden (Collin-Vézina & Garrido, 2017).

Die primär bevorzugte Strategie gegen das Leid und die vielfältigen Probleme, die einem sexuellen Missbrauch folgen, besteht sicherlich darin, neue Fälle von sexuellem Missbrauch zu verhindern. Doch präventive Strategien gehen über primäre Prävention hinaus. Ziel von Prävention ist auch, Folgeprobleme möglichst zu minimieren sowie Opfer und deren Familien in der Bewältigung des sexuellen Missbrauchs zu unterstützen. Die mögliche Bandbreite an Strategien der Prävention gegen sexuellen Missbrauch ist entsprechend groß. Strategien können in unterschiedlichen Bereichen ansetzen und unterschiedliche gesellschaftliche

Gruppen fokussieren. Es existieren einfache, beschränkte Maßnahmen bis hin zu breiten multidimensionalen Initiativen. Insgesamt betrachtet ist Prävention in allen gesellschaftlichen Bereichen möglich und alle Mitglieder unserer Gesellschaft können ihren Beitrag dazu leisten. Die Politik, Medien, gesellschaftliche Gruppierungen, Institutionen, Vereine, Ausbildungsinstitute, Schulen, Kindergärten, Betreuungseinrichtungen und Familien sind in gleicher Weise gefordert wie Einzelpersonen. Oberstes Ziel von Prävention sollte sein, Rahmenbedingungen zu schaffen, unter welchen es Tätern deutlich erschwert wird, Kinder für ihre Zwecke zu missbrauchen. Es geht um die Distribution von adäquatem und ausreichendem Wissen, das Betroffene und auch Bystander in die Lage versetzt, sowohl Risikosituationen als auch einen bereits geschehenen sexuellen Missbrauch zu erkennen. Hier ist ein verständnisvolles und unterstützendes Verhalten gegenüber dem Opfer in gleicher Weise wichtig, wie das Ergreifen von geeigneten Maßnahmen, um sicherzustellen, dass ein sexueller Missbrauch beendet wird und das Opfer die nötige Hilfe und Unterstützung erhält.

Insgesamt bedarf es umfassender und niedrigschwelliger Angebote für Opfer und deren Familien. Es sind sensiblere und stärker an der empirischen Evidenz orientierte Strategien nötig, um Verdachtsfälle rechtzeitig erkennen und fundiert untersuchen zu können. Zielführend wäre es, in noch stärkerem Ausmaß jene Erkenntnisse zu nutzen, die aus den Prozessen rund um die Offenlegung eines sexuellen Missbrauchs, dem Vorgehen von involvierten Behörden und der strafrechtlichen Verfolgung derartiger Delikte gewonnen werden. Aus diesen Erkenntnissen lassen sich adäquatere und effektivere Konzepte und Strategien entwickeln. So zeigt uns die Evidenz, dass möglichst frühzeitige Hilfestellungen nach einem sexuellen Missbrauch viel dazu beitragen können, Folgeprobleme zu vermindern und der Chronifizierung einer sich entwickelnden Symptomatik vorzubeugen. Eine konsequente Verfolgung möglicher Vorfälle und eine prompte und kompetente Betreuung und Behandlung aller Betroffenen ist nur bei ausreichend vorhandenen professionellen Strukturen und einschlägig ausgebildeten Kräften möglich. Deshalb müssen evidenzbasierte therapeutische Angebote sowohl Opfern und deren Familien als auch Tätern flächendeckend und ausreichend zur Verfügung stehen. Die nötige empirische Evidenz wiederum kann nur im Rahmen von breiter und fundierter Forschung generiert werden, die ihrerseits eine zufriedenstellende Förderung und Finanzierung voraussetzt.

Das „Empowerment"-Modell, auf dem viele Präventionsstrategien beruhen, ist zwar prinzipiell zu begrüßen, weil es die Resilienz von Kindern generell verbessert. Dennoch darf nicht vergessen werden, dass Kinder Erwachsenen tatsächlich unterlegen sind und sie deren Unterstützung und Fürsorge für ihr Überleben und ihre Entwicklung benötigen. Kinder können nur in einem Ausmaß stark sein, wie dies Erwachsene zulassen. Bystander-Programme, die neben der Stärkung der Kinder auch darauf abzielen, erwachsenen Bezugspersonen die Verantwortung für die Sicherheit der Kinder zu übertragen, erscheinen ein deutlich sinnvollerer und auch effektiverer Weg in der Prävention von sexuellem Missbrauch zu sein als isolierte Aufklärungsprogramme, die sich ausschließlich an Kinder richten. Bereits Finkelhor (1990b) hat gefordert, dass die Prävention von sexuellem Missbrauch sich in stärkerem Ausmaß auf gesellschaftliche Maßnahmen gründen sollte, indem Vätern mehr Verantwortung in der Erziehung ihrer Kinder übertragen, das männliche Rollenverständnis stärker hinterfragt, die Sexualerziehung der Kinder offener und direkter gestaltet sowie der Sexualisierung von Kindern durch die Modeindustrie und in den Medien entgegengesteuert wird. Die Wirksamkeit von präventiven Strategien, die strukturell auf vielen unterschiedlichen Ebenen versuchen, Entstehungsbedingungen von sexuellem Missbrauch entgegenzuwirken, wird sich zwar kurzfristig nur schwer messen lassen. Dies ist bei Präventionsprogrammen für Kinder sicherlich leichter möglich. Komplexere Strategien werden das Problem des sexuellen Missbrauchs jedoch langfristiger und auch stabiler beseitigen können.

Literaturverzeichnis

Aakvaag, H.F., Thoresen, S., Wentzel-Larsen, T., Dyb, G., Røysamb, E. & Olff, M. (2016). Broken and guilty since it happened: A population study of trauma-related shame and guilt after violence and sexual abuse. *Journal of Affective Disorders, 204*, 16–23. https://doi.org/10.1016/j.jad.2016.06.004

Abajobir, A.A., Kisely, S., Maravilla, J.C., Williams, G. & Najman, J.M. (2017). Gender differences in the association between childhood sexual abuse and risky sexual behaviours: A systematic review and meta-analysis. *Child Abuse & Neglect, 63*, 249–260. https://doi.org/10.1016/j.chiabu.2016.11.023

Abracen, J., Looman, J., Di Fazio, R., Kelly, T. & Stirpe, T. (2006). Patterns of attachment and alcohol abuse in sexual and violent non-sexual offenders. *Journal of Sexual Aggression, 12*(1), 19–30. https://doi.org/10.1080/13552600600722963

Achenbach, T.M. (2014). *Fragebögen zur Erfassung psychischer Probleme bei Erwachsenen (ASR/18–*59, *ABCL/18–*59). *Deutschsprachige Fassungen des Adult Self-Report for Ages* 18–*59 und der Adult Behavior Checklist for Ages* 18–59. Burlington, VT: ASEBA.

Adriaenssens, P. (2010). *Rapport des activités de la Commission pour le traitement des plaintes pour abus sexuels dans une relation pastorale*. Antwerpen: Commission pour le traitement, des plaints pour abus sexuel au cours d'une relation pastorale.

Aebi, M., Landolt, M.A., Mueller-Pfeiffer, C., Schnyder, U., Maier, T. & Mohler-Kuo, M. (2015). Testing the „sexually abused-abuser hypothesis" in adolescents: A population-based study. *Archives of Sexual Behavior, 44*(8), 2189–2199. https://doi.org/10.1007/s10508-014-0440-x

Afifi, T.O., MacMillan, H.L., Boyle, M., Cheung, K., Taillieu, T., Turner, S. et al. (2016). Child abuse and physical health in adulthood. *Health Reports, 27*(3), 10–18.

Afifi, T.O., MacMillan, H.L., Boyle, M., Taillieu, T., Cheung, K. & Sareen, J. (2014). Child abuse and mental disorders in Canada. *Canadian Medical Association Journal, 186*(9), E324–332. https://doi.org/10.1503/cmaj.131792

Ahmed-Leitao, F., Spies, G., van den Heuvel, L. & Seedat, S. (2016). Hippocampal and amygdala volumes in adults with posttraumatic stress disorder secondary to childhood abuse or maltreatment: A systematic review. Psychiatry Research. *Neuroimaging, 256*, 33–43. https://doi.org/10.1016/j.pscychresns.2016.09.008

Ainsworth, M.D. (2014). *Patterns of attachment. A psychological study of the strange situation* [eBook]. Hoboken, NJ: Taylor and Francis. (Originally published 1978) https://doi.org/10.4324/9781315802428

Akbaş, S., Turla, A., Karabekiroğlu, K., Pazvantoğlu, O., Keskin, T. & Böke, O. (2009). Characteristics of sexual abuse in a sample of turkish children with and without mental retardation, referred for legal appraisal of the psychological repercussions. *Sexuality and Disability, 27*(4), 205–213. https://doi.org/10.1007/s11195-009-9139-7

Alameda, L., Ferrari, C., Baumann, P.S., Gholam-Rezaee, M., Do, K.Q. & Conus, P. (2015). Childhood sexual and physical abuse: Age at exposure modulates impact on functional outcome in early psychosis patients. *Psychological Medicine, 45*(13), 2727–2736. https://doi.org/10.1017/S0033291715000690

Alfes, J., Finne, E., Czerwinski, F. & Kolip, P. (2017). Prävention sexualisierter Gewalt. Zur Implementierung des IGEL-Programms in Grundschulen. *Prävention und Gesundheitsförderung, 12*(2), 112–117. https://doi.org/10.1007/s11553-016-0577-7

Alink, L.R.A., Cicchetti, D., Kim, J. & Rogosch, F.A. (2009). Mediating and moderating processes in the relation between maltreatment and psychopathology: Mother-child relationship quality and emotion regulation. *Journal of Abnormal Child Psychology, 37*(6), 831–843. https://doi.org/10.1007/s10802-009-9314-4

Alix, S., Cossette, L., Hébert, M., Cyr, M. & Frappier, J.Y. (2017). Posttraumatic stress disorder and suicidal ideation among sexually abused adolescent girls: The mediating role of shame. *Journal of Child Sexual Abuse, 26*(2), 158–174. https://doi.org/10.1080/10538712.2017.1280577

Al-Saif, D.M., Al-Eissa, M., Saleheen, H., Al-Mutlaq, H., Everson, M.D. & Almuneef, M.A. (2018). Professionals' attitude toward reporting child sexual abuse in Saudi Arabia. *Journal of Child Sexual Abuse, 27*(1), 22–37. https://doi.org/10.1080/10538712.2017.1360429

Amado, B.G., Arce, R. & Herraiz, A. (2015). Psychological injury in victims of child sexual abuse: A meta-analytic review. *Psychosocial Intervention, 24*(1), 49–62. https://doi.org/10.1016/j.psi.2015.03.002

Amann, G. & Wipplinger, R. (2005). Sexueller Missbrauch in den Medien. In G. Amann & R. Wipplinger (Hrsg.), *Sexueller Missbrauch. Überblick zu Forschung, Beratung und Therapie: Ein Handbuch* (3., überarb. und erw. Aufl., S. 863–885). Tübingen: dgvt-Verlag.

American Psychiatric Association (APA). (2018). *Diagnostisches und Statistisches Manual Psychischer Störungen – DSM-5* (deutsche Ausgabe herausgegeben von P. Falkai und H.-U. Wittchen, mitherausgegeben von M. Döpfner, W. Gaebel, W. Maier, W. Rief et al., 2., korrigierte Aufl.). Göttingen: Hogrefe.

Anderson, G.D. (2016). The continuum of disclosure: Exploring factors predicting tentative disclosure of child sexual abuse allegations during forensic interviews and the implications for practice, policy, and future research. *Journal of Child Sexual Abuse, 25*(4), 382–402. https://doi.org/10.1080/10538712.2016.1153559

Andresen, S., Gade, J.D. & Grünewalt, K. (2015). *Prävention sexueller Gewalt in der Grundschule. Erfahrungen, Überzeugungen und Wirkungen aus Sicht von Kindern, Eltern, Lehr- und Fachkräften* (Studien und Praxishilfen zum Kinderschutz). Weinheim: Beltz.

Annerbäck, E.M., Sahlqvist, L., Svedin, C.G., Wingren, G. & Gustafsson, P.A. (2012). Child physical abuse and concurrence of other types of child abuse in Sweden-Associations with health and risk behaviors. *Child Abuse & Neglect, 36*(7–8), 585–595. https://doi.org/10.1016/j.chiabu.2012.05.006

Annon, J.S. (1976). The PLISSIT Model: A proposed conceptual scheme for the behavioral treatment of sexual problems. *Journal of Sex Education and Therapy, 2*(1), 1–15. https://doi.org/10.1080/01614576.1976.11074483

Antfolk, J., Karlsson, M., Bäckström, A. & Santtila, P. (2012). Disgust elicited by third-party incest: The roles of biological relatedness, co-residence, and family relationship. *Evolution and Human Behavior, 33*(3), 217–223. https://doi.org/10.1016/j.evolhumbehav.2011.09.005

Aquino Ferreira, L.F. de, Queiroz Pereira, F.H., Neri Benevides, A.M.L. & Aguiar Melo, M.C. (2018). Borderline personality disorder and sexual abuse: A systematic review. *Psychiatry Research, 262*, 70–77. https://doi.org/10.1016/j.psychres.2018.01.043

Arata, C.M. (1998). To tell or not to tell: Current functioning of child sexual abuse survivors who disclosed their victimization. *Child Maltreatment, 3*(1), 63–71. https://doi.org/10.1177/1077559598003001006

Arata, C. M. (1999). Sexual revictimization and PTSD: An exploratory study. *Journal of Child Sexual Abuse, 8*(1), 49–65. https://doi.org/10.1300/J070v08n01_04

Arata, C. M. (2000). From child victim to adult victim: A model for predicting sexual revictimization. *Child Maltreatment, 5*(1), 28–38. https://doi.org/10.1177/1077559500005001004

Armiento, J., Hamza, C. A., Stewart, S. L. & Leschied, A. (2016). Direct and indirect forms of childhood maltreatment and nonsuicidal self-injury among clinically-referred children and youth. *Journal of Affective Disorders, 200*, 212–217. https://doi.org/10.1016/j.jad.2016.04.041

Aromäki, A. S. & Lindman, R. E. (2001). Alcohol expectancies in convicted rapists and child molesters. *Criminal Behaviour and Mental Health, 11*(2), 94–101. https://doi.org/10.1002/cbm.374

Arriola, K. R. J., Louden, T., Doldren, M. A. & Fortenberry, R. M. (2005). A meta-analysis of the relationship of child sexual abuse to HIV risk behavior among women. *Child Abuse & Neglect, 29*(6), 725–746. https://doi.org/10.1016/j.chiabu.2004.10.014

Asberg, K. & Renk, K. (2013). Comparing incarcerated and college student women with histories of childhood sexual abuse: The roles of abuse severity, support, and substance use. *Psychological Trauma: Theory, Research, Practice, and Policy, 5*(2), 167–175. https://doi.org/10.1037/a0027162

Ashton, V. (2010). Does ethnicity matter? Social workers' personal attitudes and professional behaviors in reporting child maltreatment. *Advances in Social Work, 11*(2), 129–143. https://doi.org/10.18060/266

Assink, M., van der Put, C. E., Meeuwsen, M. W. C. M., Jong, N. M. de, Oort, F. J., Stams, G. J. J. M. et al. (2019). Risk factors for child sexual abuse victimization: A meta-analytic review. *Psychological Bulletin, 145*(5), 459–489. https://doi.org/10.1037/bul0000188

Augsburger, M. & Galatzer-Levy, I. R. (2020). Utilization of machine learning to test the impact of cognitive processing and emotion recognition on the development of PTSD following trauma exposure. *BMC Psychiatry, 20*(1), 325. https://doi.org/10.1186/s12888-020-02728-4

Avery, L., Hutchinson, K. D. & Whitaker, K. (2002). Domestic violence and intergenerational rates of child sexual abuse: A case record analysis. *Child and Adolescent Social Work Journal, 19*(1), 77–90. https://doi.org/10.1023/A:1014007507349

Azzopardi, C., Eirich, R., Rash, C. L., MacDonald, S. & Madigan, S. (2018). A meta-analysis of the prevalence of child sexual abuse disclosure in forensic settings. *Child Abuse & Neglect, 93*, 291–304. https://doi.org/10.1016/j.chiabu.2018.11.020

Babchishin, K. M., Hanson, R. K. & Blais, J. (2016). Less is more: Using Static-2002R subscales to predict violent and general recidivism among sexual offenders. *Sexual Abuse: A Journal of Research and Treatment, 28*(3), 187–217. https://doi.org/10.1177/1079063215569544

Babchishin, K. M., Hanson, R. K. & VanZuylen, H. (2015). Online child pornography offenders are different: A meta-analysis of the characteristics of online and offline sex offenders against children. *Archives of Sexual Behavior, 44*(1), 45–66. https://doi.org/10.1007/s10508-014-0270-x

Bachar, E., Canetti, L., Hadar, H., Baruch, J., Dor, Y. & Freedman, S. (2015). The role of narcissistic vulnerability in predicting adult posttraumatic symptoms from childhood sexual abuse. *Child Psychiatry and Human Development, 46*(5), 800–809. https://doi.org/10.1007/s10578-014-0521-z

Baddeley, A. D. (2005). *Human memory: Theory and practice* (Rev., ed., reprinted.). Hove: Psychology Press.

Bae, J. & Panuncio, R. L. (2009). Development of computer-assisted instruction program for child sexual abuse prevention. *International Journal of Computer Science and Network Security, 9*(3), 142–147.

Bae, S. M., Kang, J. M., Hwang, I. C., Cho, H. & Cho, S. J. (2017). Intelligence is associated with voluntary disclosure in child sexual abuse victims. *Journal of Adolescent Health, 61*(3), 335–341. https://doi.org/10.1016/j.jadohealth.2017.04.005

Bagley, C. (1995). *Child sexual abuse and mental health in adolescents and adults: British and Canadian perspectives*. Brookfield, VT: Avebury.

Bagley, C. & King, K. (1991). *Child sexual abuse: The search for healing*. London: Tavistock/Routledge.

Balogh, R., Bretherton, K., Whibley, S., Berney, T., Graham, S., Richold, P. et al. (2001). Sexual abuse in children and adolescents with intellectual disability. *Journal of Intellectual Disability Research, 45*(3), 194–201. https://doi.org/10.1046/j.1365-2788.2001.00293.x

Bange, D. (1994). *Die dunkle Seite der Kindheit. Sexueller Mißbrauch an Mädchen und Jungen; Ausmaß – Hintergründe – Folgen* (2., überarb. Aufl.). Köln: Volksblatt-Verlag.

Bange, D. (2004). Definition und Häufigkeit von sexuellem Missbrauch. In W. Körner & A. Lenz (Hrsg.), *Sexueller Missbrauch: Band 1* (S. 29–37). Göttingen: Hogrefe.

Bange, D. & Deegener, G. (1996). *Sexueller Mißbrauch an Kindern. Ausmaß, Hintergründe, Folgen*. Weinheim: Beltz Psychologie-Verlags-Union.

Barbaree, H. E. & Marshall, W. L. (1989). Erectile responses among heterosexual child molesters, father-daughter incest offenders, and matched non-offenders: Five distinct age preference profiles. *Canadian Journal of Behavioural Science/Revue canadienne des sciences du comportement, 21*(1), 70–82. https://doi.org/10.1037/h0079791

Bar-Haim, Y., Lamy, D., Pergamin, L., Bakermans-Kranenburg, M. J. & van IJzendoorn, M. H. (2007). Threat-related attentional bias in anxious and nonanxious individuals: A meta-analytic study. *Psychological Bulletin, 133*(1), 1–24. https://doi.org/10.1037/0033-2909.133.1.1

Barnard, G. W., Fuller, A. K., Robbins, L. & Shaw, T. (1989). *The child molester: An integrated approach to evaluation and treatment* (Brunner/Mazel Clinical Series, Vol. 1). New York, NY: Brunner/Mazel.

Barron, I. G., Miller, D. J. & Kelly, T. B. (2015). School-based child sexual abuse prevention programs: Moving toward resiliency-informed evaluation. *Journal of Child Sexual Abuse, 24*(1), 77–96. https://doi.org/10.1080/10538712.2015.990175

Barron, I. G. & Topping, K. (2008). School-based child sexual abuse prevention programmes: The evidence on effectiveness. *Journal of Children's Services, 3*(3), 31–53. https://doi.org/10.1108/17466660200800017

Barron, I. G. & Topping, K. J. (2010). School-based abuse prevention: Effect on disclosures. *Journal of Family Violence, 25*(7), 651–659. https://doi.org/10.1007/s10896-010-9324-6

Barth, J., Bermetz, L., Heim, E., Trelle, S. & Tonia, T. (2013). The current prevalence of child sexual abuse worldwide: A systematic review and meta-analysis. *International Journal of Public Health, 58*(3), 469–483. https://doi.org/10.1007/s00038-012-0426-1

Bauhofer, S. (1991). Registrierte Sexualdelinquenz. Ein kriminalstatistischer Überblick. In J. Schuh & M. Killias (Hrsg.), *Sexualdelinquenz – Délinquance sexuelle* (S. 11–49). Chur: Rüegger.

Baurmann, M. (1991). Straftaten gegen die sexuelle Selbstbestimmung. Zur Phänomenologie sowie zu Problemen der Prävention und Intervention. In J. Schuh & M. Killias (Hrsg.), *Sexualdelinquenz – Délinquance* (S. 77–110). Chur: Rüegger.

Beauchamp, T. L. & Childress, J. F. (2001). *Principles of biomedical ethics* (5th ed.). New York, NY: Oxford University Press.

Beauregard, E. & Leclerc, B. (2007). An application of the rational choice approach to the offending process of sex offenders: A closer look at the decision-making. *Sexual Abuse: A Journal of Research and Treatment, 19*(2), 115–133. https://doi.org/10.1177/107906320701900204

Bebbington, P. E., Cooper, C., Minot, S., Brugha, T. S., Jenkins, R., Meltzer, H. & Dennis, M. (2009). Suicide attempts, gender, and sexual abuse: Data from the 2000 British Psychiatric

Morbidity Survey. *American Journal of Psychiatry, 166*(10), 1135–1140. https://doi.org/10.1176/appi.ajp.2009.09030310

Beck, A. T., Rush, A. J., Shaw, B. F. & Emery, G. (2017). *Kognitive Therapie der Depression* (5. Aufl.). Weinheim: Beltz.

Beesdo-Baum, K., Zaudig, M. & Wittchen, H. U. (Hrsg.). (2019a). *Strukturiertes Klinisches Interview für DSM-5®-Störungen – Klinische Version (SCID-5-CV). Deutsche Bearbeitung des Structured Clinical Interview for DSM-5® Disorders – Clinician Version von M. B. First, J. B. W. Williams, R. S. Karg, R. L. Spitzer*. Göttingen: Hogrefe.

Beesdo-Baum, K., Zaudig, M. & Wittchen, H. U. (Hrsg.). (2019b). *Strukturiertes Klinisches Interview für DSM-5® – Persönlichkeitsstörungen (SCID-5-PD). Deutsche Bearbeitung des Structured Clinical Interview for DSM-5® – Personality Disorders von M. B. First, J. B. W. Williams, L. Smith Benjamin, R. L. Spitzer*. Göttingen: Hogrefe.

Beier, K. M., Ahlers, C. J., Goecker, D., Neutze, J., Mundt, I. A., Hupp, E. et al. (2009). Can pedophiles be reached for primary prevention of child sexual abuse? First results of the Berlin Prevention Project Dunkelfeld (PPD). *Journal of Forensic Psychiatry & Psychology, 20*(6), 851–867. https://doi.org/10.1080/14789940903174188

Beier, K. M., Neutze, J., Mundt, I. A., Ahlers, C. J., Goecker, D., Konrad, A. et al. (2009). Encouraging self-identified pedophiles and hebephiles to seek professional help: First results of the Prevention Project Dunkelfeld (PPD). *Child Abuse & Neglect, 33*(8), 545–549. https://doi.org/10.1016/j.chiabu.2009.04.002

Beier, K. M., Oezdemir, U. C., Schlinzig, E., Groll, A., Hupp, E. & Hellenschmidt, T. (2016). „Just dreaming of them": The Berlin project for primary prevention of child sexual abuse by juveniles (PPJ). *Child Abuse & Neglect, 52*, 1–10. https://doi.org/10.1016/j.chiabu.2015.12.009

Bennett, M. & Lagopoulos, J. (2018). *Stress, trauma and synaptic plasticity* (Springer eBook Collection). Cham: Springer International Publishing. https://doi.org/10.1007/978-3-319-91116-8

Bennett, N. & O'Donohue, W. (2014). The construct of grooming in child sexual abuse: Conceptual and measurement issues. *Journal of Child Sexual Abuse, 23*(8), 957–976. https://doi.org/10.1080/10538712.2014.960632

Bergen, E., Davidson, J., Schulz, A., Schuhmann, P., Johansson, A., Santtila, P. et al. (2014). The effects of using identity deception and suggesting secrecy on the outcomes of adult-adult and adult-child or -adolescent online sexual interactions. *Victims & Offenders, 9*(3), 276–298. https://doi.org/10.1080/15564886.2013.873750

Berner, W. (2005). Sexualpsychopathologie des sexuellen Missbrauchs. In G. Amann & R. Wipplinger (Hrsg.), *Sexueller Missbrauch. Überblick zu Forschung, Beratung und Therapie: Ein Handbuch* (3., überarb. und erw. Aufl., S. 157–166). Tübingen: dgvt-Verlag.

Bidarra, Z. S., Lessard, G. & Dumont, A. (2016). Co-occurrence of intimate partner violence and child sexual abuse: Prevalence, risk factors and related issues. *Child Abuse & Neglect, 55*, 10–21. https://doi.org/10.1016/j.chiabu.2016.03.007

Bisson, J. I., Berliner, L., Cloitre, M., Forbes, D., Jensen, T. K., Lewis, C. et al. (2019). The International Society for Traumatic Stress Studies new guidelines for the prevention and treatment of posttraumatic stress disorder: Methodology and development process. *Journal of Traumatic Stress, 32*(4), 475–483. https://doi.org/10.1002/jts.22421

Blumer, M. L. C., Papaj, A. K. & Erolin, K. S. (2013). Feminist family therapy for treating female survivors of childhood sexual abuse. *Journal of Feminist Family Therapy, 25*(2), 65–79. https://doi.org/10.1080/08952833.2013.777871

Boer, D. P., Hart, S. D., Kropp, P. R. & Webster, C. D. (2000). *Die Vorhersage sexueller Gewalttaten mit dem SVR-20* (R. Müller-Isberner, S. G. Cabeza & S. Eucker, Hrsg. und Übers.). Haina: Institut für Forensische Psychiatrie.

Boer, D.P., Hart, S.D., Kropp, P.R. & Webster, C.D. (2020). *Sexual Violence Risk-20, Version 2 (SVR-20 V2)*. Burnaby: Mental Health, Law, and Policy Institute, Simon Fraser University.

Bogar, C.B. & Hulse-Killacky, D. (2006). Resiliency determinants and resiliency processes among female adult survivors of childhood sexual abuse. *Journal of Counseling & Development, 84*(3), 318–327. https://doi.org/10.1002/j.1556-6678.2006.tb00411.x

Bohus, M. & Priebe, K. (2018). DBT-PTSD: A treatment programme for complex PTSD after childhood abuse. In M.A. Swales, M. Bohus & K. Priebe (Eds.), *The Oxford Handbook of Dialectical Behaviour Therapy* (pp. 814–828). Oxford: Oxford University Press.

Boillat, C., Schwab, N., Stutz, M., Pflueger, M.O., Graf, M. & Rosburg, T. (2017). Neuroticism as a risk factor for child abuse in victims of childhood sexual abuse. *Child Abuse & Neglect, 68*, 44–54. https://doi.org/10.1016/j.chiabu.2017.03.018

Bolen, R.M., Dessel, A.B. & Sutter, J. (2015). Parents will be parents: Conceptualizing and measuring nonoffending parent and other caregiver support following disclosure of sexual abuse. *Journal of Aggression, Maltreatment & Trauma, 24*(1), 41–67. https://doi.org/10.1080/10926771.2015.1005267

Bolen, R.M. & Gergely, K.B. (2015). A meta-analytic review of the relationship between nonoffending caregiver support and postdisclosure functioning in sexually abused children. *Trauma, Violence & Abuse, 16*(3), 258–279. https://doi.org/10.1177/1524838014526307

Bonanno, G.A. (2008). Loss, trauma, and human resilience: Have we underestimated the human capacity to thrive after extremely aversive events? *Psychological Trauma: Theory, Research, Practice, and Policy, S*(1), 101–113. https://doi.org/10.1037/1942-9681.S.1.101

Bonanno, G.A., Colak, D.M., Keltner, D., Shiota, M.N., Papa, A., Noll, J.G. et al. (2007). Context matters: The benefits and costs of expressing positive emotion among survivors of childhood sexual abuse. *Emotion, 7*(4), 824–837. https://doi.org/10.1037/1528-3542.7.4.824

Bonanno, G.A., Noll, J.G., Putnam, F.W., O'Neill, M. & Trickett, P.K. (2003). Predicting the willingness to disclose childhood sexual abuse from measures of repressive coping and dissociative tendencies. *Child Maltreatment, 8*(4), 302–318. https://doi.org/10.1177/1077559503257066

Bonvanie, I.J., van Gils, A., Janssens, K.A.M. & Rosmalen, J.G.M. (2015). Sexual abuse predicts functional somatic symptoms: An adolescent population study. *Child Abuse & Neglect, 46*, 1–7. https://doi.org/10.1016/j.chiabu.2015.06.001

Borelli, J.L., Palmer, A., Vanwoerden, S. & Sharp, C. (2019). Convergence in reports of adolescents' psychopathology: A focus on disorganized attachment and reflective functioning. *Journal of Clinical Child & Adolescent Psychology, 48*(4), 568–581. https://doi.org/10.1080/15374416.2017.1399400

Born, M. (1994). *Sexueller Mißbrauch, ein Thema für die Schule? Präventions- und Interventionsmöglichkeiten aus schulischer Perspektive* (Reihe Pädagogik, Bd. 7). Pfaffenweiler: Centaurus.

Bortz, J. & Schuster, C. (2016). *Statistik für Human- und Sozialwissenschaftler* (limitierte Sonderausgabe, 7., vollständig überarb. und erw. Aufl.). Berlin: Springer.

Bottoms, B.L., Peter-Hagene, L.C., Epstein, M.A., Wiley, T.R.A., Reynolds, C.E. & Rudnicki, A.G. (2016). Abuse characteristics and individual differences related to disclosing childhood sexual, physical, and emotional abuse and witnessed domestic violence. *Journal of Interpersonal Violence, 31*(7), 1308–1339.

Bottoms, B.L., Rudnicki, A.G. & Epstein, M.A. (2007). A retrospective study of factors affecting the disclosure of childhood sexual and physical abuse. In M.-E. Pipe, M.E. Lamb, Y. Orbach & A.-C. Cederborg (Eds.), *Child Sexual Abuse: Disclosure, Delay, and Denial* (pp. 175–194). Mahwah, NJ: Lawrence Erlbaum.

Bourgeois, C., Lecomte, T. & Daigneault, I. (2018). Psychotic disorders in sexually abused youth: A prospective matched-cohort study. *Schizophrenia Research, 199*, 123–127. https://doi.org/10.1016/j.schres.2018.03.020

Bowlby, J. (2000). *Separation. Anxiety and anger* (Attachment and loss, Vol. 2) [Reprint]. New York, NY: Basic Books. (Originally published 1973)

Bownes, I.T. (1992). Sexual and relationship dysfunction in sexual offenders. *Sexual and Marital Therapy, 8*, 157–165. https://doi.org/10.1080/02674659308408191

Boyle, C.L. & Lutzker, J.R. (2005). Teaching young children to discriminate abusive from nonabusive situations using multiple exemplars in a modified discrete trial teaching format. *Journal of Family Violence, 20*(2), 55–69. https://doi.org/10.1007/s10896-005-3169-4

Brady, K.T., Killeen, T.K., Brewerton, T. & Lucerini, S. (2000). Comorbidity of psychiatric disorders and posttraumatic stress disorder. *Journal of Clinical Psychiatry, 61*(Suppl. 7), 22–32.

Braecker, S. & Wirtz-Weinrich, W. (1994). *Sexueller Mißbrauch an Mädchen und Jungen. Handbuch für Interventions- und Präventionsmöglichkeiten* (4., überarb. Aufl.). Weinheim: Beltz.

Brand, B.L. & Alexander, P.C. (2003). Coping with incest: The relationship between recollections of childhood coping and adult functioning in female survivors of incest. *Journal of Traumatic Stress, 16*(3), 285–293. https://doi.org/10.1023/A:1023704309605

Breitenbach, E. (1994). *Mütter mißbrauchter Mädchen. Eine Studie über sexuelle Verletzung und weibliche Identität* (Forschungsberichte des BIS, Bd. 3, 2. Aufl.). Pfaffenweiler: Centaurus.

Bremner, J.D. (1999). Does stress damage the brain? *Biological Psychiatry, 45*(7), 797–805. https://doi.org/10.1016/S0006-3223(99)00009-8

Bremner, J.D. (2006). Traumatic stress: Effects on the brain. *Dialogues in Clinical Neuroscience, 8*(4), 445–461. https://doi.org/10.31887/DCNS.2006.8.4/jbremner

Bremner, J.D., Hoffman, M., Afzal, N., Cheema, F.A., Novik, O., Ashraf, A. et al. (2021). The environment contributes more than genetics to smaller hippocampal volume in Posttraumatic Stress Disorder (PTSD). *Journal of Psychiatric Research, 137*, 579–588. https://doi.org/10.1016/j.jpsychires.2020.10.042

Bremner, J.D., Vythilingam, M., Vermetten, E., Southwick, S.M., McGlashan, T., Nazeer, A. et al. (2003). MRI and PET study of deficits in hippocampal structure and function in women with childhood sexual abuse and posttraumatic stress disorder. *American Journal of Psychiatry, 160*(5), 924–932. https://doi.org/10.1176/appi.ajp.160.5.924

Brenner, I. & Ben-Amitay, G. (2015). Sexual revictimization: The impact of attachment anxiety, accumulated trauma, and response to childhood sexual abuse disclosure. *Violence and Victims, 30*(1), 49–65. https://doi.org/10.1891/0886-6708.VV-D-13-00098

Brewin, C.R. (2015). Re-experiencing traumatic events in PTSD: New avenues in research on intrusive memories and flashbacks. *European Journal of Psychotraumatology, 6*, 27180. https://doi.org/10.3402/ejpt.v6.27180

Brewin, C.R. & Andrews, B. (2017). Creating memories for false autobiographical events in childhood: A systematic review. *Applied Cognitive Psychology, 31*(1), 2–23. https://doi.org/10.1002/acp.3220

Brewin, C.R., Dalgleish, T. & Joseph, S. (1996). A dual representation theory of posttraumatic stress disorder. *Psychological Review, 103*(4), 670–686. https://doi.org/10.1037/0033-295X.103.4.670

Briere, J. (1992). *Child abuse trauma: Theory and treatment of the lasting effects* (Vol. 2, Interpersonal violence: The practice series). Newbury Park: Sage.

Briere, J. (2006). Dissociative symptoms and trauma exposure: Specificity, affect dysregulation, and posttraumatic stress. *Journal of Nervous & Mental Disease, 194*(2), 78–82. https://doi.org/10.1097/01.nmd.0000198139.47371.54

Briere, J. & Conte, J. (1993). Self-reported amnesia for abuse in adults molested as children. *Journal of Traumatic Stress, 6*(1), 21–31. https://doi.org/10.1002/jts.2490060104

Briere, J., Runtz, M., Eadie, E., Bigras, N. & Godbout, N. (2017). Disengaged parenting: Structural equation modeling with child abuse, insecure attachment, and adult symptomatology. *Child Abuse & Neglect, 67*, 260–270. https://doi.org/10.1016/j.chiabu.2017.02.036

Briggs, F. (1991). Child protection programms: Can they protect young children? *Early Child Development and Care, 67*(1), 61–72. https://doi.org/10.1080/0300443910670106

Briggs, F. & Hawkins, R.M. (1994). Follow-up data on the effectiveness of New Zealand's national school based child protection program. *Child Abuse & Neglect, 18*(8), 635–643. https://doi.org/10.1016/0145-2134(94)90013-2

Briggs, P., Simon, W.T. & Simonsen, S. (2011). An exploratory study of Internet-initiated sexual offenses and the chat room sex offender: Has the Internet enabled a new typology of sex offender? *Annals of Sex Research, 23*(1), 72–91. https://doi.org/10.1177/1079063210384275

Brisch, K.H., Hilmer, C., Oberschneider, L. & Ebeling, L. (2018). Bindungsstörungen. *Monatsschrift Kinderheilkunde, 166*(6), 533–544. https://doi.org/10.1007/s00112-018-0465-7

Brisch, K.H. & Stopfel, U. (Hrsg.). (2011). *Bindung und frühe Störungen der Entwicklung.* Stuttgart: Klett-Cotta.

Broadley, K. (2018). What can surveillance data and risk factor research contribute to a public health approach to preventing child sexual abuse? *Australian Journal of Social Issues, 53*(4), 372–385. https://doi.org/10.1002/ajs4.46

Brockhaus, U. & Kolshorn, M. (1993). *Sexuelle Gewalt gegen Mädchen und Jungen. Mythen, Fakten, Theorien.* Frankfurt: Campus.

Broome, L.J., Izura, C. & Lorenzo-Dus, N. (2018). A systematic review of fantasy driven vs. contact driven internet-initiated sexual offences: Discrete or overlapping typologies? *Child Abuse & Neglect, 79*, 434–444.

Brouillette-Alarie, S., Proulx, J. & Hanson, R.K. (2018). Three central dimensions of sexual recidivism risk: Understanding the latent sonstructs of Static-99R and Static-2002R. *Sexual Abuse: A Journal of Research and Treatment, 30*(6), 676–704. https://doi.org/10.1177/1079063217691965

Brown, J., Cohen, P., Chen, H., Smailes, E. & Johnson, J.G. (2004). Sexual trajectories of abused and neglected youths. *Journal of Developmental & Behavioral Pediatrics, 25*(2), 77–82. https://doi.org/10.1097/00004703-200404000-00001

Browne, A. & Finkelhor, D. (1986). Impact of child sexual abuse: A review of the research. *Psychological bulletin, 99*(1), 66–77. https://doi.org/10.1037/0033-2909.99.1.66

Browne, A., Miller, B. & Maguin, E. (1999). Prevalence and severity of lifetime physical and sexual victimization among incarcerated women. *International Journal of Law and Psychiatry, 22*(3–4), 301–322. https://doi.org/10.1016/S0160-2527(99)00011-4

Bruchmüller, K., Margraf, J., Suppiger, A. & Schneider, S. (2011). Popular or unpopular? Therapists' use of structured interviews and their estimation of patient acceptance. *Behavior Therapy, 42*(4), 634–643. https://doi.org/10.1016/j.beth.2011.02.003

Bumby, K.M. (1996). Assessing the cognitive distortions of child molesters and rapists: Development and validation of the MOLEST and RAPE scales. *Annals of Sex Research, 8*(1), 37–54. https://doi.org/10.1007/BF02258015

Bundesministerium für Inneres. (2018). *Kriminialitätsbericht 2018. Statistik und Analyse.* Verfügbar unter: https://www.bmi.gv.at/508/files/SIB_2018/3_SIB_2018_Kriminalitaetsbericht_web.pdf

Bundesministerium für Justiz. (2020). *Sicherheitsbericht 2019. Bericht über die Tätigkeit der Strafjustiz.* Verfügbar unter: https://www.bmi.gv.at/508/start.aspx

Bundesministerium für Justiz und Verbraucherschutz. (2021a, 16. Juni). *Strafgesetzbuch (StGB) §176c. Schwerer sexueller Missbrauch von Kindern,* Bundesamt für Justiz. Verfügbar unter: https://www.gesetze-im-internet.de/stgb/__176c.html

Bundesministerium für Justiz und Verbraucherschutz. (2021b, 16. Juni). *Strafgesetzbuch (StGB) §176c. Sexueller Missbrauch von Kindern ohne Körperkontakt mit dem Kind,* Bundesamt für Justiz. Verfügbar unter: https://www.gesetze-im-internet.de/stgb/__176a.html

Bunge, M. (1967). *Scientific Research I* (Studies in the Foundations Methodology and Philosophy of Science, 3/1). Berlin: Springer.

Burton, D. L. (2003). Male adolescents: Sexual victimization and subsequent sexual abuse. *Child and Adolescent Social Work Journal, 20*(4), 277–296. https://doi.org/10.1023/A:1024556909087

Cahill, L. (1997). The neurobiology of emotionally influenced memory: Implications for understanding traumatic memory. *Annals of the New York Academy of Sciences, 821*(1 Psychobiology), 238–246. https://doi.org/10.1111/j.1749-6632.1997.tb48283.x

Calam, R., Horne, L., Glasgow, D. & Cox, A. (1998). Psychological disturbance and child sexual abuse: A follow-up study. *Child Abuse & Neglect, 22*(9), 901–913. https://doi.org/10.1016/S0145-2134(98)00068-4

Caldwell, M. F. (2002). What we do not know about juvenile sexual reoffense risk. *Child Maltreatment, 7*(4), 291–302. https://doi.org/10.1177/107755902237260

Caldwell, M. F. (2010). Study characteristics and recidivism base rates in juvenile sex offender recidivism. *International Journal of Offender Therapy and Comparative Criminology, 54*(2), 197–212. https://doi.org/10.1177/0306624X08330016

Caldwell, M. F. (2016). Quantifying the decline in juvenile sexual recidivism rates. *Psychology, Public Policy, and Law, 22*(4), 414–426. https://doi.org/10.1037/law0000094

Caldwell, M. F. & Dickinson, C. (2009). Sex offender registration and recidivism risk in juvenile sexual offenders. *Behavioral Sciences & the Law, 27*(6), 941–956. https://doi.org/10.1002/bsl.907

Campis, L. B., Hebden-Curtis, J. & DeMaso, D. R. (1993). Developmental differences in detection and disclosure of sexual abuse. *Journal of the American Academy of Child & Adolescent Psychiatry, 32*(5), 920–924. https://doi.org/10.1097/00004583-199309000-00005

Cantón-Cortés, D. & Cantón, J. (2010). Coping with child sexual abuse among college students and post-traumatic stress disorder: The role of continuity of abuse and relationship with the perpetrator. *Child Abuse & Neglect, 34*(7), 496–506. https://doi.org/10.1016/j.chiabu.2009.11.004

Cantón-Cortés, D., Cortés, M. R. & Cantón, J. (2012). The role of traumagenic dynamics on the psychological adjustment of survivors of child sexual abuse. *European Journal of Developmental Psychology, 9*(6), 665–680. https://doi.org/10.1080/17405629.2012.660789

Cantón-Cortés, D., Cortés, M. R. & Cantón, J. (2015). Child sexual abuse, attachment style, and depression: The role of the characteristics of abuse. *Journal of Interpersonal Violence, 30*(3), 420–436. https://doi.org/10.1177/0886260514535101

Carlson, E. A. (1998). A prospective longitudinal study of attachment disorganization/disorientation. *Child Development, 69*(4), 1107–1128. https://doi.org/10.1111/j.1467-8624.1998.tb06163.x

Carmel, M. J. S. & Friedlander, M. L. (2009). The relation of secondary traumatization to therapists' perceptions of the working alliance with clients who commit sexual abuse. *Journal of Counseling Psychology, 56*(3), 461–467. https://doi.org/10.1037/a0015422

Carr, S. N. & Francis, A. J. P. (2010). Do early maladaptive schemas mediate the relationship between childhood experiences and avoidant personality disorder features? A preliminary investigation in a non-clinical sample. *Cognitive Therapy and Research, 34*(4), 343–358. https://doi.org/10.1007/s10608-009-9250-1

Chaffin, M., Silovsky, J. F. & Vaughn, C. (2005). Temporal concordance of anxiety disorders and child sexual abuse: Implications for direct versus artifactual effects of sexual abuse. *Journal of Clinical Child & Adolescent Psychology, 34*(2), 210–222. https://doi.org/10.1207/s15374424jccp3402_1

Chandy, J.M., Blum, R.W. & Resnick, M.D. (1996). Gender-specific outcomes for sexually abused adolescents. *Child Abuse & Neglect, 20*(12), 1219–1231. https://doi.org/10.1016/S0145-2134(96)00117-2

Chaplin, T.C., Rice, M.E. & Harris, G.T. (1995). Salient victim suffering and the sexual responses of child molesters. *Journal of Consulting and Clinical Psychology, 63*(2), 249–255. https://doi.org/10.1037/0022-006X.63.2.249

Chasson, G.S., Mychailyszyn, M.P., Vincent, J.P. & Harris, G.E. (2013). Evaluation of trauma characteristics as predictors of attrition from cognitive-behavioral therapy for child victims of violence. *Psychological Reports, 113*(3), 734–753. https://doi.org/10.2466/16.02.PR0.113x30z2

Chen, L.P., Murad, M.H., Paras, M.L., Colbenson, K.M., Sattler, A.L., Goranson, E.N. et al. (2010). Sexual abuse and lifetime diagnosis of psychiatric disorders: Systematic review and meta-analysis. *Mayo Clinic Proceedings, 85*(7), 618–629. https://doi.org/10.4065/mcp.2009.0583

Chen, Y.Y., Chen, C.Y. & Hung, D.L. (2016). Assessment of psychiatric disorders among sex offenders: Prevalence and associations with criminal history. *Criminal Behaviour and Mental Health, 26*(1), 30–37. https://doi.org/10.1002/cbm.1926

Choquet, M., Darves-Bornoz, J.M., Ledoux, S., Manfredi, R. & Hassler, C. (1997). Self-reported health and behavioral problems among adolescent victims of rape in France: Results of a cross-sectional survey. *Child Abuse & Neglect, 21*(9), 823–832. https://doi.org/10.1016/S0145-2134(97)00044-6

Choudhry, V., Dayal, R., Pillai, D., Kalokhe, A.S., Beier, K. & Patel, V. (2018). Child sexual abuse in India: A systematic review. *PloS One, 13*(10), e0205086. https://doi.org/10.1371/journal.pone.0205086

Christopher, K., Lutz-Zois, C.J. & Reinhardt, A.R. (2007). Female sexual-offenders: Personality pathology as a mediator of the relationship between childhood sexual abuse history and sexual abuse perpetration against others. *Child Abuse & Neglect, 31*(8), 871–883. https://doi.org/10.1016/j.chiabu.2007.02.006

Church, P. (1983). *Good Touch/Bad Touch Program*. Scottsdale, AZ: Childhelp.

Cicchetti, D., Toth, S.L. & Lynch, M. (1995). Bowlby's dream comes full circle. In T.H. Ollendick & R.J. Prinz (Eds.), *Advances in clinical child psychology* (Advances in Clinical Child Psychology, Vol. 17, pp. 1–75). Boston, MA: Springer.

Classen, C.C., Palesh, O.G. & Aggarwal, R. (2005). Sexual revictimization: A review of the empirical literature. *Trauma, Violence, & Abuse, 6*(2), 103–129. https://doi.org/10.1177/1524838005275087

Cloitre, M., Stovall-McClough, K.C., Miranda, R. & Chemtob, C.M. (2004). Therapeutic alliance, negative mood regulation, and treatment outcome in child abuse-related posttraumatic stress disorder. *Journal of Consulting and Clinical Psychology, 72*(3), 411–416. https://doi.org/10.1037/0022-006X.72.3.411

Cloitre, M., Stovall-McClough, K.C., Nooner, K., Zorbas, P., Cherry, S., Jackson, C.L. et al. (2010). Treatment for PTSD related to childhood abuse: A randomized controlled trial. *American Journal of Psychiatry, 167*(8), 915–924. https://doi.org/10.1176/appi.ajp.2010.09081247

Coburn, P.I., Chong, K. & Connolly, D.A. (2017). The effect of case severity on sentence length in cases of child sexual assault in Canada. *Journal of Child Sexual Abuse, 26*(3), 319–333. https://doi.org/10.1080/10538712.2017.1283651

Cochrane, R.E., Grisso, T. & Frederick, R.I. (2001). The relationship between criminal charges, diagnoses, and psycholegal opinions among federal pretrial defendants. *Behavioral Sciences & the Law, 19*(4), 565–582. https://doi.org/10.1002/bsl.454

Cockbain, E., Ashby, M. & Brayley, H. (2017). Immaterial boys? A large-scale exploration of gender-based differences in child sexual exploitation service users. *Sexual Abuse: A Journal of Research and Treatment, 29*(7), 658–684. https://doi.org/10.1177/1079063215616817

Coffey, P., Leitenberg, H., Henning, K., Turner, T. & Bennett, R.T. (1996). The relation between methods of coping during adulthood with a history of childhood sexual abuse and current psychological adjustment. *Journal of Consulting and Clinical Psychology, 64*(5), 1090–1093. https://doi.org/10.1037/0022-006X.64.5.1090

Cohen, J.A., Deblinger, E., Mannarino, A.P. & Steer, R.A. (2004). A multisite, randomized controlled trial for children with sexual abuse-related PTSD symptoms. *Journal of the American Academy of Child & Adolescent Psychiatry, 43*(4), 393–402. https://doi.org/10.1097/00004583-200404000-00005

Cohen, J.A. & Mannarino, A.P. (1997). A treatment study for sexually abused preschool children: Outcome during a one-year follow-up. *Journal of the American Academy of Child & Adolescent Psychiatry, 36*(9), 1228–1235. https://doi.org/10.1097/00004583-199709000-00015

Cohen, J.A. & Mannarino, A.P. (2012). *Trauma-focused CBT for children and adolescents: Treatment applications*. New York, NY: Guilford.

Cohen, J.A., Mannarino, A.P. & Knudsen, K. (2005). Treating sexually abused children: 1 year follow-up of a randomized controlled trial. *Child Abuse & Neglect, 29*(2), 135–145. https://doi.org/10.1016/j.chiabu.2004.12.005

Cohen, J.N. (2008). Using feminist, emotion-focused, and developmental approaches to enhance cognitive-behavioral therapies for posttraumatic stress disorder related to childhood sexual abuse. *Psychotherapy (Chicago, Ill.), 45*(2), 227–246. https://doi.org/10.1037/0033-3204.45.2.227

Cohen, L.J., Nikiforov, K., Gans, S., Poznansky, O., McGeoch, P., Weaver, C. et al. (2002). Heterosexual male perpetrators of childhood sexual abuse: A preliminary neuropsychiatric model. *Psychiatric Quarterly, 73*(4), 313–336. https://doi.org/10.1023/A:1020416101092

Coker, A.L., Cook-Craig, P.G., Williams, C.M., Fisher, B.S., Clear, E.R., Garcia, L.S. et al. (2011). Evaluation of Green Dot: An active bystander intervention to reduce sexual violence on college campuses. *Violence Against Women, 17*(6), 777–796. https://doi.org/10.1177/1077801211410264

Coles, J., Lee, A., Taft, A., Mazza, D. & Loxton, D. (2015). Childhood sexual abuse and its association with adult physical and mental health: Results from a national cohort of young Australian women. *Journal of Interpersonal Violence, 30*(11), 1929–1944. https://doi.org/10.1177/0886260514555270

Collin-Vézina, D., Coleman, K., Milne, L., Sell, J. & Daigneault, I. (2011). Trauma experiences, maltreatment-related impairments, and resilience among child welfare youth in residential care. *International Journal of Mental Health and Addiction, 9*(5), 577–589. https://doi.org/10.1007/s11469-011-9323-8

Collin-Vézina, D. & Garrido, E.F. (2017). Current issues in child sexual abuse, gender and health outcomes: Shedding new lights to inform worldwide policy and practice. *Child Abuse & Neglect, 63*, 245–248. https://doi.org/10.1016/j.chiabu.2016.11.032

Collin-Vézina, D., de La Sablonnière-Griffin, M., Palmer, A.M. & Milne, L. (2015). A preliminary mapping of individual, relational, and social factors that impede disclosure of childhood sexual abuse. *Child Abuse & Neglect, 43*, 123–134. https://doi.org/10.1016/j.chiabu.2015.03.010

Colman, R.A. & Widom, C.S. (2004). Childhood abuse and neglect and adult intimate relationships: A prospective study. *Child Abuse & Neglect, 28*(11), 1133–1151. https://doi.org/10.1016/j.chiabu.2004.02.005

Comartin, E.B., Kernsmith, P.D. & Miles, B.W. (2010). Family experiences of young adult sex offender registration. *Journal of Child Sexual Abuse, 19*(2), 204–225. https://doi.org/10.1080/10538711003627207

Commission to Inquire into Child Abuse. (2003). *Third interim report*. Dublin: Government Publications.

Commitee for Children. (1996). *Talking about Touching*. Seattle, WA: Commitee for Children.

Commitee for Children. (2001). *Talking about Touching*. Seattle, WA: Commitee for Children.

Conen, M.L. (2005). Familientherapie bei Inzest. In G. Amann & R. Wipplinger (Hrsg.), *Sexueller Missbrauch. Überblick zu Forschung, Beratung und Therapie: Ein Handbuch* (3., überarb. und erw. Aufl., S. 575–586). Tübingen: dgvt-Verlag.

Conte, J.R. (1987). Ethical issues in evaluation of prevention programs. *Child Abuse & Neglect, 11*(2), 171–172. https://doi.org/10.1016/0145-2134(87)90054-8

Conte, J.R., Wolf, S. & Smith, T. (1989). What sexual offenders tell us about prevention strategies. *Child Abuse & Neglect, 13*(2), 293–301. https://doi.org/10.1016/0145-2134(89)90016-1

Cooper, E.S.N. & Holgersen, H. (2016). Treatment experiences of child sexual offenders in Norway: A qualitative study. *Journal of Child Sexual Abuse, 25*(7), 699–718. https://doi.org/10.1080/10538712.2016.1212958

Cooper, S., Lutter, Y. & Phelps, C. (1983). *Child assault prevention program: Strategies for free children*. Columbus, OH: Child Assault Prevention Project.

Cougle, J.R., Timpano, K.R., Sachs-Ericsson, N., Keough, M.E. & Riccardi, C.J. (2010). Examining the unique relationships between anxiety disorders and childhood physical and sexual abuse in the National Comorbidity Survey-Replication. *Psychiatry Research, 177*(1–2), 150–155. https://doi.org/10.1016/j.psychres.2009.03.008

Covell, C.N. & Scalora, M.J. (2002). Empathic deficits in sexual offenders. *Aggression and violent behavior, 7*(3), 251–270. https://doi.org/10.1016/S1359-1789(01)00046-5

Crisma, M., Bascelli, E., Paci, D. & Romito, P. (2004). Adolescents who experienced sexual abuse: Fears, needs and impediments to disclosure. *Child Abuse & Neglect, 28*(10), 1035–1048. https://doi.org/10.1016/j.chiabu.2004.03.015

Cromer, L.D. & Goldsmith, R.E. (2010). Child sexual abuse myths: Attitudes, beliefs, and individual differences. *Journal of Child Sexual Abuse, 19*(6), 618–647. https://doi.org/10.1080/10538712.2010.522493

Cuijpers, P., Smit, F., Unger, F., Stikkelbroek, Y., ten Have, M. & de Graaf, R. (2011). The disease burden of childhood adversities in adults: A population-based study. *Child Abuse & Neglect, 35*(11), 937–945. https://doi.org/10.1016/j.chiabu.2011.06.005

Cukor, D. & McGinn, L.K. (2006). History of child abuse and severity of adult depression: The mediating role of cognitive schema. *Journal of Child Sexual Abuse, 15*(3), 19–34. https://doi.org/10.1300/J070v15n03_02

Cunningham, H. & Ehrhardt, H. (2006). *Die Geschichte des Kindes in der Neuzeit*. Düsseldorf: Artemis & Winkler.

Currier, L.L. & Wurtele, S.K. (1996). A pilot study of previously abused and non-sexually abused children's responses to a personal safety program. *Journal of Child Sexual Abuse, 5*(1), 71–87. https://doi.org/10.1300/J070v05n01_04

Cutajar, M.C., Mullen, P.E., Ogloff, J.R.P., Thomas, S.D., Wells, D.L. & Spataro, J. (2010a). Psychopathology in a large cohort of sexually abused children followed up to 43 years. *Child Abuse & Neglect, 34*(11), 813–822. https://doi.org/10.1016/j.chiabu.2010.04.004

Cutajar, M.C., Mullen, P.E., Ogloff, J.R.P., Thomas, S.D., Wells, D.L. & Spataro, J. (2010b). Schizophrenia and other psychotic disorders in a cohort of sexually abused children. *Archives of General Psychiatry, 67*(11), 1114–1119. https://doi.org/10.1001/archgenpsychiatry.2010.147

Cyr, M., Frappier, J.Y., Hébert, M., Tourigny, M., McDuff, P. & Turcotte, M.È. (2016). Psychological and physical health of nonoffending parents after disclosure of sexual abuse of their child. *Journal of Child Sexual Abuse, 25*(7), 757–776. https://doi.org/10.1080/10538712.2016.1228726

Czerwinski, F., Finne, E., Alfes, J. & Kolip, P. (2018). Effectiveness of a school-based intervention to prevent child sexual abuse-Evaluation of the German IGEL program. *Child Abuse & Neglect, 86*, https://doi.org/10.1016/j.chiabu.2018.08.023

Daigneault, I., Hébert, M., Bourgeois, C., Dargan, S. & Frappier, J.Y. (2017). Santé mentale et physique des filles et des garçons agressés sexuellement. *Criminologie, 50*(1), 99–125. https://doi.org/10.7202/1039798ar

Daigneault, I., Vézina-Gagnon, P., Bourgeois, C., Esposito, T. & Hébert, M. (2017). Physical and mental health of children with substantiated sexual abuse: Gender comparisons from a matched-control cohort study. *Child Abuse & Neglect, 66*, 155–165. https://doi.org/10.1016/j.chiabu.2017.02.038

Daro, D., Duerr, J. & LeProhn, N. (1986). *Child assault prevention instruction: What works with preschoolers*. Chicago, IL: National Committee for the Prevention of Child Abuse.

Davis, M.K. & Gidycz, C.A. (2000). Child sexual abuse prevention programs: A meta-analysis. *Journal of Clinical Child Psychology, 29*(2), 257–265. https://doi.org/10.1207/S15374424jccp2902_11

de Jong, R., Alink, L., Bijleveld, C., Finkenauer, C. & Hendriks, J. (2015). Transition to adulthood of child sexual abuse victims. *Aggression and Violent Behavior, 24*, 175–187. https://doi.org/10.1016/j.avb.2015.04.012

de Jong, R. & Bijleveld, C. (2015). Child sexual abuse and family outcomes. *Crime Science, 4*(1), 1398. https://doi.org/10.1186/s40163-015-0046-1

de Vogel, V., de Ruiter, C., Bouman, Y.H.A. & de Vries, R.M. (2009). *SAPROF (Guidelines for the assessment of protective factors for violence risk)*. Utrecht: Forum Educatief.

de Vries, I. & Goggin, K.E. (2018). The impact of childhood abuse on the commercial sexual exploitation of youth: A systematic review and meta-analysis. *Trauma, Violence & Abuse*, 1524838018801332.

de Vries Robbé, M., de Vogel, V., Koster, K. & Bogaerts, S. (2015). Assessing protective factors for sexually violent offending with the SAPROF. *Sexual Abuse: A Journal of Research and Treatment, 27*(1), 51–70. https://doi.org/10.1177/1079063214550168

Deblinger, E., Mannarino, A.P., Cohen, J.A. & Steer, R.A. (2006). A follow-up study of a multisite, randomized, controlled trial for children with sexual abuse-related PTSD symptoms. *Journal of the American Academy of Child & Adolescent Psychiatry, 45*(12), 1474–1484. https://doi.org/10.1097/01.chi.0000240839.56114.bb

Deblinger, E., Stauffer, L.B. & Steer, R.A. (2001). Comparative efficacies of supportive and cognitive behavioral group therapies for young children who have been sexually abused and their nonoffending mothers. *Child Maltreatment, 6*(4), 332–343. https://doi.org/10.1177/1077559501006004006

Deblinger, E., Steer, R.A. & Lippmann, J. (1999). Two-year follow-up study of cognitive behavioral therapy for sexually abused children suffering post-traumatic stress symptoms. *Child Abuse & Neglect, 23*(12), 1371–1378. https://doi.org/10.1016/S0145-2134(99)00091-5

Deegener, G. (2005). Das Verantwortungs-Abwehr-System sexueller Missbraucher: Ursachen und therapeutischer Umgang. In G. Amann & R. Wipplinger (Hrsg.), *Sexueller Missbrauch. Überblick zu Forschung, Beratung und Therapie: Ein Handbuch* (3., überarb. und erw. Aufl., S. 367–389). Tübingen: dgvt-Verlag.

Deetman, W., Daijer, N., Kalbfleisch, P., Merckelbach, H., Monteiro, M. & de Vries, G. (2011). *Sexual abuse of minors in the Roman Catholic Church*. Amsterdam: Balans.

Dégeilh, F., Viard, A., Guénolé, F., Gaubert, M., Egler, P.J., Egret, S. et al. (2017). Functional brain alterations during self-reference processing in adolescents with sexual abuse-related post-traumatic stress disorder: A preliminary report. *Neurocase, 23*(1), 52–59. https://doi.org/10.1080/13554794.2017.1290807

Dejure.org Rechtsinformationssysteme. *Deutschland: Strafgesetzbuch*. Verfügbar unter: https://dejure.org/gesetze/StGB

DeMause, L. (Hrsg.). (2007). *Hört ihr die Kinder weinen: Eine psychogenetische Geschichte der Kindheit* (1. Aufl. [Nachdr.]). Frankfurt am Main: Suhrkamp. (ursprünglich erschienen 1980)

Dhaliwal, G.K., Gauzas, L., Antonowicz, D.H. & Ross, R.R. (1996). Adult male survivors of childhood sexual abuse: Prevalence, sexual abuse characteristics, and long-term effects. *Clinical Psychology Review, 16*(7), 619–639. https://doi.org/10.1016/S0272-7358(96)00018-9

DiGiorgio-Miller, J. (2007). Emotional variables and deviant sexual fantasies in adolescent sex offenders. *Journal of Psychiatry and Law, Summer, 35*(2), 109–124. https://doi.org/10.1177/009318530703500202

DiPalma, L.M. (1994). Patterns of coping and characteristics of high-functioning incest survivors. *Archives of Psychiatric Nursing, 8*(2), 82–90. https://doi.org/10.1016/0883-9417(94)90038-8

Dirscherl, T., Hahlweg, K., Born, R., Kulessa, A., Sanders, M.R. & von Wulfen, Y. (2011). *Triple P: ein Public Health Ansatz zur Förderung der seelischen Gesundheit von Kindern und Jugendlichen durch Stärkung der elterlichen Erziehungskompetenz*. Verfügbar unter: https://www.triplep.de/files/4114/3442/9276/GER_4-5_Langform_bersichtsartikel_v1_1.pdf

Doherr, L., Reynolds, S., Wetherly, J. & Evans, E.H. (2005). Young children's ability to engage in cognitive therapy tasks: Associations with age and educational experience. *Behavioural and Cognitive Psychotherapy, 33*(2), 201–215. https://doi.org/10.1017/S1352465804001894

Domhardt, M., Münzer, A., Fegert, J.M. & Goldbeck, L. (2015). Resilience in survivors of child sexual abuse: A systematic review of the literature. *Trauma, Violence & Abuse, 16*(4), 476–493. https://doi.org/10.1177/1524838014557288

Döpfner, M., Berner, W., Breuer, D., Flechtner, H., Lehmkuhl, G. & Steinhausen, H.-C. (2022). *Psychopathologisches Befund-System für Kinder und Jugendliche (CASCAP-2). Manual mit Glossar und Explorationsleitfaden*. Göttingen: Hogrefe.

Döpfner, M. & Görtz-Dorten, A. (2017). *Diagnostik-System für psychische Störungen nach ICD-10 und DSM-5 für Kinder und Jugendliche – III (DISYPS-III)*. Bern: Hogrefe.

Döpfner, M., Plück, J. & Kinnen, C. für die Arbeitsgruppe Deutsche Child Behavior Checklist (2014). *Deutsche Schulalter-Formen der Child Behavior Checklist von Thomas M. Achenbach. Elternfragebogen über das Verhalten von Kindern und Jugendlichen (CBCL/6–18R), Lehrerfragebogen über das Verhalten von Kindern und Jugendlichen (TRF/6–18R), Fragebogen für Jugendliche (YSR/11–18R)*. Göttingen: Hogrefe.

Dos Santos Silva, W. & de Oliveira Barroso-Júnior, U. (2016). Characteristics of children under 12 years subjected to forensic examination on suspicion of child sexual abuse in Salvador Brazil. *Spanish Journal of Legal Medicine, 42*(2), 55–61. https://doi.org/10.1016/j.remle.2015.06.003

Douglas, K.S., Hart, S., Webster, C.D. & Belfrage. H. (2013a). *Assessing Risk for Violence, Version 3 (HCR-20 V3)* (3. Aufl.). Burnaby: Simon Fraser University.

Douglas, K.S., Hart, S.D., Webster, C.D. & Belfrage, H. (2013b). *Die Vorhersage von Gewalttaten mit dem HCR-20V3: Benutzerhandbuch, Deutsche Version* (M. Bolzmacher, P. Born, S. Eucker, F. von Franqué, B. Holzinger, S. Kötter, R. Müller-Isberner & W. Schmidbauer, Hrsg. und Übers.). Haina: Institut für forensische Psychiatrie Haina e.V.

Douglas, K.R., Chan, G., Gelernter, J., Arias, A.J., Anton, R.F., Weiss, R.D. et al. (2010). Adverse childhood events as risk factors for substance dependence: Partial mediation by mood and anxiety disorders. *Addictive Behaviors, 35*(1), 7–13. https://doi.org/10.1016/j.addbeh.2009.07.004

Draijer, N. (1990). *Seksuele traumatisering in de jeugd: Lange termijn gevolgen van seksueel misbruik van meisjes door verwanten*. Amsterdam: Uitgeverij Sua.

Dubowitz, H. (2017). Child sexual abuse and exploitation – A global glimpse. *Child Abuse & Neglect, 66*, 2–8. https://doi.org/10.1016/j.chiabu.2017.02.011

Duffek, H. (2005). Therapie mit Tätern im Strafvollzug. In G. Amann & R. Wipplinger (Hrsg.), *Sexueller Missbrauch. Überblick zu Forschung, Beratung und Therapie: Ein Handbuch* (3., überarb. und erw. Aufl., S. 659–676). Tübingen: dgvt-Verlag.

Dufour, M.H., Nadeau, L. & Bertrand, K. (2000). Les facteurs de résilience chez les victimes d'abus sexuel: état de la question. *Child Abuse & Neglect, 24*(6), 781–797. https://doi.org/10.1016/S0145-2134(00)00141-1

Duron, J.F. (2018). Legal decision-making in child sexual abuse investigations: A mixed-methods study of factors that influence prosecution. *Child Abuse & Neglect, 79*, 302–314. https://doi.org/10.1016/j.chiabu.2018.02.022

Easton, S.D. (2013). Disclosure of child sexual abuse among adult male survivors. *Clinical Social Work Journal, 41*(4), 344–355. https://doi.org/10.1007/s10615-012-0420-3

Easton, S.D., Coohey, C., O'leary, P., Zhang, Y. & Hua, L. (2011). The effect of childhood sexual abuse on psychosexual functioning during adulthood. *Journal of Family Violence, 26*(1), 41–50. https://doi.org/10.1007/s10896-010-9340-6

Easton, S.D. & Kong, J. (2017). Mental health indicators fifty years later: A population-based study of men with histories of child sexual abuse. *Child Abuse & Neglect, 63*, 273–283. https://doi.org/10.1016/j.chiabu.2016.09.011

Edgardh, K. & Ormstad, K. (2000). Prevalence and characteristics of sexual abuse in a national sample of Swedish seventeen-year-old boys and girls. *Acta Paediatrica, 89*(3), 310–319. https://doi.org/10.1111/j.1651-2227.2000.tb01333.x

Edwards, V.J., Fivush, R., Anda, R.F., Felitti, V.J. & Nordenberg, D.F. (2001). Autobiographical memory disturbances in childhood abuse survivors. *Journal of Aggression, Maltreatment & Trauma, 4*(2), 247–263. https://doi.org/10.1300/J146v04n02_11

Eher, R., Grunehut, C., Fruehwald, S., Frottier, P., Hobl, B. & Aigner, M. (2001). Comparison between exclusively male target and female/both sexes target child molesters on psychometric variables, DSM-IV diagnoses and MTC:CM3 typology. In M.H. Miner & E. Coleman (Eds.), *Sex offender treatment: Accomplishments, challenges, and future directions* (pp. 89–102). New York, NY: The Haworth Press.

Ehlers, A. (1999). *Posttraumatische Belastungsstörung* (Fortschritte der Psychologie, Bd. 8). Göttingen: Hogrefe.

Ehlers, A. & Clark, D.M. (2000). A cognitive model of posttraumatic stress disorder. *Behaviour Research and Therapy, 38*(4), 319–345. https://doi.org/10.1016/S0005-7967(99)00123-0

Ehlers, A., Clark, D.M., Dunmore, E., Jaycox, L., Meadows, E. & Foa, E.B. (1998). Predicting response to exposure treatment in PTSD: The role of mental defeat and alienation. *Journal of Traumatic Stress, 11*(3), 457–471. https://doi.org/10.1023/A:1024448511504

Eke, A.W., Seto, M.C. & Williams, J. (2011). Examining the criminal history and future offending of child pornography offenders: An extended prospective follow-up study. *Law and Human Behavior, 35*(6), 466–478. https://doi.org/10.1007/s10979-010-9252-2

Elliger, T.J. & Schötensack, K. (1991). Sexueller Missbrauch von Kindern – eine kritische Bestandsaufnahme. In G. Nissen (Hrsg.), *Psychogene Psychosyndrome und ihre Therapie im Kindes- und Jugendalter* (S. 143–154). Bern: Huber.

Elliott, A.N. & Carnes, C.N. (2001). Reactions of nonoffending parents to the sexual abuse of their child: A review of the literature. *Child Maltreatment, 6*(4), 314–331. https://doi.org/10.1177/1077559501006004005

Elliott, M., Browne, K. & Kilcoyne, J. (1995). Child sexual abuse prevention: What offenders tell us. *Child Abuse & Neglect, 19*(5), 579–594. https://doi.org/10.1016/0145-2134(95)00017-3

Ellis, P. D. (2010). *The essential guide to effect sizes: Statistical power, meta-analysis, and the interpretation of research results*. Cambridge: Cambridge University Press. https://doi.org/10.1017/CBO9780511761676

Ensink, K., Bégin, M., Normandin, L. & Fonagy, P. (2017). Parental reflective functioning as a moderator of child internalizing difficulties in the context of child sexual abuse. *Psychiatry Research, 257*, 361–366. https://doi.org/10.1016/j.psychres.2017.07.051

Ernst, C. (1997). Zu den Problemen der epidemiologischen Erforschung des sexuellen Missbrauchs. In G. Amann & R. Wipplinger (Hrsg.), *Sexueller Missbrauch. Überblick zu Forschung, Beratung und Therapie: Ein Handbuch* (S. 55–71). Tübingen: dgvt-Verlag.

Ernst, C. (2005). Zu den Problemen der epidemiologischen Erforschung des sexuellen Missbrauchs. In G. Amann & R. Wipplinger (Hrsg.), *Sexueller Missbrauch. Überblick zu Forschung, Beratung und Therapie: Ein Handbuch* (3., überarb. und erw. Aufl., S. 61–80). Tübingen: dgvt-Verlag.

Esser, G., Reich, S., Wagener, N., Hösch, I., Ihle, W. & Laucht, M. (2017). *Potsdamer Kinder-Interview für 6- bis 12-Jährige (POKI)*. Göttingen: Hogrefe.

Estévez, A., Jauregui, P., Ozerinjauregi, N. & Herrero-Fernández, D. (2017). The role of early maladaptive schemas in the appearance of psychological symptomatology in adult women victims of child abuse. *Journal of Child Sexual Abuse, 26*(8), 889–909. https://doi.org/10.1080/10538712.2017.1365318

Estévez, A., Ozerinjauregi, N., Herrero-Fernández, D. & Jauregui, P. (2019). The mediator role of early maladaptive schemas between childhood sexual abuse and impulsive symptoms in female survivors of CSA. *Journal of Interpersonal Violence, 34*(4), 763–784. https://doi.org/10.1177/0886260516645815

Everson, M. D., Hunter, W. M., Runyon, D. K., Edelsohn, G. A. & Coulter, M. L. (1989). Maternal support following disclosure of incest. *American Journal of Orthopsychiatry, 59*(2), 197–207. https://doi.org/10.1111/j.1939-0025.1989.tb01651.x

Falligant, J. M., Fix, R. L. & Alexander, A. A. (2017). Judicial decision-making and juvenile offenders: Effects of medical evidence and victim age. *Journal of Child Sexual Abuse, 26*(4), 388–406. https://doi.org/10.1080/10538712.2017.1296914

Fargo, J. D. (2009). Pathways to adult sexual revictimization: Direct and indirect behavioral risk factors across the lifespan. *Journal of Interpersonal Violence, 24*(11), 1771–1791. https://doi.org/10.1177/0886260508325489

Faust, E., Bickart, W., Renaud, C. & Camp, S. (2015). Child pornography possessors and child contact sex offenders: A multilevel comparison of demographic characteristics and rates of recidivism. *Sexual Abuse: A Journal of Research and Treatment, 27*(5), 460–478. https://doi.org/10.1177/1079063214521469

Fazel, S., Hope, T., O'Donnell, I. & Jacoby, R. (2002). Psychiatric, demographic and personality characteristics of elderly sex offenders. *Psychological Medicine, 32*(2), 219–226. https://doi.org/10.1017/S0033291701005153

Fazel, S., Sjöstedt, G., Långström, N. & Grann, M. (2007). Severe mental illness and risk of sexual offending in men: A case-control study based on Swedish national registers. *Journal of Clinical Psychiatry, 68*(4). https://doi.org/10.4088/JCP.v68n0415

Fazio, R. L., Dyshniku, F., Lykins, A. D. & Cantor, J. M. (2017). Leg length versus torso length in pedophilia: Further evidence of atypical physical development early in life. *Sexual Abuse: A Journal of Research and Treatment, 29*(5), 500–514. https://doi.org/10.1177/1079063215609936

Feelgood, S., Cortoni, F. & Thompson, A. (2005). Sexual coping, general coping and cognitive distortions in incarcerated rapists and child molesters. *Journal of Sexual Aggression, 11*(2), 157–170. https://doi.org/10.1080/13552600500073657

Feelgood, S., Schaefer, G.A. & Hoyer, J. (2009). KV-M. Skala zur Erfassung kognitiver Verzerrungen bei Missbrauchern [Verfahrensdokumentation und Fragebogen]. In Leibniz-Institut für Psychologie (ZPID) (Hrsg.), *Open Test Archive*. Trier: ZPID.

Fegert, J.M., Hoffmann, U., König, E., Niehues, J. & Liebhardt, H. (Hrsg.). (2015). *Sexueller Missbrauch von Kindern und Jugendlichen. Ein Handbuch zur Prävention und Intervention für Fachkräfte im medizinischen, psychotherapeutischen und pädagogischen Bereich*. Berlin: Springer. https://doi.org/10.1007/978-3-662-44244-9

Feiring, C., Simon, V.A. & Cleland, C.M. (2009). Childhood sexual abuse, stigmatization, internalizing symptoms, and the development of sexual difficulties and dating aggression. *Journal of Consulting and Clinical Psychology, 77*(1), 127–137. https://doi.org/10.1037/a0013475

Feiring, C., Taska, L. & Chen, K. (2002). Trying to understand why horrible things happen: Attribution, shame, and symptom development following sexual abuse. *Child Maltreatment, 7*(1), 26–41. https://doi.org/10.1177/1077559502007001003

Feiring, C., Taska, L. & Lewis, M. (1996). A process model for understanding adaptation to sexual abuse: The role of shame in defining stigmatization. *Child Abuse & Neglect, 20*(8), 767–782. https://doi.org/10.1016/0145-2134(96)00064-6

Feiring, C., Taska, L.S. & Lewis, M. (1998). Social support and children's and adolescents' adaptation to sexual abuse. *Journal of Interpersonal Violence, 13*(2), 240–260. https://doi.org/10.1177/088626098013002005

Felitti, V.J., Anda, R.F., Nordenberg, D., Williamson, D.F., Spitz, A.M., Edwards, V. et al. (1998). Relationship of childhood abuse and household dysfunction to many of the leading causes of death in adults. *American Journal of Preventive Medicine, 14*(4), 245–258. https://doi.org/10.1016/S0749-3797(98)00017-8

Ferenzci, S. (1933). Sprachverwirrung zwischen dem Erwachsenen und dem Kind. Die Sprache der Zärtlichkeit und der Leidenschaft. *Internationale Zeitschrift für Psychoanalyse, 20*(1/2), 5–15.

Ferguson, C., Wright, S., Death, J., Burgess, K. & Malouff, J. (2018). Allegations of child sexual abuse in parenting disputes: An examination of judicial determinations in the Family Court of Australia. *Journal of Child Custody, 15*(2), 93–115. https://doi.org/10.1080/15379418.2017.1415776

Fergusson, D.M., Boden, J.M. & Horwood, L.J. (2008). Exposure to childhood sexual and physical abuse and adjustment in early adulthood. *Child Abuse & Neglect, 32*(6), 607–619. https://doi.org/10.1016/j.chiabu.2006.12.018

Filipas, H.H. & Ullman, S.E. (2006). Child sexual abuse, coping responses, self-blame, posttraumatic stress disorder, and adult sexual revictimization. *Journal of Interpersonal Violence, 21*(5), 652–672. https://doi.org/10.1177/0886260506286879

Finkelhor, D. (1984). *Child sexual abuse: New theory and research*. New York, NY: Free Press.

Finkelhor, D. (1986a). Prevention: A review of programs and research. In D. Finkelhor (Ed.), *A Sourcebook on Child Sexual Abuse* (pp. 224–254). Newbury Park, CA: Sage.

Finkelhor, D. (Ed.). (1986b). *A sourcebook on child sexual abuse*. Newbury Park, CA: Sage. https://doi.org/10.2307/583557

Finkelhor, D. (1987). The trauma of child sexual abuse. *Journal of Interpersonal Violence, 2*(4), 348–366. https://doi.org/10.1177/088626058700200402

Finkelhor, D. (1990a). Early and long-term effects of child sexual abuse: An update. *Professional Psychology: Research and Practice, 21*(5), 325–330. https://doi.org/10.1037/0735-7028.21.5.325

Finkelhor, D. (1990b). New ideas for child sexual abuse prevention. In R.K. Oates (Ed.), *Understanding and managing child sexual abuse* (pp. 385–396). Philadelphia, PA: Saunders.

Finkelhor, D. (1994). The international epidemiology of child sexual abuse. *Child Abuse & Neglect, 18*(5), 409–417. https://doi.org/10.1016/0145-2134(94)90026-4

Finkelhor, D. (2005). Zur internationalen Epidemiologie von sexuellem Missbrauch an Kindern. In G. Amann & R. Wipplinger (Hrsg.), *Sexueller Missbrauch. Überblick zu Forschung, Beratung und Therapie: Ein Handbuch* (3., überarb. und erw. Aufl., S. 81–94). Tübingen: dgvt-Verlag.

Finkelhor, D. (2014). *Sexually victimized children* [eBook]. New York, NY: Free Press. (Originally published 1979)

Finkelhor, D., Asdigian, N. & Dziuba-Leatherman, J. (1995a). The effectiveness of victimization prevention instruction: An evaluation of children's responses to actual threats and assaults. *Child Abuse & Neglect, 19*(2), 141–153. https://doi.org/10.1016/0145-2134(94)00112-8

Finkelhor, D., Asdigian, N. & Dziuba-Leatherman, J. (1995b). Victimization prevention programs for children: A follow-up. *American Journal of Public Health, 85*(12), 1684–1689. https://doi.org/10.2105/AJPH.85.12.1684

Finkelhor, D. & Browne, A. (1985). The traumatic impact of child sexual abuse: A conceptualization. *American Journal of Orthopsychiatry, 55*(4), 530–541. https://doi.org/10.1111/j.1939-0025.1985.tb02703.x

Finkelhor, D., Cuevas, C. A. & Drawbridge, D. (2016). The four preconditions model. In D. P. Boer (Ed.), *The Wiley Handbook on the theories, assessment and treatment of sexual offending* (Vol. 2: Assessment, pp. 25–51). Chichester: Wiley Blackwell.

Finkelhor, D. & Dziuba-Leatherman, J. (1995). Victimization prevention programs: A national survey of children's exposure and reactions. *Child Abuse & Neglect, 19*(2), 129–139. https://doi.org/10.1016/0145-2134(94)00111-7

Finkelhor, D. & Hotaling, G. T. (1984). Sexual abuse in the national incidence study of child abuse and neglect: An appraisal. *Child Abuse & Neglect, 8*(1), 23–32. https://doi.org/10.1016/0145-2134(84)90046-2

Finkelhor, D., Ormrod, R. K. & Turner, H. A. (2007). Poly-victimization: A neglected component in child victimization. *Child Abuse & Neglect, 31*(1), 7–26. https://doi.org/10.1016/j.chiabu.2006.06.008

Finkelhor, D., Shattuck, A., Turner, H. A. & Hamby, S. L. (2014). The lifetime prevalence of child sexual abuse and sexual assault assessed in late adolescence. *Journal of Adolescent Health, 55*(3), 329–333. https://doi.org/10.1016/j.jadohealth.2013.12.026

Finkelhor, D. & Strapko, N. (1992). Sexual abuse prevention education: A review of evaluation studies. In D. Willis, E. W. Holden & M. Rosenberg (Eds.), *Prevention of child maltreatment* (pp. 150–167). New York, NY: Wiley.

Finkelhor, D., Turner, H., Ormrod, R. & Hamby, S. L. (2010). Trends in childhood violence and abuse exposure: Evidence from 2 national surveys. *Archives of Pediatrics & Adolescent Medicine, 164*(3), 238–242. https://doi.org/10.1001/archpediatrics.2009.283

Firestone, P., Bradford, J. M., Greenberg, D. M. & Larose, M. R. (1998). Homicidal sex offenders: Psychological, phallometric, and diagnostic features. *Journal of the American Academy of Psychiatry and the Law, 26*(4), 537–552.

Fischer, D. G. & McDonald, W. L. (1998). Characteristics of intrafamilial and extrafamilial child sexual abuse. *Child Abuse & Neglect, 22*(9), 915–929. https://doi.org/10.1016/S0145-2134(98)00063-5

Fischer, G. & Riedesser, P. (2020). *Lehrbuch der Psychotraumatologie* (5., aktualisierte und erw. Aufl.). München: Ernst Reinhardt/UTB. https://doi.org/10.36198/9783838587691

Fisher, D., Beech, A. & Browne, K. (1999). Comparison of sex offenders to nonoffenders on selected psychological measures. *International Journal of Offender Therapy and Comparative Criminology, 43*(4), 473–491. https://doi.org/10.1177/0306624X99434006

Fix, R. L., Falligant, J. M., Alexander, A. A. & Burkhart, B. R. (2019). Race and victim age matter: Sexual behaviors and experiences among confined African American and European American youth with sexual and nonsexual offenses. *Sexual Abuse: A Journal of Research and Treatment, 31*(1), 50–72.

Fletcher, S., Elklit, A., Shevlin, M. & Armour, C. (2017). Predicting time spent in treatment in a sample of Danish survivors of child sexual abuse. *Journal of Child Sexual Abuse, 26*(5), 535–552. https://doi.org/10.1080/10538712.2017.1316336

Flood, M. (2009). The harms of pornography exposure among children and young people. *Child Abuse Review, 18*(6), 384–400. https://doi.org/10.1002/car.1092

Foa, E.B., Davidson, J.R., Frances, A., Culpepper, L., Ross, R. & Ross, D.A. (1999). The expert consensus guideline series. Treatment of posttraumatic stress disorder. The Expert Consensus Panels for PTSD. *Journal of Clinical Psychiatry, 60*(16 Suppl), 3–76.

Foa, E.B., Ehlers, A., Clark, D.M., Tolin, D.F. & Orsillo, S.M. (1999). The Posttraumatic Cognitions Inventory (PTCI): Development and validation. *Psychological Assessment, 11*(3), 303–314. https://doi.org/10.1037/1040-3590.11.3.303

Fonagy, P. & Bateman, A.W. (2006). Mechanisms of change in mentalization-based treatment of BPD. *Journal of Clinical Psychology, 62*(4), 411–430. https://doi.org/10.1002/jclp.20241

Fong, H., Bennett, C.E., Mondestin, V., Scribano, P.V., Mollen, C. & Wood, J.N. (2016). Caregiver perceptions about mental health services after child sexual abuse. *Child Abuse & Neglect, 51*, 284–294. https://doi.org/10.1016/j.chiabu.2015.09.009

Fontes, L.A. & Plummer, C. (2010). Cultural issues in disclosures of child sexual abuse. *Journal of Child Sexual Abuse, 19*(5), 491–518. https://doi.org/10.1080/10538712.2010.512520

Foote, W.L. (2010). Responses to allegations of child sexual abuse in Family Court hearings. *Women in Welfare Education, 9*, 63–78.

Forbes, D., Bisson, J.I., Monson, C.M. & Berliner, L. (Eds.). (2020). *Effective treatments for PTSD* (3rd ed.). New York, NY: Guilford.

Ford, J.D., Stockton, P., Kaltman, S. & Green, B.L. (2006). Disorders of extreme stress (DESNOS) symptoms are associated with type and severity of interpersonal trauma exposure in a sample of healthy young women. *Journal of Interpersonal Violence, 21*(11), 1399–1416. https://doi.org/10.1177/0886260506292992

Forest, M. & Blanchette, I. (2018). Memory for neutral, emotional and trauma-related information in sexual abuse survivors. *European Journal of Psychotraumatology, 9*(1), 1476439. https://doi.org/10.1080/20008198.2018.1476439

Fossati, A., Madeddu, F. & Maffei, C. (1999). Borderline personality disorder and childhood sexual abuse: A meta-analytic study. *Journal of Personality Disorders, 13*(3), 268–280. https://doi.org/10.1521/pedi.1999.13.3.268

Fraser, J.A., Mathews, B., Walsh, K., Chen, L. & Dunne, M. (2010). Factors influencing child abuse and neglect recognition and reporting by nurses: A multivariate analysis. *International Journal of Nursing Studies, 47*(2), 146–153. https://doi.org/10.1016/j.ijnurstu.2009.05.015

Frazier, P., Tashiro, T., Berman, M., Steger, M. & Long, J. (2004). Correlates of levels and patterns of positive life changes following sexual assault. *Journal of Consulting and Clinical Psychology, 72*(1), 19–30. https://doi.org/10.1037/0022-006X.72.1.19

Frenken, J. & van Stolk, B. (1990). Incest victims: Inadequate help by professionals. *Child Abuse & Neglect, 14*(2), 253–263. https://doi.org/10.1016/0145-2134(90)90036-S

Freud, S. (1991). *Werke aus den Jahren* 1892–*1899: Studien über Hysterie/Frühe Schriften zur Neurosenlehre* (Gesammelte Werke, Bd. 1, 6. Aufl.). Frankfurt am Main: Fischer.

Freud, S. (1996). *Neue Folge der Vorlesungen zur Einführung in die Psychoanalyse* (Gesammelte Werke, Bd. 15, 9. Aufl.). Frankfurt am Main: Fischer.

Friedrich, W.N. (1989). Behavior problems in sexually abused children: An adaptional perspective. In G.E. Wyatt & G.J. Powell (Eds.), *Lasting effects of child sexual abuse* (Vol. 100, 3rd print, pp. 171–192). Newbury Park, CA: Sage.

Friedrich, W.N. (1997). *Child Sexual Behavior Inventory: Professional manual.* Odessa, FL: Psychological Assessment Resources.

Friedrich, W.N., Fisher, J.L., Dittner, C.A., Acton, R., Berliner, L., Butler, J. et al. (2001). Child Sexual Behavior Inventory: Normative, psychiatric, and sexual abuse comparisons. *Child Maltreatment, 6*(1), 37–49. https://doi.org/10.1177/1077559501006001004

Fryda, C.M. & Hulme, P.A. (2015). School-based childhood sexual abuse prevention programs: An integrative review. *Journal of School Nursing, 31*(3), 167–182. https://doi.org/10.1177/1059840514544125

Fryer, G.E., Kraizer, S.K. & Mlyoshi, T. (1987). Measuring children's retention of skills to resist stranger abduction: Use of the simulation technique. *Child Abuse & Neglect, 11*(2), 181–185. https://doi.org/10.1016/0145-2134(87)90056-1

Gaenslen-Jordan, C., Appelt, H. & Osterroht, A. von. (1990). Sexueller Missbrauch von Mädchen in der Familie – Ergebnisse einer Auswertung psychologischer Glaubwürdigkeitsgutachten. *Psychotherapie, Psychosomatik, Medizinische Psychologie, 40*, 241–247.

Gaenslen-Jordan, C., Wehnert-Franke, N. & Richter-Appelt, H. (1994). Prävention von sexuellem Mißbrauch. Zwischen Ohnmacht und Handlungsdruck. In M. Gegenfurtner & B. Bartsch (Hrsg.), *Sexueller Mißbrauch von Kindern und Jugendlichen: Hilfe für Kind und Täter* (S. 77–94). Magdeburg: Westarp.

Garnefski, N. & Arends, E. (1998). Sexual abuse and adolescent maladjustment: Differences between male and female victims. *Journal of Adolescence, 21*(1), 99–107. https://doi.org/10.1006/jado.1997.0132

Garnefski, N. & Diekstra, R.F. (1997). Child sexual abuse and emotional and behavioral problems in adolescence: Gender differences. *Journal of the American Academy of Child & Adolescent Psychiatry, 36*(3), 323–329. https://doi.org/10.1097/00004583-199703000-00010

Gayer-Anderson, C., Fisher, H.L., Fearon, P., Hutchinson, G., Morgan, K., Dazzan, P. et al. (2015). Gender differences in the association between childhood physical and sexual abuse, social support and psychosis. *Social Psychiatry and Psychiatric Epidemiology, 50*(10), 1489–1500. https://doi.org/10.1007/s00127-015-1058-6

Geer, J.H., Estupinan, L.A. & Manguno-Mire, G.M. (2000). Empathy, social skills, and other relevant cognitive processes in rapists and child molesters. *Aggression and Violent Behavior, 5*(1), 99–126. https://doi.org/10.1016/S1359-1789(98)00011-1

Gery, I., Miljkovitch, R., Berthoz, S. & Soussignan, R. (2009). Empathy and recognition of facial expressions of emotion in sex offenders, non-sex offenders and normal controls. *Psychiatry Research, 165*(3), 252–262. https://doi.org/10.1016/j.psychres.2007.11.006

Gesser-Edelsburg, A., Fridman, T. & Lev-Wiesel, R. (2017). Edutainment as a strategy for parental discussion with Israeli children: The potential of a children's play in preventing sexual abuse. *Journal of Child Sexual Abuse, 26*(5), 553–572. https://doi.org/10.1080/10538712.2017.1319003

Gibson, L.E. & Leitenberg, H. (2000). Child sexual abuse prevention programs: Do they decrease the occurrence of child sexual abuse? *Child Abuse & Neglect, 24*(9), 1115–1125. https://doi.org/10.1016/S0145-2134(00)00179-4

Gibson, L.E. & Leitenberg, H. (2001). The impact of child sexual abuse and stigma on methods of coping with sexual assault among undergraduate women. *Child Abuse & Neglect, 25*(10), 1343–1361. https://doi.org/10.1016/S0145-2134(01)00279-4

Gidycz, C.A., Coble, C.N., Latham, L. & Layman, M.J. (1993). Sexual assault experience in adulthood and prior victimization experiences. *Psychology of Women Quarterly, 17*(2), 151–168. https://doi.org/10.1111/j.1471-6402.1993.tb00441.x

Gilbert, R., Kemp, A., Thoburn, J., Sidebotham, P., Radford, L., Glaser, D. et al. (2009). Recognising and responding to child maltreatment. *Lancet, 373*(9658), 167–180.

Gilbert, R., Widom, C.S., Browne, K., Fergusson, D., Webb, E. & Janson, S. (2009). Burden and consequences of child maltreatment in high-income countries. *Lancet, 373*(9657), 68–81.

Gilbertson, M.W., Shenton, M.E., Ciszewski, A., Kasai, K., Lasko, N.B., Orr, S.P. et al. (2002). Smaller hippocampal volume predicts pathologic vulnerability to psychological trauma. *Nature Neuroscience, 5*(11), 1242–1247. https://doi.org/10.1038/nn958

Gilbertson, M.W., Williston, S.K., Paulus, L.A., Lasko, N.B., Gurvits, T.V., Shenton, M.E. et al. (2007). Configural cue performance in identical twins discordant for posttraumatic stress disorder: Theoretical implications for the role of hippocampal function. *Biological Psychiatry, 62*(5), 513–520. https://doi.org/10.1016/j.biopsych.2006.12.023

Gillan, E. & Samson, E. (2000). The Zero Tolerance campaigns. In J. Hanmer & C. Itzin (Eds.), *Home truths about domestic violence: Feminist influences on policy and practice* (pp. 340–355). London: Routledge.

Gillespie, S.M., Bailey, A., Squire, T., Carey, M.L., Eldridge, H.J. & Beech, A.R. (2018). An evaluation of a community-based psycho-educational program for users of child sexual exploitation material. *Sexual Abuse: A Journal of Research and Treatment, 30*(2), 169–191.

Giroux, M.E., Chong, K., Coburn, P.I. & Connolly, D.A. (2018). Differences in child sexual abuse cases involving child versus adolescent complainants. *Child Abuse & Neglect, 79*, 224–233. https://doi.org/10.1016/j.chiabu.2018.02.011

Glöer, N. & Schmiedeskamp-Böhler, I. (1993). *Verlorene Kindheit. Jungen als Opfer sexueller Gewalt* (4. Aufl.). München: Kunstmann.

Gloor, R. & Pfister, T. (1996). *Kindheit im Schatten. Ausmaß, Hintergründe und Abgrenzung sexueller Ausbeutung* (2., durchges. Aufl.). Bern: Lang.

Gold, J., Sullivan, M.W. & Lewis, M. (2011). The relation between abuse and violent delinquency: The conversion of shame to blame in juvenile offenders. *Child Abuse & Neglect, 35*(7), 459–467. https://doi.org/10.1016/j.chiabu.2011.02.007

Gönültaş, B.M. & Sahin, B. (2018). Event locations in extra-familial child sexual molestation cases: The Istanbul example. *International Journal of Offender Therapy and Comparative Criminology, 62*(5), 1164–1178. https://doi.org/10.1177/0306624X16673373

Goodman, G.S., Ghetti, S., Quas, J.A., Edelstein, R.S., Alexander, K.W., Redlich, A.D. et al. (2003). A prospective study of memory for child sexual abuse: New findings relevant to the repressed-memory controversy. *Psychological Science, 14*(2), 113–118. https://doi.org/10.1111/1467-9280.01428

Goodman, G.S., Taub, E.P., Jones, D.P.H., England, P., Port, L.K., Rudy, L. et al. (1992). Testifying in criminal court: Emotional effects on child sexual assault victims. *Monographs of the Society for Research in Child Development, 57*(5), i. https://doi.org/10.2307/1166127

Gorey, K.M. & Leslie, D.R. (1997). The prevalence of child sexual abuse: Integrative review adjustment for potential response and measurement biases. *Child Abuse & Neglect, 21*(4), 391–398. https://doi.org/10.1016/S0145-2134(96)00180-9

Görg, N., Priebe, K., Böhnke, J.R., Steil, R., Dyer, A.S. & Kleindienst, N. (2017). Trauma-related emotions and radical acceptance in dialectical behavior therapy for posttraumatic stress disorder after childhood sexual abuse. *Borderline Personality Disorder and Emotion Dysregulation, 4*, 15. https://doi.org/10.1186/s40479-017-0065-5

Gray, S.R., Abel, G.G., Jordan, A., Garby, T., Wiegel, M. & Harlow, N. (2015). Visual Reaction Time™ as a predictor of sexual offense recidivism. *Sexual Abuse: A Journal of Research and Treatment, 27*(2), 173–188. https://doi.org/10.1177/1079063213502680

Gries, L.T., Goh, D.S. & Cavanaugh, J. (1997). Factors associated with disclosure during child sexual abuse assessment. *Journal of Child Sexual Abuse, 5*(3), 1–19. https://doi.org/10.1300/J070v05n03_01

Grønnerød, C., Grønnerød, J.S. & Grøndahl, P. (2015). Psychological treatment of sexual offenders against children: A meta-analytic review of treatment outcome studies. *Trauma, Violence & Abuse, 16*(3), 280–290. https://doi.org/10.1177/1524838014526043

Grossi, L.M., Brereton, A., Lee, A.F., Schuler, A. & Prentky, R.A. (2017). Sexual reoffense trajectories with youths in the child welfare system. *Child Abuse & Neglect, 68*, 81–95. https://doi.org/10.1016/j.chiabu.2017.03.024

Grosz, C.A., Kempe, R.S. & Kelly, M. (2000). Extrafamilial sexual abuse: Treatment for child victims and their families. *Child Abuse & Neglect, 24*(1), 9–23. https://doi.org/10.1016/S0145-2134(99)00113-1

Guelzow, J.W., Cornett, P.F. & Dougherty, T.M. (2002). Child sexual abuse victims' perception of paternal support as a significant predictor of coping style and global self-worth. *Journal of Child Sexual Abuse, 11*(4), 53–72. https://doi.org/10.1300/J070v11n04_04

Gunby, C. & Woodhams, J. (2010). Sexually deviant juveniles: Comparisons between the offender and offence characteristics of 'child abusers' and 'peer abusers'. *Psychology, Crime & Law, 16*(1–2), 47–64. https://doi.org/10.1080/10683160802621966

Habermeyer, E., Gairing, S. & Lau, S. (2010). Begutachtung der Kriminalprognose. *Forensische Psychiatrie, Psychologie, Kriminologie, 4*(4), 258–263. https://doi.org/10.1007/s11757-010-0080-5

Hackmann, A., Holmes, E.A. & Bennett-Levy, J. (2011). *Oxford guide to imagery in cognitive therapy* (Oxford guides in cognitive behavioural therapy). Oxford: Oxford University Press. https://doi.org/10.1093/med:psych/9780199234028.001.0001

Hamilton, M. (2011). The efficacy of severe child pornography sentencing: Empirical validity or political rhetoric? *Social Science Research Network, 22*, 545. https://law.stanford.edu/wp-content/uploads/2018/03/mhamilton.pdf

Hanson, R.K. & Anderson, D. (2021). Static-99R: An empirical-actuarial risk tool for adult males with a history of sexual offending. In K.S. Douglas & R.K. Otto (Eds.), *Handbook of violence risk assessment* (pp. 106–130). London: Routledge/Taylor & Francis Group.

Hanson, R.K. & Bourgon, G. (2008). A psychologically informed meta-analysis of sex offender treatment outcome studies. In G. Bourgon, R.K. Hanson, J.D. Pozzula, K.E. Morton Bourgon & C.L. Tanasichuk (Eds.), *Proceedings of the 2007 North American Correctional and Criminal Justice Psychology Conference* (pp. 55–57). Ottawa, ON: Public Safety Canada.

Hanson, R.K., Bourgon, G., Helmus, L. & Hodgson, S. (2009). The principles of effective correctional treatment also apply to sexual offenders. *Criminal Justice and Behavior, 36*(9), 865–891. https://doi.org/10.1177/0093854809338545

Hanson, R.K. & Bussière, M.T. (1998). Predicting relapse: A meta-analysis of sexual offender recidivism studies. *Journal of Consulting and Clinical Psychology, 66*(2), 348–362. https://doi.org/10.1037/0022-006X.66.2.348

Hanson, R.K. & Morton-Bourgon, K.E. (2005). The characteristics of persistent sexual offenders: A meta-analysis of recidivism studies. *Journal of Consulting and Clinical Psychology, 73*(6), 1154–1163. https://doi.org/10.1037/0022-006X.73.6.1154

Harding, H.G., Burns, E.E. & Jackson, J.L. (2012). Identification of child sexual abuse survivor subgroups based on early maladaptive schemas: Implications for understanding differences in posttraumatic stress disorder symptom severity. *Cognitive Therapy and Research, 36*(5), 560–575. https://doi.org/10.1007/s10608-011-9385-8

Hardner, K., Wolf, M.R. & Rinfrette, E.S. (2018). Examining the relationship between higher educational attainment, trauma symptoms, and internalizing behaviors in child sexual abuse survivors. *Child Abuse & Neglect, 86*, 375–383. https://doi.org/10.1016/j.chiabu.2017.10.007

Hardt, J. & Rutter, M. (2004). Validity of adult retrospective reports of adverse childhood experiences: Review of the evidence. *Journal of Child Psychology and Psychiatry, 45*(2), 260–273. https://doi.org/10.1111/j.1469-7610.2004.00218.x

Harris, A. J., Walfield, S. M., Shields, R. T. & Letourneau, E. J. (2016). Collateral consequences of juvenile sex offender registration and notification: Results from a survey of treatment providers. *Sexual Abuse: A Journal of Research and Treatment, 28*(8), 770–790. https://doi.org/10.1177/1079063215574004

Harris, G. T., Rice, M. E. & Quinsey, V. L. (1993). Violent recidivism of mentally disordered offenders. *Criminal Justice and Behavior, 20*(4), 315–335. https://doi.org/10.1177/0093854893020004001

Harris, G. T., Rice, M. E., Quinsey, V. L. & Cormier, C. A. (2015). *Violent offenders: Appraising and managing risk* (3rd ed.). Washington, DC: American Psychological Association.

Harrison, R. L. & Westwood, M. J. (2009). Preventing vicarious traumatization of mental health therapists: Identifying protective practices. *Psychotherapy (Chicago, Ill.), 46*(2), 203–219. https://doi.org/10.1037/a0016081

Harte, C. B., Hamilton, L. D. & Meston, C. M. (2013). Predictors of attrition from an expressive writing intervention for sexual abuse survivors. *Journal of Child Sexual Abuse, 22*(7), 842–857. https://doi.org/10.1080/10538712.2013.830670

Hartill, M. (2013). Concealment of child sexual abuse in sports. *Quest, 65*(2), 241–254. https://doi.org/10.1080/00336297.2013.773532

Hartman, C. R. & Burgess, A. W. (1989). Sexual abuse of children: Causes and consequences. In D. Cicchetti & V. Carlson (Eds.), *Child maltreatment. Theory and research on the causes and consequences of child abuse and neglect* (pp. 95–128). Cambridge: Cambridge University Press. https://doi.org/10.1017/CBO9780511665707.005

Harvey, S. T. & Taylor, J. E. (2010). A meta-analysis of the effects of psychotherapy with sexually abused children and adolescents. *Clinical Psychology Review, 30*(5), 517–535. https://doi.org/10.1016/j.cpr.2010.03.006

Hassan, M. A., Gary, F., Killion, C., Lewin, L. & Totten, V. (2015). Patterns of sexual abuse among children: Victims' and perpetrators' characteristics. *Journal of Aggression, Maltreatment & Trauma, 24*(4), 400–418. https://doi.org/10.1080/10926771.2015.1022289

Hauch, M. (Hrsg.). (2020). *Paartherapie bei sexuellen Störungen. Das Hamburger Modell – Konzept und Technik* (3., aktual. und erw. Aufl.). Stuttgart: Thieme.

Hauch, M., Arentewicz, G. & Gaschae, M. (1986). Manual zur Paartherapie sexueller Funktionsstörungen. In G. Arentewicz & G. Schmidt (Hrsg.), *Sexuell gestörte Beziehungen. Konzept und Technik der Paartherapie* (S. 162–257). Berlin: Springer.

Hawes, S. W., Boccaccini, M. T. & Murrie, D. C. (2013). Psychopathy and the combination of psychopathy and sexual deviance as predictors of sexual recidivism: Meta-analytic findings using the Psychopathy Checklist--Revised. *Psychological Assessment, 25*(1), 233–243. https://doi.org/10.1037/a0030391

Hazzard, A., Webb, C., Kleemeier, C., Angert, L. & Pohl, J. (1991). Child sexual abuse prevention: Evaluation and one-year follow-up. *Child Abuse & Neglect, 15*(1–2), 123–138. https://doi.org/10.1016/0145-2134(91)90097-W

Hébert, M., Amédée, L. M., Blais, M. & Gauthier-Duchesne, A. (2019). Child sexual abuse among a representative sample of Quebec high school students: Prevalence and association with mental health problems and health-risk behaviors. *The Canadian Journal of Psychiatry, 64*(12), 846–854. https://doi.org/10.1177/0706743719861387

Hébert, M., Lavoie, F. & Parent, N. (2002). An assessment of outcomes following parents' participation in a child abuse prevention program. *Violence and Victims, 17*(3), 355–372. https://doi.org/10.1891/vivi.17.3.355.33664

Hébert, M., Lavoie, F., Piché, C. & Poitras, M. (2001). Proximate effects of a child sexual abuse prevention program in elementary school children. *Child Abuse & Neglect, 25*(4), 505–522. https://doi.org/10.1016/S0145-2134(01)00223-X

Heim, C., Ehlert, U. & Hellhammer, D.H. (2000). The potential role of hypocortisolism in the pathophysiology of stress-related bodily disorders. *Psychoneuroendocrinology, 25*(1), 1–35. https://doi.org/10.1016/S0306-4530(99)00035-9

Hempel, I.S., Buck, N.M.L., van Vugt, E.S. & van Marle, H.J.C. (2015). Interpreting child sexual abuse: Empathy and offense-supportive cognitions among child sex offenders. *Journal of Child Sexual Abuse, 24*(4), 354–368. https://doi.org/10.1080/10538712.2015.1014614

Henshaw, M., Ogloff, J.R.P. & Clough, J.A. (2017). Looking beyond the screen: A critical review of the literature on the online child pornography offender. *Sexual Abuse: A Journal of Research and Treatment, 29*(5), 416–445. https://doi.org/10.1177/1079063215603690

Hepworth, I. & McGowan, L. (2013). Do mental health professionals enquire about childhood sexual abuse during routine mental health assessment in acute mental health settings? A substantive literature review. *Journal of Psychiatric and Mental Health Nursing, 20*(6), 473–483. https://doi.org/10.1111/j.1365-2850.2012.01939.x

Hermann, C.A., McPhail, I.V., Helmus, L.M. & Hanson, R.K. (2017). Emotional congruence with children is associated with sexual deviancy in sexual offenders against children. *International Journal of Offender Therapy and Comparative Criminology, 61*(12), 1311–1334. https://doi.org/10.1177/0306624X15620830

Hershkowitz, I. (2014). Sexually intrusive behavior among alleged CSA male victims: A prospective study. *Sexual Abuse: A Journal of Research and Treatment, 26*(3), 291–305. https://doi.org/10.1177/1079063213486937

Hershkowitz, I., Horowitz, D. & Lamb, M.E. (2005). Trends in children's disclosure of abuse in Israel: A national study. *Child Abuse & Neglect, 29*(11), 1203–1214. https://doi.org/10.1016/j.chiabu.2005.04.008

Hershkowitz, I., Lanes, O. & Lamb, M.E. (2007). Exploring the disclosure of child sexual abuse with alleged victims and their parents. *Child Abuse & Neglect, 31*(2), 111–123. https://doi.org/10.1016/j.chiabu.2006.09.004

Hetzel-Riggin, M.D., Brausch, A.M. & Montgomery, B.S. (2007). A meta-analytic investigation of therapy modality outcomes for sexually abused children and adolescents: An exploratory study. *Child Abuse & Neglect, 31*(2), 125–141. https://doi.org/10.1016/j.chiabu.2006.10.007

Hildyard, K.L. & Wolfe, D.A. (2002). Child neglect: Developmental issues and outcomes. *Child Abuse & Neglect, 26*(6–7), 679–695. https://doi.org/10.1016/S0145-2134(02)00341-1

Hill, J., Davis, R., Byatt, M., Burnside, E., Rollinson, L. & Fear, S. (2000). Childhood sexual abuse and affective symptoms in women: A general population study. *Psychological Medicine, 30*(6), 1283–1291. https://doi.org/10.1017/S0033291799003037

Hillberg, T., Hamilton-Giachritsis, C. & Dixon, L. (2011). Review of meta-analyses on the association between child sexual abuse and adult mental health difficulties: A systematic approach. *Trauma, Violence, & Abuse, 12*(1), 38–49. https://doi.org/10.1177/1524838010386812

Hiller, W., Zaudig, M. & Mombour, W. (1995). *Internationale Diagnosen Checklisten für ICD-10 und ICD-10 Symptom Checkliste für psychische Störungen (SCL) von der Weltgesundheitsorganisation (WHO) (IDCL für ICD-10 – ICD-10 Checklisten)*. Bern: Huber.

Himelein, M.J. & McElrath, J.A.V. (1996). Resilient child sexual abuse survivors: Cognitive coping and illusion. *Child Abuse & Neglect, 20*(8), 747–758. https://doi.org/10.1016/0145-2134(96)00062-2

Hirsch, M. (2013). *Realer Inzest. Psychodynamik des sexuellen Missbrauchs in der Familie* (Bibliothek der Psychoanalyse, 3. Aufl.). Gießen: Psychosozial-Verlag.

Hong, P.Y., Ilardi, S.S. & Lishner, D.A. (2011). The aftermath of trauma: The impact of perceived and anticipated invalidation of childhood sexual abuse on borderline symptomatology. *Psychological Trauma: Theory, Research, Practice, and Policy, 3*(4), 360–368. https://doi.org/10.1037/a0021261

Hsieh, M.L., Hamilton, Z. & Zgoba, K.M. (2018). Prison experience and reoffending: Exploring the relationship between prison terms, institutional treatment, infractions, and recidivism for sex offenders. *Sexual Abuse: A Journal of Research and Treatment, 30*(5), 556–575.

Huang, G., Zhang, Y., Momartin, S., Huang, X. & Zhao, L. (2008). Child sexual abuse, coping strategies and lifetime posttraumatic stress disorder among female inmates. *International Journal of Prisoner Health, 4*(1), 54–63. https://doi.org/10.1080/17449200701875840

Humphries, R.L., Debowska, A., Boduszek, D. & Mattison, M.L.A. (2016). Gender differences in psychosocial predictors of attitudes toward reporting child sexual abuse in the United Kingdom. *Journal of Child Sexual Abuse, 25*(3), 293–309. https://doi.org/10.1080/10538712.2016.1133752

Hunt, R. & Walsh, K. (2011). Parents' views about child sexual abuse prevention education: A systematic review. *Australasian Journal of Early Childhood, 36*(2), 63–76. https://doi.org/10.1177/183693911103600209

Hunter, C. (2011). *Defining the public health model for the child welfare services context* (National Child Protection Clearinghouse Resource Sheet). Melbourne: Australian Institute of Family Studies.

Hunter, J.A. & Figueredo, A.J. (2000). The influence of personality and history of sexual victimization in the prediction of juvenile perpetrated child molestation. *Behavior Modification, 24*(2), 241–263. https://doi.org/10.1177/0145445500242005

Hunter, J.A., Figueredo, A.J., Malamuth, N.M. & Becker, J.V. (2003). Juvenile sex offenders: Toward the development of a typology. *Sexual Abuse: A Journal of Research and Treatment, 15*(1), 27–48. https://doi.org/10.1177/107906320301500103

Irish, L., Kobayashi, I. & Delahanty, D.L. (2010). Long-term physical health consequences of childhood sexual abuse: A meta-analytic review. *Journal of Pediatric Psychology, 35*(5), 450–461. https://doi.org/10.1093/jpepsy/jsp118

Jackson, R.L. & Richards, H.J. (2007). Diagnostic and risk profiles among civilly committed sex offenders in Washington State. *International Journal of Offender Therapy and Comparative Criminology, 51*(3), 313–323. https://doi.org/10.1177/0306624X06292874

Jensen, T.K., Cohen, J.A., Jaycox, L. & Rosner, R. (2020). Treatment of PTSD and Complex PTSD. In D. Forbes, J.I. Bisson, C.M. Monson & L. Berliner (Eds.), *Effective treatments for PTSD* (3rd ed., pp. 385–414). New York, NY: Guilford.

Jensen, T.K., Gulbrandsen, W., Mossige, S., Reichelt, S. & Tjersland, O.A. (2005). Reporting possible sexual abuse: A qualitative study on children's perspectives and the context for disclosure. *Child Abuse & Neglect, 29*(12), 1395–1413. https://doi.org/10.1016/j.chiabu.2005.07.004

Jespersen, A.F., Lalumière, M.L. & Seto, M.C. (2009). Sexual abuse history among adult sex offenders and non-sex offenders: A meta-analysis. *Child Abuse & Neglect, 33*(3), 179–192. https://doi.org/10.1016/j.chiabu.2008.07.004

Ji, K., Finkelhor, D. & Dunne, M. (2013). Child sexual abuse in China: A meta-analysis of 27 studies. *Child Abuse & Neglect, 37*(9), 613–622. https://doi.org/10.1016/j.chiabu.2013.03.008

Jin, Y., Chen, J., Jiang, Y. & Yu, B. (2017). Evaluation of a sexual abuse prevention education program for school-age children in China: A comparison of teachers and parents as instructors. *Health Education Research, 32*(4), 364–373. https://doi.org/10.1093/her/cyx047

Jin, Y., Chen, J. & Yu, B. (2016). Knowledge and skills of sexual abuse prevention: A study on school-aged children in Beijing, China. *Journal of Child Sexual Abuse, 25*(6), 686–696. https://doi.org/10.1080/10538712.2016.1199079

John Jay College Of Criminal Justice. (2004). *The nature and scope of the problem of sexual abuse of minors by Catholic priests and deacons in the United States, 1950–2002: A research study conducted by the John Jay College of Criminal Justice, the City University of New York: For the United States Conference of Catholic Bishops.* Washington, DC: United States Conference of Catholic Bishops.

Johnson, B.K. & Kenkel, M.B. (1991). Stress, coping, and adjustment in female adolescent incest victims. *Child Abuse & Neglect, 15*(3), 293–305. https://doi.org/10.1016/0145-2134(91)90073-M

Johnson, D.M., Pike, J.L. & Chard, K.M. (2001). Factors predicting PTSD, depression, and dissociative severity in female treatment-seeking childhood sexual abuse survivors. *Child Abuse & Neglect, 25*(1), 179–198. https://doi.org/10.1016/S0145-2134(00)00225-8

Johnson, D.M., Sheahan, T.C. & Chard, K.M. (2003). Personality disorders, coping strategies, and posttraumatic stress disorder in women with histories of childhood sexual abuse. *Journal of Child Sexual Abuse, 12*(2), 19–39. https://doi.org/10.1300/J070v12n02_02

Jones, L.M., Bellis, M.A., Wood, S., Hughes, K., McCoy, E., Eckley, L. et al. (2012). Prevalence and risk of violence against children with disabilities: A systematic review and meta-analysis of observational studies. *Lancet, 380*(9845), 899–907.

Jones, L.M., Finkelhor, D. & Kopiec, K. (2001). Why is sexual abuse declining? A survey of state child protection administrators. *Child Abuse & Neglect, 25*(9), 1139–1158. https://doi.org/10.1016/S0145-2134(01)00263-0

Jones, L.M., Mitchell, K.J. & Finkelhor, D. (2012). Trends in youth internet victimization: Findings from three youth internet safety surveys 2000–2010. *Journal of Adolescent Health, 50*(2), 179–186. https://doi.org/10.1016/j.jadohealth.2011.09.015

Jones, S., Cisler, J., Morais, H. & Bai, S. (2018). Exploring neural correlates of empathy in juveniles who have sexually offended. *Sexual Abuse: A Journal of Research and Treatment, 30*(1), 82–103. https://doi.org/10.1177/1079063216630980

Jones, S., Joyal, C.C., Cisler, J.M. & Bai, S. (2017). Exploring emotion regulation in juveniles who have sexually offended: An fMRI study. *Journal of Child Sexual Abuse, 26*(1), 40–57. https://doi.org/10.1080/10538712.2016.1259280

Joyal, C.C., Carpentier, J. & Martin, C. (2016). Discriminant factors for adolescent sexual offending: On the usefulness of considering both victim age and sibling incest. *Child Abuse & Neglect, 54*, 10–22. https://doi.org/10.1016/j.chiabu.2016.01.006

Julius, H. & Boehme, U. (1997). *Sexuelle Gewalt gegen Jungen. Eine kritische Analyse des Forschungsstandes* (2., überarb. und erw. Aufl.). Göttingen: Verlag für Angewandte Psychologie.

Jumper, S.A. (1995). A meta-analysis of the relationship of child sexual abuse to adult psychological adjustment. *Child Abuse & Neglect, 19*(6), 715–728. https://doi.org/10.1016/0145-2134(95)00029-8

Jung, K., Dyer, A., Priebe, K., Stangier, U. & Steil, R. (2011). Das Gefühl des Beschmutztseins bei erwachsenen Opfern sexualisierter Gewalt in Kindheit und Jugend. *Verhaltenstherapie, 21*(4), 247–253. https://doi.org/10.1159/000333389

Kafka, M.P. & Hennen, J. (2002). A DSM-IV Axis I comorbidity study of males (n=120) with paraphilias and paraphilia-related disorders. *Sexual Abuse: A Journal of Research and Treatment, 14*(4), 349–366. https://doi.org/10.1177/107906320201400405

Kafka, M.P., Prentky, R.A. (1992). Fluoxetine treatment of nonparaphilic sexual addictions and paraphilias in men. *Journal of Clinical Psychiatry, 52*, 351–358.

Kanters, T., Hornsveld, R.H.J., Nunes, K.L., Huijding, J., Zwets, A.J., Snowden, R.J. et al. (2016). Are child abusers sexually attracted to submissiveness? Assessment of sex-related cognition with the Implicit Association Test. *Sexual Abuse: A Journal of Research and Treatment, 28*(5), 448–468.

Karatzias, T., Murphy, P., Cloitre, M., Bisson, J., Roberts, N., Shevlin, M. et al. (2019). Psychological interventions for ICD-11 complex PTSD symptoms: Systematic review and meta-analysis. *Psychological Medicine, 49*(11), 1761–1775. https://doi.org/10.1017/S0033291719000436

Kärgel, C., Massau, C., Weiß, S., Walter, M., Kruger, T.H.C. & Schiffer, B. (2015). Diminished functional connectivity on the road to child sexual abuse in pedophilia. *Journal of Sexual Medicine, 12*(3), 783–795. https://doi.org/10.1111/jsm.12819

Kavemann, B. & Lohstöter, I. (1993). *Väter als Täter. Sexuelle Gewalt gegen Mädchen.* Reinbek bei Hamburg: Rowohlt.

Kaye-Tzadok, A. & Davidson-Arad, B. (2017). The contribution of cognitive strategies to the resilience of women survivors of childhood sexual abuse and non-abused women. *Violence Against Women, 23*(8), 993–1015. https://doi.org/10.1177/1077801216652506

Kelley, E.L. & Gidycz, C.A. (2015). Differential relationships between childhood and adolescent sexual victimization and cognitive-affective sexual appraisals. *Psychology of Violence, 5*(2), 144–153. https://doi.org/10.1037/a0038854

Kellogg, N.D. & Hoffman, T.J. (1997). Child sexual revictimization by multiple perpetrators. *Child Abuse & Neglect, 21*(10), 953–964. https://doi.org/10.1016/S0145-2134(97)00056-2

Kellogg, N.D. & Huston, R.L. (1995). Unwanted sexual experiences in adolescents: Patterns of disclosure. *Clinical Pediatrics, 34*(6), 306–312. https://doi.org/10.1177/000992289503400603

Kempe, R.S. & Kempe, C.H. (1984). *The common secret: Sexual abuse of children and adolescents* (A Series of books in psychology). New York, NY: Freeman.

Kemshall, H. & Moulden, H.M. (2017). Communicating about child sexual abuse with the public: Learning the lessons from public awareness campaigns. *Journal of Sexual Aggression, 23*(2), 124–138. https://doi.org/10.1080/13552600.2016.1222004

Kendall-Tackett, K.A., Meyer Williams, L. & Finkelhor, D. (2005). Die Folgen von sexuellem Mißbrauch bei Kindern: Review und Synthese neuerer empirischer Studien. In G. Amann & R. Wipplinger (Hrsg.), *Sexueller Missbrauch. Überblick zu Forschung, Beratung und Therapie: Ein Handbuch* (3., überarb. und erw. Aufl., S. 179–212). Tübingen: dgvt-Verlag.

Kendall-Tackett, K.A. & Simon, A.F. (1992). A comparison of the abuse experiences of male and female adults molested as children. *Journal of Family Violence, 7*(1), 57–62. https://doi.org/10.1007/BF00978724

Kendall-Tackett, K.A., Williams, L.M. & Finkelhor, D. (1993). Impact of sexual abuse on children: A review and synthesis of recent empirical studies. *Psychological Bulletin, 113*(1), 164–180. https://doi.org/10.1037/0033-2909.113.1.164

Kenny, M.C. & Abreu, R.L. (2015). Training mental health professionals in child sexual abuse: Curricular guidelines. *Journal of Child Sexual Abuse, 24*(5), 572–591. https://doi.org/10.1080/10538712.2015.1042185

Kenny, M.C., Capri, V., Thakkar-Kolar, R.R., Ryan, E.E. & Runyon, M.K. (2008). Child sexual abuse: From prevention to self-protection. *Child Abuse Review, 17*(1), 36–54. https://doi.org/10.1002/car.1012

Kenny, M.C. & Wurtele, S.K. (2010). Children's abilities to recognize a "good" person as a potential perpetrator of childhood sexual abuse. *Child Abuse & Neglect, 34*(7), 490–495. https://doi.org/10.1016/j.chiabu.2009.11.007

Keown, K., Gannon, T.A. & Ward, T. (2010). What's in a measure? A multi-method study of child sexual offenders' beliefs. *Psychology, Crime & Law, 16*(1–2), 125–143. https://doi.org/10.1080/10683160802622022

Kerscher, I. (1973). *Emanzipatorische Sexualpädagogik und Strafrecht: „Unzucht mit Kindern" – ein Beispiel bürgerlicher Zwangsmoral: Sexualpädagogik und Strafrecht* (Kritische Texte zur Sozialarbeit und Sozialpädagogik). Neuwied: Luchterhand.

Kienle, J., Rockstroh, B., Bohus, M., Fiess, J., Huffziger, S. & Steffen-Klatt, A. (2017). Somatoform dissociation and posttraumatic stress syndrome – two sides of the same medal? A comparison of symptom profiles, trauma history and altered affect regulation between patients with functional neurological symptoms and patients with PTSD. *BMC Psychiatry, 17*(1), 248. https://doi.org/10.1186/s12888-017-1414-z

Kim, J. & Cicchetti, D. (2010). Longitudinal pathways linking child maltreatment, emotion regulation, peer relations, and psychopathology. *Journal of Child Psychology and Psychiatry, 51*(6), 706–716. https://doi.org/10.1111/j.1469-7610.2009.02202.x

Kim, J., Talbot, N. L. & Cicchetti, D. (2009). Childhood abuse and current interpersonal conflict: The role of shame. *Child Abuse & Neglect, 33*(6), 362–371. https://doi.org/10.1016/j.chiabu.2008.10.003

Kim, S., Noh, D. & Kim, H. (2016). A summary of selective experimental research on psychosocial interventions for sexually abused children. *Journal of Child Sexual Abuse, 25*(5), 597–617. https://doi.org/10.1080/10538712.2016.1181692

Kimbrough, E., Magyari, T., Langenberg, P., Chesney, M. & Berman, B. (2010). Mindfulness intervention for child abuse survivors. *Journal of Clinical Psychology, 66*(1), 17–33.

King, N. J., Tonge, B. J., Mullen, P., Myerson, N., Heyne, D., Rollings, S. et al. (2000). Treating sexually abused children with posttraumatic stress symptoms: A randomized clinical trial. *Journal of the American Academy of Child & Adolescent Psychiatry, 39*(11), 1347–1355. https://doi.org/10.1097/00004583-200011000-00008

Kitzinger, J. (1994). Challenging sexual violence against girls: A social awareness approach. *Child Abuse Review, 3*(4), 246–258. https://doi.org/10.1002/car.2380030404

Klein, V., Schmidt, A. F., Turner, D. & Briken, P. (2015). Are sex drive and hypersexuality associated with pedophilic interest and child sexual abuse in a male community sample? *PloS One, 10*(7), e0129730. https://doi.org/10.1371/journal.pone.0129730

Klonsky, E. D. & Moyer, A. (2008). Childhood sexual abuse and non-suicidal self-injury: Meta-analysis. *British Journal of Psychiatry, 192*(3), 166–170. https://doi.org/10.1192/bjp.bp.106.030650

Knapp, A. E., Knapp, D. J., Brown, C. C. & Larson, J. H. (2017). Conflict resolution styles as mediators of female child sexual abuse experience and heterosexual couple relationship satisfaction and stability in adulthood. *Journal of Child Sexual Abuse, 26*(1), 58–77. https://doi.org/10.1080/10538712.2016.1262931

Ko, S. F. & Cosden, M. A. (2001). Do elementary school-based child abuse prevention programs work? A high school follow-up. *Psychology in the Schools, 38*(1), 57–66. https://doi.org/10.1002/1520-6807(200101)38:1<57::AID-PITS6>3.0.CO;2-W

Kogan, S. M. (2004). Disclosing unwnated sexual experiences: Results from a national sample of adolescent women. *Child Abuse & Neglect, 28*(2), 147–165. https://doi.org/10.1016/j.chiabu.2003.09.014

Kohlberg, L. (2017). *Die Psychologie der Moralentwicklung* (Suhrkamp-Taschenbuch Wissenschaft, Bd. 1232, 8. Aufl.). Frankfurt am Main: Suhrkamp.

Kolko, D. J., Brown, E. J. & Berliner, L. (2002). Children's perceptions of their abusive experience: Measurement and preliminary findings. *Child Maltreatment, 7*(1), 41–53. https://doi.org/10.1177/1077559502007001004

Konrad, A., Kuhle, L. F., Amelung, T. & Beier, K. M. (2018). Is emotional congruence with children associated with sexual offending in pedophiles and hebephiles from the community? *Sexual Abuse: A Journal of Research and Treatment, 30*(1), 3–22. https://doi.org/10.1177/1079063215620397

Koopman, C., Sephton, S., Abercrombie, H. C., Classen, C., Butler, L. D., Gore-Felton, C. et al. (2003). Dissociative symptoms and cortisol responses to recounting traumatic experiences among childhood sexual abuse survivors with PTSD. *Journal of Trauma & Dissociation, 4*(4), 29–46.

Körner, W., Bauer, U. & Kreuz, I. (2016). *Prävention von sexualisierter Gewalt in der Primarstufe. Manual für Lehrerinnen und Lehrer. Das IGEL Programm*. Weinheim: Beltz.

Krafft-Ebing, R.v. (1984). *Psychopathia sexualis* [Nachdr. d. Ausg. Stuttgart, 1912]. München: Matthes & Seitz.

Krahé, B. & Berger, A. (2017). Gendered pathways from child sexual abuse to sexual aggression victimization and perpetration in adolescence and young adulthood. *Child Abuse & Neglect, 63*, 261–272. https://doi.org/10.1016/j.chiabu.2016.10.004

Kraizer, S.K. (1981). *Children Need to Know Personal Training Program*. New York, NY: Health Education Systems.

Kraizer, S. (2002). *The Safe Child Program*. Denver, CO: The Coalition for Children.

Kraizer, S.K., Witte, S.S. & Fryer, G.E. (1989). Child sexual abuse prevention programs: What makes them effective in protecting children? *Children Today, 18*(5), 23–27.

Krivickas, K.M., Sanchez, L.A., Kenney, C.T. & Wright, J.D. (2010). Fiery wives and icy husbands: Pre-marital counseling and covenant marriage as buffers against effects of childhood abuse on gendered marital communication? *Social Science Research, 39*(5), 700–714. https://doi.org/10.1016/j.ssresearch.2010.05.003

Laan, E., Rellini, A.H. & Barnes, T. (2013). Standard operating procedures for female orgasmic disorder: Consensus of the International Society for Sexual Medicine. *Journal of Sexual Medicine, 10*(1), 74–82. https://doi.org/10.1111/j.1743-6109.2012.02880.x

Lahav, Y. & Elklit, A. (2016). The cycle of healing: Dissociation and attachment during treatment of CSA survivors. *Child Abuse & Neglect, 60*, 67–76. https://doi.org/10.1016/j.chiabu.2016.09.009

Lalor, K. (2004). Child sexual abuse in Tanzania and Kenya. *Child Abuse & Neglect, 28*(8), 833–844. https://doi.org/10.1016/j.chiabu.2003.11.022

Lam, K.Y.I. (2014). Factors associated with adolescents' disclosure of sexual abuse experiences in Hong Kong. *Journal of Child Sexual Abuse, 23*(7), 768–791. https://doi.org/10.1080/10538712.2014.950398

Lamb, S. & Edgar-Smith, S. (1994). Aspects of Disclosure. *Journal of Interpersonal Violence, 9*(3), 307–326. https://doi.org/10.1177/088626094009003002

Lamoureux, B.E., Palmieri, P.A., Jackson, A.P. & Hobfoll, S.E. (2012). Child sexual abuse and adulthood-interpersonal outcomes: Examining pathways for intervention. *Psychological Trauma: Theory, Research, Practice, and Policy, 4*(6), 605–613. https://doi.org/10.1037/a0026079

Lampert, J. (2012). Sh-h-h-h: Representations of perpetrators of sexual child abuse in picturebooks. *Sex Education, 12*(2), 177–185. https://doi.org/10.1080/14681811.2011.609048

Lange, A., de Beurs, E., Dolan, C., Lachnit, T., Sjollema, S. & Hanewald, G. (1999). Long-term effects of childhood sexual abuse: Objective and subjective characteristics of the abuse and psychopathology in later life. *Journal of Nervous & Mental Disease, 187*(3), 150–158. https://doi.org/10.1097/00005053-199903000-00004

Langevin, R., Hébert, M. & Cossette, L. (2015). Emotion regulation as a mediator of the relation between sexual abuse and behavior problems in preschoolers. *Child Abuse & Neglect, 46*, 16–26. https://doi.org/10.1016/j.chiabu.2015.02.001

Långström, N., Sjöstedt, G. & Grann, M. (2004). Psychiatric disorders and recidivism in sexual offenders. *Sexual Abuse: A Journal of Research and Treatment, 16*(2), 139–150. https://doi.org/10.1177/107906320401600204

Langton, C.M., Barbaree, H.E., Hansen, K.T., Harkins, L. & Peacock, E.J. (2007). Reliability and validity of the Static-2002 among adult sexual offenders with reference to treatment status. *Criminal Justice and Behavior, 34*(5), 616–640. https://doi.org/10.1177/0093854806296851

Langton, C.M., Murad, Z. & Humbert, B. (2017). Childhood sexual abuse, attachments in childhood and adulthood, and coercive sexual behaviors in community males. *Sexual Abuse: A Journal of Research and Treatment, 29*(3), 207–238. https://doi.org/10.1177/1079063215583853

Lanier, P., Jonson-Reid, M., Stahlschmidt, M.J., Drake, B. & Constantino, J. (2010). Child maltreatment and pediatric health outcomes: A longitudinal study of low-income children. *Journal of Pediatric Psychology, 35*(5), 511–522. https://doi.org/10.1093/jpepsy/jsp086

Lanius, R.A., Vermetten, E., Loewenstein, R.J., Brand, B., Schmahl, C., Bremner, J.D. et al. (2010). Emotion modulation in PTSD: Clinical and neurobiological evidence for a dissociative subtype. *American Journal of Psychiatry, 167*(6), 640–647. https://doi.org/10.1176/appi.ajp.2009.09081168

Latack, J.A., Moyer, A., Simon, V.A. & Davila, J. (2017). Attentional bias for sexual threat among sexual victimization survivors: A Meta-Analytic Review. *Trauma, Violence & Abuse, 18*(2), 172–184. https://doi.org/10.1177/1524838015602737

Latthe, P., Mignini, L., Gray, R., Hills, R. & Khan, K. (2006). Factors predisposing women to chronic pelvic pain: Systematic review. *BMJ, 332*(7544), 749–755.

Latzman, N.E. & Latzman, R.D. (2015). Exploring the link between child sexual abuse and sexually intrusive behaviors: The moderating role of caregiver discipline strategy. *Journal of Child and Family Studies, 24*(2), 480–490. https://doi.org/10.1007/s10826-013-9860-9

Lau, A.S., Leeb, R.T., English, D., Graham, J.C., Briggs, E.C., Brody, K.E. et al. (2005). What's in a name? A comparison of methods for classifying predominant type of maltreatment. *Child Abuse & Neglect, 29*(5), 533–551. https://doi.org/10.1016/j.chiabu.2003.05.005

Laugharne, J., Kullack, C., Lee, C.W., McGuire, T., Brockman, S., Drummond, P.D. et al. (2016). Amygdala volumetric change following psychotherapy for posttraumatic stress disorder. *Journal of Neuropsychiatry and Clinical Neurosciences, 28*(4), 312–318. https://doi.org/10.1176/appi.neuropsych.16010006

Laws, D.R. & Marshall, W.L. (2003). A brief history of behavioral and cognitive behavioral approaches to sexual offenders: Part 1. Early developments. *Sexual Abuse, 15*(2), 75–92. https://doi.org/10.1177/107906320301500201

Leach, C., Stewart, A. & Smallbone, S. (2016). Testing the sexually abused-sexual abuser hypothesis: A prospective longitudinal birth cohort study. *Child Abuse & Neglect, 51*, 144–153. https://doi.org/10.1016/j.chiabu.2015.10.024

Leclerc, B. & Proulx, J. (2018). An opportunity view of child sexual offending: Investigating nonpersuasion and circumstances of offending through criminological lens. *Sexual Abuse: A Journal of Research and Treatment, 30*(7), 869–882. https://doi.org/10.1177/1079063217729158

Leclerc, B. & Wortley, R. (2015). Predictors of victim disclosure in child sexual abuse: Additional evidence from a sample of incarcerated adult sex offenders. *Child Abuse & Neglect, 43*, 104–111. https://doi.org/10.1016/j.chiabu.2015.03.003

Leclerc, B., Wortley, R. & Smallbone, S. (2011). Getting into the script of adult child sex ofenders and mapping out situational prevention measures. *Journal of Research in Crime and Delinquency, 48*(2), 209–237. https://doi.org/10.1177/0022427810391540

Lee, A.F., Li, N.C., Lamade, R., Schuler, A. & Prentky, R.A. (2012). Predicting hands-on child sexual offenses among possessors of Internet child pornography. *Psychology, Public Policy, and Law, 18*(4), 644–672. https://doi.org/10.1037/a0027517

Lee, Y.K. & Tang, C.S. (1998). Evaluation of a sexual abuse prevention program for female Chinese adolescents with mild mental retardation. *American Journal on Mental Retardation, 103*(2), 105. https://doi.org/10.1352/0895-8017(1998)103<0105:EOASAP>2.0.CO;2

Leeb, R.T., Paulozzi, L.J., Melanson, C., Simon, T.R. & Arias, I. (2008). *Child maltreatment surveillance: Uniform definitions for public health and recommended data elements.* Atlanta, GA: National Center for Injury Prevention and Control.

Leitenberg, H., Greenwald, E. & Cado, S. (1992). A retrospective study of long-term methods of coping with having been sexually abused during childhood. *Child Abuse & Neglect, 16*(3), 399–407. https://doi.org/10.1016/0145-2134(92)90049-W

Leitenberg, H. & Henning, K. (1995). Sexual fantasy. *Psychological Bulletin, 117*(3), 469–496. https://doi.org/10.1037/0033-2909.117.3.469

Lely, J.C.G., Smid, G.E., Jongedijk, R.A., Knipscheer, J.W. & Kleber, R.J. (2019). The effectiveness of narrative exposure therapy: A review, meta-analysis and meta-regression analysis. *European Journal of Psychotraumatology, 10*(1), 1550344. https://doi.org/10.1080/20008198.2018.1550344

Lemaigre, C., Taylor, E.P. & Gittoes, C. (2017). Barriers and facilitators to disclosing sexual abuse in childhood and adolescence: A systematic review. *Child Abuse & Neglect, 70*, 39–52. https://doi.org/10.1016/j.chiabu.2017.05.009

Leroux, E.J., Pullman, L.E., Motayne, G. & Seto, M.C. (2016). Victim age and the generalist versus specialist distinction in adolescent sexual offending. *Sexual Abuse: A Journal of Research and Treatment, 28*(2), 79–95. https://doi.org/10.1177/1079063214535814

Letourneau, E.J., Eaton, W.W., Bass, J., Berlin, F.S. & Moore, S.G. (2014). The need for a comprehensive public health approach to preventing child sexual abuse. *Public Health Reports (Washington, D.C.: 1974), 129*(3), 222–228. https://doi.org/10.1177/003335491412900303

Letourneau, E.J., Schaeffer, C.M., Bradshaw, C.P. & Feder, K.A. (2017). Preventing the onset of child sexual abuse by targeting young adolescents with universal prevention programming. *Child Maltreatment, 22*(2), 100–111. https://doi.org/10.1177/1077559517692439

Levenson, J.S., D'Amora, D.A. & Hern, A.L. (2007). Megan's Law and its impact on community re-entry for sex offenders. *Behavioral Sciences & the Law, 25*(4), 587–602. https://doi.org/10.1002/bsl.770

Leventhal, J.M., Murphy, J.L. & Asnes, A.G. (2010). Evaluations of child sexual abuse: Recognition of overt and latent family concerns. *Child Abuse & Neglect, 34*(5), 289–295. https://doi.org/10.1016/j.chiabu.2010.01.005

Lewis, T., McElroy, E., Harlaar, N. & Runyan, D. (2016). Does the impact of child sexual abuse differ from maltreated but non-sexually abused children? A prospective examination of the impact of child sexual abuse on internalizing and externalizing behavior problems. *Child Abuse & Neglect, 51*, 31–40. https://doi.org/10.1016/j.chiabu.2015.11.016

Li, X.B., Li, Q.Y., Liu, J.T., Zhang, L., Tang, Y.L. & Wang, C.Y. (2015). Childhood trauma associates with clinical features of schizophrenia in a sample of Chinese inpatients. *Psychiatry Research, 228*(3), 702–707. https://doi.org/10.1016/j.psychres.2015.06.001

Lind, M.J., Brown, R.C., Sheerin, C.M., York, T.P., Myers, J.M., Kendler, K.S. et al. (2018). Does parenting influence the enduring impact of severe childhood sexual abuse on psychiatric resilience in adulthood? *Child Psychiatry and Human Development, 49*(1), 33–41. https://doi.org/10.1007/s10578-017-0727-y

Lindauer, R.J.L., Brilleslijper-Kater, S.N., Diehle, J., Verlinden, E., Teeuw, A.H., Middeldorp, C.M. et al. (2014). The Amsterdam Sexual Abuse Case (ASAC)-study in day care centers: Longitudinal effects of sexual abuse on infants and very young children and their parents, and the consequences of the persistence of abusive images on the internet. *BMC Psychiatry, 14*(1), 295.

Liotta, L., Springer, C., Misurell, J.R., Block-Lerner, J. & Brandwein, D. (2015). Group treatment for child sexual abuse: Treatment referral and therapeutic outcomes. *Journal of Child Sexual Abuse, 24*(3), 217–237. https://doi.org/10.1080/10538712.2015.1006747

Liotti, G. (1999). Disorganization of attachment as a model for understanding dissociative psychopathology. In J. Solomon & C. George (Eds.), *Attachment disorganization* (pp. 291–317). New York, NY: Guilford.

Liotti, G. (2004). Trauma, dissociation, and disorganized attachment: Three strands of a single braid. *Psychotherapy (Chicago, Ill.), 41*(4), 472–486. https://doi.org/10.1037/0033-3204.41.4.472

Lippert, T., Cross, T.P., Jones, L.M. & Walsh, W. (2009). Telling interviewers about sexual abuse: Predictors of child disclosure at forensic interviews. *Child Maltreatment, 14*(1), 100–113. https://doi.org/10.1177/1077559508318398

Loeb, T.B., Gaines, T., Wyatt, G.E., Zhang, M. & Liu, H. (2011). Associations between child sexual abuse and negative sexual experiences and revictimization among women: Does measuring severity matter? *Child Abuse & Neglect, 35*(11), 946–955. https://doi.org/10.1016/j.chiabu.2011.06.003

Loftus, E. (1996). Memory distortion and false memory creation. *Bulletin of the American Academy of Psychiatry and Law, 24*(3).

London, K., Bruck, M., Ceci, S.J. & Shuman, D.W. (2005). Disclosure of child sexual abuse: What does the research tell us about the ways that children tell? *Psychology, Public Policy, and Law, 11*(1), 194–226. https://doi.org/10.1037/1076-8971.11.1.194

London, K., Bruck, M., Wright, D.B. & Ceci, S.J. (2008). Review of the contemporary literature on how children report sexual abuse to others: Findings, methodological issues, and implications for forensic interviewers. *Memory, 16*(1), 29–47. https://doi.org/10.1080/09658210701725732

López, F., Carpintero, E., Hernández, A., Martín, M.J. & Fuertes, A. (1995). Prevalencia y consecuencias del abuso sexual al menor en españa. *Child Abuse & Neglect, 19*(9), 1039–1050. https://doi.org/10.1016/0145-2134(95)00066-H

Lumley, V.A., Miltenberger, R.G., Long, E.S., Rapp, J.T. & Roberts, J.A. (1998). Evaluation of a sexual abuse prevention program for adults with mental retardation. *Journal of Applied Behavior Analysis, 31*(1), 91–101. https://doi.org/10.1901/jaba.1998.31-91

Luster, T. & Small, S.A. (1997). Sexual abuse history and problems in adolescence: Exploring the effects of moderating variables. *Journal of Marriage and the Family, 59*(1), 131. https://doi.org/10.2307/353667

Lyn, T.S. & Burton, D.L. (2004). Adult attachment and sexual offender status. *American Journal of Orthopsychiatry, 74*(2), 150–159. https://doi.org/10.1037/0002-9432.74.2.150

Lyons-Ruth, K. & Jacobvitz, D. (2017). Attachment disorganization from infancy to adulthood: Neurobiological correlates, parenting contexts, and pathways to disorder. In J. Cassidy & P.R. Shaver (Eds.), *Handbook of attachment* (3rd ed., pp. 667–695). New York, NY: Guilford.

Ma, Y. (2018). Prevalence of childhood sexual abuse in China: A meta-analysis. *Journal of Child Sexual Abuse, 27*(2), 107–121. https://doi.org/10.1080/10538712.2018.1425944

Maas, M.K. & Lefkowitz, E.S. (2015). Sexual esteem in emerging adulthood: Associations with sexual behavior, contraception use, and romantic relationships. *Journal of Sex Research, 52*(7), 795–806. https://doi.org/10.1080/00224499.2014.945112

MacFarlane, K. & Korbin, J. (1983). Confronting the incest secret long after the fact: A family study of multiple victimization with strategies for intervention. *Child Abuse & Neglect, 7*(2), 225–237. https://doi.org/10.1016/0145-2134(83)90073-X

MacIntyre, D. & Carr, A. (1999). Evaluation of the effectiveness of the stay safe primary prevention programme for child sexual abuse. *Child Abuse & Neglect, 23*(12), 1307–1325. https://doi.org/10.1016/S0145-2134(99)00092-7

MacIntyre, D. & Carr, A. (2000). Prevention of child sexual abuse: Implications of programme evaluation research. *Child Abuse Review, 9*(3), 183–199. https://doi.org/10.1002/1099-0852(200005/06)9:3<183::AID-CAR595>3.0.CO;2-I

Mackes, N.K., Golm, D., Sarkar, S., Kumsta, R., Rutter, M., Fairchild, G. et al. (2020). Early childhood deprivation is associated with alterations in adult brain structure despite subsequent environmental enrichment. *Proceedings of the National Academy of Sciences, 117*(1), 641–649. https://doi.org/10.1073/pnas.1911264116

Madu, S.N. & Peltzer, K. (2000). Risk factors and child sexual abuse among secondary school students in the Northern Province (South Africa). *Child Abuse & Neglect, 24*(2), 259–268. https://doi.org/10.1016/S0145-2134(99)00128-3

Madu, S.N. & Peltzer, K. (2001). Prevalence and patterns of child sexual abuse and victim-perpetrator relationship among secondary school students in the Northern Province (South Africa). *Archives of Sexual Behavior, 30*(3), 311–321. https://doi.org/10.1023/A:1002704331364

Magalhães, T., Taveira, F., Jardim, P., Santos, L., Matos, E. & Santos, A. (2009). Sexual abuse of children: A comparative study of intra and extra-familial cases. *Journal of Forensic and Legal Medicine, 16*(8), 455–459. https://doi.org/10.1016/j.jflm.2009.05.007

Maikovich-Fong, A.K. & Jaffee, S.R. (2010). Sex differences in childhood sexual abuse characteristics and victims' emotional and behavioral problems: Findings from a national sample of youth. *Child Abuse & Neglect, 34*(6), 429–437. https://doi.org/10.1016/j.chiabu.2009.10.006

Main, M. (1990). Cross-cultural studies of attachment organization: Recent studies, changing methodologies, and the concept of conditional strategies. *Human Development, 33*(1), 48–61. https://doi.org/10.1159/000276502

Maniglio, R. (2009). The impact of child sexual abuse on health: A systematic review of reviews. *Clinical Psychology Review, 29*(7), 647–657. https://doi.org/10.1016/j.cpr.2009.08.003

Maniglio, R. (2011). The role of childhood trauma, psychological problems, and coping in the development of deviant sexual fantasies in sexual offenders. *Clinical Psychology Review, 31*(5), 748–756. https://doi.org/10.1016/j.cpr.2011.03.003

Maniglio, R. (2013). Child sexual abuse in the etiology of anxiety disorders: A systematic review of reviews. *Trauma, Violence, & Abuse, 14*(2), 96–112. https://doi.org/10.1177/1524838012470032

Maniglio, R. (2015). Significance, nature, and direction of the association between child sexual abuse and conduct disorder: A Systematic Review. *Trauma, Violence & Abuse, 16*(3), 241–257. https://doi.org/10.1177/1524838014526068

Manly, J.T., Jungmeen, E.K., Rogosch, F.A. & Cicchetti, D. (2001). Dimensions of child maltreatment and children's adjustment: Contributions of developmental timing and subtype. *Development and Psychopathology, 13*, 759–782. https://doi.org/10.1017/S0954579401004023

Mannarino, A.P. & Cohen, J.A. (1986). A clinical-demographic study of sexually abused children. *Child Abuse & Neglect, 10*(1), 17–23. https://doi.org/10.1016/0145-2134(86)90027-X

Mannarino, A.P. & Cohen, J.A. (1996). Abuse-related attributions and perceptions, general attributions, and locus of control in sexually abused girls. *Journal of Interpersonal Violence, 11*(2), 162–180. https://doi.org/10.1177/088626096011002002

Mannarino, A.P., Cohen, J.A., Deblinger, E., Runyon, M.K. & Steer, R.A. (2012). Trauma-focused cognitive-behavioral therapy for children: Sustained impact of treatment 6 and 12 months later. *Child Maltreatment, 17*(3), 231–241. https://doi.org/10.1177/1077559512451787

Mansell, S., Sobsey, D. & Moskal, R. (1998). Clinical findings among sexually abused children with and without developmental disabilities. *Mental Retardation, 36*(1), 12–22. https://doi.org/10.1352/0047-6765(1998)036<0012:CFASAC>2.0.CO;2

Margari, F., Lecce, P.A., Craig, F., Lafortezza, E., Lisi, A., Pinto, F. et al. (2015). Juvenile sex offenders: Personality profile, coping styles and parental care. *Psychiatry Research, 229*(1–2), 82–88. https://doi.org/10.1016/j.psychres.2015.07.066

Margraf, J., Cwik, J.C., Suppiger, A. & Schneider, S. (2017). *DIPS Open Access: Diagnostisches Interview bei psychischen Störungen*. Bochum: Mental Health Research and Treament Center, Ruhr-Universität Bochum.

Markowitsch, H. (1995). Which brain regions are critically involved in the retrieval of old episodic memory? *Brain Research Reviews, 21*(2), 117–127. https://doi.org/10.1016/0165-0173(95)00007-0

Marquardt-Mau, B. (Hrsg.). (1995). *Schulische Prävention gegen sexuelle Kindesmißhandlung. Grundlagen, Rahmenbedingungen, Bausteine und Modelle* (Materialien). Weinheim: Juventa.

Márquez-Flores, M.M., Márquez-Hernández, V.V. & Granados-Gámez, G. (2016). Teachers' knowledge and beliefs about child sexual abuse. *Journal of Child Sexual Abuse, 25*(5), 538–555. https://doi.org/10.1080/10538712.2016.1189474

Marshall, W., Hamilton, K. & Fernandez, Y. (2001). Empathy deficits and cognitive distortions in child molesters. *Sexual Abuse: A Journal of Research and Treatment, 13*(2), 123–130. https://doi.org/10.1177/107906320101300205

Marshall, W.L. (2007). Diagnostic issues, multiple paraphilias, and comorbid disorders in sexual offenders: Their incidence and treatment. *Aggression and Violent Behavior, 12*(1), 16–35. https://doi.org/10.1016/j.avb.2006.03.001

Marshall, W.L. (2010). The role of attachments, intimacy, and loneliness in the etiology and maintenance of sexual offending. *Sexual and Relationship Therapy, 25*(1), 73–85. https://doi.org/10.1080/14681990903550191

Marshall, W.L., Cripps, E., Anderson, D. & Cortoni, F.A. (1999). Self-esteem and coping strategies in child molesters. *Journal of Interpersonal Violence, 14*(9), 955–962. https://doi.org/10.1177/088626099014009003

Marshall, W.L., Hudson, S.M., Jones, R. & Fernandez, Y.M. (1995). Empathy in sex offenders. *Clinical Psychology Review, 15*(2), 99–113. https://doi.org/10.1016/0272-7358(95)00002-7

Marshall, W.L. & Laws, D.R. (2003). A brief history of behavioral and cognitive behavioral approaches to sexual offender treatment: Part 2. The modern era. *Sexual Abuse, 15*(2), 93–120. https://doi.org/10.1177/107906320301500202

Marshall, W.L. & Marshall, L.E. (2000). The origins of sexual offending. *Trauma, Violence, & Abuse, 1*(3), 250–263. https://doi.org/10.1177/1524838000001003003

Marshall, W.L. & Marshall, L.E. (2010). Attachment and intimacy in sexual offenders: An update. *Sexual and Relationship Therapy, 25*(1), 86–90. https://doi.org/10.1080/14681991003589568

Martinez, W., Polo, A.J. & Zelic, K.J. (2014). Symptom variation on the trauma symptom checklist for children: A within-scale meta-analytic review. *Journal of Traumatic Stress, 27*(6), 655–663. https://doi.org/10.1002/jts.21967

Marx, B.P. & Sloan, D.M. (2003). The effects of trauma history, gender, and race on alcohol use and posttraumatic stress symptoms in a college student sample. *Addictive Behaviors, 28*(9), 1631–1647. https://doi.org/10.1016/j.addbeh.2003.08.039

Massachusetts Citizens for Children. (2023). *Enough abuse campaign*. Verfügbar unter: https://enoughabuse.org/

Mathews, B. (2017). Optimising implementation of reforms to better prevent and respond to child sexual abuse in institutions: Insights from public health, regulatory theory, and Australia's Royal Commission. *Child Abuse & Neglect, 74*, 86–98. https://doi.org/10.1016/j.chiabu.2017.07.007

Mathews, B., Bromfield, L., Walsh, K., Cheng, Q. & Norman, R.E. (2017). Reports of child sexual abuse of boys and girls: Longitudinal trends over a 20-year period in Victoria, Australia. *Child Abuse & Neglect, 66*, 9–22. https://doi.org/10.1016/j.chiabu.2017.01.025

Mathews, B. & Collin-Vézina, D. (2019). Child sexual abuse: Toward a conceptual model and definition. *Trauma, Violence, & Abuse, 20*(2), 131–148. https://doi.org/10.1177/1524838017738726

Mathews, B. & Kenny, M.C. (2008). Mandatory reporting legislation in the United States, Canada, and Australia: A cross-jurisdictional review of key features, differences, and issues. *Child Maltreatment, 13*(1), 50–63. https://doi.org/10.1177/1077559507310613

Mathews, B., Lee, X.J. & Norman, R.E. (2016). Impact of a new mandatory reporting law on reporting and identification of child sexual abuse: A seven year time trend analysis. *Child Abuse & Neglect, 56*, 62–79. https://doi.org/10.1016/j.chiabu.2016.04.009

Matzen, K., Ehlert, U. & Heim, C. (2005). Sexueller Missbrauch und Chronische Unterbauchbeschwerden. In G. Amann & R. Wipplinger (Hrsg.), *Sexueller Missbrauch. Überblick zu Forschung, Beratung und Therapie: Ein Handbuch* (3., überarb. und erw. Aufl., S. 281–300). Tübingen: dgvt-Verlag.

McCann, K. & Lussier, P. (2008). Antisociality, sexual deviance, and sexual reoffending in juvenile sex offenders. *Youth Violence and Juvenile Justice, 6*(4), 363–385. https://doi.org/10.1177/1541204008320260

McCarthy, J.A. (2010). Internet sexual activity: A comparison between contact and non-contact child pornography offenders. *Journal of Sexual Aggression, 16*(2), 181–195. https://doi.org/10.1080/13552601003760006

McCloskey, L.M. & Bailey, J. (2000). The intergenerational transmission of risk for child sexual abuse. *Journal of Interpersonal Violence, 15*(10), 1019–1035. https://doi.org/10.1177/088626000015010001

McCoy, K. & Fremouw, W. (2010). The relation between negative affect and sexual offending: A critical review. *Clinical Psychology Review, 30*(3), 317–325. https://doi.org/10.1016/j.cpr.2009.12.006

McCubbin, H.I. (Ed.). (1998). *Stress, coping, and health in families: Sense of coherence and resiliency* (Resiliency in Families Series, Vol. 1). Thousand Oaks, CA: Sage.

McCuish, E.C., Lussier, P. & Corrado, R.R. (2015). Examining antisocial behavioral antecedents of juvenile sexual offenders and juvenile non-sexual offenders. *Sexual Abuse: A Journal of Research and Treatment, 27*(4), 414–438. https://doi.org/10.1177/1079063213517268

McDonagh, A., Friedman, M., McHugo, G., Ford, J., Sengupta, A., Mueser, K. et al. (2005). Randomized trial of cognitive-behavioral therapy for chronic posttraumatic stress disorder in adult female survivors of childhood sexual abuse. *Journal of Consulting and Clinical Psychology, 73*(3), 515–524. https://doi.org/10.1037/0022-006X.73.3.515

McEachern, A.G. (2012). Sexual abuse of individuals with disabilities: Prevention strategies for clinical practice. *Journal of Child Sexual Abuse, 21*(4), 386–398. https://doi.org/10.1080/10538712.2012.675425

McElroy, E., Shevlin, M., Elklit, A., Hyland, P., Murphy, S. & Murphy, J. (2016). Prevalence and predictors of Axis I disorders in a large sample of treatment-seeking victims of sexual abuse and incest. *European Journal of Psychotraumatology, 7*, 30686. https://doi.org/10.3402/ejpt.v7.30686

McElroy, S.L., Soutullo, C.A., Taylor, P., Nelson, E.B., Beckman, D.A., Brusman, L.A. et al. (1999). Psychiatric features of 36 men convicted of sexual offenses. *Journal of Clinical Psychiatry, 60*(6), 414–420. https://doi.org/10.4088/JCP.v60n0613

McElvaney, R., Greene, S. & Hogan, D. (2012). Containing the secret of child sexual abuse. *Journal of Interpersonal Violence, 27*(6), 1155–1175. https://doi.org/10.1177/0886260511424503

McElvaney, R., Greene, S. & Hogan, D. (2014). To tell or not to tell? Factors influencing young people's informal disclosures of child sexual abuse. *Journal of Interpersonal Violence, 29*(5), 928–947. https://doi.org/10.1177/0886260513506281

McGrath, R.J., Cumming, G.F., Burchard, B.L., Zeoli, S., Ellerby & L. (2010). *Current practices and emerging trends in sexual abuser management: The Safer Society 2009 North American Survey*. Brandon, VT: The Safer Society Press.

McKibbin, G., Humphreys, C. & Hamilton, B. (2017). "Talking about child sexual abuse would have helped me": Young people who sexually abused reflect on preventing harmful sexual behavior. *Child Abuse & Neglect, 70*, 210–221. https://doi.org/10.1016/j.chiabu.2017.06.017

McKillop, N., Brown, S., Smallbone, S. & Pritchard, K. (2015). Similarities and differences in adolescence-onset versus adulthood-onset sexual abuse incidents. *Child Abuse & Neglect, 46*, 37–46. https://doi.org/10.1016/j.chiabu.2015.02.014

McMilien, C. & Zuravin, S. (1998). Social support, therapy and perceived changes in women's attributions for their child sexual abuse. *Journal of Child Sexual Abuse, 7*(2), 1–15. https://doi.org/10.1300/J070v07n02_01

McNally, R.J., Perlman, C.A., Ristuccia, C.S. & Clancy, S.A. (2006). Clinical characteristics of adults reporting repressed, recovered, or continuous memories of childhood sexual abuse. *Journal of Consulting and Clinical Psychology, 74*(2), 237–242. https://doi.org/10.1037/0022-006X.74.2.237

McPhail, I.V., Hermann, C.A. & Nunes, K.L. (2013). Emotional congruence with children and sexual offending against children: A meta-analytic review. *Journal of Consulting and Clinical Psychology, 81*(4), 737–749. https://doi.org/10.1037/a0033248

McPhail, I.V., Nunes, K.L., Hermann, C.A., Sewell, R., Peacock, E.J., Looman, J. et al. (2018). Emotional congruence with children: Are implicit and explicit child-like self-concept and attitude toward children associated with sexual offending against children? *Archives of Sexual Behavior, 47*(8), 2241–2254. https://doi.org/10.1007/s10508-018-1288-2

Mehta, M.A., Golembo, N.I., Nosarti, C., Colvert, E., Mota, A., Williams, S.C.R. et al. (2009). Amygdala, hippocampal and corpus callosum size following severe early institutional deprivation: The English and Romanian Adoptees study pilot. *Journal of Child Psychology and Psychiatry, 50*(8), 943–951. https://doi.org/10.1111/j.1469-7610.2009.02084.x

Meier, J.S. (2021). Denial of family violence in Court: An empirical analysis and Path Forward for Family Law. *GW Law Faculty Publications & Other Works*, 1536.

Mejia, P., Cheyne, A. & Dorfman, L. (2012). *News coverage of child sexual abuse and prevention*, 2007–2009. *Journal of Child Sexual Abuse, 21*(4), 470–487. https://doi.org/10.1080/10538712.2012.692465

Mellanby, A.R., Newcombe, R.G., Rees, J. & Tripp, J.H. (2001). A comparative study of peer-led and adult-led school sex education. *Health Education Research, 16*(4), 481–492. https://doi.org/10.1093/her/16.4.481

Melton, G.B. (2005). Mandated reporting: A policy without reason. *Child Abuse & Neglect, 29*(1), 9–18. https://doi.org/10.1016/j.chiabu.2004.05.005

Mendelson, T. & Letourneau, E.J. (2015). Parent-focused prevention of child sexual abuse. *Prevention Science, 16*(6), 844–852. https://doi.org/10.1007/s11121-015-0553-z

Mercado, C.C., Alvarez, S. & Levenson, J. (2008). The impact of specialized sex offender legislation on community reentry. *Sexual Abuse, 20*(2), 188–205. https://doi.org/10.1177/1079063208317540

Merrill, L.L., Thomsen, C.J., Sinclair, B.B., Gold, S.R. & Milner, J.S. (2001). Predicting the impact of child sexual abuse on women: The role of abuse severity, parental support, and coping strategies. *Journal of Consulting and Clinical Psychology, 69*(6), 992–1006. https://doi.org/10.1037/0022-006X.69.6.992

Messman-Moore, T.L. & Coates, A.A. (2007). The impact of childhood psychological abuse on adult interpersonal conflict. *Journal of Emotional Abuse, 7*(2), 75–92. https://doi.org/10.1300/J135v07n02_05

Meston, C.M., Heiman, J.R. & Trapnell, P.D. (1999). The relation between early abuse and adult sexuality. *Journal of Sex Research, 36*(4), 385–395. https://doi.org/10.1080/0022449990955 2011

Meyer, T., Quaedflieg, C.W.E.M., Weijland, K., Schruers, K., Merckelbach, H. & Smeets, T. (2018). Frontal EEG asymmetry during symptom provocation predicts subjective responses to intrusions in survivors with and without PTSD. *Psychophysiology, 55*(1), e12779. https://doi.org/ 10.1111/psyp.12779

Middleton, D., Mandeville-Norden, R. & Hayes, E. (2009). Does treatment work with internet sex offenders? Emerging findings from the Internet Sex Offender Treatment Programme (i-SOTP). *Journal of Sexual Aggression, 15*(1), 5–19. https://doi.org/10.1080/13552600802673444

Middleton, W., Stavropoulos, P., Dorahy, M.J., Krüger, C., Lewis-Fernández, R., Martínez-Taboas, A. et al. (2014). Institutional abuse and societal silence: An emerging global problem. *Australian and New Zealand Journal of Psychiatry, 48*(1), 22–25. https://doi.org/10.1177/000486741 3514640

Mikulincer, M. & Shaver, P.R. (2003). The attachment behavioral system in adulthood: Activation, psychodynamics, and interpersonal processes. In M.P. Zanna (Ed.), *Advances in experimental social psychology* (Vol. 35, pp. 53–152). Amsterdam: Academic Press. https://doi.org/ 10.1016/S0065-2601(03)01002-5

Miner, M.H., Robinson, B.E.B., Knight, R.A., Berg, D., Romine, R.S. & Netland, J. (2010). Understanding sexual perpetration against children: Effects of attachment style, interpersonal involvement, and hypersexuality. *Sexual Abuse: A Journal of Research and Treatment, 22*(1), 58–77. https://doi.org/10.1177/1079063209353183

Miner, M.H., Swinburne Romine, R., Robinson, B.B.E., Berg, D. & Knight, R.A. (2016). Anxious attachment, social isolation, and indicators of sex drive and compulsivity: Predictors of child sexual abuse perpetration in adolescent males? *Sexual Abuse: A Journal of Research and Treatment, 28*(2), 132–153.

Miron, L.R. & Orcutt, H.K. (2014). Pathways from childhood abuse to prospective revictimization: depression, sex to reduce negative affect, and forecasted sexual behavior. *Child Abuse & Neglect, 38*(11), 1848–1859. https://doi.org/10.1016/j.chiabu.2014.10.004

Mitchell, K., Moynihan, M., Pitcher, C., Francis, A., English, A. & Saewyc, E. (2017). Rethinking research on sexual exploitation of boys: Methodological challenges and recommendations to optimize future knowledge generation. *Child Abuse & Neglect, 66*, 142–151. https://doi.org/ 10.1016/j.chiabu.2017.01.019

Mohammadzadeh Moghaddam, M., Moradi, M., Mirzaii Najmabadi, K., Ramezani, M.A. & Shakeri, M.T. (2019). Effect of counseling on the sexual satisfaction level of women with sexual dysfunction using PLISSIT model focused on dysfunctional sexual beliefs. *Evidence Based Care, 9*(3).

Mokros, A., Hollerbach, P., Nitschke, J. & Habermeyer, E. (2017). *Hare Psychopathy Checklist – Revised (PCL-R). Deutsche Version der Hare Psychopathy Checklist – Revised (PCL-R) von R.D. Hare*. Göttingen: Hogrefe.

Moore, S.E., Scott, J.G., Ferrari, A.J., Mills, R., Dunne, M.P., Erskine, H.E. et al. (2015). Burden attributable to child maltreatment in Australia. *Child Abuse & Neglect, 48*, 208–220. https:// doi.org/10.1016/j.chiabu.2015.05.006

Morais, H.B., Alexander, A.A., Fix, R.L. & Burkhart, B.R. (2018). Childhood sexual abuse in adolescents adjudicated for sexual offenses: Mental health consequences and sexual offending behaviors. *Sexual Abuse: A Journal of Research and Treatment, 30*(1), 23–42. https://doi. org/10.1177/1079063215625224

Morais, H.B., Joyal, C.C., Alexander, A.A., Fix, R.L. & Burkhart, B.R. (2016). The neuropsychology of adolescent sexual offending: Testing an executive dysfunction hypothesis. *Sexual*

Abuse: A Journal of Research and Treatment, 28(8), 741–754. https://doi.org/10.1177/1079063215569545

Morris, M.C., Kouros, C.D., Janecek, K., Freeman, R., Mielock, A. & Garber, J. (2017). Community-level moderators of a school-based childhood sexual assault prevention program. *Child Abuse & Neglect, 63*, 295–306. https://doi.org/10.1016/j.chiabu.2016.10.005

Mota, N.P., Schaumberg, K., Vinci, C., Sippel, L.M., Jackson, M., Schumacher, J.A. et al. (2015). Imagery vividness ratings during exposure treatment for posttraumatic stress disorder as a predictor of treatment outcome. *Behaviour Research and Therapy, 69*, 22–28. https://doi.org/10.1016/j.brat.2015.03.003

Motiuk, L. & Porporino, F. (1992). *The prevalence, nature and severity of mental health problems among federal male inmates in Canadian penitentiaries* (Research Report R-24). Ottawa: Correctional Services of Canada.

Müller, A.R., Röder, M. & Fingerle, M. (2014). Child sexual abuse prevention goes online: Introducing "Cool and Safe" and its effects. *Computers & Education, 78*, 60–65. https://doi.org/10.1016/j.compedu.2014.04.023

Müller, M., Vandeleur, C., Rodgers, S., Rössler, W., Castelao, E., Preisig, M. et al. (2015). Posttraumatic stress avoidance symptoms as mediators in the development of alcohol use disorders after exposure to childhood sexual abuse in a Swiss community sample. *Child Abuse & Neglect, 46*, 8–15. https://doi.org/10.1016/j.chiabu.2015.03.006

Münzer, A., Fegert, J.M., Ganser, H.G., Loos, S., Witt, A. & Goldbeck, L. (2016). Please tell! Barriers to disclosing sexual victimization and subsequent social support perceived by children and adolescents. *Journal of Interpersonal Violence, 31*(2), 355–377. https://doi.org/10.1177/0886260514555371

Munday, C. & Joyce, C. (1999). "You haven't told us how to tell!": An evaluation of an intervention raising awareness of paedophile activity. *International Journal of Health Promotion and Education, 37*(4), 126–128. https://doi.org/10.1080/14635240.1999.10806113

Murray, J. & Farrington, D.P. (2010). Risk factors for conduct disorder and delinquency: Key findings from longitudinal studies. *The Canadian Journal of Psychiatry, 55*(10), 633–642. https://doi.org/10.1177/070674371005501003

Murthi, M. & Espelage, D.L. (2005). Childhood sexual abuse, social support, and psychological outcomes: A loss framework. *Child Abuse & Neglect, 29*(11), 1215–1231. https://doi.org/10.1016/j.chiabu.2005.03.008

Mutluer, T., Şar, V., Kose-Demiray, Ç., Arslan, H., Tamer, S., Inal, S. et al. (2018). Lateralization of neurobiological response in adolescents with post-traumatic stress disorder related to severe childhood sexual abuse: The tri-modal reaction (T-MR) model of protection. *Journal of Trauma & Dissociation, 19*(1), 108–125. https://doi.org/10.1080/15299732.2017.1304489

Nagel, D.E., Putnam, F.W., Noll, J.G. & Trickett, P.K. (1997). Disclosure patterns of sexual abuse and psychological functioning at a 1-year follow-up. *Child Abuse & Neglect, 21*(2), 137–147. https://doi.org/10.1016/S0145-2134(96)00139-1

Najman, J.M., Nguyen, M.L.T. & Boyle, F.M. (2007). Sexual abuse in childhood and physical and mental health in adulthood: An Australian population study. *Archives of Sexual Behavior, 36*(5), 666–675. https://doi.org/10.1007/s10508-007-9180-5

Naumann, S., Kuschel, A., Bertram, H., Heinrichs, N. & Hahlweg, K. (2007). Förderung der Elternkompetenz durch Triple P-Elterntrainings. *Praxis der Kinderpsychologie und Kinderpsychiatrie, 56*(8), 676–690. https://doi.org/10.13109/prkk.2007.56.8.676

Navalta, C.P., Polcari, A., Webster, D.M., Boghossian, A. & Teicher, M.H. (2006). Effects of childhood sexual abuse on neuropsychological and cognitive function in college women. *Journal of Neuropsychiatry and Clinical Neurosciences, 18*(1), 45–53. https://doi.org/10.1176/jnp.18.1.45

Nelson, W.M., Moser, A., Johnson, N.E., Graves, K. & Hart, K.J. (1999). Behavioral characteristics of preadolescent girls from sexually abusive vs. dysfunctional families. *Psychology: A Journal of Human Behavior, 36*, 21–27.

Nereo, N.E., Farber, B.A. & Hinton, V.J. (2002). Willingness to self-disclose among late adolescent female survivors of childhood sexual abuse. *Journal of Youth and Adolescence, 31*(4), 303–310. https://doi.org/10.1023/A:1015449601844

Neumann, D.A., Houskamp, B.M., Pollock, V.E. & Briere, J. (1996). The long-term sequelae of childhood sexual abuse in women: A meta-analytic review. *Child Maltreatment, 1*(1), 6–16. https://doi.org/10.1177/1077559596001001002

Neutze, J., Grundmann, D., Scherner, G. & Beier, K.M. (2012). Undetected and detected child sexual abuse and child pornography offenders. *International Journal of Law and Psychiatry, 35*(3), 168–175. https://doi.org/10.1016/j.ijlp.2012.02.004

Newman, L.A. & Peterson, C. (1998). Female incest survivors: Relationships with mothers and female friends. *Journal of Interpersonal Violence, 13*(2), 193–205. https://doi.org/10.1177/088626098013002002

Ng, Q.X., Yong, B.Z.J., Ho, C.Y.X., Lim, D.Y. & Yeo, W.-S. (2018). Early life sexual abuse is associated with increased suicide attempts: An update meta-analysis. *Journal of Psychiatric Research, 99*, 129–141. https://doi.org/10.1016/j.jpsychires.2018.02.001

Nijdam, M.J., Baas, M.A.M., Olff, M. & Gersons, B.P.R. (2013). Hotspots in trauma memories and their relationship to successful trauma-focused psychotherapy: A pilot study. *Journal of Traumatic Stress, 26*(1), 38–44. https://doi.org/10.1002/jts.21771

Nolan, M., Carr, A., Fitzpatrick, C., O'Flaherty, A., Keary, K., Turner, R. et al. (2002). A comparison of two programmes for victims of child sexual abuse: A treatment outcome study. *Child Abuse Review, 11*(2), 103–123. https://doi.org/10.1002/car.727

Noll, J.G., Trickett, P.K., Long, J.D., Negriff, S., Susman, E.J., Shalev, I. et al. (2017). Childhood sexual abuse and early timing of puberty. *Journal of Adolescent Health, 60*(1), 65–71. https://doi.org/10.1016/j.jadohealth.2016.09.008

Nunes, K.L., Pettersen, C., Hermann, C.A., Looman, J. & Spape, J. (2016). Does change on the MOLEST and RAPE scales predict sexual recidivism? *Sexual Abuse: A Journal of Research and Treatment, 28*(5), 427–447. https://doi.org/10.1177/1079063214540725

O'Dougherty Wright, M., Crawford, E. & Sebastian, K. (2007). Positive resolution of childhood sexual abuse experiences: The role of coping, benefit-finding and meaning-making. *Journal of Family Violence, 22*(7), 597–608. https://doi.org/10.1007/s10896-007-9111-1

Oaksford, K. & Frude, N. (2003). The process of coping following child sexual abuse: A qualitative study. *Journal of Child Sexual Abuse, 12*(2), 41–72. https://doi.org/10.1300/J070v12n02_03

Ogawa, J.R., Sroufe, L.A., Weinfield, N.S., Carlson, E.A. & Egeland, B. (1997). Development and the fragmented self: Longitudinal study of dissociative symptomatology in a nonclinical sample. *Development and Psychopathology, 9*(4), 855–879. https://doi.org/10.1017/S0954579497001478

Ogloff, J.R.P., Cutajar, M.C., Mann, E., Mullen, P., Wei, F.T.Y., Hassan, H.A.B. et al. (2012). Child sexual abuse and subsequent offending and victimisation: A 45 year follow-up study. *Trends and Issues in Criminal Justice*, 440.

Ohlert, J., Seidler, C., Rau, T., Fegert, J. & Allroggen, M. (2017). Comparison of psychopathological symptoms in adolescents who experienced sexual violence as a victim and/or as a perpetrator. *Journal of Child Sexual Abuse, 26*(4), 373–387. https://doi.org/10.1080/10538712.2017.1283652

Okur, P., van der Knaap, L.M. & Bogaerts, S. (2015). Prevalence and nature of child sexual abuse in the Netherlands: Ethnic differences? *Journal of Child Sexual Abuse, 24*(1), 1–15. https://doi.org/10.1080/10538712.2015.971925

Oldfield, D., Hays, B.J. & Megel, M.E. (1996). Evaluation of the effectiveness of project TRUST: An elementary school-based victimization prevention strategy. *Child Abuse & Neglect, 20*(9), 821–832. https://doi.org/10.1016/0145-2134(96)00070-1

O'Leary, P.J. & Barber, J. (2008). Gender differences in silencing following childhood sexual abuse. *Journal of Child Sexual Abuse, 17*(2), 133–143. https://doi.org/10.1080/10538710801916416

Ondersma, S.J., Chaffin, M., Berliner, L., Cordon, I., Goodman, G.S. & Barnett, D. (2001). Sex with children is abuse: Comment on Rind, Tromovitch, and Bauserman (1998). *Psychological Bulletin, 127*(6), 707–714.

Pagani, M., Högberg, G., Fernandez, I. & Siracusano, A. (2013). Correlates of EMDR therapy in functional and structural neuroimaging: A critical summary of recent findings. *Journal of EMDR Practice and Research, 7*(1), 29–38. https://doi.org/10.1891/1933-3196.7.1.29

Pagé, C.A., Tourigny, M. & Renaud, P. (2010). A comparative analysis of youth sex offenders and non-offender peers: Is there a difference in their coping strategies? *Sexologies, 19*(2), 78–86. https://doi.org/10.1016/j.sexol.2009.11.002

Paine, M.L. & Hansen, D.J. (2002). Factors influencing children to self-disclose sexual abuse. *Clinical Psychology Review, 22*(2), 271–295. https://doi.org/10.1016/S0272-7358(01)00091-5

Paivio, S.C. & Laurent, C. (2001). Empathy and emotion regulation: Reprocessing memories of childhood abuse. *Journal of Clinical Psychology, 57*(2), 213–226. https://doi.org/10.1002/1097-4679(200102)57:2<213::AID-JCLP7>3.0.CO;2-B

Palusci, V.J., Cox, E.O., Shatz, E.M. & Schultze, J.M. (2006). Urgent medical assessment after child sexual abuse. *Child Abuse & Neglect, 30*(4), 367–380. https://doi.org/10.1016/j.chiabu.2005.11.002

Paolucci, E.O., Genuis, M.L. & Violato, C. (2001). A meta-analysis of the published research on the effects of child sexual abuse. *Journal of Psychology, 135*(1), 17–36. https://doi.org/10.1080/00223980109603677

Papalia, N., Luebbers, S. & Ogloff, J.R. (2018). Child sexual abuse and the propensity to engage in criminal behaviour: A critical review and examination of moderating factors. *Aggression and Violent Behavior, 43*, 71–89. https://doi.org/10.1016/j.avb.2018.10.007

Parent, S. & Bannon, J. (2012). Sexual abuse in sport: What about boys? *Children and Youth Services Review, 34*(2), 354–359. https://doi.org/10.1016/j.childyouth.2011.11.004

Parent, S. & Demers, G. (2011). Sexual abuse in sport: A model to prevent and protect athletes. *Child Abuse Review, 20*(2), 120–133. https://doi.org/10.1002/car.1135

Pearlman, L.A. & Courtois, C.A. (2005). Clinical applications of the attachment framework: Relational treatment of complex trauma. *Journal of Traumatic Stress, 18*(5), 449–459. https://doi.org/10.1002/jts.20052

Pecnik, N. & Brunnberg, E. (2006). Professionals' characteristics, victim's gender, and case assessments as predictors of professional judgments in child protection. *Review of Psychology, 27*(2), 133–146.

Pelcovitz, D., Adler, N.A., Kaplan, S., Packman, L. & Krieger, R. (1992). The failure of a school-based child sexual abuse prevention program. *Journal of the American Academy of Child & Adolescent Psychiatry, 31*(5), 887–892. https://doi.org/10.1097/00004583-199209000-00017

Pelcovitz, D., van der Kolk, B.A., Roth, S., Mandel, F., Kaplan, S. & Resick, P. (1997). Development of a criteria set and a structured interview for disorders of extreme stress (SIDES). *Journal of Traumatic Stress, 10*(1), 3–16. https://doi.org/10.1002/jts.2490100103

Pelisoli, C., Herman, S. & Dell'Aglio, D.D. (2015). Child sexual abuse research knowledge among child abuse professionals and laypersons. *Child Abuse & Neglect, 40*, 36–47. https://doi.org/10.1016/j.chiabu.2014.08.010

Peltzer, K. & Pengpid, S. (2016). Childhood physical and sexual abuse, and adult health risk behaviours among university students from 24 countries in Africa, the Americas and Asia. *Journal of Psychology in Africa, 26*(2), 149–155. https://doi.org/10.1080/14330237.2016.1163899

Pereda, N., Abad, J. & Guilera, G. (2016). Lifetime prevalence and characteristics of child sexual victimization in a community sample of Spanish adolescents. *Journal of Child Sexual Abuse, 25*(2), 142–158. https://doi.org/10.1080/10538712.2016.1123791

Pereda, N., Guilera, G., Forns, M. & Gómez-Benito, J. (2009a). The international epidemiology of child sexual abuse: A continuation of Finkelhor (1994). *Child Abuse & Neglect, 33*(6), 331–342. https://doi.org/10.1016/j.chiabu.2008.07.007

Pereda, N., Guilera, G., Forns, M. & Gómez-Benito, J. (2009b). The prevalence of child sexual abuse in community and student samples: A meta-analysis. *Clinical Psychology Review, 29*(4), 328–338. https://doi.org/10.1016/j.cpr.2009.02.007

Perrott, K., Morris, E., Martin, J. & Romans, S. (1998). Cognitive coping styles of women sexually abused in childhood: A qualitative study. *Child Abuse & Neglect, 22*(11), 1135–1149. https://doi.org/10.1016/S0145-2134(98)00092-1

Petronio, S., Reeder, H.M., Hecht, M.L. & Ros-Mendoza, T.M. (1996). Disclosure of sexual abuse by children and adolescents. *Journal of Applied Communication Research, 24*(3), 181–199. https://doi.org/10.1080/00909889609365450

Phasha, N. (2010). An alternative placement as an effective measure for easing negative consequences of child sexual abuse. *Procedia – Social and Behavioral Sciences, 2*(2), 5518–5522. https://doi.org/10.1016/j.sbspro.2010.03.900

Piaget, J. (1974). *Urteil und Denkprozeß des Kindes* (Sprache und Lernen, Bd. 9, 2. Aufl.). Düsseldorf: Pädagogischer Verlag Schwann.

Piaget, J. (2003). *Das Erwachen der Intelligenz beim Kinde* (5. Aufl.). Stuttgart: Klett-Cotta.

Pifan, T. (2010, 12. März). Die Anziehungskraft des Zölibats für Pädophile. *Die Welt*. Verfügbar unter: https://www.welt.de/fernsehen/article6738652/Die-Anziehungskraft-des-Zoelibats-fuer-Paedophile.html

Pintello, D. & Zuravin, S. (2001). Intrafamilial child sexual abuse: Predictors of postdisclosure maternal belief and protective action. *Child Maltreatment, 6*(4), 344–352. https://doi.org/10.1177/1077559501006004007

Plück, J., Scholz, K.K., Döpfner, M. für die Arbeitsgruppe Deutsche Child Behavior Checklist. (2022). *Deutsche Kleinkind- und Vorschulalter-Formen der Child Behavior Checklist von Thomas M. Achenbach (CBCL/1½–5, C-TRF/1½–5). Elternfragebogen für Klein- und Vorschulkinder, Fragebogen für Erzieherinnen von Klein- und Vorschulkindern*. Göttingen: Hogrefe.

Poeppl, T.B., Eickhoff, S.B., Fox, P.T., Laird, A.R., Rupprecht, R., Langguth, B. et al. (2015). Connectivity and functional profiling of abnormal brain structures in pedophilia. *Human Brain Mapping, 36*(6), 2374–2386. https://doi.org/10.1002/hbm.22777

Pohl, J.D. & Hazzard, A. (1990). Reactions of children, parents, and teachers to child sexual abuse prevention programs. *Education, 110*(3), 337–345.

Polusny, M.A., Dickinson, K.A., Murdoch, M. & Thuras, P. (2008). The role of cumulative sexual trauma and difficulties identifying feelings in understanding female veterans' physical health outcomes. *General Hospital Psychiatry, 30*(2), 162–170. https://doi.org/10.1016/j.genhosppsych.2007.11.006

Potrykus, D. & Wöbcke, M. (1974). *Sexualität zwischen Kindern und Erwachsenen*. München: Goldmann.

Priebe, G., Bäckström, M. & Ainsaar, M. (2010). Vulnerable adolescent participants' experience in surveys on sexuality and sexual abuse: Ethical aspects. *Child Abuse & Neglect, 34*(6), 438–447. https://doi.org/10.1016/j.chiabu.2009.10.005

Pullman, L.E., Leroux, E.J., Motayne, G. & Seto, M.C. (2014). Examining the developmental trajectories of adolescent sexual offenders. *Child Abuse & Neglect, 38*(7), 1249–1258. https://doi.org/10.1016/j.chiabu.2014.03.003

Putnam, F.W. (1989). *Diagnosis and treatment of multiple personality disorder*. New York, NY: Guilford.

Quindeau, I. & Brumlik, M. (Hrsg.). (2012). *Kindliche Sexualität*. Weinheim: Beltz Juventa.

Raby, K.L., Labella, M.H., Martin, J., Carlson, E.A. & Roisman, G.I. (2017). Childhood abuse and neglect and insecure attachment states of mind in adulthood: Prospective, longitudinal evidence from a high-risk sample. *Development and Psychopathology, 29*(2), 347–363. https://doi.org/10.1017/S0954579417000037

Raj, A., Rose, J., Decker, M.R., Rosengard, C., Hebert, M.R., Stein, M. et al. (2008). Prevalence and patterns of sexual assault across the life span among incarcerated women. *Violence Against Women, 14*(5), 528–541. https://doi.org/10.1177/1077801208315528

Ralston, C.A., Epperson, D.L. & Edwards, S.R. (2016). Cross-Validation of the JSORRAT-II in Iowa. *Sexual Abuse: A Journal of Research and Treatment, 28*(6), 534–554. https://doi.org/10.1177/1079063214548074

Ramírez, C., Pinzón-Rondón, A.M. & Botero, J.C. (2011). Contextual predictive factors of child sexual abuse: The role of parent-child interaction. *Child Abuse & Neglect, 35*(12), 1022–1031. https://doi.org/10.1016/j.chiabu.2011.10.004

Rassenhofer, M., Spröber, N., Schneider, T. & Fegert, J.M. (2013). Listening to victims: Use of a Critical Incident reporting system to enable adult victims of childhood sexual abuse to participate in a political reappraisal process in Germany. *Child Abuse & Neglect, 37*(9), 653–663. https://doi.org/10.1016/j.chiabu.2013.05.007

Raymond, N.C., Coleman, E., Ohlerking, F., Christenson, G.A. & Miner, M. (1999). Psychiatric comorbidity in pedophilic sex offenders. *American Journal of Psychiatry, 156*(5), 786–788. https://doi.org/10.1176/ajp.156.5.786

Rechtsinformationssystem des Bundes. (2018a, 23. Juni). *Schwerer sexueller Missbrauch § 206 Strafgesetzbuch*. Verfügbar unter: https://www.ris.bka.gv.at/NormDokument.wxe?Abfrage=Bundesnormen&Gesetzesnummer=10002296&FassungVom=2018-06-23&Artikel=&Paragraf=206&Anlage=&Uebergangsrecht=

Rechtsinformationssystem des Bundes. (2018b, 23. Juni). *Sexueller Missbrauch § 207 Strafgesetzbuch*. Verfügbar unter: https://www.ris.bka.gv.at/NormDokument.wxe?Abfrage=Bundesnormen&Gesetzesnummer=10002296&FassungVom=2018-06-23&Artikel=&Paragraf=207&Anlage=&Uebergangsrecht=

Reddemann, L., Hofmann, A. & Gast, U. (2011). *Psychotherapie der dissoziativen Störungen. Krankheitsmodelle und Therapiepraxis – störungsspezifisch und schulenübergreifend* (3. Aufl.). Stuttgart: Thieme.

Reeves, S.G., Ogloff, J.R.P. & Simmons, M. (2018). The predictive validity of the Static-99, Static-99R, and Static-2002/R: Which one to use? *Sexual Abuse: A Journal of Research and Treatment, 30*(8), 887–907. https://doi.org/10.1177/1079063217712216

Renk, K., Liljequist, L., Steinberg, A.R.I., Bosco, G. & Phares, V. (2002). Prevention of child sexual abuse. *Trauma, Violence, & Abuse, 3*(1), 68–84. https://doi.org/10.1177/15248380020031004

Resnick, H.S., Yehuda, R., Pitman, R.K. & Foy, D.W. (1995). Effect of previous trauma on acute plasma cortisol level following rape. *American Journal of Psychiatry, 152*(11), 1675–1677. https://doi.org/10.1176/ajp.152.11.1675

Rettenberger, M. & Eher, R. (2006). Die deutsche Übersetzung des Static 99 zur aktuarischen Kriminalprognose verurteilter Sexualstraftäter. *Monatsschrift für Kriminologie und Strafrechtsreform, 89*(5), 352–365. https://doi.org/10.1515/mks-2006-00063

Rettenberger, M., Gregório Hertz, P. & Eher, R. (2017). *Die deutsche Version des Violence Risk Appraisal Guide-Revised (VRAG-R)* (Berichte und Materialien. Elektronische Schriftenreihe der Kriminologischen Zentralstelle e.V., Bd. 8). Wiesbaden: Kriminologische Zentralstelle e.V.

Rheingold, A.A., Campbell, C., Self-Brown, S., Arellano, M. de, Resnick, H. & Kilpatrick, D. (2007). Prevention of child sexual abuse: Evaluation of a community media campaign. *Child Maltreatment, 12*(4), 352–363. https://doi.org/10.1177/1077559507305994

Rhodes, A.E., Boyle, M.H., Tonmyr, L., Wekerle, C., Goodman, D., Leslie, B. et al. (2011). Sex differences in childhood sexual abuse and suicide-related behaviors. *Suicide & Life-Threatening Behavior, 41*(3), 235–254. https://doi.org/10.1111/j.1943-278X.2011.00025.x

Richter-Appelt, H. (1995). Psychotherapie nach sexuellem Missbrauch in der Kindheit. Versuch einer Eingrenzung. *Psychotherapeut, 40*, 2–8.

Richter-Appelt, H. (2005). Differentielle Folgen von sexuellem Missbrauch und körperlicher Misshandlung und die Bedeutung von Replikationsstudien. In G. Amann & R. Wipplinger (Hrsg.), *Sexueller Missbrauch. Überblick zu Forschung, Beratung und Therapie: Ein Handbuch* (3., überarb. und erw. Aufl., S. 229–249). Tübingen: dgvt-Verlag.

Rijnaarts, J. (1991). *Lots Töchter. Über den Vater-Tochter-Inzest* (Dtv Dialog und Praxis, Bd. 15087, Ungekürzte Ausg). München: dtv.

Rind, B. & Tromovitch, P. (1997). A meta-analytic review of findings from national samples on psychological correlates of child sexual abuse. *Journal of Sex Research, 34*(3), 237–255. https://doi.org/10.1080/00224499709551891

Rind, B., Tromovitch, P. & Bauserman, R. (1998). A meta-analytic examination of assumed properties of child sexual abuse using college samples. *Psychological Bulletin, 124*(1), 22–53. https://doi.org/10.1037/0033-2909.124.1.22

Rispens, J., Aleman, A. & Goudena, P.P. (1997). Prevention of child sexual abuse victimization: A meta-analysis of school programs. *Child Abuse & Neglect, 21*(10), 975–987. https://doi.org/10.1016/S0145-2134(97)00058-6

Rodomonti, M., Fedeli, F., Luca, E. de, Gazzillo, F. & Bush, M. (2021). The adaptive function of fantasy: A proposal from the perspective of control-mastery theory. *Psychoanalytic Psychology, 38*(1), 1–11. https://doi.org/10.1037/pap0000278

Rogosch, F.A., Dackis, M.N. & Cicchetti, D. (2011). Child maltreatment and allostatic load: Consequences for physical and mental health in children from low-income families. *Development and Psychopathology, 23*(4), 1107–1124. https://doi.org/10.1017/S0954579411000587

Roodman, A.A. & Clum, G.A. (2001). Revictimization rates and method variance. *Clinical Psychology Review, 21*(2), 183–204. https://doi.org/10.1016/S0272-7358(99)00045-8

Rose, G. (2001). Sick individuals and sick populations. *International Journal of Epidemiology, 30*(3), 427–432. https://doi.org/10.1093/ije/30.3.427

Ross, C.A., Keyes, B.B., Xiao, Z., Yan, H., Wang, Z., Zou, Z. et al. (2005). Childhood physical and sexual abuse in China. *Journal of Child Sexual Abuse, 14*(4), 115–126. https://doi.org/10.1300/J070v14n04_06

Rudolph, J. & Zimmer-Gembeck, M.J. (2018). Reviewing the focus: A summary and critique of child-focused sexual abuse prevention. *Trauma, Violence & Abuse, 19*(5), 543–554. https://doi.org/10.1177/1524838016675478

Runtz, M.G. & Schallow, J.R. (1997). Social support and coping strategies as mediators of adult adjustment following childhood maltreatment. *Child Abuse & Neglect, 21*(2), 211–226. https://doi.org/10.1016/S0145-2134(96)00147-0

Runyan, D.K. (1998). Prevalence, risk, sensitivity, and specificity: A commentary on the epidemiology of child sexual abuse and the development of a research agenda. *Child Abuse & Neglect, 22*(6), 493–498. https://doi.org/10.1016/S0145-2134(98)00015-5

Runyan, D.K., Everson, M.D., Edelsohn, G.A., Hunter, W.M., Coulter, M.L. (1988). Impact of legal intervention on sexually abused children. *Journal of Pediatrics, 113*(4), 647–653. https://doi.org/10.1016/S0022-3476(88)80373-1

Rush, F., Bartoszko, A. & Miller, A. (1991). *Das bestgehütete Geheimnis. Sexueller Kindesmissbrauch* (6. Aufl.). Berlin: Orlanda Frauenverlag.

Russell, D.E.H. (1999). *The secret trauma: Incest in the lives of girls and women* (rev. ed., with a new introduction by the author). New York, NY: Basic Books.

Sariola, H. & Uutela, A. (1996). The prevalence and context of incest abuse in Finland. *Child Abuse & Neglect, 20*(9), 843–850. https://doi.org/10.1016/0145-2134(96)00072-5

Saslawsky, D.A. & Wurtele, S.K. (1986). Educating children about sexual abuse: Implications for pediatric intervention and possible prevention. *Journal of Pediatric Psychology, 11*(2), 235–245. https://doi.org/10.1093/jpepsy/11.2.235

Saß, H. & Houben, I. (Hrsg.). (1996). *Diagnostisches und statistisches Manual psychischer Störungen – DSM-IV; übersetzt nach der vierten Auflage des Diagnostic and statistical manual of mental disorders der American Psychiatric Association*. Göttingen: Hogrefe.

Saunders, B.J. & Goddard, C. (2002). The role of mass media in facilitation community education and child abuse prevention strategies. *National Child Protection Clearinghouse, Australia Institute of Family Studies, 16*, 1–24.

Scarpa, A., Wilson, L.C., Wells, A.O., Patriquin, M.A. & Tanaka, A. (2009). Thought control strategies as mediators of trauma symptoms in young women with histories of child sexual abuse. *Behaviour Research and Therapy, 47*(9), 809–813. https://doi.org/10.1016/j.brat.2009.06.002

Schaefer, G.A., Mundt, I.A., Feelgood, S., Hupp, E., Neutze, J., Ahlers, C.J. et al. (2010). Potential and Dunkelfeld offenders: Two neglected target groups for prevention of child sexual abuse. *International Journal of Law and Psychiatry, 33*(3), 154–163. https://doi.org/10.1016/j.ijlp.2010.03.005

Schaeffer, P., Leventhal, J.M. & Asnes, A.G. (2011). Children's disclosures of sexual abuse: Learning from direct inquiry. *Child Abuse & Neglect, 35*(5), 343–352. https://doi.org/10.1016/j.chiabu.2011.01.014

Schalinski, I., Elbert, T., Steudte-Schmiedgen, S. & Kirschbaum, C. (2015). The cortisol paradox of trauma-related disorders: Lower phasic responses but higher tonic levels of cortisol are associated with sexual abuse in childhood. *PloS One, 10*(8), e0136921. https://doi.org/10.1371/journal.pone.0136921

Schauer, M., Neuner, F. & Elbert, T. (2005). *Narrative exposure therapy: A short-term intervention for traumatic stress disorders after war, terror, or torture*. Cambridge, MA: Hogrefe & Huber Publishers.

Schechter, D.S., Brunelli, S.A., Cunningham, N., Brown, J. & Baca, P. (2002). Mother-daughter relationships and child sexual abuse: A pilot study of 35 dyads. *Bulletin of the Menninger Clinic, 66*(1), 39–60. https://doi.org/10.1521/bumc.66.1.39.23374

Schneider, M. & Hirsch, J.S. (2018). Comprehensive sexuality education as a primary prevention strategy for sexual violence perpetration. *Trauma, Violence & Abuse, 21*(3), 112–121.

Schneider, S., Pflug, V., In-Albon, T. & Margraf, J. (2017). *Kinder-DIPS Open Access: Diagnostisches Interview bei psychischen Störungen im Kindes- und Jugendalter.* Bochum: Forschungs- und Behandlungszentrum für psychische Gesundheit, Ruhr-Universität Bochum.

Schober, D.J., Fawcett, S.B. & Bernier, J. (2012). The Enough Abuse Campaign: Building the movement to prevent child sexual abuse in Massachusetts. *Journal of Child Sexual Abuse, 21*(4), 456–469. https://doi.org/10.1080/10538712.2012.675423

Schönbucher, V., Maier, T., Held, L., Mohler-Kuo, M., Schnyder, U. & Landolt, M.A. (2011). Prevalence of child sexual abuse in Switzerland: A systematic review. *Swiss Medical Weekly, 140*, w13123. https://doi.org/10.4414/smw.2011.13123

Schönbucher, V., Maier, T., Mohler-Kuo, M., Schnyder, U. & Landolt, M.A. (2012). Disclosure of child sexual abuse by adolescents: A qualitative in-depth study. *Journal of Interpersonal Violence, 27*(17), 3486–3513. https://doi.org/10.1177/0886260512445380

Schweizerische Eidgenossenschaft. (1991a, 21. Juni). *Schweizerisches Strafgesetzbuch. Fünfter Titel: strafbare Handlungen gegen die sexuelle Integrität. Art. 187 Sexuelle Handlungen mit Kindern*, Fedlex. Verfügbar unter: https://www.fedlex.admin.ch/eli/cc/54/757_781_799/de#art_187

Schweizerische Eidgenossenschaft. (1991b, 21. Juni). *Schweizerisches Strafgesetzbuch. Fünfter Titel: strafbare Handlungen gegen die sexuelle Integrität. Art. 191 Schändung*, Fedlex. Verfügbar unter: https://www.fedlex.admin.ch/eli/cc/54/757_781_799/de#art_191

Scott, S. (2001). Surviving selves. *Feminist Theory, 2*(3), 349–361. https://doi.org/10.1177/14647000122229569

Seghorn, T.K., Prentky, R.A. & Boucher, R.J. (1987). Childhood sexual abuse in the lives of sexually aggressive offenders. *Journal of the American Academy of Child and Adolescent Psychiatry, 26*(2), 262–267. https://doi.org/10.1097/00004583-198703000-00025

Senn, T.E., Carey, M.P. & Vanable, P.A. (2008). Childhood and adolescent sexual abuse and subsequent sexual risk behavior: Evidence from controlled studies, methodological critique, and suggestions for research. *Clinical Psychology Review, 28*(5), 711–735. https://doi.org/10.1016/j.cpr.2007.10.002

Seto, M.C. (2008). *Pedophilia and sexual offending against children: Theory, assessment, and intervention*. Washington, DC: American Psychological Association.

Seto, M.C. (2009). Pedophilia. *Annual Review of Clinical Psychology, 5*, 391–407. https://doi.org/10.1146/annurev.clinpsy.032408.153618

Seto, M.C., Babchishin, K.M., Pullman, L.E. & McPhail, I.V. (2015). The puzzle of intrafamilial child sexual abuse: A meta-analysis comparing intrafamilial and extrafamilial offenders with child victims. *Clinical Psychology Review, 39*, 42–57. https://doi.org/10.1016/j.cpr.2015.04.001

Seto, M.C. & Eke, A.W. (2015). Predicting recidivism among adult male child pornography offenders: Development of the Child Pornography Offender Risk Tool (CPORT). *Law and Human Behavior, 39*(4), 416–429. https://doi.org/10.1037/lhb0000128

Seto, M.C., Hanson, R.K. & Babchishin, K.M. (2011). Contact sexual offending by men with online sexual offenses. *Annals of Sex Research, 23*(1), 124–145.

Seto, M.C. & Lalumière, M.L. (2010). What is so special about male adolescent sexual offending? A review and test of explanations through meta-analysis. *Psychological Bulletin, 136*(4), 526–575. https://doi.org/10.1037/a0019700

Seto, M.C., Wood, J.M., Babchishin, K.M. & Flynn, S. (2012). Online solicitation offenders are different from child pornography offenders and lower risk contact sexual offenders. *Law and Human Behavior, 36*(4), 320–330. https://doi.org/10.1037/h0093925

Seymour, A. (1998). Aetiology of the sexual abuse of children. *Women's Studies International Forum, 21*(4), 415–427. https://doi.org/10.1016/S0277-5395(96)00068-4

Shalhoub-Kevorkian, N. (2005). Disclosure of child abuse in conflict areas. *Violence Against Women, 11*(10), 1263–1291. https://doi.org/10.1177/1077801205280180

Shapiro, F. (2017). *Eye Movement Desensitization and Reprocessing (EMDR) therapy: Basic principles, protocols, and procedures* (3rd ed.). New York, NY: Guilford.

Shapiro, F. & Forrest, M.S. (2010). *EMDR in Aktion. Die neue Kurzzeittherapie in der Praxis* (4. Aufl.). Paderborn: Junfermann.

Sharpe, D. & Faye, C. (2006). Non-epileptic seizures and child sexual abuse: A critical review of the literature. *Clinical Psychology Review, 26*(8), 1020–1040. https://doi.org/10.1016/j.cpr.2005.11.011

Shenk, C.E., Noll, J.G., Putnam, F.W. & Trickett, P.K. (2010). A prospective examination of the role of childhood sexual abuse and physiological asymmetry in the development of psychopathology. *Child Abuse & Neglect, 34*(10), 752–761. https://doi.org/10.1016/j.chiabu.2010.02.010

Shevlin, M., Dorahy, M.J. & Adamson, G. (2007). Trauma and psychosis: An analysis of the National Comorbidity Survey. *American Journal of Psychiatry, 164*(1), 166–169. https://doi.org/10.1176/ajp.2007.164.1.166

Shevlin, M., Murphy, J. & Read, J. (2015). Testing complex hypotheses using secondary data analysis: Is the association between sexual abuse and psychosis moderated by gender in a large prison sample? *Journal of Criminal Psychology, 5*(2), 92–98. https://doi.org/10.1108/JCP-02-2015-0009

Siegel, J.M., Sorenson, S.B., Golding, J.M., Burnam, M.A. & Stein, J.A. (1987). The prevalence of childhood sexual assault. The Los Angeles Epidemiologic Catchment Area Project. *American Journal of Epidemiology, 126*(6), 1141–1153. https://doi.org/10.1093/oxfordjournals.aje.a114752

Siehl, S., King, J.A., Burgess, N., Flor, H. & Nees, F. (2018). Structural white matter changes in adults and children with posttraumatic stress disorder: A systematic review and meta-analysis. NeuroImage. *Clinical, 19*, 581–598. https://doi.org/10.1016/j.nicl.2018.05.013

Sigmon, S.T., Greene, M.P., Rohan, K.J. & Nichols, J.E. (1997). Coping and adjustment in male and female survivors of childhood sexual abuse. *Journal of Child Sexual Abuse, 5*(3), 57–75. https://doi.org/10.1300/J070v05n03_04

Silver, R.L., Boon, C. & Stones, M.H. (1983). Searching for meaning in misfortune: Making sense of incest. *Journal of Social Issues, 39*(2), 81–101. https://doi.org/10.1111/j.1540-4560.1983.tb00142.x

Simon, V.A. & Feiring, C. (2008). Sexual anxiety and eroticism predict the development of sexual problems in youth with a history of sexual abuse. *Child Maltreatment, 13*(2), 167–181. https://doi.org/10.1177/1077559508315602

Simpson, M. (1984). *Feeling Yes, Feeling NO*. Ottawa: National Film Board of Canada.

Sinclair, B.B. & Gold, S.R. (1997). The psychological impact of withholding disclosure of child sexual abuse. *Violence and Victims, 12*(2), 137–145. https://doi.org/10.1891/0886-6708.12.2.137

Smallbone, S., Marshall, W. & Wortley, R. (2013). *Preventing child sexual abuse: Evidence, policy and practice* (Crime Science Series). Hoboken, NJ: Taylor and Francis. https://doi.org/10.4324/9781843925606

Smallbone, S.W. & Dadds, M.R. (2000). Attachment and coercive sexual behavior. *Sexual Abuse, 12*(1), 3–15. https://doi.org/10.1177/107906320001200102

Smallbone, S.W. & McCabe, B.A. (2003). Childhood attachment, childhood sexual abuse, and onset of masturbation among adult sexual offenders. *Sexual Abuse: A Journal of Research and Treatment, 15*(1), 1–9. https://doi.org/10.1177/107906320301500101

Smid, W.J., Kamphuis, J.H., Wever, E.C. & van Beek, D.J. (2016). A quasi-experimental evaluation of high-intensity inpatient sex offender treatment in the Netherlands. *Sexual Abuse: A Journal of Research and Treatment, 28*(5), 469–485. https://doi.org/10.1177/1079063214535817

Smith, D.W., Letourneau, E.J., Saunders, B.E., Kilpatrick, D.G., Resnick, H.S. & Best, C.L. (2000). Delay in disclosure of childhood rape: Results from a national survey. *Child Abuse & Neglect, 24*(2), 273–287. https://doi.org/10.1016/S0145-2134(99)00130-1

Smolak, L. & Murnen, S.K. (2002). A meta-analytic examination of the relationship between child sexual abuse and eating disorders. *International Journal of Eating Disorders, 31*(2), 36–150. https://doi.org/10.1002/eat.10008

Søftestad, S., Toverud, R. & Jensen, T.K. (2013). Interactive regulated participation: Children's perspectives on child-parent interaction when suspicion of child sexual abuse is raised. *Qualitative Social Work, 12*(5), 603–619. https://doi.org/10.1177/1473325012454913